Springer
*Berlin
Heidelberg
New York
Barcelona
Hongkong
London
Mailand
Paris
Singapur
Tokio*

Darcy A. Umphred (Hrsg.)

Neurologische Rehabilitation

Bewegungskontrolle und Bewegungslernen
in Theorie und Praxis

Mit einem Geleitwort von Elisabeth Bürge

Mit Beiträgen von Gordon U. Burton,
Martha J. Jewell, Roberta A. Newton

Mit 49 Abbildungen

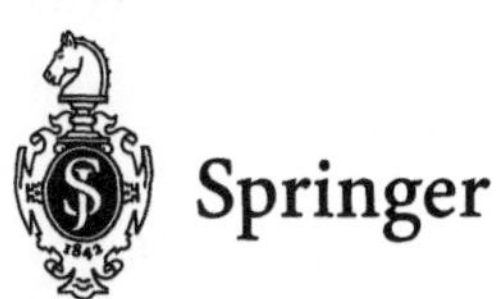 Springer

Darcy A. Umphred, Ph.D. R. P. T.
Physical Therapy Department
University of the Pacific
3601 Pacific Avenue
Stockton, Ca 95211, USA

Fachliche Überarbeitung:
Elisabeth Bürge
98, avenue du Bois-de-la-Chapelle
CH-1213 Onex

Übersetzung:
Gisela Jaeger
Staubstraße 26
CH-8038 Zürich

Titel der englischen Originalausgabe:
D. A. Umphred: Neurological Rehabilitation (Kapitel 1, 3–7)
© 1995 by Mosby-Year Book, Inc.

ISSN 0172-6412
ISBN 978-3-540-66305-8   ISBN 978-3-642-57221-0 (eBook)
DOI 10.1007/978-3-642-57221-0
Die Deutsche Bibliothek – CIP-Einheitsaufnahme
Neurologische Rehabilitation: Bewegungskontrolle und Bewegungslernen in Theorie und
Praxis/Hrsg.: Darcy A. Umphred. – Berlin; Heidelberg; New York; Barcelona; Hongkong;
London; Mailand; Paris; Singapur; Tokio: Springer, 2000
   (Rehabilitation und Prävention; Bd. 52)

Umschlaggestaltung: Künkel + Lopka Werbeagentur GmbH, Heidelberg
Satz: K + V Fotosatz GmbH, Beerfelden

Gedruckt auf säurefreiem Papier – SPIN 10638342   22/3133 as 5 4 3 2 1 0

Geleitwort

Das Buch ist eine anspruchsvolle, faszinierende Lektüre. Es vermittelt ein umfassendes und grundlegendes Wissen über motorisches Lernen und motorische Kontrolle für angehende und ausgebildete Therapeuten. Die theoretischen Überlegungen zu diesen beiden Themen und deren praktische Konsequenzen vergrößern das Verständnis und die Anpassungsfähigkeit für Probleme, denen Ergo- und Physiotherapeuten in zahlreichen Lehr- bzw. Lernsituationen mit Patienten begegnen und manchmal trotz intensivem Bemühen keinen erfolgreichen Lernprozeß beim Patienten auslösen können.

In diesem Buch finden Therapeuten, die in der neurologischen Rehabilitation tätig sind, Überlegungen, die die Entscheidung für eine geeignete Vorgehensweise bei der Befunderhebung wesentlich erleichern. Die Erläuterungen beruhen auf der Analyse und Interpretation unterschiedlicher Befundschemata, ebenso werden mögliche Behandlungsansätze und deren Beurteilung diskutiert. Es wird auch nicht versäumt, die Wirksamkeit einer Vielzahl therapeutischer Maßnahmen, die im Rahmen der neurologischen Rehabilitation in der Ergo- und Physiotherapie zur Anwendung kommen, kritisch zu hinterfragen. Dadurch erhält der Therapeut sowohl das notwendige Wissen, um seine Vorgehensweise begründen zu können, als auch mehr Erklärungsmodelle für Erfolg bzw. Mißerfolg der Therapie.

Kapitel 1 stellt ein konzeptionelles Modell zur Evaluation und Behandlung neurologischer Behinderungen dar. Im Zentrum steht das klinische Problemlösen, das als Grundlage des therapeutischen Handelns gilt.

Einen aktuellen Überblick über Struktur und Funktion des ZNS erhält der Leser in Kap. 2.

Fragen, die die motorische Kontrolle betreffen, z.B. wie wird Bewegung gesteuert, welche Rolle spielt dabei die Sensorik, wie kann der Therapeut die Fähigkeit der motorischen Kontrolle eines Patienten einschätzen, werden in Kap. 3 erörtert.

Die Schlüsselfunktion des limbischen Systems wird dem Leser in Kap. 4 deutlich. Eine Nichtbeachtung des limbischen Systems kann das Scheitern zahlreicher therapeutischer Bemühungen erklären.

Kapitel 5 gibt dem Therapeuten wichtige neurophysiologische Erklärungen, z.B. welche Zentren im ZNS durch bestimmte Reize stimuliert werden und wie deren Wirkungsmechanismen sind. Es vermittelt dem Therapeuten Hintergrundwissen, zu welchem Zeitpunkt es sinnvoll ist, bestimmte therapeutische Mittel einzusetzen und hinterfragt, ob die Reaktion des Patienten darauf der erwarteten Antwort entspricht. Alle Reizarten werden besprochen, eine besondere Bedeutung wird den vestibulären, taktilen und propriozeptiven Reizen gewidmet.

Den Abschluß bildet Kap. 6 mit der Darstellung psychischer Verarbeitungsprozesse. Diese sind bei der Arbeit mit Klienten zu beachten, deren Erkrankungen zu bleibenden Veränderungen führen. Der Leser wird in diesem Kapitel auch über die Bedeutung der Sexualität für Befund und Therapie informiert.

Das vorliegende Buch könnte knapp formuliert als „funktionelles Neuroanatomiebuch" bezeichnet werden. Es zeigt Wege auf, wie die Arbeitsweise des ZNS erfaßt und beeinflußt werden kann. Die Fortschritte der Forschung in den Neurowissenschaften sind enorm – die jeweiligen Forschungsergebnisse müssen in der klinischen Tätigkeit von den Therapeuten umgesetzt werden. Die klinischen Ergebnisse wiederum müssen in die Forschung einfließen. Nur so ist eine qualitativ hochstehende fortschrittliche Betreuung der Klienten gesichert. Mit diesem Buch liegt meines Wissens eine erste Ausgabe über diese Themenkreise in deutscher Sprache vor.

Um die klinische Bedeutung der in diesem Buch dargestellten Prinzipien des problemorientierten ganzheitlichen Vorgehens deutlicher aufzuzeigen, ist die Übersetzung des klinischen Teils der amerikanischen Ausgabe geplant. In diesem Band werden dann die therapeutische Vorgehensweisen mit theoretischen Erklärungsansätzen für einige neurologische Krankheitsbilder beschrieben. Desweiteren sollen in einem 3. kleineren Band noch ganz spezifische Bereiche und die daraus resultierenden Aufgaben des Therapeuten veröffentlicht werden.

Onex, im August 1999   E. Bürge

Vorwort

15 Jahre sind vergangen, seit dieses Buch konzipiert wurde. Während dieser Zeit hat die therapeutische Behandlung von Patienten mit neurologischen Störungen manche Entwicklung durchgemacht. Bei der Wahl von Behandlungsverfahren muß man sich heute zwischen einer auf Forschung begründeten Effizienz und einer auf Überzeugung begründeten Philosophie entscheiden. Ein Paradigmenwechsel von spezifischen Behandlungsansätzen hin zu einem systemischen Modell des Problemlösens, bei dem man sich auf die Beeinträchtigungen, funktionellen Einschränkungen und potentiellen Behinderungen des Klienten konzentriert, scheint die Richtung für einen mit Weiterentwicklung unvermeidlich immer auch verbundenen Wandel anzugeben. In dem Maße, wie diese problemlösende Vorgehensweise verwirklicht wird, werden wirksamere, zuverlässigere und gültigere Einschätzungen und Behandlungsstrategien in der Literatur dargestellt. Und doch ist unser Verständnis davon, wie der Mensch lernt, erneut lernt oder sich anpaßt, längst nicht abgeschlossen. Es gibt so viele Unbekannte, und unsere Überzeugungen davon, welche Tatsachen wirklich feststehen, ändern sich. So muß sich der Lernende der Herausforderung stellen, mit offenem Geist einem Wandel und neuem Lernen zugänglich zu sein, während er sich gleichzeitig an ein flexibles, nicht starres Paradigma hält, welches es ihm in der Praxis erlaubt, unter dynamischen, sich ständig verändernden Umständen Befunde zu erheben und Klienten zu behandeln.

Dieses Buch will dem Praktiker und dem zukünftigen Therapeuten auf fortgeschrittener Ausbildungsstufe eine Vielzahl von Problemlösungsstrategien bieten, mit denen sich Behandlungsansätze auf die individuellen Bedürfnisse und den kognitiven Stil des Klienten zuschneiden lassen.

Die Behandlung von Patienten mit neurologischen Behinderungen erfordert einen integrierten Ansatz, der die Therapiemöglichkeiten und Behandlungsverfahren von Physiotherapeuten, Ergotherapeuten, Rekreationstherapeuten, Logopäden und Krankenschwestern einbezieht. Die Autoren dieses Buches wurden aufgrund ihrer Sachkenntnis und ihres integralen Wissens auf diesen Gebieten ausgewählt. Das Ergebnis, so hoffen wir, ist eine Zusammenstellung des Wissens über den therapeutischen Umgang mit neurologisch behinderten Personen auf seinem neuesten Stand.

Dieses Buch ist so aufgebaut, daß es dem Studierenden eine umfassende Diskussion aller Aspekte neurologischer Rehabilitation bietet und ein schnelles Nachschlagen bei bestimmten klinischen Situationen ermöglicht.

Es werden Instrumente zur Befunderhebung und illustrierte Beispiele von Behandlungsplänen aufgeführt.

Ein Glossar spezifischer physiotherapeutischer Terminologie wird wohl für Studierende und Praktizierende gleichermaßen wertvoll sein.

Viele Menschen haben mir während der Zeit des Entwerfens und Ausarbeitens des Originalmanuskripts geholfen, indem sie Zeit für mich hatten, mir Hinweise gaben oder mich emotional unterstützten. Allen bin ich sehr verbunden. Besonders danke ich:

- meinen vielen Lehrern, insbesondere Martha Trotter, Sarah Semans, Nancy Watts und meinem Vater, der mich lehrte, nach dem Unmöglichen zu greifen und seine Verwirklichung zu erreichen,
- den Begründern der verschiedenen Behandlungsmethoden, deren konzeptionelle Ideen und deren Flexibilität die Grundlage für die Entwicklung eines integrierten problemorientierten Behandlungsansatzes darstellt,
- den zahlreichen Studenten, Kollegen und Klienten, die mich lehrten, sie zu lehren,
- allen Autoren dieses Buches, die Zeit, Gedanken und einen Teil ihres Lebens darauf verwandten, dieses Buch zu realisieren.

Weitere Personen verdienen besondere Anerkennung für ihren Einsatz während der Überarbeitung des Buches:

- alle jene Lehrer, die während der vergangenen 15 Jahre meine Wege gekreuzt haben und die mir halfen, immer vor Augen zu haben, daß man zuerst feststellen und akzeptieren muß, was unbekannt ist, bevor man Antworten finden kann,
- meine Familie, der ich mit besonderer Liebe und Achtung verbunden bin. Die Komplexität des Lebens entwickelt sich dauernd weiter, und die Anforderungen aller mir nahestehenden Personen wachsen ebenso wie unsere Bindungen. Und doch half mir jeder in meiner Familie, die kostbare Zeit zu erübrigen, um dieses Manuskript fertigzustellen,
- meine beiden Söhne Jeb und Benjamin, deren Liebe und Geduld während des gesamten Erstellungsprozesses dieses Buches weit größer war, als es ihrem Alter entsprach,
- schließlich, und nicht zuletzt, mein Ehemann Gordon, welcher als einziger wirklich weiß, was dieses Buch mir und allen um mich herum abverlangt hat, und dessen Unterstützung dennoch nie abnahm.

Dieses Buch entstand vor 15 Jahren. Es wächst mit jedem weiteren Autor und jeder neuen Ausgabe. Wir Autoren hoffen, daß es dabei auch immer mehr zu einem integralen Ganzen heranreift.

Darcy Ann Umphred

Für Gordon, Jeb, Benjamin und meine Mutter Janet, deren Liebe, Geduld und Verständnis mir dauernd Kraft gibt

Für alle jene, die mit ihren Einsichten, ihrer Weisheit, ihrer Anleitung und ihrer Geduld beigetragen haben zu den einzigartigen Gaben und Talenten der Autorinnen und Autoren dieses Buches ebenso wie zu deren Bereitschaft, ihre Gedanken mit den Lesern zu teilen

Für eine sehr gute Freundin, Kollegin und Autorin ehemaliger Kapitel – Mary Jane Bouska. So viele hervorragende Kliniker und führende Persönlichkeiten auf dem Gebiet neurologischer Rehabilitation haben uns in den letzten zehn Jahren verlassen. Mary Jane gehörte sicher zu diesen hervorragenden Klinikern und innovativen Theoretikern und wird allen fehlen, die sie kannten und die das Glück hatten, mit ihr befreundet zu sein.

Inhaltsverzeichnis

Mitautoren

Gordon U. Burton, Ph.D., O.T.R.
Associate Professor, Occupational Therapy Department,
San Jose State University, San Jose, California

Martha J. Jewell, Ph.D., P.T.
Associate Professor and Chairperson,
Department of Physical Therapy, Samuel Merritt College,
Oakland, California

Roberta A. Newton, Ph.D., P.T.
Associate Professor, Director, Advanced Graduate Studies,
Department of Physical Therapy,
College of Allied Health Professions,
Temple University, Philadelphia, Pennsylvania

Einleitung und Überblick: 1
Multiple konzeptionelle Modelle
als Rahmen für klinisches
Problemlösen

Inhalt

- Klinisches Problemlösen,
- Lernumgebung,
- systemisches Modell,
- Behinderungsmodell,
- den Klienten zur Selbständigkeit befähigen („empowerment"),
- Visuell-analytisches Problemlösen (VAPS = „visual analytical problem solving").

Die Lektüre dieses Kapitels ermöglicht es dem Lernenden oder Therapeuten:

1. die Konzepte eines ineinandergreifenden systemischen Modells zu verstehen,
2. jede Komponente eines systemischen Modells, einschließlich der kognitiven, affektiven und motorischen Teilbereiche, zu analysieren,
3. die Bedeutung der klinischen Triade zu erfassen und zu sehen, wie jeder ihrer Aspekte die Art und Weise beeinflußt, in welcher der Therapeut mit dem Klienten und den Umständen interagiert,
4. verschiedene Arten von Evaluationsinstrumenten zu vergleichen und sich ihrer Unterschiede und Ähnlichkeiten bewußt zu werden,
5. den Unterschied zwischen verbalem und visuell-analytischem Problemlösen zu analysieren.

Physiotherapeuten und Ergotherapeuten oder Vertreter anderer Berufe des Gesundheitssektors mögen sich wohl in ihrer Arbeit auf einen spezifischen Bereich der Verarbeitung im Zentralnervensystem konzentrieren, aber dennoch ist für eine Berufsausübung auf hohem Niveau ein *Verständnis des Klienten* als eines ganzen Menschen entscheidend. Dieses Buch weist Lernenden und Klinikern den Weg zu Verständnis und Behandlung einer Vielzahl üblicher neurologischer Behinderungen mittels eines problemlösenden Ansatzes. Dazu soll ein theoretischer Rahmen entwickelt werden, anhand dessen sich der Einsatz von Techniken zur Förderung funktioneller Bewegungen, zur Vergrößerung des Repertoires des Klienten an Bewegungsalternativen und zur Herstellung günstiger Umstände für prozedurales Lernen rechtfertigen läßt.

Befunderhebungs- und Behandlungsmethoden betreffen alle Aspekte des ZNS des Klienten, sowohl offenkundige als auch nicht sichtbare Integration. Die Aufgaben spezifischer Berufssparten hinsichtlich der Behandlung sensorischer Reizverarbeitung, grob- und feinmotorischer Leistung, kognitiver Wahrnehmungsverarbeitung und emotional-affektiven Wachstums sind nicht fest definiert. Auf dem Gebiet neurologischer Behinderungen überschneiden sich Grundlagenwissen und praktische Anwendung von Behandlungstechniken so sehr, daß die genaue Beschreibung beruflicher Rollen oft eine rein administrative Entscheidung ist.

Ein Ansatz des Problemlösens wird hier benutzt, weil er logisch und anpassungsfähig ist und von vielen beruflichen Studien der letzten 25 Jahre empfohlen wird (American Occupational Therapy Association 1972; Barr 1976; May 1977; Umphred 1971). Das Konzept einer klinischen Entscheidungsfindung, die auf einer Theorie der Problemlösung fußt, wurde in den letzten Jahren in der Literatur immer wieder hervorgehoben. Es benennt sehr klar die Verantwortung des Therapeuten zu evaluieren, zu analysieren und bezüglich möglicher Ziele und alternativer Behandlungen Entscheidungen zu treffen (Des Marchais et al. 1992; Forster 1992; Hayes et al. 1991; Magistro et al. 1993; Norton 1992; Schmidt 1992; Shipp 1993; Weinstein 1990).

1.1 Ein konzeptionelles Modell zur Evaluation und Behandlung neurologischer Behinderungen

Grundprinzipien für die Entwicklung eines Modells

Üblicherweise werden bisher sowohl Kurzausbildungen als auch semesterlange Kurse und ebenso die Literatur zur Behandlung von Klienten mit ZNS-Dysfunktion nach Techniken untergliedert. Oft wird nicht auf die Beziehungen zwischen einzelnen Techniken und die Integration verschiedener Techniken eingegangen. Wenn in der Ausbildung die Integration von Theorien und Methoden wenig vermittelt wurde, kann, wenn ein bestimmter Behandlungsansatz fehlschlägt, kein oder nur sehr wenig klinisches Problemlösen stattfinden.

Lernen ist ein sequentieller Prozeß, in dem der Lernende neue Kenntnisse mit bereits erworbenem Wissen kombiniert und das Ganze integriert (Bruner 1968; Farmer et al. 1992; Freeman u. Whitson 1992; Kandel et al. 1991; Langer 1942; Lewis u. Bottomley 1994; Piaget 1970; Pribram 1971). Lernen verläuft nicht so, daß zuerst alle Informationen verarbeitet und anschließend höhere kognitive Strategien aktiviert werden. Vielmehr vollzieht sich die Verarbeitung verfügbarer Informationen und die Integration ihrer Inhalte in höheren Denkprozessen in unvollständigen Schritten. Ständig wird Neues aus der Umgebung aufgenommen, während Denkprozesse auf höherem Niveau noch die bereits vorhandenen Informationen integrieren. Während seines ganzen Lebens nimmt das Individuum neue Informationen auf, verarbeitet sie und speichert diese Inhalte so, daß wieder auf sie zugegriffen werden kann, wenn dies für höhere kortikale und integrative Funktionen nötig wird (Cronback u. Snow 1977; Kandel et al. 1991; Pribram 1971).

Man darf nicht annehmen, daß neue Inputs (Informationen), die stückweise dargeboten werden, automatisch mit vorher erworbenen Kenntnissen integriert und so Teil eines funktionierenden Ganzen werden. Dies gilt insbesondere, wenn noch nicht klargestellt wurde, wie diese Teile mit dem gesamten Konzept in Verbindung stehen. Das Gedächtnis muß Neues wiederholt in das Muster eines Ablaufs einordnen. Ist der Input (Inhalt) für das Individuum völlig neu und ist kein früher gespeichertes Material als Bezugspunkt verfügbar, wird die neue Information in bruchstückhaften Einheiten gespeichert und noch kein Sinn damit verbunden. Wollte man annehmen, das Individuum könne diesen fragmentierten Inhalt zu flexiblen höheren symbolischen Gedankengängen verwenden, käme das der Vorstellung gleich, Erstklässler, die eben mit dem Konzept der Addition vertraut gemacht wurden, könnten bereits Mathematik auf Hochschulniveau betreiben. Das Problem, das durch Vermitteln bruchstückhafter Informationen entsteht, läßt sich beim Lernen in einer Schulklasse und bei der Ausführung klinischer Tätigkeiten direkt erkennen. Therapeuten können unter Umständen auf einen spezifischen Behandlungsansatz fixiert sein, ohne ein theoretisches Verständnis des schrittweise zu diesem Ansatz führenden Prozesses zu haben. Bleibt ihre Behandlung wirkungslos, dann fehlt ihnen auch die Grundlage für eine Änderung des Behandlungsansatzes. Daher fällt es ihnen schwer, alternative Behandlungstechniken an die individuellen Bedürfnisse des Klienten anzupassen.

> Ein ▶ *konzeptionelles Modell,* das alle Komponenten eines Klienten erfaßt bzw. alle Systeme, die der Klient gedanklich oder verhaltensmäßig steuern kann oder die seine Gedanken oder sein Verhalten beeinflussen, kann eine Integration aller Behandlungsmethoden ermöglichen. Es erlaubt die Anwendung einer Vielzahl von Techniken, denn es beruht auf einem tiefgreifenden Verständnis der Grundprinzipien oder der höheren kognitiven Verarbeitungsprozesse hinter spezifischen Handlungen des Therapeuten und Reaktionen des Klienten.

In einem solchen Modell oder nach einem solchen systemischen Ansatz ließe sich Bewegungsverhalten als das Endprodukt aller Systeme anschauen, oder man könnte vom Bewegungssystem als Ganzem ausgehen und alle seine Teilsysteme (Subsysteme) betrachten. Die Art, wie ein Therapeut seinen Beruf und dessen ineinandergreifende Komponenten auffaßt, bestimmt und steuert das Modell, auf das er sich bezieht, und die Begrenzungen, die er auf dieses Modell anwendet (Beissner 1992; Foster 1992; Norton 1992). Die Art, wie er irgendeinen Aspekt eines Teilbereiches beschreibt, kann festlegen, wie spezifisch oder allgemein sein konzeptionelles Modell ist.

Namhafte und anerkannte Theoretiker haben mit empirischer Unterstützung von Therapeuten, die Personen mit ZNS-Schädigungen behandeln, die Notwendigkeit eines erneuerten, integrierten Ausbildungsansatzes erkannt, besonders im Hinblick auf Lehr- und Fachbücher. Wir hoffen, daß dieses Buch auch weiterhin einen solchen Wandel unterstützt. Die hier vorgestellten konzeptionellen Modelle beruhen auf Prinzipien der Neurophysiologie, der menschlichen Bewegung und der Theorien motorischer Kontrolle sowie auf Theorien menschlicher Interaktion und prozeduralen wie deklarativen Lernens. Ein solcher konzeptioneller Rahmen bietet Therapeuten eine Grundlage bei zukünftigem Wachstum und zukünftigen Veränderungen ihres Wissensgebietes. Auch der Diskussion von Behandlungsstrategien werden neurophysiologische und Lernprinzipien zugrundegelegt. Hauptanliegen aller Autoren ist eine Identifikation klinischer Probleme und die Entwicklung von Behandlungsprogrammen im Rahmen solcher Konzepte.

Die klinische Triade:
Komponenten des konzeptionellen Modells

Bei der Mehrzahl aller Techniken zur Behandlung von Klienten mit ZNS-Schädigungen geht es um:
- Prinzipien der ZNS-Funktion,
- Neuroplastizität und
- Leitlinien zur Befunderhebung und Behandlung. Sie beruhen auf:
  - einer Kontrolle funktionellen Verhaltens und
  - einer Anpassung an unterschiedliche Umstände.

Daher muß das konzeptionelle Modell grundlegende wissenschaftliche Erkenntnisse über die Funktion des zentralen und des peripheren Nervensystems sowie eine Analyse des Bewegungsverhaltens einbeziehen.

> Von besonderer Bedeutung ist in dem konzeptionellen Modell die Interaktion zwischen Klient und Therapeut, die als ▶ *Lernumgebung* bezeichnet wird. Sie kann der entscheidende Faktor für klinischen Erfolg oder Mißerfolg sein.

Abbildung 1.1 stellt ein konzeptionelles Modell als dreiteiliges Konzept dar. Alle Aspekte sind gleichzeitig relevant, aber jede Komponente hat ihre eigenen Merkmale und beeinflußt die klinische Leistung des Therapeuten. Obwohl auf den folgenden Seiten jede Komponente separat untersucht wird, sollte der Leser das Bild des gesamten Modells vor Augen behalten. Mit diesem Ansatz sollte sich eine „Gestalt", ein Bild des Klienten als eines ganzen menschlichen Wesens entwickeln lassen, auch wenn sich die Therapie auf einen spezifischen Aspekt konzentrieren mag.

Wird der Klient nicht als ein ganzes Wesen begriffen, übersieht der Therapeut oft entscheidende Reaktionsmuster, z. B. Bewegungen in einem anderen Körperteil, eine Grimasse oder eine vegetative (autonome) Reaktion. Solche Reaktionen können aber der Schlüssel zu einer erfolgreichen Verwirklichung von Zielen oder zu einer guten Beziehung zwischen Klient und Therapeut sein. !

Das Konzept normaler menschlicher Bewegung:
eine bestimmte Bandbreite beobachtbarer Verhaltensweisen

In dem Maße, wie die Forschung fortfährt, die Mysterien von Hirnfunktion und Lernen zu enträtseln, wird mit immer neuen und möglicherweise sich widersprechenden Theorien erklärt, wie Kinder und Erwachsene ursprünglich lernen oder nach einer Verletzung erneut lernen. Aber nach wie vor werden Verhaltensreaktionen, die man als funktionelle Bewegungsmuster beobachten kann – bei einem Kind, einem Jugendlichen, einem jungen Erwachse-

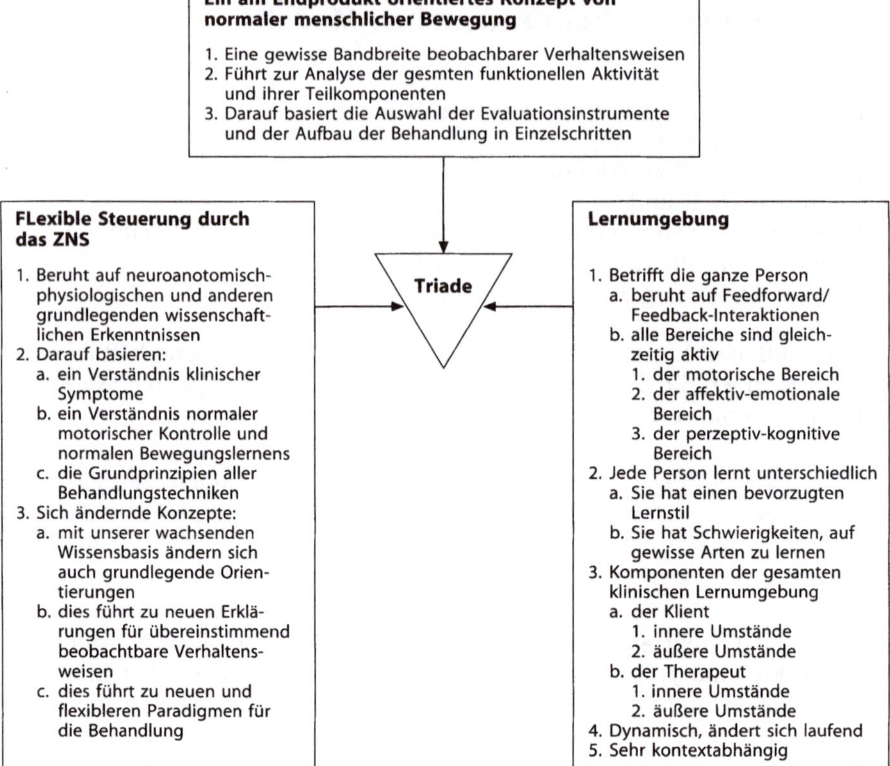

Abb. 1.1. Klinische Triade

nen oder einer alternden Person – von Therapeuten, Familienmitgliedern oder zufälligen Beobachtern visuell als normal oder als anomal erkannt.

Menschen weisen bestimmte Bewegungsmuster auf, die sich im Muskeltonus, in Aspekten der spezifischen Bewegungsabläufe und sogar in der sequentiellen Art ihrer Entwicklung unterscheiden können. Aber der Bereich akzeptablen Bewegungverhaltens ist begrenzt, und Variationen über diese Grenzen hinaus werden von den meisten Menschen als solche erkannt.

Ein 5jähriges Kind kann schon fragen, warum ein kleines Mädchen auf Zehenspitzen und mit aneinandergepreßten Beinen läuft. Wenn man es danach fragt, kann es die spezifischen Aspekte der Bewegung herausgreifen, die unakzeptabel scheinen. Ein sehender Mensch hat von Geburt an normale menschliche Bewegungen beobachtet. Da es eine festgelegte Bandbreite von als normal eingestuften Verhaltensweisen gibt, läßt sich das Konzept einer normalen menschlichen Bewegung als Konstante auffassen. Dieses Konzept ist hinsichtlich der Analyse normaler Bewegungen und ihrer Entwicklung durchaus flexibel. Manche Kinder wählen das Krabbeln als erste Form horizontaler Bewegung, andere rutschen auf dem Hosenboden. Beide Bewegungsformen sind für ein junges Kind normal. In beiden Fällen mußte das Kind normale Haltungsfunktionen in Kopf und Rumpf entwickeln, um die Aktivität auf normale Weise durchführen zu können. So muß das Kind zur Entwicklung seines spezifischen funktionellen Bewegungsverhaltens die verschiedenen an der integrierten Ausführung der Handlung beteiligten Komponenten oder Systeme in einem Handlungsplan abstimmen. Da die Handlung unter verschiedenen Umständen durchgeführt werden muß, braucht das Kind die Gelegenheit, unter solchen Bedingungen zu üben und sich selbst zu korrigieren, um bestehende Pläne anzupassen, Fehler zu identifizieren und die Geschicklichkeit seiner Bewegungen zu verbessern (Schmidt 1988). So kommen zu jeder Bewegung eine Vielzahl komplexer systemischer Interaktionen zusammen, die dann über das Bewegungsrepertoire („motor pool") in eine Funktion der quergestreiften Muskeln umgesetzt werden. Die spezifische Ausprägung dieser Funktion, ob grob- oder feinmotorisch, den ganzen Körper einbeziehend oder auf ein Glied beschränkt, spiegelt immer noch die Gesamtheit der Interaktion jener Systeme wider. Unabhängig vom Alter der betreffenden Person widerspiegelt die Bewegungsreaktion diese Interaktion, und das Verhalten läßt sich entweder als normal und funktional, als funktional aber von begrenzter Anpassungsfähigkeit oder als dysfunktional und anomal einstufen. Die Einfachheit oder Komplexität unterschiedlicher Bewegungen und die Komponenten, welche zur modulatorischen Steuerung verschiedener Bewegungen notwendig sind, erlauben es dem Therapeuten:

- irgendein Bewegungsmuster zu beobachten,
- seine Komponenten zu evaluieren,
- festzustellen, was fehlt und
- Behandlungsstrategien einzubeziehen, die dem Klienten helfen, das erwünschte funktionelle Ergebnis zu erreichen.

Man kann darauf vertrauen, daß kein Kind geboren wird und aus dem Mutterleib herausspringt, zum Arzt hinübergeht und ihm die Hand schüttelt oder zu Mama und Papa „hallo" sagt. Stattdessen muß jeder Säugling die Bewegungspläne integrieren, die dazu führen, daß er normal zur Seite rollen und den Kopf halten kann. Diese Pläne werden dann modifiziert und gemeinsam mit andern Plänen erneut integriert, um normale motorische Kontrolle bei komplexeren Bewegungsmustern zu entwickeln. Für jedes Muster und für jede Entwicklung von einem Muster zum anderen braucht es Zeit und Wiederholung und eine Reifung des ZNS.

Zwei sehr wichtige Aspekte des Prozesses *klinischen Problemlösens* werden deutlich:

1. Die Evaluation von Bewegungsfunktionen bezieht die Interaktion aller Komponenten des Bewegungssystems und die kognitiven und affektiven Einflüsse auf das Bewegungssystem ein.
2. Die Behandlungsstrategien zur Rehabilitation werden deutlich, wenn der Therapeut einen Klienten bei dem Versuch beobachtet, ein spezifisches funktionelles Verhalten auszuführen, und erkennt, welche Aspekte der Bewegung im Verhältnis zum gewünschten Ergebnis unzulänglich, fehlend, verzerrt oder unangemessen sind.

! Funktionelle Verhaltensweisen sind, wenn sie auch von vielen Faktoren abhängen, altersunabhängig übereinstimmend.

Manche ältere Klienten hatten vielleicht keine Gelegenheit, bis zu der gewünschten Geschicklichkeit zu reifen, und andere haben die entsprechende Fähigkeit aufgrund von Veränderungen in ihrem ZNS, oder weil sie sie nicht genutzt haben, verloren. In beiden Fällen bleiben aber die als normal akzeptierten Muster und die entsprechende Bandbreite von Verhaltensweisen die gleichen. Wenn jemand ins Badezimmer gehen will, wird Hinfallen nicht das gewünschte Ergebnis bringen.

Befunderhebung

Bevor man ein passendes Instrument zur Evaluation auswählt, muß man den speziellen Zweck, zu dem eine Befunderhebung erwünscht ist, und das Modell, anhand dessen Daten interpretiert werden sollen, klarlegen (s. Abb. 1.2). Versicherungen sind an den statistischen Erfolgen aufgrund einer Beurteilung interessiert, unabhängig von dem dazu ausgewählten Instrument. Ermittelt der Therapeut in einer Woche 12 Punkte, in der folgenden Woche 14 und die Versicherung weiß, daß eine Punktzahl von 16 nahezu normalen Werten entspricht, so ist sie oft bereit, weitere Besuche beim Therapeuten zu zahlen. Es interessiert sie wenig, warum der Klient sich von 12 auf 14 Punkte steigern konnte, sie legt lediglich Wert auf eine Besserung. Ein solches Modell könnte man *statistisches Modell* nennen; es ist rein zahlenorientiert und beruht auf groben quantitativen Messungen. Wenn Therapeuten heute diese Art quantitativer Messungen nicht bieten, werden oft die Zahlungen gestrichen.

Ärzte benutzen ein *diagnostisches Modell*, um zu bestimmen, welche Erwartungen man bezüglich der Erzielung oder dem Ausbleiben von Verbesserungen haben kann. Bei Patienten mit neurologischen Dysfunktionen formulieren Ärzte ihre Diagnose im allgemeinen auf der Grundlage komplexer, hochtechnisierter Untersuchungen wie Magnetresonanzuntersuchungen („magnetic resonance imaging", MRI), Computertomographie, Positronenemissionstomographie („positive emitting transaxial tomography", PETT), evozierten Potentialen und Laboruntersuchungen. Wenn anomale Resultate mit gröberen klinischen Symptomen und der Patientengeschichte in Bezug gesetzt werden, z.B. mit Bluthochdruck, Diabetes oder einem Schädel-Hirn-Trauma, wird eine medizinische Diagnose erstellt und dazu eine Prognose über den Heilungsverlauf oder das Fortschreiten der Krankheit. Dieses diagnostische Modell gründet sich auf eine anatomische oder physiologische Sichtweise des Funktionierens des Gehirns und kann mit dem von Therapeuten benutzten *Verhaltensmodell* korrelieren oder auch nicht.

Ein ▶ *Verhaltensmodell* evaluiert die motorische Leistung auf der Grundlage funktioneller Aktivitäten, von einfachen Bewegungsmustern wie Drehen im Liegen bis zu komplexen Mustern wie Anziehen, Tennisspielen oder Benutzen eines Computers.

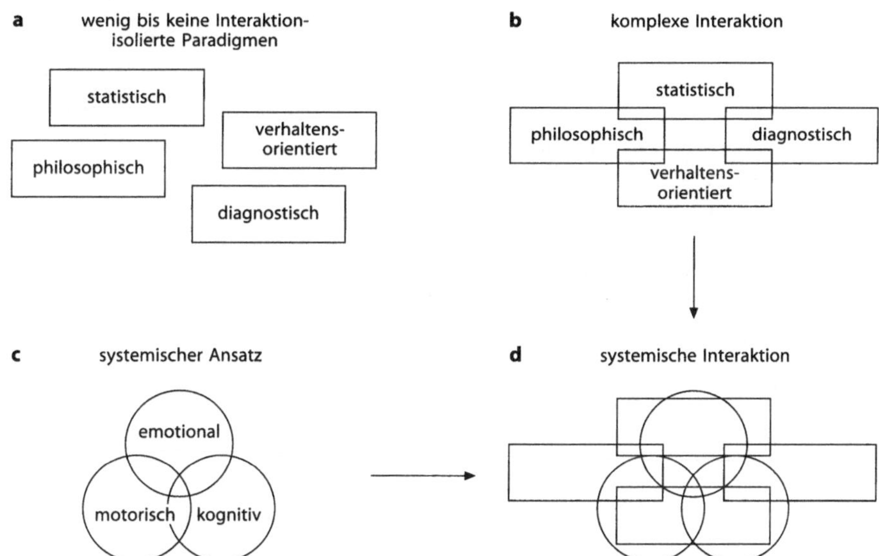

Abb. 1.2 a–d. Typen klinischer Modelle. **a** isolierte Paradigmen, **b** komplexe interaktive Paradigmen, **c** systemischer Ansatz/systemisches Paradigma, **d** systemische Interaktion bei traditionellen Paradigmen

Traditionelle Theoretiker wie Bobath, Brunnström, Feldenkrais, Knott, Rood und Voss waren eifrige Beobachter menschlicher Bewegungen und der Zusammenhänge zwischen Abweichungen oder Einschränkungen von Bewegungen und veränderter funktioneller Steuerung. Als hervorragende Therapeuten versuchten sie zu erklären, was sie taten und warum dies funktionierte. Aus dem, was sie lehrten, entwickelte sich ein 4. Modell, das man ein *philosophisches Modell* nennen könnte. Es beruht auf beobachteten erfolgreichen Behandlungsverfahren.

Jedes der vier Modelle ist für sich genommen ein akzeptables Modell der Gesundheitsfürsorge (Abb. 1.2 a) oder kann mit anderen Modellen interagieren oder sich mit ihnen verbinden (Abb. 1.2 b). Diese Verbindungen sollten die Richtigkeit der aus jedem Modell gewonnenen Daten bekräftigen. Das Konzept eines integrierten Modells, eines Problemlösungsmodells oder systemischen Ansatzes beruht nicht auf einem der vier eben erwähnten Modelle, sondern identifiziert die Komponenten, aus denen die (innere und äußere) Welt des Klienten besteht, und berücksichtigt, wie das Leben und innere Vorgänge diese Systeme beeinflussen (Abb. 1.2 c).

Das letzte Modell, das *Modell einer systemischen Interaktion*, läßt sich jedem anderen Modell einzeln oder in Verbindung mit anderen überlagern (Abb. 1.2 d).

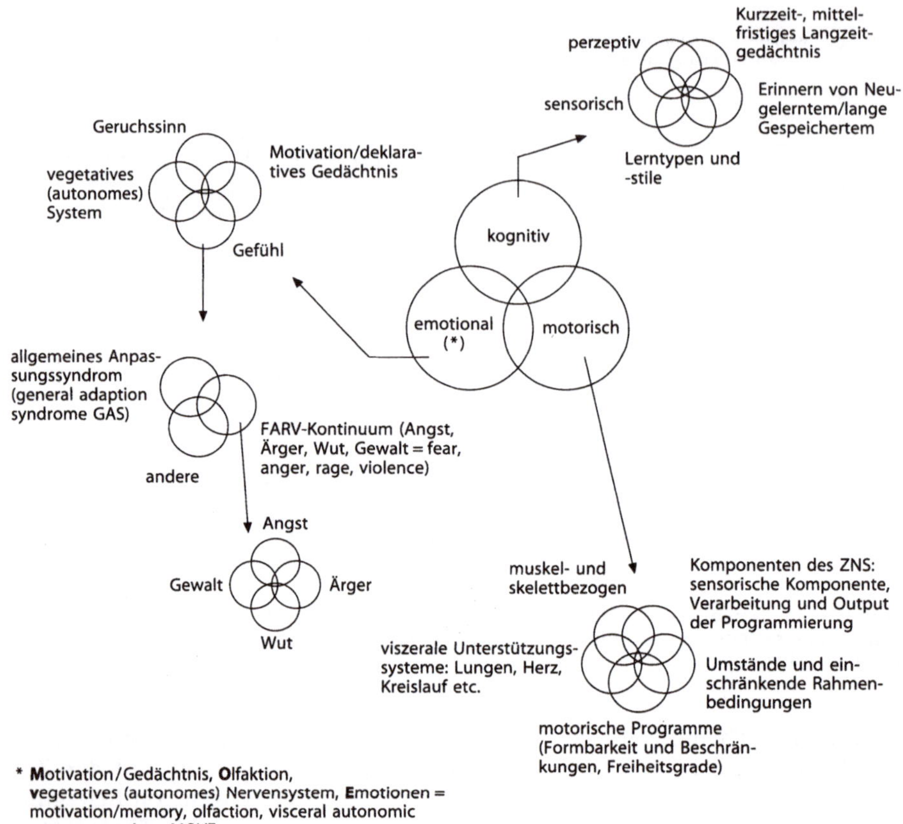

Abb. 1.3. Systemisches Modell: dynamisch interaktive Subkomponenten: vom Ganzen zu Teilen zum Ganzen

> In einem ▶ *systemischen Modell* geht es um viel mehr als bloß um Motorik und ihre Komponenten oder um Kognition mit ihren vielfachen Facetten oder um den affektiven Bereich mit all seinen Aspekten. Mag ein systemisches Modell (Abb. 1.3) für statistische Zwecke, für medizinische Diagnostik oder für Verhaltensanalysen genutzt werden, seine Komplexität läßt sich nicht allzu sehr vereinfachen. In dem Maße, wie das Wissen über das Nervensystem und periphere Systemfunktionen wächst, erweitert sich auch die Komplexität eines systemischen Modells.

Der Leser möge sich erinnern, daß jede Komponente viele ineinandergreifende Unterkomponenten hat und daß sich jede dieser Unterkomponenten separat evaluieren läßt. Quantitative und qualitative Messungen in solchen spezifischen Funktionsbereichen dienen dem Therapeuten als Leitlinien zur Erstellung von Problemlisten und Behandlungsabläufen. In einem allgemeinen Statistikmodell sind solche kleinen, aber entscheidenden Komponenten von geringer Bedeutung, und in einer vom Arzt erstellten medizinischen Diagnose haben sie vielleicht wenig Einfluß.

Die Art und Weise, wie der Therapeut bestimmte, zur Festlegung eines Behandlungsablaufs für den Patienten nötige Details evaluiert, hängt von seiner Ausbildung ab, seiner Interpretationsmethode und, am entscheidendsten, von dem Verfahren zur Befunderhebung, das an seinem Arbeitsplatz benutzt wird. In den folgenden Abschnitten wird eine Vielzahl von Evaluationsinstrumenten aufgeführt. Die Wirksamkeit ihres Einsatzes hängt von der Geschicklichkeit des Therapeuten ab, von seinen Problemlösungsstrategien und seiner Fähigkeit, Beziehungen zwischen größeren und kleineren Komponenten jedes Systems abzuleiten.

Sensorische Tests

Üblicherweise führen Therapeuten sehr gründliche periphere sensorische Tests der Extremitäten und des Rumpfes durch. Mit exterozeptivem Input wie leichter Berührung, unterschiedlicher Berührung (spitz – stumpf, Zwei-Punkt-Unterscheidung usw.), Schmerz, Temperatur oder Beschaffenheit oder mit propriozeptivem Input (Sehnen, Muskeln oder Gelenke), werden in sensorischen Tests Probleme der Muskulatur, des peripheren oder des zentralen Nervensystems beurteilt. Sensorische Tests des vestibulären Systems hält man für besonders wichtig bei Gleichgewichtsstörungen, Lernstörungen und einer Vielzahl von zervikalen und Hirnstammproblemen. Andere sensorische Systeme wie das auditive, das visuelle, das gustatorische oder olfaktorische werden oft zur Beurteilung der Hirnnerven getestet. Vom Patienten hängt es ab, welche Tests verwendet werden und mit welcher Detailliertheit die Evaluation durchgeführt wird.

Beurteilung (Evaluation) der Bewegungsausführung

Manche Beurteilungsverfahren wurden speziell im Hinblick auf Kinder entworfen, um festzustellen, ob sie motorische Aufgaben wie Gleichaltrige bewältigen können. Andere Beurteilungsverfahren beziehen sich mehr auf ältere Kinder und Erwachsene, befassen sich mit deren alltäglichen Aktivitäten und werden deshalb als ADL-Tests bezeichnet (ADL = „activities of daily living"). Das Ergebnis aus ADL-Tests läßt sich in eine Punktzahl übersetzen, die man auf standardisierte Werte für andere Personen der gleichen Altersgruppe und möglicherweise der gleichen Diagnose beziehen kann. Wieder andere Tests betrachten spezifische Aspekte der motorischen Kontrolle wie das Gleichgewicht, d.h. die Wahrscheinlichkeit, hinzufallen. In diesem Buch werden viele verschiedene Beurteilungsverfahren vorgestellt. Manche befassen sich mit altersspezifischen Bereichen, andere mit dem kognitiv-perzeptiven Einfluß auf die motorische Kontrolle und wieder andere mit Aktivitäten, die für Selbständigkeit in bezug auf motorische Kontrolle für nötig gehalten werden. Welches Evaluationsinstrument den Bedürfnissen des Klienten und des Therapeuten am besten entspricht, hängt von vielen faßbaren und nicht greifbaren Variablen ab.

! **Einerseits muß die Beurteilung zu quantitativen, zuverlässigen und gültigen Meßwerten führen, damit der Therapeut den Anforderungen der Versicherung nachkommt, die sich bezüglich berechtigter Zahlungsansprüche an dem Paradigma des statistischen Modells orientiert. Aber die Evaluation muß auch andererseits dem Therapeuten genügend genau dargestellte und spezifische Informationen liefern, daß er die Gründe aller erfaßten Probleme und erwogenen Maßnahmen versteht und sich bei der Bestimmung der Lösungsstrategien daran orientieren kann.**

Viele Therapeuten entnehmen jedem beliebigen in der Klinik benutzten Untersuchungsschema eine große Menge relevanter Informationen, mit denen sie das klinische Problem des betreffenden Klienten bestimmen und formulieren können. Rood sagte einmal, alles, was man tun müsse, sei, ein Kind eine bis 2 Minuten zu beobachten, dann wisse man alles Wissenswerte. In der Tat war ihre Fähigkeit, zu beobachten, Bewegung zu analysieren und deren klinische Bedeutung abzuleiten, bemerkenswert und zeigte die meisterhafte Therapeutin.

! **Heute sind viele Variablen, welche von Therapeuten in den vergangenen Jahrzehnten informell oder intuitiv evaluiert wurden, identifiziert und lassen sich einschätzen, aufzeichnen und als separate, jedoch *untereinander verbundene Komponenten des Systems motorischer Kontrolle* analysieren. In dem Maße, wie die therapeutische Gemeinschaft die Forschung auf dem Gebiet motorischer Kontrolle integriert, werden vielleicht neue Perspektiven zur Evaluation die bisherigen Methoden und Schwerpunkte von Beurteilungen verändern.**

In Übersicht 1 werden viele Aspekte der Bewegungsfunktion zusammengefaßt, auf die sich das Augenmerk des Therapeuten richten kann, wenn er das entsprechende Evaluationsinstrument benutzt. Die Theorie motorischer Kontrolle (s. Kap. 2 und 3) und ihre klinische Anwendung haben der Analyse eine neue Richtung aufgezeigt.

Übersicht 1: Aspekte von Bewegungsstörungen – Evaluationsinstrumente – zu beachtende Fragen. (Nach Guiliani 1988)
A. Bewegungsausmaß – Unterscheidung zwischen Bewegungsausmaß des Gelenks und der Muskulatur
B. Muskelkraft – Arten von Messungen
   1. manueller Muskeltest (MMT),
   2. Dynamometer,
   3. isokinetische Tests (kontrollierter Krafteinsatz),
   4. Aktivitäten des täglichen Lebens (ADL).
C. Zustand des Bewegungsrepertoires („motor pool") – wird folgendes vorgefunden?
   1. Hypertonus: Lokalisierung und Ausmaß?
   2. Hypotonus: Lokalisierung und Ausmaß?
   3. Rigor: Lokalisierung und Ausmaß?
   4. Tremor (unbeabsichtigt): Lokalisierung und Ausmaß?

D. Synergien (willentlich oder reflexartig)
  1. Welche Segmente und in welcher Reihenfolge?
  2. Welche Muskeln oder Gelenke setzt der Klient für bestimmte Bewegungen ein?
E. Posturale Integration
  1. Kann sich der Klient in gewünschten räumlichen Positionen halten?
  2. Kann er das proximale System oder in Belastung Komponenten kontrollieren, während andere Segmente bewegt werden?
F. Gleichgewicht – Bestimmung folgender Faktoren:
  1. statische Gleichgewichtskontrolle im Sitzen und Stehen,
  2. dynamische Gleichgewichtskontrolle zwischen verschiedenen räumlichen Positionen, z.B. vom Sitzen zum Stehen, beim Gehen oder bei höheren Aktivitäten,
  3. synergistische Muster: Sprunggelenk zu Hüfte, Hüfte zu Sprunggelenk.
G. Bewegungsgeschwindigkeit – Einschätzung ihrer Qualität
  1. Wie schnell kann sich der Patient bewegen?
  2. Mit welchen Bewegungen reagiert er auf Geschwindigkeitsanforderungen?
  3. Entspricht die Bewegungsgeschwindigkeit im gewünschten Bereich der Aufgabe?
H. Zeitliche Koordination
  1. Kann der Klient ein Bewegungsmuster angemessen beginnen und beenden oder gibt es – entweder beim Beginn oder beim Beenden – Verzögerungen?
  2. Entspricht die zeitliche Koordination der aufeinanderfolgenden Muskelaktivitäten der Aufgabe?
I. Umkehrung von Bewegungen
  1. Kann der Klient die Richtung einer Bewegung ändern? Wenn ja, wie leicht gelingt ihm das, welche Rotationskomponenten sind dabei im Spiel oder fehlen, und sind die Muster nur auf bestimmte Bewegungskombinationen begrenzt?
  2. Wie ist die zeitliche Verzögerung bei der Umkehrung?
     - Ändert der Klient die Richtung fließend?
     - Kommt das ursprüngliche Bewegungsmuster zum Stillstand, bevor das reziproke Muster begonnen wird?
J. Spezifisches Muster oder spezifische Bahn der Bewegung
  1. Wie fließend oder ruckartig ist die Bewegung?
  2. Wie sehen die Kurven für Bewegungsbahn, Geschwindigkeit und Beschleunigung aus?
K. Genauigkeit
  1. Wie genau kann der Klient den Körper oder eine Extremität an eine bestimmte gewünschte Stelle bringen?
  2. Ändert sich die Genauigkeit mit zunehmendem/abnehmendem Abstand oder zunehmender/abnehmender Geschwindigkeit bei der Aufgabenstellung?

L. Inhalt der Aufgabe
    1. Geht es bei der Aufgabe um etwas Neues oder um die Wiedergewinnung einer früher gelernten Aktivität?
    2. Lassen sich die Schwierigkeiten des Gesamtplans spezifisch einem der oben erwähnten Aspekte oder einer Kombination von Aspekten zuordnen?
    3. Hat die Aufgabe eine emotionale Komponente, welche das Bewegungsergebnis beeinflußt?
M. Ausdauer – Unterscheidung zwischen Inaktivität und kardiopulmonärer Funktion
N. Übrige
    1. Sensorische Organisation intakt, beeinrächtigt, widersprüchlich
    2. Wahrnehmung/Kognition
       - Systeme
       - auditiv
       - visuell
       - kinästhetisch
       - intermodal
       - Lernstil
       - auditiv
       - visuell
       - kinästhetisch
       - innere und äußere Umstände der Aktivität
    3. Psychosoziale Umgebung
       - Motivation
       - Gedächtnis
       - vegetative Stabilität
       - Gefühle (Einstellung, Sicherheit, Vertrauen, Zurechtkommen mit der Behinderung)
    4. Spezifizierung der Aufgabe: prozedural oder deklarativ

Es gibt viele Arten von Beurteilungsschemata, sie lassen sich nach den oben erwähnten Kategorien unterteilen. Der Leser möge sich wieder vergegenwärtigen, daß in allen diesen Schemata Variablen motorischer Kontrolle ermittelt werden, direkt oder indirekt. Hervorragende Therapeuten zeichnen ihre Daten automatisch im Rahmen ihres konzeptionellen Modells des Klienten auf, gleich welches Beurteilungsinstrument sie benutzen. Versicherungen verstehen diese Variablen weitgehend nicht, kümmern sich also nicht darum. Aber Therapeuten müssen diese Komponenten genau darstellen, um die nötige Flexibilität und die erforderlichen Erkenntnisse für eine optimale klinische Entscheidung zu haben. Ob es bei der Befunderhebung um Reflextests, um eine altersnormierte Beurteilung der Bewegungsfähigkeit, um perzeptiv-motorische Planungsfähigkeiten oder Informationen über alltägliche Tätigkeiten geht – die ermittelten Daten sollten widerspruchsfrei sein. Gleichzeitig betonen manche Instrumente zusätzliche Aspekte oder Eigenschaften von Bewegungen, z.B. Geschwindigkeit, zeitliche Koordination, Bewegungsbahn und Bewegungsgenauigkeit.

Ein perfektes Befundschema wird es wahrscheinlich nie geben. Jeder Therapeut und jede Institution muß die Vorgehensweisen auswählen, welche dem Team das größtmögliche Verständnis der allgemeinen und spezifischen Stärken und Schwächen des Klienten vermitteln. Das Schema, mit dem der eine Therapeuten gut zurechtkommt, ist für einen anderen vielleicht überhaupt nicht geeignet.

Alle Beurteilungen konzentrieren sich auf Bewegungsverhalten, das die Gesamtheit aller Aktivitäten im ZNS widerspiegelt. Das Bewegungsergebnis ist wie ein Hologramm: Jeder Aspekt sollte dem Therapeuten ein vollständiges Bild des Patienten liefern. Manche Verfahren evaluieren Spezifisches, andere sind allgemein, aber der Problemlösungsfähigkeit des Therapeuten obliegt es dann, das Ganze zu formulieren.

Reflextests

Fiorentino (1979) entwickelte einen Reflextest, der sich sowohl bei Kindern als auch bei Erwachsenen anwenden läßt. Obgleich ihre Evaluation auf der hypothetisch angenommenen hierarchischen Reflexintegration im ZNS beruhte, einer Theorie, die sich als unhaltbar erwiesen hat, sind ihre Auswertungen von Verhaltens- und Bewegungsreaktionen immer noch nützlich. Der Verhaltensaspekt des Reiz-Reaktions-Musters wird schon seit Jahrzehnten aufgezeichnet (Peiper 1968). Fiorentinos Reflextest läßt sich leicht durchführen. Der Therapeut wählt für den Klienten eine räumliche Position, z. B. die Rückenlage, übt einen Reiz aus und zeichnet auf, ob die Reaktion eintritt oder nicht, und ebenso das Ausmaß des erzwungenen Verhaltens. Ist diese Beurteilung abgeschlossen, stellt aber oft die Übersetzung der Ergebnisse in sinnvolle Aussagen ein Hindernis für Therapeuten dar. Hat ein Klient einen asymmetrisch tonischen Nackenreflex (ATNR), dann sind viele Aktivitäten des täglichen Lebens stark behindert und unterliegen nicht der willentlichen Steuerung des Bewegungssystems. Eine erzwungene Reaktion widerspiegelt den Zustand des Bewegungsrepertoires („motor pool"), die Empfindlichkeit der Bewegungsgeneratoren sowie „nicht festverdrahtete" („soft-wired") motorische Pläne und ihr Zusammenspiel mit dem sensorischen Input. Ein Reflex ist kein „festverdrahteter" („hard-wired") unflexibler Neuroschaltkreis, der nicht mehr durch höhere Zentren kontrolliert werden kann, sondern vielmehr eine stereotype Reaktion des Systems auf einen Umgebungsreiz, der im allgemeinen durch viele Variablen in dem systemischen Modell geändert werden kann. Ein Verständnis davon, wie diese Reflexe und Reaktionen normale Aktvitäten modulieren, erlaubt dem Therapeuten zu bestimmen, ob ihm Reflextests die wesentlichen Informationen liefern werden. Fiorentino (1981) diskutiert Reflexe und deren wichtigen klinischen Bezug zur Analyse von Defiziten des ZNS bei Kindern. Auch für die Betrachtung des erwachsenen ZNS ist dieser Bezug entscheidend. Der Leser möge sich erinnern, daß Reflexe nur ein Aspekt des Systems der motorischen Kontrolle sind. Die so gewonnenen Informationen machen den Therapeuten aufmerksam auf wichtige klinische Elemente, die das Bewegungsverhalten des Klienten beeinflussen. Ob der Klient von stereotypen Plänen beherrscht wird, willentliche Kontrolle über sie hat oder die Reaktionen in verfeinerte und flexible Bewegungspläne integrieren kann, dies alles sind entscheidende Aspekte bei der Bewegungsanalyse und des Niveaus der funktionellen Fähigkeiten des Klienten.

Aus seiner Beurteilung der Reflexe könnte der Therapeut Aussagen über das Bewegungsausmaß („range of motion", ROM), den Zustand des Bewegungsrepertoires („motor pool"), die Haltungskontrolle, willentliche und automatische Bewegungen, Bewegungsgeschwindigkeit, Bewegungsbahn, Gleichgewicht usw. ableiten, falls diese Variablen Teil seines Bezugsrahmens bei der Befunderhebung für diesen Klienten sind. Sind aber seiner Meinung nach Reflextests und Variablen der Bewegungssteuerung zwei separate Konzepte, lassen sich allerdings wenige Zusammenhänge herstellen. In diesem Fall gibt ein Reflextest dem Therapeuten weder mit quantitativen Daten eine Begründung für die Kostenübernahme durch die Versicherung noch mit genau beschriebenen Daten die notwendige Informationsgrundlage zur Behandlungsplanung.

Pädiatrische altersabhängige Beurteilung der Motorik. Es gibt eine Vielzahl normierter pädiatrischer Tests für Säuglinge und Kleinkinder, beispielsweise die überarbeitete Entwicklungs- und neurologische Untersuchung von Gesell u. Amatruda (Knobloch et al. 1987), die Bayley-Skalen der Säuglings- und Kleinkindentwicklung (Bayley 1993) und die Peabody-Skalen der motorischen Entwicklung (Folio u. Fewell 1993; Schmidt u. Crowe 1993).

In dem Maße, wie die Forscher ihre Fertigkeit zur Erhebung von Daten verbessert haben und die Kinder Aufgaben schon in früherem Alter lösen konnten, haben sich die altersspezifischen Normen bei einzelnen Testpunkten geändert, das Konzept hingegen ist das gleiche geblieben, und diese Entwicklungsuntersuchungen sind nach wie vor vielbenutzte Instrumente zur Begutachtung kleiner Kinder. Auch hier können wieder, wie bei Reflextests, Probleme bei der Interpretation von Ergebnissen auftreten. Bei Neugeborenen wird oft eine Kombination von Reflextests und altersabhängiger Verhaltensreaktion verwendet (Brazelton 1973; Milani-Comparetti 1967). Zur Begutachtung von Frühgeborenen oder Risikosäuglingen scheint ein Verständnis der Tonusmerkmale bei embryonalen Altersstufen entscheidend. Dieses Gebiet ist relativ neu, und bisher gibt es hierzu nur wenig Literatur.

Der Zusammenhang zwischen altersnormierten Tests und einer Prognose über zukünftige Ausführung von Bewegungen bietet eine Möglichkeit, die schwierige Kluft zwischen einer Befunderhebung und dem erwarteten Behandlungsergebnis zu überbrücken. Die Begutachtung der Bewegung von Säuglingen und Kleinkindern MAI („movement assessment of infants", Chandler 1980) wurde entworfen, um Reflexintegration, Tonusmuster, willentliche Kontrolle und automatische Reaktionen im ersten Lebensjahr einzuschätzen. Die Testergebnisse korrelierten mit prognostizierten funktionalen Resultaten bei Kindern mit zerebralen Lähmungen (Brander et al. 1993; Harris 1989).

Beurteilung funktioneller Aktivitäten. Begutachtungen von Aktivitäten des täglichen Lebens (ADL) werden oft beim Testen von Erwachsenen eingesetzt, beispielsweise nach Schlaganfall oder Trauma. Testformulare variieren von Klinik zu Klinik bezüglich spezifischer Aufgaben, Anzahl der Testaufgaben und Schwergewicht auf erforderlichen grob- oder feinmotorischen Fertigkeiten. Aber ihr Aufbau hat viele übereinstimmende Merkmale. Die Kategorien sind aufeinanderfolgend geordnet, angefangen bei elementaren motorischen Fähigkeiten wie Mobilität im Bett, bis zu komplexen Bewegungsplänen wie sie beispielsweise das Anziehen erfordert.

In jeder Kategorie wird mit einfachen Aufgaben begonnen und zu komplexen weitergegangen. Die ersten Beurteilungen der Verrichtung von Alltagsaktivitäten wurden nach dem Versuch-und-Irrtums-Prinzip entworfen. Die Therapeuten stellten fest, daß ihre Klienten Fertigkeiten der Beweglichkeit im Bett brauchten – sich auf die Seite drehen, sich im Bett bewegen, nach Dingen greifen und sich aufsetzen – bevor sie in der Lage waren, Aufgaben wie Transfers zu bewältigen. Transferfertigkeiten gehen normalerweise dem Gehen voraus. Funktionelles Sitzen und Rumpfstabilität ist entscheidend für zusätzliche komplexere Fertigkeiten der oberen Extremitäten und des Rumpfes wie Anziehen oder Essen. So hat sich der sequentielle Aufbau dieser Tests aus dem Ergebnis von Erfolg und Mißerfolg der Klienten entwickelt.

Es kann sehr wichtig sein, den Grund zu ermitteln, warum ein Klient keine Mobilität im Bett erreichen, also sich nicht im Bett bewegen, drehen und zum Sitz kommen kann. Diese Person muß vielleicht zuerst einige Reflexe modifizieren und kontrollieren können, bevor sie Bewegungen im Bett erfolgreich ausführen kann. Wenn z. B. ein Klient mit Schädel-Hirn-Trauma von ATNR (asymmetrisch tonischem Nackenreflex) und TLR (tonischem Labyrinthreflex) beherrscht wird, dann verhindert dies ein Rollen zur Seite und allgemeine Mobilität im Bett. Auch die integrierte Bewegung des Sich-im-Bett-Aufsetzens könnte, je nach den Mustern, mit denen sich der Klient üblicherweise im Bett aufgesetzt hat, durch diese beiden Reflexe verhindert werden. Der ATNR hindert den Klienten, einen Ablauf auszuführen, z. B. den Lagewechsel von der Bauchlage zum Vierfüßlerstand, zum Seitsitz und zum Langsitz, denn wenn sich der Kopf dreht, beugt sich der hinterhauptseitige Arm und kann kein Gewicht übernehmen. Dasselbe Problem tritt auf, wenn ein Klient üblicherweise aus Seitlage mit partieller Rotation zum Sitz kommt. Der TLR andererseits hindert den Klienten, sich nach einem symmetrischen Muster aus der Rückenlage aufzusetzen, was eine Beugung des Nackens und der Wirbelsäule verlangt.

Diese und weitere stereotype motorische Pläne können unter Umständen Lagewechsel behindern und komplexere Bewegungspläne, welche bei der Beurteilung der Verrichtung von Alltagsaktivitäten gebraucht werden, stören. Außerdem sind Rotations- und Haltungsfunktionen, die bei Mobilität im Bett gebraucht werden, grundlegend für Transfers. Ohne diese Fertigkeiten sind komplexere Aktivitäten wie Lagewechsel oder Anziehen unmöglich. Daher beruhen Testschemata von Alltagsaktivitäten auf Komponenten der motorischen Kontrolle. Ergebnisse von Reflextests und Komponenten der motorischen Kontrolle lassen sich aus den Ergebnissen der Tests von Alltagsaktivitäten ablesen. Und umgekehrt sollte ein Therapeut, nachdem er einen Klienten mit einem Reflextest getestet oder die Komponenten motorischer Kontrolle während Aktivitäten betrachtet hat, auf die Mehrzahl der Testergebnisse einer Überprüfungsliste von Alltagsaktivitäten schließen können.

Skalen wie der Barthel-Index (Mahoney 1965), die Katz-Skala (Katz et al. 1963) und die Kurtzke-Skala (Kurtzke 1955, 1983) wurden entwickelt, um ADL-Fertigkeiten in quantitativen Skalen zu erfassen und damit gültige und zuverlässige Verfahren zur Messung funktioneller Veränderungen zu haben. Granger (1979) entwickelte das PULSES-Profile, welches auch wieder ADL-Fertigkeiten begutachtet, aber auch weitere Faktoren miteinbezieht, z. B. Unterstützungssysteme und andere Interaktionen von Körperfunktionen. Schon in den 70er Jahren befaßte man sich mündlich und schriftlich mit der Beschreibung der Beziehung zwischen dem Ergebnis einer funktionellen Aktivität und dem vielfachen Zusammenspiel von Systemen, auch wenn sich Worte und Terminologie zur Beschreibung des Verhaltens seither geändert haben. Von solchem Zusammenspiel weiß man schon immer, und in alten Zeiten bildete dies vielleicht die Grundlage der Medizin.

In den späten 70er und 80er Jahren wurde eine Vielzahl funktioneller Beurteilungsverfahren entwickelt. Manche von ihnen konzentrierten sich auf spezifische klinische Probleme, z. B. Schlaganfall (Carr et al. 1985; Fugl-Meyer et al. 1975), während andere das Verhältnis funktioneller Aktivitäten zu vorhandener oder fehlender Selbständigkeit im täglichen Leben betrachteten (Katz et al. 1963; Kurtzke 1983; Mahoney 1965).

Das Konzept der Ergebnismessungen und ihre Beziehung zu Selbständigkeit, möglicher Behinderung und Kosten zu Lasten der Gesellschaft ist mit der Theorie über motorische Kontrolle und motorisches Lernens verflochten. Der Einsatz funktioneller Beurteilungen anhand einer gültigen und zuverlässigen quantitativen Skala wird zunehmend häufiger angewendet als früher verwendete Meßinstrumente wie Reflextests und beschreibende Analyse.

Ob die funktionelle Beurteilung für allgemeinen Gebrauch, für einen bestimmten Altersbereich oder für eine bestimmte Patientenpopulation konzipiert wurde, immer geben die getesteten Punkte dem Therapeuten nur fragmentarische Auskunft über den ganzen Patienten. Eine angemessene Zielsetzung und Behandlungsplanung wird davon bestimmt, wie der Therapeut diese Information interpretiert und mit allen anderen vom Patienten oder über ihn gegebenen Informationen verknüpft. Tests, die sich auf kleine Einzelbereiche der Bewegungsfunktion beziehen, z. B. auf Gleichgewicht, Gang, Reichweite oder mögliches Hinfallen, werden zur Beurteilung bestimmter funktioneller Bewegungen und ihrer Komponenten benutzt. Diese spezifischen Tests sollten aufgrund der spezifischen Bedürfnisse des Klienten und des Therapeuten ausgewählt werden und nicht aufgrund ihrer Verallgemeinerbarkeit zur Vorhersage aller übrigen Aspekte der alltäglichen Aktivitäten.

Perzeptiv-kognitive Faktoren bei der Beurteilung von Leistungen. Psychologen und Erzieher haben die Bedeutung kognitiv-perzeptiver Einflußfaktoren bei der Messung motorischer Leistungen betont (Bayley 1969; Fisher et al.

1991; Frostig et al. 1963; Roch u. Kephart 1966; Valett 1966). Resultate solcher Messungen sind nicht einfach Informationen über grob- und feinmotorische funktionelle Fähigkeiten, sondern werfen auch Licht auf viele spezifische perzeptive und kognitive Fertigkeiten. Ein klares Verständnis der normalen Entwicklung des deklarativen und prozeduralen Lernens und des Einflusses einer Schädigung des ZNS auf beide Systeme ist für die Planung einer erfolgreichen Behandlung eines Klienten mit neurologischem Defizit unumgänglich. Ayres (1972; Fisher et al. 1991) war diesbezüglich führend in der Entwicklung einer Theorie und der Durchführung perzeptiv-kognitiv aufeinander aufbauender Abläufe in der Physio- und Ergotherapie. Schwerpunkt ihrer Forschung waren Lernstörungen, aber ihre Konzepte und Behandlungssequenzen haben weitreichende Folgen. Wie bei anderen Evaluationsschemata ist auch hier die Interpretation von Ergebnissen in jeder Kategorie der interessanteste und schwierigste Aspekt. Die Komplexität von Problemen höherer Ordnung, auf die man bei der Befunderhebung nach diesem Schema trifft, führt manchmal dazu, daß die Interpretation *der Gründe, warum* ein Klient eine bestimmte Testaufgabe nicht ausführen kann, übersehen werden kann. Hier ist deutlich der Einfluß des Evaluationsansatzes des diagnostischen Modells zu erkennen, bei dem ein Arzt Problembereiche identifiziert und dann nur diese Probleme evaluiert und anschließend behandelt. Wenn Therapeuten stattdessen Systeme evaluieren, können sie feststellen, welche Wahrnehmungsstrategien funktionieren, wenn der Klient eine Testaufgabe erfolgreich bewältigt. Ist die Analyse intakter Systeme und ihrer Komponentenanteile durchgeführt, lassen sich spezifische Defizite in diesen Systemen identifizieren und angehen.

ZUSAMMENFASSUNG

Bei allen über längere Zeit verwendeten Beurteilungsverfahren ändert sich der Gebrauch des Verfahrens im gleichen Maße wie unsere Kenntnis davon, wie und warum die erzielten Resultate Vorgänge im ZNS widerspiegeln. Solange Therapeuten mit ihren Beobachtungsfähigkeiten ehrlich sind, werden Evaluationsinstrumente der Vergangenheit auch in Zukunft brauchbar sein, obgleich sich ihre Interpretationen und ihre prognostische Aussagekraft in dem Maße ändern kann, wie die Forschung Unklarheiten aufklärt.

Eines der Merkmale eines hochqualifizierten Therapeuten ist seine Fähigkeit, aus einer Vielzahl von Quellen wesentliche Informationen zu entnehmen. Ein geschickter Therapeut hält hinter den offensichtlichen Interpretationen Ausschau nach subtilen Hinweisen auf ZNS-Dysfunktionen.

Werden *systemische Interaktionen*, ganz unabhängig von der Wahl spezifischer Tests zur Beurteilung motorischer Leistungen, zu einem geläufigen Teil therapeutischer Evaluation, muß man, um klinische Probleme und voraussichtliche Resultate wirklich feststellen zu können, alle Aspekte einer Person betrachten.

BEISPIEL

Abbildung 1.4 zeigt 4 Klienten mit unterschiedlich beteiligten Systemen. *Klient a* hat ein nur sehr gering willentlich funktionierendes motorisches System, ist aber sehr motiviert und ist sich kognitiv des Problems bewußt. Seine Motivation, sich weiter zu bemühen, mag aber sinken, wenn er seine motorischen Strategien nicht wiedergewinnen oder sich in irgendeiner Form durch Bewegung ausdrücken kann. *Klient b* zeigt gar keine motorischen Funktionen oder hat ein Locked-in-Syndrom. Viele Kollegen sehen einen solchen Menschen als dahinvegetierend an, aber von seinem Verhalten her können die kognitiven und affektiven Komponenten nicht genau evaluiert werden. Der emotionale Zustand läßt sich irgendwie über das vegetative (autonome) System einschätzen, aber ein solches Maß ist sehr subjektiv. Klienten c und d haben die gleiche funktionelle Kontrolle über ihr motorisches System und die gleiche kognitive Fähigkeit, weisen aber unterschiedliche klinische Probleme auf. *Klient c* ist nicht motiviert, und wenn es dem Therapeuten nicht gelingt, diese Haltung zu ändern, muß man wohl mit nur geringen funktionellen Veränderungen rechnen. *Klient d*, der hochmotiviert ist, wird höchstwahrscheinlich sein Nervensystem so adaptieren und modifizieren, daß er funktionelle Kontrolle und die Fähigkeit, seine Lebensqualität zu bestimmen, beibehält und zurückgewinnt.

Dieses systemische Modell läßt sich leicht in Verhaltensmodelle zur Evaluation und Behandlung physischer Behinderungen integrieren, wie sie von Nagi (1965, 1991) und Wood (1980) vorgelegt werden. Da sich das therapeutische Schwergewicht von einem medizinischen Diagnose- und Prognosemodell zu

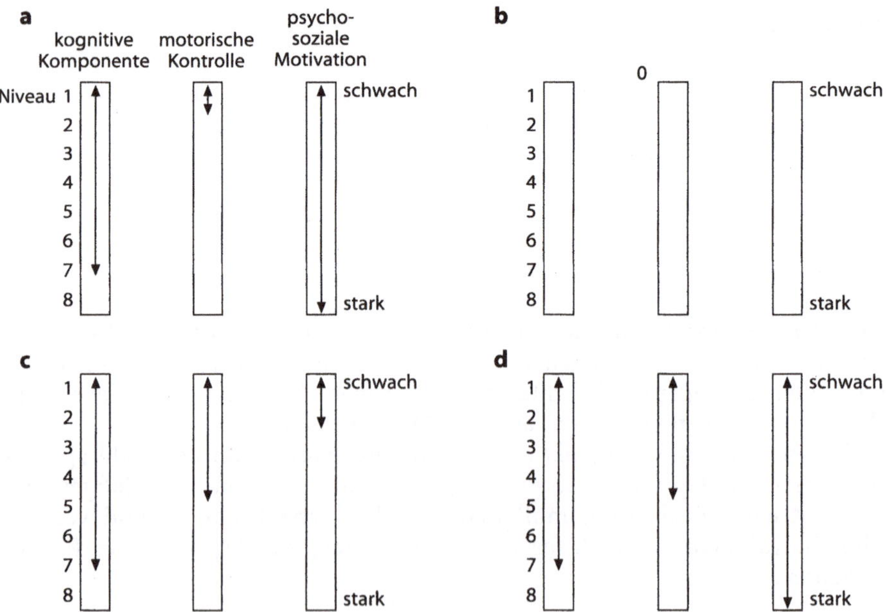

Abb. 1.4. Systemische Evaluationsmodelle von 4 Klienten

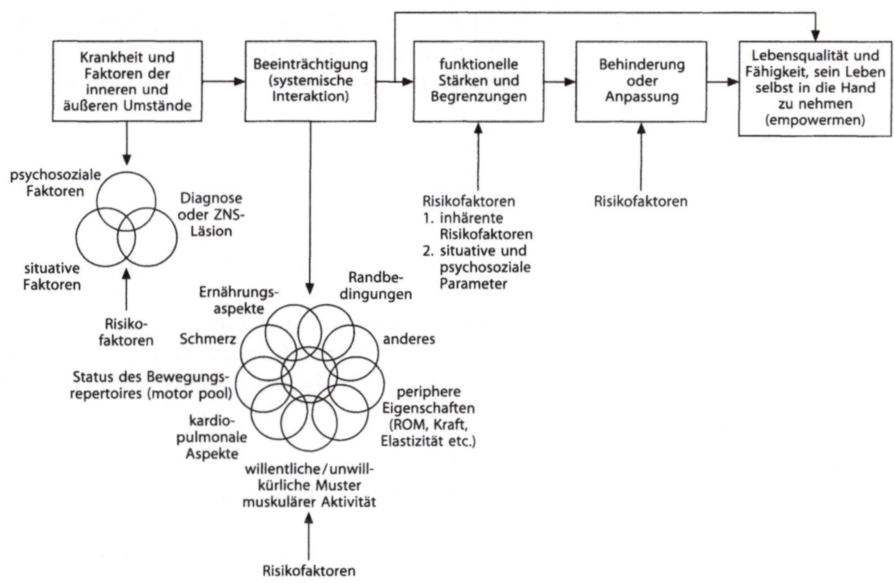

Abb. 1.5. Verhaltensmodell zur Evaluation und Behandlung, auf der Grundlage eines Behinderungsschemas

einem *Behinderungsmodell* (Rothstein 1994) hin verschiebt, richtet sich der Blick bei Befunderhebung und Behandlung in erster Linie auf die Beeinträchtigung (systemische Interaktion) und darauf, wie systemische Interaktionen funktionelle Resultate beeinflussen (Abb. 1.5). Die schließlich erreichte Lebensqualität und *Fähigkeit, das eigene Leben in die Hand zu nehmen („empowerment")*, hängt davon ab, ob die funktionellen Beschränkungen und Stärken schließlich zu Unfähigkeit oder zu Anpassung und Umstellung führen. Bei jeder Komponente des Behinderungsparadigmas gibt es Risikofaktoren, die mit den Umständen, der psychosozialen Situation oder dem ZNS zusammenhängen. Diese Risikofaktoren können den Prozeß und den Ausgang eines Leidens positiv oder negativ beeinflussen.

So wie sich Risikofaktoren ändern können, kann es auch der sich entwikkelnde Prozeß eines neurologischen Leidens.

Eine Person mit einer Rückenmarksverletzung kann anfangs Stufe um Stufe einen schematischen Prozeß durchlaufen und dann für mäßig bis schwer behindert gehalten werden. Das soziale Umfeld liegt in Scherben, das emotionale System ist suizidal, und die funktionellen motorischen Fähigkeiten auf verschiedenen Stufen sind zwischen abhängig und unabhängig einzustufen. Das finanzielle Risiko für die Gesellschaft ist hoch. Ein Jahr später trifft dieser Mensch eine andere Person, die ihm viel bedeutet und die ihn nicht als behindert wahrnimmt. Stattdessen ermutigt sie ihn, wieder in die Schule zu gehen, mit Rollstuhlsport zu beginnen und sich als Vater um ihre Kinder zu kümmern. Die Beeinträchtigung ist immer noch da, aber die funktionelle Stärke ist größer geworden. Der Klient beginnt, sich an seine Situation anzupassen und hat von sich selbst nicht mehr das Bild eines Behinderten. Seine Lebensqualität kann er selbst bestimmen, und das Risiko für die Gesellschaft ist minimal. So kann dieser Prozeß der Behinderung dauernd dynamisch im Fluß sein und darf nie als statisch angesehen werden.

Behandlungsplanung

Während der letzten 30 Jahre wurde der Aufbau einer Behandlung in Einzelschritten oft mit dem Begriff einer Entwicklungsabfolge (*„developmental sequencing"*) assoziiert. Man nahm hypothetisch an, daß ein Patient, um seine Bewegungen bei einer *spezifischen funktionellen Aktivität* steuern und die Bewegung lernen zu können, die Funktion aller Bewegungsmuster erwerben mußte, die ein Kind vor der Entwicklung dieser Fähigkeit durchführen kann.

Heute hat die Forschung gezeigt, daß die zur Ausführung einer funktionalen Aktivität notwendigen Bewegungspläne spezifisch zu dieser Aktivität gehören. Man kann nicht länger annehmen, daß eine Aktivität automatisch zu einer anderen führen wird (Sahrmann 1993; Schmidt 1988; Weinstein 1990).

Dieser Wandel in der Behandlungsphilosophie heißt nicht, daß eine Person für die Mobilität im Bett nicht mehr das Drehen üben muß oder für die Veränderung räumlicher Positionen das Zum-Sitz-Kommen oder, um vom Boden aufzustehen, den Ablauf vom Knien zum Halbkniestand zum Stehen. Es heißt, daß eine Person, für die selbständiges Sitzen beim Essen, beim Greifen nach etwas oder beim Anziehen das Behandlungsziel ist, diese Aktivität im Sitzen üben muß. Der Therapeut evaluiert natürlich Sitzen als eine ADL-Aufgabe und muß ermitteln, welche Komponenten motorischer Kontrolle vielleicht fehlen. Indem er unterscheidet, ob fehlende Beckenmobilität oder fehlendes Bewegungsausmaß von Haltungsinstabilität oder von anderen Komponenten motorischer Kontrolle herrühren, kann er dann bestimmen, welche spezifischen prozeduralen Aspekte des Sitzens Schwierigkeiten machen. Aufgrund der diagnostischen Differenzierung kann er Behandlungsalternativen auswählen, die ein Training oder eine Modifizierung jener bestimmten Komponenten erlauben, die Schwierigkeiten verursachen. Dieses Üben muß in so vielen Variationen wiederholt werden, daß der Klient Fehler in der spezifischen Aktivität selbst korrigieren kann.

Es kann nicht genug betont werden, daß der Kontext, in dem der Klient übt, eine für das Lernen oder erneute Lernen motorischer Kontrolle entscheidende Komponente ist (Haley u. Binda-Sundberg 1994).

Wurde festgestellt, daß die Sitzbalance fehlt oder mangelhaft ist, der Klient aber zum Anziehen selbständig auf einem Stuhl sitzen können sollte, dann ist damit eine spezifische äußere Bedingung bestimmt. Diese Bedingung wird zusammen mit der mangelhaft ausgebildeten Komponente für eine direkte Behandlung eingesetzt. Der Therapeut weiß nun, daß der Patient Anziehen, Essen, Reden, Schreiben usw. auf einer nicht nachgebenden Sitzfläche üben muß. Säße er bei den Übungen auf einem Therapieball oder einer nachgebenden Oberfläche, würde dies nicht den äußeren Bedingungen entsprechen und wäre somit nicht die erste Wahl einer Sitzfläche. Will andererseits der Klient in seinem Boot sitzend fischen, ist dies eine andere Bedingung, und eine nachgebende Sitzfläche wäre angemessener. Wenn es die Zeit erlaubt, würde der Therapeut den Klienten natürlich gern dazu bringen, auf allen Sitzflächen das Gleichgewicht zu halten.

Die Art und Weise, wie man die Therapieabfolge für spezifische Aktivitäten gestaltet, hat sich ebenfalls von einer entwicklungsorientierten Perspektive hin zu Konzepten der Messung von Resultaten verschoben.

Ist das Behandlungsziel für einen Klienten, daß er sich selbständig vom Stuhl erheben und dann wieder hinsetzen kann, so ist die Vorgehensweise des Therapeuten wiederum variablenspezifisch. Das Aufstehen von einem Stuhl erfordert einen Handlungsplan mit dem Ziel, in vertikaler Position innezuhalten und dabei das Gewicht auf beiden Füßen zu tragen. Auch das Hinsetzen, besonders das kontrollierte, ist eine plan- oder zielgerichtete Aktivität. So kann die gesamte Aktivität unter Umständen einen Wechsel der Pläne, vom Aufstehen über das Stehen bis zum Wieder-Hinsetzen erfordern. Dabei ist weniger wichtig, welcher Plan zuerst geübt wird, sondern daß das Üben der Abfolge der gesamten zielorientierten Aufgabe möglich wird.

Man kann beispielsweise mit entspanntem Stehen beginnen und bis zum Sitzen weiterarbeiten, wodurch die exzentrische willentliche Steuerung des Systems der posturalen Extensoren moduliert werden kann, während man an Kraft, Kontrolle synergistischer Muster, Koaktivierung, Bewegungsbahn, Bewegungsgeschwindigkeit usw. arbeitet und dabei im richtigen äußeren Rahmen bleibt. Läßt man den Klienten mit dem Sitzen beginnen und dann wieder zum Stehen kommen, so trainiert man dabei Gleichgewicht, einen Wechsel von Haltungsmustern, einen Wechsel von Plänen usw. Kann die Person einmal kontrolliert sitzen, verfügt sie bereits über den Plan zum Aufstehen und Innehalten im Stehen, denn dies wurde schon während des Sitztrainings wiederholt geübt.

Eine weitere wichtige Variable ist das Ablenken der Aufmerksamkeit von der eigentlichen Aufgabe, so daß sie einfach als ein automatisierter Ablauf geübt wird. Dies läßt sich erreichen, indem man mit dem Patienten redet oder ihn sitzen heißt, während er irgendetwas hält, das verschüttet werden oder herunterfallen kann. Solche *kontextentsprechenden Aktivitäten* sind keine neuen Ideen oder Aufgaben, sie beschreiben lediglich mit neuen Worten, was gute Therapeuten visuell beobachtet haben.

Rood hat betont, daß das posturale System lernen muß, gegen Widerstand eine Kontraktion zu halten sowie sich daraus zu lösen, zuerst in Belastung (in einer Stützfunktion) und dann, wenn es dies beherrscht, ohne Belastung (in der freien Bewegung) (Stockmeyer 1967). Die oben beschriebene Aktivität vom Stehen zum Sitzen und wieder zum Stehen repräsentiert deutlich Roods Konzept einer:

- verkürzten, gehaltenen Kontraktion gegen Widerstand (willentliches Stehen) und
- Mobilität in einem Bewegungsablauf in Belastung (kontrollierte exzentrische Verlängerung zum Sitz und konzentrische Kontrolle zum Stand zurück).

Auch wenn Roods neurophysiologische Erklärung, warum eine Behandlungssequenz ihrer Ansicht nach motorisches Lernen förderte, möglicherweise unrichtig war, stellt dies nicht die Tatsache in Frage, daß die Behandlung erfolgreich sein konnte.

! **Heute verschieben sich die Terminologien, Denkmodelle und Paradigmen der Berufe, aber es ist sehr wichtig, daß dabei nicht Erfolge der Vergangenheit verlorengehen oder erfolglose Behandlungsabläufe aus sentimentalen Gründen beibehalten werden.**

Therapeuten werden Behandlungsabläufe der Vergangenheit ebenso analysieren und über deren heutige Gültigkeit befinden müssen wie bei allen neuen Ideen, Denkmodellen und Behandlungsvorschlägen.

! **Die Tatsache, daß jemand sagt, ein Verfahren fördere motorisches Lernen oder motorische Kontrolle, garantiert nicht bereits und garantierte nie auch schon dessen Wirksamkeit. Seine Wirksamkeit wird durch Fallstudien und Forschung belegt, und es bedarf bestimmter quantifizierbarer Messungen, um alle von seiner Wirksamkeit zu überzeugen.**

Wenn Therapeut und Klient irgendwelche funktionellen Aktivitäten identifizieren, die der Klient zu erreichen wünscht, muß der Therapeut entscheiden, ob diese Funktion für den Klienten im Bereich des Möglichen liegt. Sind solche Ziele einmal festgelegt und das zu erwartende Resultat so gut wie möglich bestimmt, muß der Therapeut die Bewegungsaktivitäten im Hinblick auf ihre Komponenten motorischer Kontrolle analysieren. Tabelle 1.1 illustriert, wie sich funktionelle Bewegungen im Hinblick auf Bewegungsmuster, „nicht festverdrahtete" neuronale Abläufe, kognitiv-perzeptive Einflüsse und verschiedene Komponenten motorischer Kontrolle analysieren lassen. Aus diesem Schema kann ein Therapeut bestimmen, welche Faktoren bei der Zurückgewinnung der motorischen Kontrolle der gewünschten funktionellen Aktivität zusammenspielen und welche Faktoren eine Erreichung dieses funktionellen Ziels verhindern. Mit dieser Information sollte der Therapeut in der Lage sein zu bestimmen, wie man bei der Festlegung eines Behandlungsablaufs vorgehen kann, der das Potential des Klienten zur Erreichung des gewünschten Ziels optimiert. Beispiel 2, „Zum Sitz kommen", erfordert Bewegungsmuster, die aus Folgen vieler Komponenten aufgebaut sind. Angesichts der Komplexität eines dermaßen grundlegenden Bewegungsmusters ist es verständlich, daß es sowohl für das Gesundheitspersonal, das dem Klienten hilft, als auch für den Klienten selbst eine frustrierende Aufgabe sein kann, Tätigkeiten wie Anziehen, in einen Bus ein- und aussteigen oder Selbständigkeit mit dem Rollstuhl erfolgreich zu bewältigen.

! **Um Frustrationen zu vermeiden, ist es wichtig, daß der Therapeut dem Gesundheitspersonal und dem Klienten erklärt, daß eine Aufgabe, die einfach erscheinen mag, aus vielen integrierten Teilen zusammengesetzt ist, die für eine komplexere Aktivität entscheidend sein können.**

Tabelle 1.1. Konzept sequentieller Entwicklung als Behandlungsaufbau (*uE* untere Extremität, *oE* obere Extremität)

Bewegungsmuster	Nicht festverdrahtete Hilfsprogramme	Nicht festverdrahtete Hinderungsprogramme	Benötigte Wahrnehmungskonzepte	Komponenten motorischer Kontrolle
Aktivität: horizontale Bewegung – Rollen *1. Beginn beim Kopf* a. Flexion und Rotation des Kopfes oder Extension und Rotation des Kopfes b. oE, Rumpf und uE folgen aufeinander in entsprechendem sequentiellem Verlauf *2. Beginn bei uE* a. von Rückenlage zu Bauchlage – uE: Flexion, Adduktion, Innenrotation, gefolgt von Rumpf und Kopf in entsprechendem Verlauf b. von Bauchlage zu Rückenlage – uE: Extension, Abduktion, Außenrotation, gefolgt von Rumpf und Kopf in entsprechem dem Verlauf	Nackenstellreaktion. Optische und Labyrinthstellreaktion	Tonischer Labyrinthreflex. Asymmetrisch tonischer Nakkenreflex	Auf dieser Ebene begrenzt, wenn der Therapeut die Reaktion manuell hervorruft. Komplex, wenn der Therapeut erwartet, daß der Klient auf auditive oder visuelle Hinweise hin reagiert	ROM (Bewegungsaus maß). Kraft. Zustand des Bewegungsrepertoires („motor pool"). Gleichgewicht. Synergien. Bewegungsgeschwindigkeit. Bewegungsbahn. Umstände
Aktivität: aus dem Liegen zum Sitzen kommen *1. in die Bauchlage rollen und aufstützen* a. Überrollmuster b. posturaler Tonus in Bauchlage c. Bewegungsmuster von Bauchlage zu Vierfüßlerstand zum Sitzen d. posturaler Tonus beim Sitzen e. Gleichgewicht beim Sitzen *2. partielle Rotation* a. Überrollmuster b. Kopf-, Rumpf- und Schulterstabilität bei asymmetrischem Muster c. Gleichgewicht beim Aufrichten zum Sitzen aus Seitlage d. asymmetrische Muster in uE und evtl. oE e. das Gleiche wie *1 d* und *1 e*				

Tabelle 1.1 (Fortsetzung)

Bewegungsmuster	Nicht festverdrahtete Hilfsprogramme	Nicht festverdrahtete Hinderungsprogramme	Benötigte Wahrnehmungskonzepte	Komponenten motorischer Kontrolle
3. erwachsenes Sitzen a. symmetrische Flexion von Kopf und Rumpf, Extension der uE b. Gleichgewicht beim Aufrichten zum Sitzen aus Rückenlage c. das Gleiche wie *1 d* und *1 e* beim Aufrichten zum Sitzen				

Aufgabe: Wann würden Sie die Nackenstellreaktion bahnen im Unterschied zur Körper-auf-Körper-auf-Kopf-Stellreaktion und umgekehrt? Warum? Wann würden Sie eine bestimmte Aktivität des Aufrichtens zum Sitz vorschlagen und eine andere nicht, und warum?

Obwohl in Tabelle 1.1 nur zwei Aktivitäten dargestellt werden, läßt sich jede funktionelle Aktivität anhand derselben Faktoren analysieren. Spezifische Einzelheiten variieren für jede Aktivität, und immer gibt es eine patientenspezifische Komponente der äußeren Umstände.

Ein Therapeut, der normale Bewegungsmuster durch Beobachtung versteht, kann leicht Abweichungen vom Normalen und den Grad der Anomalität erkennen. Grobe bis engumgrenzte Aspekte anomaler Muster kann er dann nach Komponenten identifizieren. Anschließend kann er Ziele für die Korrektur dieser Abweichungen festlegen und die Behandlung beginnen.

! Die Behandlung sollte nicht nur auf beobachtbares Verhalten begründet werden, sondern auch auf ein Verständnis der Funktionen des ZNS.

Beispielsweise kann ein Therapeut, wenn er ein hemiplegisches Gangmuster analysiert, das gesamte Bewegungsmuster als eine Einheit erfassen oder es in Komponenten zerlegen. Jeder Aspekt des Gangzyklus kann untersucht werden – vom Fersenauftritt über das Stehen auf der ganzen Fußsohle über das Abstoßen bis zum Durchschwingen zum nächsten Schritt, wobei Rumpf-, Hüft-, Knie- und Sprunggelenk einbezogen sind. Funktioniert die Gelenkbewegung durch den Gangzyklus hindurch normal, ist kein Eingreifen angezeigt. Bei Abweichungen, z. B. beim Ersetzen einer Dorsalflexion des Fußes durch eine Plantarflexion, kann man Behandlungsverfahren zur Korrektur der Schwierigkeit auswählen. Ein Therapeut kann z. B. das Muster einer propriozeptiven neuromuskulären Fazilitation (PNF) auswählen, um die Dorsalflexion beim Abstoßen zu fazilitieren, oder während der Schwungphase Tapping oder Vibration mit Widerstand auf die Dorsiflektoren und Außenrotatoren anwenden. Obgleich jede einzelne Gelenkaktivität Aufmerksamkeit verlangt, ist die Interaktion aller Gelenke während jeder Gangphase noch wesentlicher. Infolgedessen können die kombinierten Reaktionen aller Muskeln – und somit die Gelenkaktivität – für jede Komponente des Zyklus analysiert werden, wenn erst normale und abweichende Muster identifiziert sind.

Ein anderer wichtiger Behandlungsablauf wäre die Kombination der Gesamtmuster von Rumpf- und Beinbewegung zur Korrektur von Abweichungen. Eine Möglichkeit, das Gesamtmuster wieder in normale Bewegungssequenzen zu integrieren, wäre, in der Behandlung das Gehen in weniger komplexe Teilabläufe zu gliedern.

Ein Klient ist nicht in der Lage, während der Standbeinphase in Dorsalflexion zu gehen. Er bleibt somit in Plantarflexion und verändert die Aktivität von Rumpf, Hüfte und Knie. Eine Behandlungsmöglichkeit ist dann, das Zum-Stehen-Kommen aus dem Halbkniestand oder ein modifiziertes Vom-Hocken-zum-Stehen mit unterstützender Rolle zu üben.

Diese Bewegungsmuster behalten die Dorsalflexion bei, während Hüfte und Knie gestreckt werden. Dies geschieht aus vielerlei physiologischen Gründen. Erstens bringt man den Klienten anfangs in eine Flexionsstellung, weil eine totale Flexion die Extension hemmt. Außerdem fazilitiert tendenziell eine starke Approximation der Gelenke, besonders bis zur Ferse hinunter, ein posturales Muster in Belastung und modifiziert das positive Stützmuster, das von dem Druck auf den Fußballen provoziert wurde. Weitere Behandlungsverfahren wie rasche Dehnung, Widerstand, Tapping und langsame, gehaltene Dehnung können, angewandt auf die entsprechenden Muskelgruppen oder synergistischen Muster, eine normale Kombination von Muskelaktivität weiter fördern.

Ist der Klient dann in der Lage, den gewünschten Bewegungsplan oder die gewünschte Bewegungssequenz einzuleiten, muß der Therapeut mit der externen und genau ausgeklügelten Behandlung wieder aufhören und dem Klienten ermöglichen, die Aktivität mit Fehlern und mit Variationen der ursprünglichen Aufgabe zu üben. Die Bewegung muß unter vielen verschiedenen Umständen geübt werden, um eine Übertragung („carry-over") in normale Alltagsaktivitäten zu gewährleisten. Die Wiederholung muß einem feed-forward-orientierten Plan folgen und unter eigener, selbstkorrigierender, modulierter Steuerung ablaufen (eine detailliertere Darstellung findet sich in Kap. 2 und 3).

Das Konzept normaler Bewegungen läßt sich nicht in eine Hierarchie von Bewegungen übersetzen, derzufolge ein Patient z.B. zuerst im Liegen drehen können müßte, bevor er sitzt. Stattdessen besagt es, daß alle Verhaltensweisen sich in Komponenten zerlegen lassen. Jede Komponente kann als solche eine separate Verhaltensweise sein. Die Schwierigkeit einer Aufgabe wird davon bestimmt, wie sich Komponenten kombinieren und welche Kombinationen von Komponenten zu irgendeiner Aufgabe gebraucht werden. Darüberhinaus entscheidend ist die Frage, ob zum ersten Mal oder erneut gelernt wird.

Vertrautheit mit der räumlichen Position, in der die Aufgabe gestellt ist, ist wesentlich für den Erfolg. So sind z.B. Essen im Sitzen und Essen in Seitlage zwei vollständig verschiedene Bewegungskombinationen, obwohl das Ziel der Aufgabe identisch ist. Die Seitlage bietet vielleicht mehr Unterstützung, aber eine vertikale Haltung ist vertrauter.

Für motorische Kontrolle auf höherer Ebene braucht man die zur Durchführung eines Verhaltens nötigen Schemata und Pläne.

Manche Verhaltensweisen lassen sich am besten als eine gesamte Aktivität üben (von einem Stuhl aufstehen), während sich andere leicht in Teilen lernen lassen (ein Tennisaufschlag). Ziel aller therapeutischen Techniken ist es, die beste Lernumgebung zu finden sowie Wege, wie sich Aufgaben wirksam lehren lassen. Jeder, der nach einem bestimmten Ansatz seine Anweisungen gibt, meint, sein Weg sei der gangbarste; und da so viele Kollegen mit so vielen verschiedenen Methoden positive Veränderungen bei Verhaltensweisen ihre Klienten hervorzurufen vermögen, scheint es, als ob alle Wege gangbar seien. Es hängt wohl vom Klienten ab, was ihm am besten zusagt, und der problemlösende Therapeut muß dies herausfinden.

Konzept der ZNS-Kontrolle: ein hochkomplexes Steuerungssystem

Das Konzept der ZNS-Kontrolle setzt ein Verständnis des Therapeuten vom ZNS und seinen Verfahren der Regulierung von Reaktionsmustern voraus. Dieses Verständnis, das vom Therapeuten ausführliche Hintergrundkenntnisse auf den Gebieten von Neuroanatomie und Neurophysiologie erfordert, bildet die Grundlage für klinische Anwendung von Maßnahmen und für Behandlungen.

Ein Verständnis der komplizierten neurologischen Mechanismen gibt dem Therapeuten die Richtung an, wann, warum und in welcher Reihenfolge er klinische Behandlungstechniken anwenden sollte. Verhaltensweisen beruhen auf Reife, Potential und Degeneration des ZNS. Jedes Verhalten, das beobachtet, in Einzelschritte unterteilt und als ein Behandlungsablauf integriert wurde, sollte anhand neurophysiologischer und -anatomischer Kriterien interpretiert werden. Unglücklicherweise verstehen wir Verhalten besser als die komplizierten Mechanismen des ZNS. So bleibt uns die Korrelation wesentlicher Verbindungen zwischen beobachtetem Verhalten und Prozessen im ZNS manchmal verborgen.

Da unser Wissen über das Funktionieren des ZNS laufend wächst, können sich auch Grundprinzipien für den Gebrauch bestimmter Behandlungstechniken ändern.

Eine solche Veränderung ist unter Umständen frustrierend für Therapeuten, die gerne zuverlässige, gültige und konstante Lösungen und Behandlungsprinzipien hätten. Da es unrealistisch ist zu erwarten, man kenne alle Antworten, sollten sich Therapeuten über die Literatur auf dem laufenden halten und für neue Ideen offen sein. Das folgende Beispiel illustriert diese Notwendigkeit.

Angenommen, ich wolle Roods Konzept der Kokontraktion verstehen lernen, welches auf dem komplizierten neurologischen Mechanismus einer Interaktion der sensorischen Ia- und II-Rezeptoren in der Muskelspindel beruht. Roods Theorie nimmt an, die II-Rezeptoren seien polysynaptisch und fazilitierten den Antagonisten des Haltungsmuskels. Dann entdecke ich, daß manche Rezeptoren vom Typ II monosynaptisch sind (Fisher et al. 1991), wodurch die Gültigkeit der Rood-Prinzipien in Frage gestellt wird. Meine klinischen Beobachtungen rufen denselben Zweifel hervor. Ich bemerke nämlich bei der Beobachtung der posturalen Muskulatur Erwachsener nach einer ZNS-Verletzung zwei Verhaltensweisen, die Roods Theorie widersprechen: erstens fazilitiert ein hypertonischer Muskel nur selten antagonistische Aktivität. Zweitens stelle ich fest, daß ein Klient, der etwas willentliche Kontrolle über den Haltungsmuskel gewinnt, insbesondere in verkürzter Stellung, nicht notwendig in der Lage ist, Koaktivierung zu fazilitieren. Tatsächlich scheint der posturale Muskel bei einem Bewegungsmuster optimal zu funktionieren, hat aber große Mühe, sich in einem isometrischen Muster zu halten. Darüberhinaus wird die Situation noch frustrierender, wenn der Therapeut versucht, eine dynamisch-automatische Kokontraktion hervorzurufen. Beide klinischen Probleme legen nahe, daß die Rezeptoren vom Typ II auf einer spinalen Ebene vielleicht nicht der Mechanismus für Kokontraktion sind. Es mag sogar sein, daß die Spindelrezeptoren überhaupt nicht die Instanz sind, die posturale Funktionen modulieren.

Somit befinde ich mich in einem Dilemma. Es bleiben mir zwei Auswege. Zum einen kann ich beschließen, die Rood-Theorie sei falsch und daher der Ansatz unbrauchbar und kann deshalb alle Behandlungsverfahren, die dieser Technik zugeordnet werden, beiseite legen. Oder ich wähle einen 2. Weg. Da ich weiß, daß die Rood-Methode zur Entwicklung von Koaktivierung bei vielen Klienten wirksam war, kann ich annehmen, daß die Techniken oder Methoden zuverlässige und brauchbare Behandlungsansätze sind, aber daß sich der *Grund*, warum sie funktionieren, nicht mehr länger mit Roods Theorie erklären läßt. Eine neue Grundlage könnte sich aus der Annahme ergeben, daß posturale Kontrolle und dynamische Koaktivierung auf vielen Ebenen im ZNS reguliert werden.

Zur Programmierung der Funktion der dynamischen Koaktivierung wäre es wichtig, Umstände zu schaffen, die für das Erlernen dieser motorischen Funktion dienlich sind. Das ZNS müßte in eine Situation versetzt werden, welche den Einsatz posturaler Muskulatur zur erfolgreichen Bewältigung funktioneller Aufgaben erfordert. Zuerst müßte das ZNS die in dem betreffenden Handlungsplan nötige Koaktivierung der Komponenten motorischer Kontrolle regulieren. Die Schaffung einer Situation, in der das System kontrollieren und diese Kontrolle üben kann, scheint nicht im Widerspruch zur Theorie motorischer Kontrolle zu stehen. Würde man die Kontrolle zuerst in verkürzter Stellung aktivieren, wäre die verkürzte Stellung die beste Ausgangsposition, um eine Behandlung zu beginnen. Hierbei sind folgende Überlegungen zu beachten:

● Die begrenzte Gelenkbeweglichkeit würde mithelfen, eine Bewegung anzuhalten.

- Die Empfindlichkeit der Afferenzen der posturalen Muskeln erfordert ZNS-Modulierung.
- Ein durch Gelenkkompression bewirktes Muster in Belastung regt das Kleinhirn dazu an, zur peripheren Stabilität zu koaktivieren.

Da die primäre Funktion des Muskels die Haltung ist, wäre es wiederum konsequent, den Klienten zu bitten, eine Stellung zu halten, anstatt sich zu bewegen. Zur Steigerung des Feedback zum ZNS und zur Entwicklung besserer interner Dehnung und Kraft wäre auch Widerstand angezeigt. Und weiterhin stimmte es mit den Theorien von motorischem Lernen und motorischer Kontrolle überein, wenn man dem Klienten ermöglichte, dieses Halten einer Stellung zu üben, während er sich auf eine funktionelle Aufgabe konzentriert, welche seine Aufmerksamkeit vom bewußten Halten der Stellung ab- und auf eine prozedurale Aufgabe hinlenkt.

So käme ich zu dem Schluß, daß Roods Konzept der verkürzten, gehaltenen Kontraktion gegen Widerstand („shortened, held, resisted contraction", SHRC) und ebenso ihre Behandlungssequenzen immer noch gültige Behandlungsansätze sind. Dieses neue Grundprinzip wäre auf heutige neurophysiologische Konzepte begründet, aber auch es könnte sich irgendwann als ungültig erweisen. Wenn dies der Fall wäre, würde man nach einem neuen Mechanismus suchen, der seine Stelle einnehmen könnte, falls sich weiterhin übereinstimmende Verhaltensreaktionen ergeben.

Unser Verständnis vom Gehirn ist immer noch fragmentiert und unvollständig. Je mehr wir lernen, um so erstaunter und frustrierter sind wir über seine Komplexität. Das Problem läßt sich mit den rasanten technologischen Fortschritten der letzten Jahre vergleichen. Dieser gewaltige Zustrom von Wissen, das oft früheren Überzeugungen widerspricht, erzeugt Angst und Verwirrung. So müssen Therapeuten versuchen, auf der Höhe der aktuellen wissenschaftlichen Konzepte, Forschungen und Erkenntnisse zu bleiben, indem sie sich entweder weiterbilden und auf neurologische Anwendungen konzentrieren oder indem sie die Fortschritte den neuesten Lehrbüchern entnehmen und sie anwenden. Wenn Therapeuten ihre Kenntnisse nicht auf den neuesten Stand auffrischen, haben sie leicht das Gefühl, das ZNS liege „außerhalb ihrer Reichweite".

Widersetzt sich ein Thema leichtem Verständnis, dann schaffen sich die Menschen gerne „*Mythen*", um seine Komplexität faßbar erscheinen zu lassen. Mythen machen die Leute zwar sicher, sie sind aber dauernd Angriffen ausgesetzt. Dies erzeugt wiederum Angst und oft Abwehrverhalten, bis ein neuer, akzeptablerer Mythos den Platz des vorhergehenden einnehmen kann. Mythen findet man nicht nur in hochtechnisierten Bereichen, sondern auch in allen anderen Bereichen des Lebens. Einer der am besten etablierten Mythen im Gebiet von Physio- und Ergotherapie besagt, daß die verschiedenen Ansätze zur Behandlung von Kindern und Erwachsenen mit neurologischen Beeinträchtigungen untereinander keine Ähnlichkeiten aufweisen oder daß traditionelle Behandlungsmodelle keine Grundlage in der heutigen Theorie motorischer Kontrolle mehr haben.

Als Therapeut kann man oft Kollegen sagen hören, sie wendeten – nach gültigen Grundprinzipien – die einzige adäquate Technik zur Behandlung eines Klienten an. Ein weiterer Mythos ist die Annahme, daß Ansätze, die zur Behandlung neurologischer Fragen entwickelt wurden, für Spezialgebiete wie Orthopädie, Sport oder Psychiatrie keine Relevanz haben. Werden solche Überzeugungen angegriffen, dann fühlen sich viele Therapeuten unbehaglich.

Bevor wir den Gedanken aufgeben, daß Gemeinsamkeiten existieren oder daß sich ein integrierendes Gesamtkonzept finden ließe, ist es vielleicht von Vorteil, in die 40er und 50er Jahre zurückzugehen. Zu jener Zeit arbeiteten *Berta Bobath, Margaret Rood, Signe Brunnström, Temple Fay, Margaret Knott, Dorthy Voss, Moshe Feldenkrais* und andere als Therapeuten und versuchten, ihre Klienten mit den neuesten damals verfügbaren Techniken zu behandeln. Alle diese Kollegen waren mit großen klinischen Fähigkeiten begabt. Im Laufe der Zeit legten sie ihre Strategien und Behandlungssequenzen in Konzepten fest und erklärten sie mithilfe der verfügbaren wissenschaftlichen Erkenntnisse. Ihr Hauptziel war die Sorge um die Klienten, nicht die Errichtung einer Dynastie. Beim Versuch dieser talentierten, intelligenten Pioniere, ihre Konzepte mit den Kollegen zu teilen, hatten viele Kollegen Schwierigkeiten, die Grundprinzipien zu verstehen, erkannten aber immerhin, daß die Techniken funktionierten.

Gegenwärtig scheint sich ein Dilemma entwickelt zu haben, das in dem Verständnis vom Gehirn ein Chaos angerichtet hat. Ein Therapeut, der einen Ansatz gern und erfolgreich anwendet und nur dessen Grundsätze versteht (d. h., der sich weigert, andere Ansätze zu prüfen), verstärkt den Mythos, daß dieser Ansatz allen anderen weit überlegen und der einzig gültige sei. In dem Maße, wie viele Kollegen einen solchen Mythos zu akzeptieren beginnen, werden starke Verteidigungswälle errichtet. Mangelnde Kommunikation und Stagnation ist daher oft die Folge, im direkten Widerspruch zu den Zielen jener, die diese Techniken entwickelt haben.

In den 90er Jahren wurde vielleicht vielen Therapeuten gesagt, daß traditionelle Ansätze wie die entwicklungsneurologische Therapie („neurodevelopmental therapy“, NDT), der Ansatz von Rood usw. auf völlig falschen theoretischen Grundlagen beruhten. Diese Ansätze gründeten auf Konzepten des Feedback, nicht des Feedforward, und auf einem hierarchischen ZNS mit „festverdrahteten“ Abläufen; sie nahmen auch ein konstantes Feedback an, was bedeutete, daß der neurophysiologische Fehler dem Klienten nicht beim primären oder erneuten Erlernen guter motorischer Kontrolle helfen würde. Wie ich aus Diskussionen weiß, meinen viele Kollegen, man müsse diese Ansätze aufgeben und stattdessen funktionelle Aktivitäten üben. Da erhebt sich die Frage, ob diese Kollegen nur ihre Paradigmen wechseln und wieder mit rigiden Strukturen umgeben, was sie für Behandlungstechniken zu motorischer Kontrolle halten. Wenn dies der Fall ist, dann hat sich damit ein neuer Ansatz entwickelt, den man als ebenso rigide und strukturiert bezeichnen muß wie ältere traditionelle Methoden.

Vor ungefähr 30 Jahren traf sich eine große Zahl Kollegen und versuchte, Barrieren abzubauen und den Schwung für Weiterentwicklung und Verständnis des Ganzen wiederzugewinnen (NUSTEP 1967). Bei diesem Treffen wurden zahlreiche Behandlungsansätze auf der Grundlage neurophysiologischer und orthopädischer Prinzipien vorgestellt. Die dort versammelten Kollegen wollten Gemeinsamkeiten feststellen und integrierte Strömungen der verschiedenen Methoden herausarbeiten. Manches spricht dafür, daß Therapeuten heute einem „Gestalt"-Ansatz nähergekommen sind, anstatt noch fragmentierter und abgrenzender vorzugehen. Farber (1982) und Randolf u. Heiniger (1981) haben Bücher veröffentlicht, die die Bedeutung eines integrierten Ansatzes der Klientenbetreuung betonen, welcher sich primär auf unser Verständnis des ZNS gründet. Mehr und mehr werden Anfänger- und Fortgeschrittenenkurse mit Schwerpunkt auf klinischen Problemen und verschiedenen Behandlungen angeboten. Damit soll nicht die Bedeutung von vertieften Kenntnissen und Ausbildung mit Schwergewicht auf einem spezifischen Denkmodell der Klientenbetreuung bestritten werden. Solange Therapeuten um ein besseres Verständnis des Ganzen bemüht sind und nicht der Überzeugung in die Falle gehen, ein Fragment sei bereits das Ganze, werden sie und die von ihnen vertretenen Berufe sich weiterhin ändern, wachsen und dem Publikum bessere Diensteistungen anbieten.

In den frühen 90er Jahren wurde ein 2. Symposium abgehalten, um neue Theorien und Kenntnisse an die Kollegen weiterzugeben. Es bot einen Überblick über heutige Themen im Zusammenhang mit der Behandlung von Kindern und Erwachsenen mit Störungen der motorischen Kontrolle. Während der ersten Hälfte des Symposiums wurde viel debattiert, argumentiert und sich abgegrenzt. Nachdem Gemeinsamkeiten identifiziert, Differenzen akzeptiert und gegenseitiges Nichtwissen zugegeben worden waren, begann man aber, das Wissen zu integrieren, und es wurden riesige Fortschritte gemacht. Die Seiten dieses Buches widerspiegeln mit ihren Verknüpfungen zwischen Vergangenem und Zukünftigem die fließende Entwicklung unserer Berufe. Zu keiner Zeit werden alle Kollegen sich am selben Punkt wohlfühlen, und wir werden uns auch nicht alle mit der gleichen Geschwindigkeit oder in dieselbe spezifische Richtung bewegen. Dennoch ist Wachstum ein Schlüsselelement der laufenden Reifung aller Berufe, die auf dem Gebiet der motorischen Kontrolle arbeiten. Grundlagen- und angewandte Forschung werden weiterhin unsere Ideen, Theorien und unsere Praxis verändern. Ein solcher Wandel sollte die Qualität und Wirksamkeit unserer Behandlungen verbessern und sich schließlich positiv auf die Lebensqualität unserer Patienten auswirken.

Dieses Buch stellt eine Klassifikation üblicher Behandlungstechniken auf einer neurologischen Grundlage vor, damit der Leser sich ein Bild von dem Ganzen machen und einen integrierten Behandlungsansatz entwickeln kann (Weiteres dazu in Kap. 5).

Da dieses Buch sich auf einen *problemorientierten Ansatz* konzentriert, der ein konzeptionelles Modell benutzt, ist hier ein Wort der Vorsicht angebracht. Unser Wissen über das ZNS steckt in den Kinderschuhen. Es ist leicht, Mythenbildung der Vergangenheit zu erkennen, aber ebenso leicht schafft man auch wieder neue Mythen. Auch wenn das Konzept der Neurophysiologie nach wie vor zur Erklärung klinischer Symptome, Behandlungsprinzipien und beobachtbarer Verhaltensweisen eingesetzt wird, ändern sich Einzelheiten mit unseren zunehmenden wissenschaftlichen Erkenntnissen.

Aufgrund der Plastizität des Nervensystems und der Tatsache, daß jede Reaktion über viele Bahnen verläuft, scheint das ZNS ein großes Veränderungspotential zu besitzen. Alle Techniken beruhen auf dieser Annahme.

Theoretisch werden sich Menschen ändern, wenn die Umstände einer Veränderung förderlich sind. Die Wichtigkeit dieses Prinzips führt uns zum 3. Konzept des in diesem Buch benutzten Modells.

Konzept der Lernumgebung

Wesentlich für die klinische Triade unseres konzeptionellen Modells ist das Konzept der Lernumgebung. Therapeuten verbringen ihr ganzes Leben damit, zu lernen und zu lehren, und denken dennoch wahrscheinlich nie intensiv darüber nach, wie sie lernen oder wie andere von ihnen lernen.

Wenn ein Therapeut seinen persönlichen Lernstil versteht und begreift, wie dieser zu Wahrnehmungen und Reaktionen führt, hilft ihm das, zu verstehen, warum er sich auf die eine oder andere Art verhält. Es hilft ihm auch, tolerant zu werden gegenüber Klienten mit ihren verschiedenen kognitiven, affektiven und motorischen Systemen („cognitive, affective, and motor system", CAM).

Mit seiner Untersuchung der Intaktheit von Teilkomponenten aller drei Systeme des Klienten versteht der Therapeut – und auch der Klient – besser:
- wie der Klient früher am besten gelernt hat,
- ob man auf solche Abläufe noch aufbauen kann und
- wo Potentiale für alternative Lernmechanismen liegen, mit denen man an das motorische System herankommen kann.

Hervorragende Therapeuten scheinen zu wissen, wie sie die Umstände manipulieren, ihre Variablen sowohl steigern als auch verringern können, ähnlich wie ein Dirigent ein großes Orchester aufeinander abstimmt. Das ist wunderschön anzuschauen, aber in seiner Komplexität schwierig zu erfassen.

Aufmerksamkeit und Sensibilität sind für diesen Lernprozeß wesentlich. Begabte Therapeuten findet man in jedem Gebiet des Gesundheitssektors. Wenn man sie bei der Behandlung eines Klienten beobachtet, scheint es oft, als ob der Klient deutliche Verbesserungen aufweise, ein hohes Potential an zukünftig möglichen Leistungen habe und Gelerntes übertrage. Ein Phänomen läßt sich selbst bei kurzer Beobachtung eines solchen Therapeuten mit einem Klienten feststellen. Der beobachtende Therapeut notiert wohl Schritt für Schritt, was der Lehrtherapeut mit dem Klienten macht, und formuliert dies als optimalen Behandlungsplan. Wenn er aber versucht, diesen Plan selbst bei einem Klienten anzuwenden, stellt er womöglich fest, daß dies nicht funktioniert, daß der Klient nicht in der Lage ist, funktionelle Aktivitäten auf dem hohen erwarteten Niveau auszuführen, und tatsächlich nur bei jenen Fertigkeiten erfolgreich ist, die er bereits erworben hat. Der Therapeut ist frustriert, und der Klient kann die gewünschte Funktionsebene nicht erreichen.

Da stellt sich die Frage, warum dieser Ablauf bei einem Therapeuten an einem Tag wirksam war und am nächsten Tag bei einem anderen Therapeuten nicht. Vieles läßt sich als mögliche Antwort darauf annehmen:

1. Der begabte Therapeut hat vielleicht irgendwelche „magischen Heilkräfte".
2. Er hat der Gruppe der Beobachter vielleicht nicht mitgeteilt, was wirklich ablief.
3. Die Fähigkeiten des 2. Therapeuten sind für eine wirksame Therapie vielleicht ungenügend.
4. Der Klient hat vielleicht nicht geübt; wenig wurde übertragen.
5. Der erste Therapeut mag extrinsisches Feedback benutzt haben, um Bewegungsprobleme zu korrigieren, und intrinsisch wurde nur wenig übertragen.

Bei den meisten Klienten kam es zu sehr großer Übertragung, aber Schwierigkeiten ergaben sich, wenn sie zu neuen Funktionen übergehen sollten, um die sich der Lehrtherapeut nicht gekümmert hatte und die ihnen der reguläre Therapeut beibrachte. Dies legt nahe, daß der erste Therapeut (entweder bewußt oder intuitiv) Behandlungskonzepte benutzte, welche die Theorien motorischer Kontrolle und des Lernens reflektieren. Obwohl uns diese fünf Erklärungen sofort in den Sinn kommen, kann man vielleicht eine genauere Erklärung finden, indem man die *Lernumgebung analysiert.*

Jeder Therapeut und jeder Klient verarbeitet in jeder Sekunde Millionen Bits sensorischer Daten. Die Art und Weise, wie diese Informationen verarbeitet und wie entsprechende Reaktionsmuster eingebaut werden, ist spezifisch und einzigartig für jedes Individuum. Wenn zwei Leute interagieren wie z.B. in einer Klient-Therapeut-Beziehung, reagiert jede Person auf die in jedem Moment in der Situation stattfindenden Veränderungen. Nie bleiben diese Umstände gleich. Daher hat der Therapeut die Verantwortung, dynamisch mit dem Klienten zu interagieren, um eine optimale Situation herzustellen. Man könnte den Therapeuten in Analogie zu einem Biofeedback-System mit vielen Millionen Kanälen sehen. Je geschickter der Therapeut, um so mehr Kanäle kann er beeinflussen.

Der Therapeut hat nicht nur die Aufgabe, Informationen in seinem eigenen ZNS zu verarbeiten, sondern muß auch steuern, wie der Klient sie in seinem ZNS verarbeitet. Diese Interaktion ist nicht bloß ein sensomotorischer Austausch, sondern umfaßt den gesamten Interaktionsbereich zwischen Therapeut und Klient. So müssen perzeptive, kognitive und affektive Kanäle eingerichtet und eine Methode zur Verarbeitung der durch diese Kanäle laufenden Daten gefunden werden.

Meisterhafte Therapeuten scheinen diese Gesamtheit zu erfassen und eine Behandlungssequenz zu entwickeln, die den Klienten zu optimaler Selbständigkeit führt.

Nicht die aufeinanderfolgenden Schritte selbst scheinen für eine erfolgreiche Behandlung entscheidend zu sein, sondern vielmehr die dynamische Interaktion zwischen dem Therapeuten und dem Klienten, der diese Schritte ausführt.

So kann durchaus ein anderer Therapeut, der dieselben aufeinanderfolgenden Schritte mit demselben Klienten einsetzt, erfolglos bleiben. Der Unterschied in der Interaktion entscheidet vielleicht über Scheitern oder Erfolg eines Behandlungsplans, über die Übertragung („carry-over") und über das langfristige Beibehalten des Gelernten.

Falls die Lernumgebung wirklich von Therapeut und Klient abhängt, wird optimales Lernen bei jedem Klienten nicht durch reglementierte, vorfabrizierte Behandlungspläne gefördert, weil diese individuelle Unterschiede nicht berücksichtigen können.

Klienten brauchen Akutversorgung, Rehabilitation oder häusliche Betreuung, je nachdem, ob sie einen ZNS-Insult oder eine schwere orthopädische Verletzung erlitten haben. Sie müssen etwas zum ersten Mal oder erneut lernen, entweder eine psychomotorische Fertigkeit oder einen kognitiven Prozeß. Ein Mensch, der nach einem Schlaganfall, einer Hüftendoprothese oder einer Amputation wieder laufen lernt, befindet sich in einer zeitlich und räumlich sehr anderen Situation als ein Kleinkind, das seine ersten Schritte versucht. Der Vorgang des erneuten Lernens kann durch zusätzliche Faktoren verwirrt werden, z. B. verzerrten oder verminderten sensorischen Input, die Verarbeitung perzeptiver, kognitiver und affektiver Daten und das Bewegungsergebnis. In Rehabilitationssituationen kann ein Klient selten ein passiver Teilnehmer sein, während der Therapeut seine Tätigkeit „an ihm" ausübt. Daher sind Klient und Therapeut, unabhängig von Hintergrund, Wissen und Geschick des Therapeuten, aktiv beteiligt an dem, was man die *klinische Lernumgebung* nennen könnte. Erfolg auf diesem Gebiet hängt von den Problemlösungsfähigkeiten des Therapeuten ab, von seiner Flexibilität bei der Schaffung von Umständen, die dem Lernen des Klienten förderlich sind, seiner Sensibilität für Bedürfnisse des Klienten und von verschiedenen Möglichkeiten, wie der Klient selbst sein Leben sowohl innerlich als auch äußerlich steuern kann.

Das Konzept der Lernumgebung ist das abstrakteste und komplexeste der drei Konzepte in dem theoretischen Modell, und deshalb ist es mit Abstand am schwersten konkret darzustellen. Sowohl gleichzeitige als auch aufeinanderfolgende Komponenten bilden und erhalten diese Umgebung. In jedem beliebigen Augenblick finden gleichzeitig und laufend vielfältige Input-Ereignisse statt.

So spielt eine zeitliche Anordnung aufeinanderfolgender Ereignisse bei der Reaktion des ZNS auf die Umgebung eine Rolle. Will ein Therapeut die Dynamik dieser Interaktion verstehen und optimalen Erfolg haben, muß er:

1. den Lernprozeß verstehen, um eine Umgebung anbieten zu können, die das Lernen fördert,
2. das System von Input, Verarbeitung, Feedforward, Feedback und Output als einen wesentlichen Basismechanismus für höherrangiges Lernen untersuchen,
3. Verarbeitungsprozesse auf höherer Ebene, prozedurales Lernen, eine zeitliche Planung des Übens, Konzepte der Verstärkung und andere Prinzipien

motorischer Kontrolle verstehen, wenn eine Übertragung der Behandlung in andere Umgebungen, z. B. das Zuhause, erwartet werden soll,

4. unterscheiden, wie er selbst lernt und wie der Klient lernt. Wenn diese beiden Lernstile zueinander im Widerspruch stehen, dann muß der Therapeut den Klienten nach den von diesem bevorzugten Systemen oder Lernstilen unterrichten,

5. gleichzeitig der motorischen, affektiven und kognitiven Aspekte einer Person bemerken, unabhängig davon, was zu irgendeiner Zeit der klinische Schwerpunkt sein mag.

Vier verschiedene Komponenten der Lernumgebung müssen identifiziert und angesprochen werden: interne und externe Umstände des Klienten und interne und externe Umstände des Therapeuten (Abb. 1.6).

Innere Umstände des Klienten. Auf die inneren Umstände des Klienten konzentrieren sich natürlich alle Gesundheitsberufe. Eine Verletzung im System hat stattgefunden und hat nun Einfluß auf das Funktionieren des gesamten Mechanismus. Trat sie auf, bevor primäres Lernen stattfinden konnte, muß es eine Habilitation geben. Obwohl sich noch kein Lernstil einstellen konnte, gibt es vielleicht genetische Dispositionen der betroffenen Person. Der Therapeut sollte das unerfahrene ZNS testen, indem er Erfahrungen in verschiedenen Situationen ermöglicht, die viele verschiedene Arten höherrangiger Verarbeitung erfordern. So kann er optimale Lernmethoden entdecken, die dem ZNS des Klienten am besten entsprechen. Dann kann er seine Behandlung auf die wirksamsten Strategien konzentrieren. Hat schon vor der Verletzung Lernen stattgefunden, und gibt es bereits bevorzugte Systeme, dann muß der Therapeut herausfinden, welche das sind und ob sie von der Verletzung betroffen wurden. Daraufhin läßt sich eine wirkliche Rehabilitation ermöglichen. Der Einsatz bevorzugter Modi, z. B. des visuellen Modus im Unterschied zum verbalen oder des kinästhetischen im Unterschied zum verbalen, bedeutet nicht, daß andere Modi unwirksam seien. Es bedeutet auch nicht, daß irgendein bestimmter Modus in jeder gegebenen Situation optimal funktioniert.

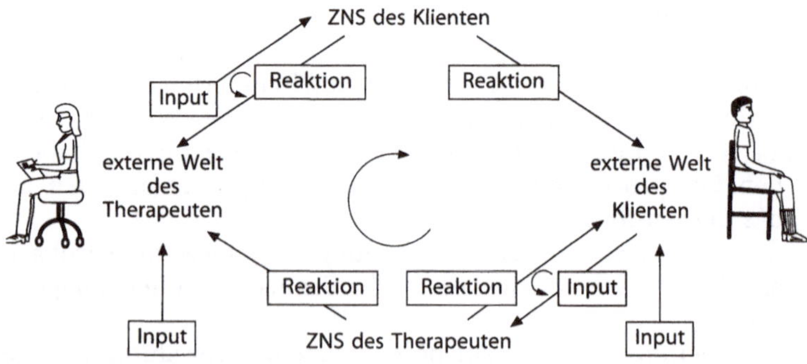

Abb. 1.6. Klinische Lernumgebung

Ein Weg zur Bestimmung bevorzugter Stile ist die gründliche Aufzeichnung der Geschichte des Klienten. Freizeitaktivitäten und Berufswahl geben oft Hinweise auf Lernstile, die erfolgreich sein könnten.

Ein Klient, der immer gern Automotoren zerlegt oder Modellschiffe gebaut hat, zeigt eine Präferenz für visuell-räumliches Lernen, während ein anderer Klient, dessen bevorzugtes Vergnügen es war, mit einem Roman im Sessel zu sitzen, wahrscheinlich eine Bevorzugung für verbales Lernen erkennen läßt.

Das heißt aber nicht, beide Klienten könnten nicht für bestimmte Fälle auch die andere Methode wählen, doch es illustriert ihre Bevorzugung. Sowohl der Ort der Läsion als auch der bevorzugte Lernstil können eine entscheidende Rolle dabei spielen, für den Lernenden eine geeignete Umgebung zu finden und Potentiale zu identifizieren. Wenn ein Klient einen schweren Insult im linken Schläfenlappen erlitten und vor dem Trauma nur geringe Fähigkeiten bei der Benutzung des rechten parietookzipitalen Lobus gezeigt hat, sind räumliche oder verbale Strategien beim Prozeß des erneuten Lernens sicher unwirksam. Dagegen wird ein Klient mit der gleichen Verletzung, der vor der Verletzung eine hochentwickelte rechtsseitige parietookzipitale Funktion aufwies, wahrscheinlich mit einer viel größeren Geschwindigkeit lernen, wenn visuell-kinästhetische Strategien zur Förderung des Lernens eingesetzt werden.

Äußere Umstände des Klienten. Die äußeren Umstände des Klienten sind die 2. kritische Komponente. Alle äußeren Stimuli, wozu Geräusche, Beleuchtung, Temperatur, Berührung, Feuchtigkeit und Geruch gehören, modulieren die inneren Reaktionen des Klienten. Diese Aufnahme von äußeren Reizen kann den inneren Mechanismus des Klienten negativ und positiv beeinflussen und seine Fähigkeit zur Handhabung seiner Welt verändern. Ein Therapeut sollte alle Anstrengungen unternehmen bewußt wahrzunehmen, welchen äußeren Reizen der Klient ausgesetzt ist. Deshalb ist es für den Therapeuten wichtig zu erfahren, was der Klient innerhalb und außerhalb des Krankenhauses erlebt. Jede Verhaltensänderung des Klienten, die sich in Stimmung, Einstellung und Muskeltonus äußern kann, sollte für den Therapeuten ein Anzeichen für eine Veränderung sein. Versucht er im Anschluß an eine solche Beobachtung herauszufinden, was geschehen ist, so hilft ihm das nicht nur, den Klienten zu verstehen, sondern auch, diesen beim Umgang mit einer veränderten Umgebung oder bei dem Bemühen um zusätzliche professionelle Hilfe zu unterstützen.

Innere Umstände des Therapeuten. Der Therapeut sollte auch auf seine eigenen inneren und äußeren Umstände aufmerksam sein, die die Reaktionen des Patienten beeinflussen. Jeder hat bevorzugte Stile des Lehrens und Lernens, aber viele Menschen merken vielleicht nicht, welche dies sind und wie dadurch ihre Art, die Welt zu sehen, und ihre Interaktionen mit anderen Menschen beeinflußt werden. Ein geläufiges Beispiel dafür, was passiert, wenn zwei Stile nicht zueinander passen, ist die Diskussion zweier Personen mit entgegengesetzten politischen Ansichten. Zwar mögen beide dieselben Informationen verarbeiten, aber sie haben wohl auch unterschiedliche Lernstrategien und kommen zu sehr unterschiedlichen Schlüssen.

In einer akademischen Umgebung findet dauernd ein Zusammenspiel verschiedener Lernstile statt. Fragt man einen Studenten, was er sich von einem bestimmten Kurs erwartet, so antwortet er wahrscheinlich, „eine gute Note". Dazu muß er die Kursanforderungen, einschließlich der Tests, gut erfüllen. Gute Leistungen in Tests setzen aber normalerweise voraus, daß er nicht nur den Stoff der Vorlesung gut wiedergeben, sondern auch bei der Beantwortung von Fragen Konzepte integrieren kann. Bringt ein Therapeut die gelernten Konzepte mit einem Klienten in Verbindung, ist es wichtig, daß er aufmerksam ist auf die Verhaltensweisen und Reaktionen des Klienten, daß er sich auf den Klienten einstellt und daß nicht umgekehrt der Klient sich auf den Therapeuten einstellen muß.

Dieses *innere-äußere Interaktionskonzept* führt uns zu einer weiteren sehr wichtigen klinischen Überlegung. In der Ausbildung sind die meisten von uns wahrscheinlich mit einem oder zwei Lehrern „zusammengestoßen", mit deren Lernstil wir uns nie identifizieren konnten. Das heißt, wir als Lernende können oder wollen uns wahrscheinlich nicht auf alle Lernstile einstellen. Deshalb gibt es sicher auch Klienten, denen wir nichts beibringen können und die nicht nach unserem Vorgehen lernen können.

Wenn sich der Klient nicht auf den Lernstil einstellen kann, ist ein Wechsel des Therapeuten unbedingt erforderlich, um den Rehabilitationsprozeß zum Erfolg zu führen.

Äußere Umstände des Therapeuten. Die 4. Komponente der Lernumgebung sind die äußeren Umstände des Therapeuten. Allgemein erwartet man, daß das persönliche Leben nie in die professionelle Arbeit eingehen sollte. Diese Annahme zu akzeptieren, kann aber heißen, den Einfluß von Emotionen auf Verhaltensmuster zu leugnen (s. Kap. 4). Fühlt sich ein Mensch unwohl, gefühlsmäßig durcheinander oder im Streß, ändern sich seine Reaktionsmuster, ohne daß er sich dessen bewußt ist.

Fallbeispiel. Nehmen wir an, Herr S., der aufgrund eines zerebrovaskulären Unfalls einen erhöhten Muskeltonus hat, kommt jeden Morgen etwas früher zur Therapie zu Ihnen, trinkt eine Tasse Kaffee und plaudert mit Ihnen, während Sie sich Notizen machen. Eines Tages sind Sie extrem unter Streß, und es ist Ihnen nicht nach Interaktion zumute, als Herr S. mit seinem Rollstuhl in ihr Büro kommt. Sie sagen vielleicht: „Herr S., ich komme gleich, gehen Sie schon mal zu der Matte rüber, stellen die Bremsen fest und nehmen die Fußstützen hoch. Auf die Matte gehen wir, wenn ich dann da bin." Herr S. stellt natürlich gleich eine Veränderung Ihres Verhaltens fest. Sie sind ein professioneller Therapeut, und Herr S. glaubt, daß Ihr Privatleben Ihre Arbeit nicht berührt. Also zieht er vielleicht den logischen Schluß, daß er irgendetwas getan haben muß, wodurch sich Ihr Verhalten geändert hat. Wenn Sie kommen, um ihm aus dem Rollstuhl zu helfen, stellen Sie fest, daß sein Muskeltonus noch mehr erhöht ist als gewöhnlich, und fragen: „Ist irgendwas los? Sie sind verspannter als sonst?". Und so geht die Sache immer weiter. Ihre äußeren Umstände haben Ihren inneren Zustand und damit Ihre normalen Reaktionsmuster geändert. Daraufhin veränderten Sie Herrn S. äußere Umstände, änderten sein inneres Gleichgewicht und die emotionale Atmosphäre, so daß dies zu einer Steigerung des erhöhten Muskeltonus führte (Moore 1980, 1987). Hätten Sie Herrn S., anstatt mit ihm umzugehen, als sei alles wie immer, darüber informiert, daß Sie durcheinander waren über etwas, das mit ihm nichts zu tun hatte, hätten Sie es vielleicht vermieden, eine negative Umgebung zu schaffen. Erstens sagen Sie damit Herrn S., daß es Tage gibt, an denen Sie „schlecht drauf" sind und an denen Ihre Stimmung anders ist. Er akzeptiert Ihre Veränderungen als normal, und das hilft ihm, sich klarzumachen, daß auch er schlechte Tage haben kann. Zweitens geben Sie ihm so Gelegenheit, Ihnen seine Hilfe anzubieten, Sie zu trösten oder Ihnen zu helfen, falls er das möchte. Ein solches Verhalten fördert Selbständigkeit und soziale Interaktion, was ja für alle Klienten langfristige Ziele sind.

Lernprinzipien

Obwohl jeder Klient einzigartig und daher die Analyse der spezifischen, mit der Lernumgebung zusammenhängenden Bedingungen schwierig ist, kann man doch bestimmte grundlegende Lernprinzipien formulieren. Aus der Vielzahl etablierter Lernkonzepte wurden hier 6 klinisch wichtige ausgewählt (Cronback u. Snow 1977; Hunt 1974; Joyce u. Weil 1972).

Die grundlegenden, für ein gutes klinisches Ergebnis relevanten ▶ *Lernprinzipien* lassen sich folgendermaßen zusammenfassen:

1. Um Selbständigkeit im täglichen Leben zu erreichen, müssen Menschen Probleme lösen und diese Lösungen üben können.
2. Zwar dürfen die gestellten Aufgaben nicht zu einfach sein, aber die Möglichkeit eines Erfolges muß gegeben sein.
3. Zur Lösung schwieriger oder unvertrauter Aufgaben (neues Problem) greifen Menschen auf sicherere oder vertrautere Muster zurück.
4. Arbeitet man an einem Lernprozeß in einem Bereich des ZNS, so findet gleichzeitig auch ein Lernen in anderen Bereichen statt.
5. Nötig zum Lernen ist die Motivation, das Unbekannte erfahren zu wollen, und gleichzeitig Lernerfolg, der diese Motivation aufrechterhält.
6. Der Therapeut muß eine Aktivität analysieren, ihre Komponenten bestimmen und Problemlösungsstrategien zum Entwurf passender individueller Programme einsetzen können. Diese Problemlösungsstrategien, und nicht ihre Lösungen, muß er seinem Klienten vermitteln, wenn dieser Selbständigkeit im täglichen Leben erreichen soll.

Klienten müssen körpereigene Feedback-Systeme einsetzen können, um feedforward-orientierte Pläne zu modulieren. Obgleich alle 6 Lernkonzepte einfach scheinen, ist ihre Anwendung im klinischen Rahmen nicht immer so selbstverständlich.

> Die ▶ *Lernprinzipien 1* und *2* hängen auf komplexe Weise mit der Ange-
> messenheit und dem Schwierigkeitsgrad der dem Klienten vorgelegten Auf-
> gaben zusammen.

Bittet man den Klienten, eine Aufgabe auszuführen, z. B. stehen, sich im Liegen drehen, sich entspannen, sich anziehen oder sich in einem Rollstuhl fortbewegen, ist für ihn ein Problem gestellt, welches eine Sequenz von Handlungen zu seiner Lösung erfordert. Will er Erfolg haben, muß der Klient die
ganze Aufgabe planen und alle motorische Kontrolle während des Ablaufs
der gesamten Aktivität anpassen. Wenn er einzelne Schritte nicht meistern,
die Aufgabe nicht richtig bzw. gar nicht in Einzelschritte zerlegen oder Systeme motorischer Kontrolle nicht genau anpassen kann, verstärkt das seine
Abhängigkeit vom Therapeuten bei der Problemlösung.

Kann der Therapeut unterscheiden, welche Komponenten fehlen und welche Systeme funktionieren, führt die Schaffung einer Situation, die ermutigt
und dem ZNS ermöglicht, sich anzupassen und Wege zur Rückgewinnung
der Kontrolle zu erlernen, zu einer optimalen Selbständigkeit („empowerment") des Klienten. Genauer gesagt, man sollte einen Klienten nicht bitten,
eine Aufgabe auszuführen, solange er nicht versteht, was erwartet wird, und
das Ziel nicht mit einem gewissen Grad an Erfolg erreichen kann.

**❗ Fehler beim Üben, die über eigene Systeme korrigiert werden können, sind
für motorisches Lernen entscheidend. Fehler, die immer zum Scheitern führen, helfen dem Klienten nicht, Wege neuer Anpassung zu lernen.**

Auf komplizierte Art und Weise ist der Erfolg mit der Herausforderung
durch eine Aufgabe verbunden. Eine Aufgabe fordert um so stärker heraus,
je schwieriger oder komplexer sie ist. Daher ist auch die entsprechende Befriedigung über einen Erfolg um so größer.

**❗ Schwierigkeitsgrad, Herausforderung und Erfolg hängen auf subtile Weise
zusammen. Für den Therapeuten ist es eine Herausforderung, Aufgaben
auszuwählen, die altersangemessen, klinisch relevant und zielbezogen sind.
Damit der Patient Erfolg haben kann, muß der Therapeut ein kreativer Pro-
blemlöser sein und sich hinsichtlich der Bedürfnisse, Fähigkeiten und Ziele
des Klienten auskennen.**

Sind die Aufgaben zu einfach oder hält sie der Klient für unwichtig, so lang-
weilt er sich und macht geringere Fortschritte. Sind die Aufgaben zu schwierig, gibt sich der Klient geschlagen und wendet sich von ihnen ab. Kinder
neigen in solchen Fällen dazu, sich physisch zurückzuziehen, während Erwachsene normalerweise dem Problem aus dem Weg gehen: Zu spät in die
Therapie kommen, früh wieder weggehen müssen, zum WC gehen müssen
und Termine vereinbaren, die sich mit anderen überschneiden sind Vermeidungsverhalten, die mit unangemessenen Aufgaben in Zusammenhang stehen
können.

> Das ▶ *3. Lernprinzip* beschreibt eine Verhaltensweise, die allen Menschen eigen ist: Rückgriff. Stehen wir vor einem Problem, greifen wir auf Muster zurück, die uns Gefühle der Beruhigung und der Kompetenz zur Lösung des Problems vermitteln.

In Abb. 1.7 sieht man ein 2 1/2 jähriges Kind in solch einer Situation. Die Brücke, über die es gehen möchte, ist instabil. Sein Ziel ist es, sie zu überqueren. Wie es das macht, spielt weniger eine Rolle als die Aufgabe selbst. Daher wählt das Kind eine Verhaltensweise eines 6 Monate alten Kindes; es rutscht auf dem Hosenboden. Mit zunehmender Selbstsicherheit geht es zum Hüpfen im Häschensitz über, dann zum Krabbeln, zum seitwärts am-Geländer-entlang-Gehen und schließlich zum reziproken Gehen. Die Phase seines Rückgriffs dauert etwa 2 Minuten. Obgleich ein solcher Rückgriff auf vertrautere oder bequemere Arten des Problemlösens normal ist, verursacht er in der Klinik dauernde Frustration, wenn er anhält.

Ein hemiplegischer Klient hat eine Woche lang trainiert, ein durch erhöhten Muskeltonus verursachtes Muster der oberen Extremitäten während einer einfachen Aufgabe zu modifizieren und zu kontrollieren. Aber bei einem schwierigeren Problem wird sein erhöhter Muskeltonus höchstwahrscheinlich wiederkehren. Ein anderer Klient, der erfolgreich geübt hat zu stehen, wird aufgefordert zu gehen. Auch hier können die starken synergistischen Muster, die er kontrollieren konnte, erneut auftreten. Das Muster oder der Plan für das Stehen unterscheidet sich von dem für das Gehen, und die emotionalen Auswirkungen des Gehens sind sehr stark.

Der Therapeut sollte die Rückkehr zu einem stereotypen Muster voraussehen und den Klienten darauf vorbereiten. Da er im voraus weiß, daß normalerweise weniger wirksame Muster wieder auftreten, wenn die Aufgaben komplexer werden, kann er versuchen, die unerwünschten Reaktionen zu beeinflussen. Wesentlich ist hier nicht das Verhalten des Klienten selbst, entscheidend ist vielmehr die Einstellung des Therapeuten zu einer neuen Aufgabe, die er dem Klienten vorlegt. Erwartet er, daß der Klient erfolgreich die Aufgabe bewältigt, wird auch dieser einen Erfolg erwarten. Scheitert er, so werden beide Seiten enttäuscht sein, und es entsteht eine potentiell negative klinische Situation. Hat der Klient aber Erfolg, so werden beide, da sie mit dem Ergebnis gerechnet haben, weder aufgeregt noch niedergeschlagen sein. Ein Therapeut, der erwartet, daß sich der Klient auf ein älteres Verhaltensmuster zurückzieht, kann hingegen den Klienten darauf vorbereiten. Findet ein solcher Rückgriff statt, so ist keine Seite enttäuscht, geschieht es nicht, sind dagegen beide aufgeregt, erfreut und ermutigt von der höheren funktionellen Fertigkeit. Ein Therapeut, der dieses Konzept versteht, kann eine sehr positive klinische Situation aufrechterhalten, ohne daß eine Rückkehr des Klienten zu älteren Mustern dauernd negativ als Scheitern wahrgenommen wird.

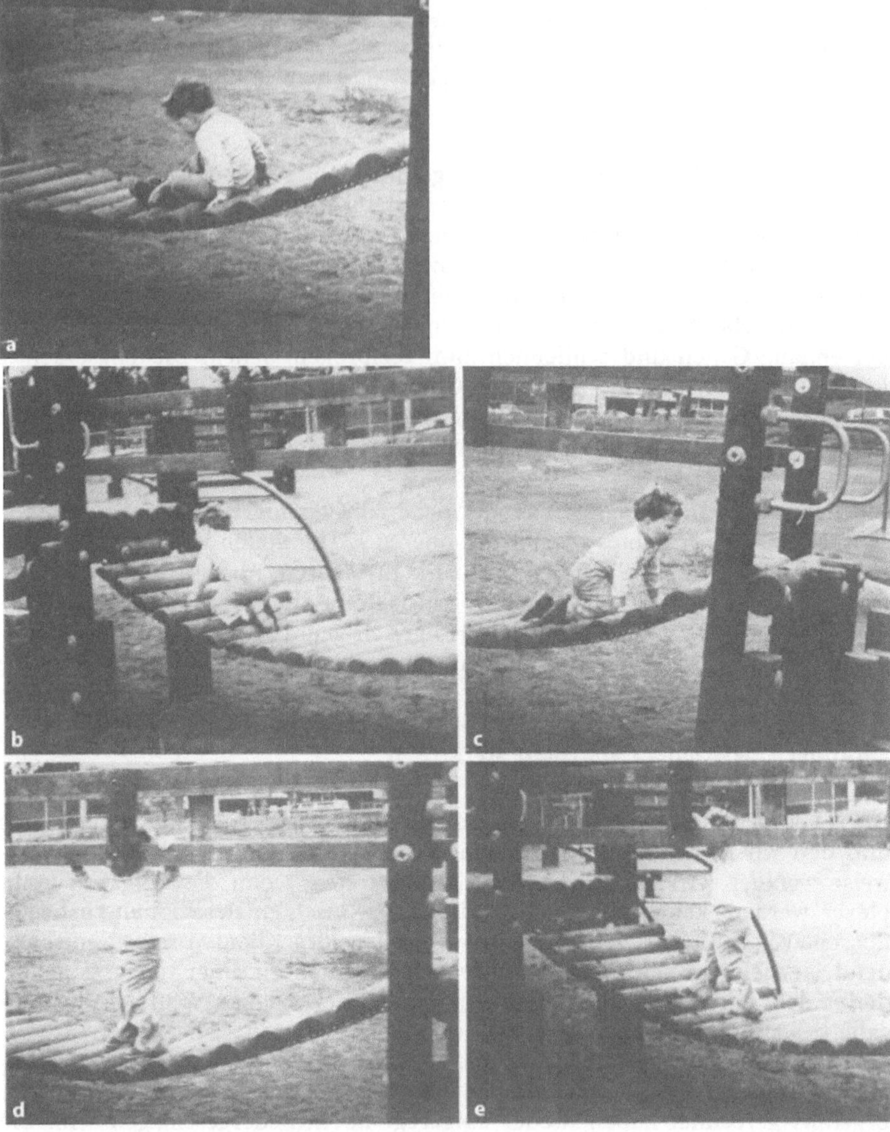

Abb. 1.7 a–e. Rückgriff auf bequemere Verhaltensmuster bei Konfrontation mit einem Problem. **a** Rutschen auf dem Hosenboden, **b** Hüpfen im Häschensitz, **c** Krabbeln, **d** seitwärts am-Geländer-entlang-Gehen, **e** Gehen

Das ▶ *4. Lernprinzip* handelt davon, daß der Klient ein Ganzes ist. Ob Leistung betont wird, emotionales Gleichgewicht oder Wahrnehmungsintegration, immer werden alle Bereiche berührt.

Daher sind Verständnis und Respekt für alle Bereiche wichtig, auch wenn eine optimale funktionelle Leistung des Klienten ein vorrangiges Ziel ist. Damit soll nicht gesagt werden, Therapeuten sollten jeden Aspekt der Persönlichkeit des Klienten ansprechen. Aber die Integration seiner physischen, mentalen und spirituellen Bereiche sollte zum Verantwortungsbereich des klinischen Personals gehören.

Aufmerksamkeit für mögliche nachteilige Effekte eines erlernten Verhaltens auf andere ZNS-Funktionen kann helfen, potentielle Probleme zu vermeiden.

Wenn beispielsweise die Arbeit an Mustern der unteren Extremität aufgrund assoziierter Muster einen extrem erhöhten Muskeltonus der oberen Extremität erzeugt, geht der Therapeut nicht mit dem Klienten als einem ganzen Menschen um.

Unbekanntes erzeugt bei den meisten Menschen Furcht und Neugier, und das ▶ *5. Prinzip* legt dar, daß für die meisten Klienten das Unbekannte allen Raum einnimmt, wieviel auch immer vorher gelernt wurde.

Für einen Klienten, dessen einzige Schwierigkeit eine schlaffe obere Extremität ist, sind funktionelle Tätigkeiten wie sich waschen, anziehen und essen mühsam und ungewohnt. Motivation ist hier für den Erfolg entscheidend. Abbildung 1.8 zeigt ein Kind bei der Erfahrung von Unbekanntem. Es läuft auf der Bank, als ob die Sitzfläche nie zu Ende ginge. Es ist zuversichtlich, entspannt und bemerkt das Problem überhaupt nicht. Abbildung 1,8 b und c zeigen die Überraschung des Kindes, seine Orientierung auf die Aufgabe, seine Motivation erfolgreich zu sein, und seine Fähigkeit, seine vorgefaßten Feedforward-Bewegungspläne zu ändern, um das Problem zu lösen. Natürlich geht es hier nicht darum, Klienten beizubringen, wie man von Parkbänken herunterspringt.

Wichtig ist die Unterrichtsstrategie, die Motivation für Versuche aufrechtzuerhalten und zugleich ein hohes Maß an Erfolg zu sichern, womit gegenwärtiges und zukünftiges Lernen ermutigt wird.

Schließlich sollte hier noch etwas zu *Klienten ohne Motivation* bemerkt werden. Wenn ein Klient vollständig abhängig sein will und kein Bedürfnis verspürt, selbständig zu werden, dann scheitert ein Therapeut wahrscheinlich, unabhängig davon, welche Aufgabe er dem Klienten vorlegt.

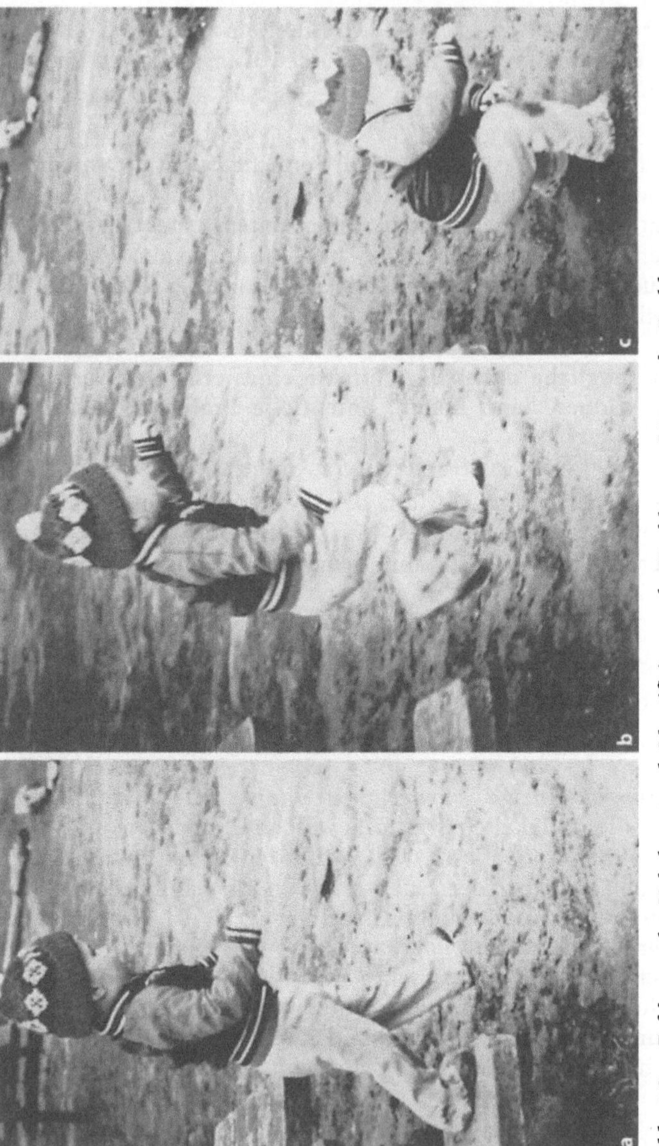

Abb. 1.8. a Erfahrung des Unbekannten, b Identifizierung des Problems, c Lösung des Problems

Fallbeispiel. Herr B. ein 63jähriger Bankdirektor mit Ehefrau, 4 Kindern und 10 Enkeln weist nach der Operation eines Hirntumors Reste einer rechtsseitigen Hemiparese und minimale kognitiv-affektive Defizite auf. Die Arbeitsgeschichte des Klienten vermittelt, daß er sehr erfolgsorientiert war. Den meisten Leuten in seiner Umgebung ist jedoch nicht bekannt, daß Herr B. 63 Jahre lang gerne passiv und abhängig gewesen wäre, was ihm die Umstände aber nie erlaubten. Mit dem neurologischen Insult kann er seine Bedürfnisse verwirklichen. Bevor der Klient nicht eine Besserung wünscht, wird eine Therapie wahrscheinlich unwirksam bleiben. Also ist es entscheidend, ihn zu motivieren, was sich auf unterschiedliche Art und Weise erreichen läßt. Der Therapeut versucht, eine Lernumgebung zu schaffen, die den Klienten motiviert unabhängig zu werden. Hierbei ist es für den Therapeuten hilfreich zu wissen, daß Herr B. Privatheit schätzt, besonders im Hinblick auf Hygiene, daß er sehr gern tanzt und gerne Vögel im Wald beobachtet und daß er es für wichtig hält, in sozialen Situationen akzeptiert zu werden, z.B. bei Cocktailparties. Unabhängigkeit bei der persönlichen Hygiene erfordert bestimmte Kombinationen motorischer Handlungen, darunter Sitzen, Gleichgewicht und Transferfertigkeiten. Vögel tief in einem menschenleeren Wald zu beobachten setzt voraus, daß man sich fortbewegen kann, daß man die aufrechte Haltung über längere Zeit erträgt und daß man ausdauernd ist. Soziale Aufnahme hängt weitgehend nicht nur von einem gepflegten Äußeren ab, sondern auch von normalen Bewegungsmustern, besonders des Rumpfes und der oberen Extremitäten. Wenn man therapeutische Umstände schafft, die Selbständigkeit bei diesen drei vom Klienten angegebenen Zielen betonen, wird dies gleichzeitig weitere Unabhängigkeit auf anderen Gebieten erzeugen. Ob der Klient sich dann entscheidet, in die Bank zurückzukehren und andere mit seiner Persönlichkeit im Widerspruch stehende Aktivitäten wieder aufzunehmen, wird man später diskutieren.

Ein anderer Weg, Herrn B. zu motivieren, liegt darin, ihn in eine Umgebung zu versetzen, in der er unzufrieden ist, z.B. ein Pflegeheim oder sein eigenes Zuhause, in dem ihm aber ein beruflicher Helfer und nicht seine Ehefrau bei seinen Bedürfnissen beisteht.

Unzufriedenheit mit der augenblicklichen Umgebung motiviert Menschen, Veränderungen herbeizuführen. Bei der Wahl der Methode, eine Veränderung zu erreichen, muß man sich entweder für die Schaffung einer positiven oder für die Schaffung einer negativen Umgebung entscheiden.

Viele ergänzende Lernprinzipien aus den Gebieten der Erziehung, Entwicklungstheorie und Psychologie lassen sich einsetzen. Es wird nicht erwartet, daß jeder Therapeut intuitiv weiß, wie er eine Situation schaffen kann, die dem optimalen Potential eines andern förderlich ist. Aber alle können sich bei der Schaffung einer *optimalen Lernumgebung* verbessern, wenn sie verstehen, *wie* Leute lernen. Dieses Konzept (s. Abb. 1.6), welches das abschließende Glied zwischen Verhaltens- und wissenschaftlicher Theorie darstellt, bildet das 3. Element in der klinischen Triade (s. Abb. 1.1).

> Das ▶ *6. und letzte Konzept* in diesem Abschnitt betrifft die Entwicklung von Problemlösungsstrategien. In den Gesundheitsberufen steht die Fertigkeit, Probleme zu lösen, im Vordergrund; für jeden Patienten wird eine Problemliste erstellt werden und anhand der Überprüfung dieser Liste, die in der Therapie gemachten Fortschritte betont.

In den Schulen werden ganze Lehrpläne auf Prinzipien der Problemlösung aufgebaut. Gute entsprechende Fertigkeiten zu entwickeln ist für hochqualifizierte klinische Leistungen von außerordentlicher Bedeutung. Der Therapeut nimmt einen Befund des Klienten auf, legt mit dem Klienten zusammen relevante Ziele fest und lehrt dann den Klienten die beste Lösung für ein spezifisches Problem. Unglücklicherweise ist das Lehren einer Problemlösung oft mit dem Lehren einer Splitterfähigkeit gleichzusetzen, also einer Fertigkeit, die sich nicht auf andere ähnliche funktionelle Aktivitäten anwenden läßt.

BEISPIEL

Ein Therapeut stellt fest, daß es Janet möglich sein muß, einen Abdrehtransfer im Stehen auszuführen. Wiederholt üben sie den Wechsel vom Rollstuhl zur Toilette in der Klinik. Die Selbständigkeit, die Janet dabei erreicht, wird vielleicht nicht übertragen auf andere Arten von Transfers, vielleicht nicht einmal auf andere Toiletten.

Deshalb muß man dem Klienten neben dem Erwerb von Fertigkeiten beibringen, unter den verschiedensten Umständen Probleme zu lösen und dabei selbst Fehler zu korrigieren. Nur so erlangt er optimale Selbständigkeit.

1.2 Problemlösen

Es wurde bereits ein theoretisches Modell vorgestellt, welches folgende, traditionellerweise getrennten kognitiven Themenbereiche integriert:
● Verhaltensanalyse,
● angewandte Neuroanatomie und Neurophysiologie sowie
● Lerntheorie.

Der folgende Abschnitt befaßt sich mit einem spezifischen Problemlösungsschema, welches sich auf ein solches Modell anwenden läßt. Auch werden hier weitere Vorschläge zu Problemlösungsstrategien diskutiert, z.B. die Formulierung eines Klientenprofils oder visuell-analytisches Problemlösen.

Problemlösungsschema

Obwohl kognitive Strategien variieren, wenn ein Therapeut an ein spezifisches klinisches Problem herangeht, folgen sie doch einem erkennbaren allgemeinen Schema. Dieses Schema hat mindestens 5 *Teilbereiche*:

- Existenz des Problems (Teilkomponenten),
- Untersuchungsverfahren (Analyse der Komponenten des Problems),
- Zielfestlegung (Verhaltensreaktionen bezüglich der Ziele),
- Behandlungsplanung (Auswahl des besten Vorgangs zur Erreichung erwünschter Ziele) und
- spezifische psychosoziale Aspekte und Anpassungen (Modifikation der Lösung entsprechend dem individuellen Bedarf).

Das Problem erkennen. Bevor man ein klinisches Problem untersucht und beurteilt, ist ein Verständnis der allgemeinen *Charakteristika der Dysfunktion* wichtig:

- Die *neuroanatomischen* und *-physiologischen Aspekte* eines Problems und ihr Einfluß auf die allgemeine Leistung des Kliénten ermöglichen ein wissenschaftliches Verständnis des Problems.
- Das Verstehen *typischer klinischer Zeichen* und die Stadien der Genesung von akuter zu langfristiger Rehabilitation vermitteln wesentliches Hintergrundwissen.
- *Pharmakologische Überlegungen* und *medizinische Behandlung* während verschiedener Phasen der Genesung oder des Fortschrittes können die Reaktion auf ein Behandlungsprogramm und seine Richtung ändern.

Zusammen mit den individuellen Charakteristika des Klienten helfen alle diese Hintergrundinformationen dem Therapeuten, sich ein Konzept vom Wesen des Problems zu machen und eine Problemliste zu erstellen. Obwohl der Therapeut flexibel bleiben und klinische Zeichen so akzeptieren muß, wie sie kommen, gibt ihm doch ein allgemeines Konzept die Richtung für Befunderhebung, Zielsetzung und Behandlungsplanung an.

Eine Konzeptualisierung des klinischen Problems oder das Beobachten des Verhaltens des Klienten bringt den Therapeuten dazu, Fragen zur Auswahl und zur Richtung der Therapie zu formulieren.

Befund (Evaluation). Ist ein klinisches Problem einmal identifiziert und eine Problemliste zusammengestellt, werden Verfahren zur Befunderhebung ausgewählt. Die Auswahl von Testprozeduren mag nach klinischen Präferenzen klinisch festgelegten Abläufen und Defiziten des Klienten variieren, sie sollte aber gründlich sein und alle Bereiche einbeziehen. Spezifische Evaluationsbereiche wurden schon vorgestellt (vgl. die Diskussion des Konzeptes normaler menschlicher Bewegungen, s. S. 5). Auch hier ist wieder die Wahl eines bestimmten Befundschemas nicht die entscheidende Frage. Entscheidend für die Problemlösungsstrategie ist, *wie* der Therapeut einem solchen Schema Informationen entnimmt. Durch Erfahrung lernen Therapeuten, zusätzliche Daten zu identifizieren, die nicht als Teil des Tests angesehen werden.

Ein Therapeut bewertet z.B., wie ein Klient sich im Liegen dreht. Bei der Wendung des Kopfes zur Seite stellt er eine starke Änderung des Muskeltonus fest, welche das Drehen verhindert, und entscheidet vielleicht, daß der Klient unfähig ist zu rollen, oder wegen einer starken Tonusverschiebung bei Kopfdrehung nicht überrollen kann. Ein genauer beobachtender Therapeut mit mehr Kenntnissen könnte jedoch daraus schließen, daß der Klient einen ATNR hat oder, noch genauer, daß dieser Reflex nicht nur das Überrollen verhindert, sondern auch viele andere alltägliche Tätigkeiten berührt.

Der Therapeut, der lediglich feststellt, daß der Klient nicht überrollen kann, hat korrekte Testergebnisse notiert. Der andere Therapeut kann jedoch nicht nur das beobachtete Verhalten aufzeigen, sondern auch sein Muster erkennen sowie die Tatsache, daß es weitere funktionelle Aktivitäten beeinflussen kann. Daraus lassen sich eine große Menge sachdienlicher weiterer Informationen entnehmen, die für ihn hilfreich sind, wenn er zu anderen funktionellen Aufgaben übergeht. Diese Informationen geben ihm die Richtung für weitere Untersuchungsverfahren, Zielfestlegungen und mögliche Behandlungsabläufe an. Spezifische Vorschläge zur Entwicklung dieser Strategien zusätzlicher Informationsentnahme werden in dem Abschnitt über visuell-analytisches Problemlösen (s. Kap. 1.3) diskutiert. Bei der Konzeptualisierung eines Problems und bei den Verfahren zur Befunderhebung ist *Vorsicht* geboten. Alle Therapeuten müssen sich fragen, ob ihre Befunde nicht vielleicht etwas einseitig sind, damit sie in ihre Vorstellungen vom wahrgenommenen Problem passen.

Befunde, Zielsetzungen und die Behandlungsplanung müssen durch spezifische klinische Zeichen des Patienten geleitet werden.

Vorgefaßte Konzepte auf der Grundlage einer Vertrautheit mit der medizinischen Diagnose und dem allgemeinen klinischen Problem können sowohl die Individualität des Klienten als auch seine spezifischen Bedürfnisse unterdrükken.

Zielsetzungen. Obwohl realistische Gesamtziele und spezifische Einzelziele üblicherweise als ein Endergebnis des therapeutischen Eingriffes angesehen werden, müssen sie Teil eines fortlaufenden Befundprozesses sein. Klinische Zeichen variieren oft sehr schnell. Beobachtung begrenzter wie auch weitreichender Veränderungen spielt bei einer ersten und bei erneuter Festsetzung von Zielen eine entscheidende Rolle. Ziele werden festgelegt auf der Grundlage von Untersuchungsergebnissen und dem Wissen darüber, wie sich das Problem allgemein weiterentwickeln wird. Ziele, die für eine Phase der Genesung oder Krankheit passend scheinen, müssen unter Umständen schnell abgewandelt werden, wenn sich die Phase ändert. Ein Therapeut, der hochdifferenzierte Problemlösungsstrategien anwendet, identifiziert begrenzte klinische Zeichen, die den Übergang zu einer anderen Phase anzeigen, und legt daher neue Ziele fest, ohne kostbare Zeit zu verlieren.

Der Bizeps eines hemiplegischen Klienten hat einen erhöhten Muskeltonus, sein Trizeps dagegen einen kaum tastbaren Tonus. In diesem Fall könnte es ein Ziel sein, den Bizepstonus zu verringern und die Trizepsaktivität zu fazilitieren.

Ein Therapeut würde zwar nie diese beiden Muskeln isoliert betrachten, ohne den übrigen Arm, die Schulter und den Rumpf des Klienten zu beachten. Um jedoch die Komplexität zu verringern, konzentriert sich die hier beschriebene Behandlung auf diese beiden Muskelgruppen. Wird der Bizeps extrem gedehnt, hemmt das über seine Sehnenorgane die Aktivität des Muskels (s. Kap. 5). Gleichzeitig fazilitieren die Sehnenorgane den Trizeps. Stimulation durch Tapping des Trizeps und Vibration, wobei sich der Patient auf diesen Arm stützt, während der andere Arm nach einer Tasse greift oder irgendeine andere funktionelle Tätigkeit ausführt, sollte diese Muskelaktivität weiter fazilitieren. Man nimmt an, daß der Bizeps zusammen mit höheren Zentren im ZNS den Trizeps inhibiert. So hofft der Therapeut, die Trizepsaktivität zu entwickeln, indem er die Bizepsfunktion hemmt und fazilitierende Techniken einsetzt. Statt niedrigem oder normalem Tonus kann sich im Trizeps jedoch ein erhöhter Muskeltonus entwickeln. Ist dies der Fall, müssen die spezifischen Ziele abgewandelt werden sowie ein überhoher Tonus palpiert wurde. Andernfalls kann der Trizepstonus schwere zusätzliche Probleme schaffen. ·

Behandlungsplanung. Behandlungsverfahren werden im Hinblick auf Behandlungsziele festgelegt. Obwohl der Problemlösungsablauf eine zeitliche Abfolge einzelner Schritte festzulegen scheint, geschehen in der Realität viele Aspekte gleichzeitig, wie eine systemische Analyse zeigen würde. Der Schwerpunkt mag auf der Befunderhebung liegen, aber auch die Behandlung ist auf komplexe Weise mit ihr verflochten, da während der Behandlung fortlaufend ein Wiederbefund stattfindet.

Versteht ein Therapeut die neurophysiologischen Prozesse, die während der Behandlung moduliert werden, sollte ihm das die Flexibilität verleihen, seine Input-Strategien, also Typus, Dauer und Ausmaß des Inputs, zu ändern, um den dynamisch sich ändernden Bedürfnissen des Klienten zu entsprechen.

Und ebenso hilft dieses Wissen, Umstände herzustellen, die den Klienten ermutigen, Fehler selbst zu korrigieren, und so von außen kommendes Feedback seitens des Therapeuten überflüssig zu machen und eine größere Übertragung beim Lernen zu fördern.

Psychosoziale Aspekte. Der letzte Bereich, der Probleme und somit die vom Therapeuten eingesetzten Strategien beeinflußt, sind spezifische psychosoziale Aspekte und Umstellung während verschiedener Stadien der Genesung.

Dieses Thema wird in den Kap. 4 und 6 vertieft diskutiert. Obwohl die meisten Therapeuten ihre Behandlung auf physische Gesundheit konzentrieren und nicht auf soziale und Anpassungsaspekte, beeinflußt der psychosoziale Zustand des Klienten doch den Ausgang der Therapie auf allen übrigen Gebieten, einschließlich dem des Muskeltonus.

Intuition. Probleme lösen müssen Therapeuten dauernd, vom Augenblick an, wo sie erfahren, daß sie einen bestimmten Klienten behandeln werden, bis zu dem Zeitpunkt, zu dem dieser die Klinikumgebung wieder verläßt. Begabten Therapeuten wird oft *Intuition* zugeschrieben. Aber intuitives Verhalten beruht auf Erfahrung, fundierten Kenntnissen des fraglichen Gebietes, Aufmerksamkeit für die gesamte Situation und der Fähigkeit, diese drei zu integrieren und optimal zu reagieren.

Intuitive Fähigkeiten lassen sich mit hochqualifizierten Problemlösungsfähigkeiten gleichsetzen.

In Kap. 4 wird intuitives Verhalten weitergehend erörtert. In dieser Hinsicht sollte jeder Therapeut durch Lernen und Üben seine Geschicklichkeit steigern und so Probleme besser lösen können.

Ein sehr wichtiger Aspekt des klinischen Problemlösens ist die Fähigkeit der Therapeuten, bei der Befunderhebung, Konzeptbildung und Behandlung ihrer Klienten *sachdienliche Fragen* zu stellen.

Wie diese Fragen gestellt werden und welche Antworten verzeichnet werden, ist von Therapeut zu Therapeut unterschiedlich, das Ergebnis ist aber immer die Formulierung eines Klientenprofils.

Problemlösungsstrategien

Klientenprofil

Ein Therapeut liest vor oder bei dem ersten Treffen mit einem Klienten dessen Krankenblätter, um Hintergrundinformation zu bekommen. In der Vergangenheit wollte man damit vor allem „ein Gefühl für den Klienten" bekommen. Stattdessen ließe sich die aufgewendete Zeit besser nutzen, um zu spezifischen Bereichen, nämlich dem kognitiven, dem affektiven und dem motorischen Bereich, Informationen zu sammeln. Da diese drei Bereiche untereinander verflochten sind, muß der Therapeut sich nicht nur auf jeden einzelnen konzentrieren, sondern auch auf ihre Interaktion.

Um die Wirksamkeit einer Behandlung zu optimieren, sollten Therapeuten Fragen stellen, deren Antworten ihnen wertvollen Aufschluß über Vergangenheit, Gegenwart und potentiellen Zustand des Klienten und Hinweise auf möglichst effiziente Lernumgebungen geben.

Kognitiver Bereich

Wahrnehmung und *Kognition* lassen sich nicht trennen. Wahrnehmung legt die Grundlagen für Kognition auf höherer Ebene, aber man darf nicht übersehen, daß sich beide auch in einem spiraligen Prozeß überlagern. Es scheint, daß die Wahrnehmung, während sie sich entwickelt, die Fundamente für eine kognitive Entwicklung legt, die dann gleichzeitig mit der Wahrnehmung reift und zu immer höheren Ebenen fortschreitet. Im kognitiven Bereich unterscheiden wir heute 4 allgemeine Gebiete:

- sensorischen Input,
- Bewußtheit und Entwicklung der Wahrnehmung,
- bevorzugte höherrangige kognitive Systeme und
- Ebene der Kognition.

Alle spielen bei optimalen funktionellen Fähigkeiten des Klienten im kognitiven Bereich eine wichtige Rolle. Übersicht 2 listet sachdienliche Fragen auf, die ein Therapeut bezüglich des kognitiven Bereichs eines Klienten für sein Klientenprofil beantworten muß.

Übersicht 2: Fragen zum kognitiven Bereich für ein Klientenprofil

A. Sensorischer Input: Bewußtheitsebene
   1. Welche sensorischen Systeme sind intakt?
   2. Stehen irgendwelche sensorischen Systeme mit anderen in Konflikt?
   3. Tritt ein Konflikt zwischen Systemen auf, welchem schenkt dann der Klient seine Aufmerksamkeit?
B. Bewußtheit und Entwicklung der Wahrnehmung
   1. Welche spezifischen Defizite von Wahrnehmungsverarbeitung weist der Klient auf, und wie betrifft dies seine motorischen Leistungen?
   2. Haben die Wahrnehmungsprobleme mit einer Verzerrung des sensorischen Inputs zu tun, mit Defiziten bei der Verarbeitung oder mit beidem? Kann Information angemessen verarbeitet werden, wenn die Verzerrung gemildert wird?
C. Bevorzugte höherrangige kognitive Systeme
   1. War oder ist das primär bevorzugte System des Klienten verbal oder räumlich?
   2. Unterscheidet sich das bevorzugte System des Klienten von dem Ihren? Wenn ja, können Sie mit dem System des Klienten arbeiten?
   3. Wird das bevorzugte System des Klienten durch die klinischen Probleme berührt?
   4. Kann der Klient nicht-bevorzugte Systeme adäquat einsetzen?
D. Ebene der Kognition
   1. Lassen sich die funktionellen Fähigkeiten des Klienten einer konkreten, einer abstrakten oder einer bruchstückhaften Ebene zuordnen?
   2. Ändert sich die Ebene der Kognition des Klienten? Wenn ja, wann und warum?
   3. Ist der Klient realistisch? Urteilt er? Wenn ja, wann? Wenn nein, wann und warum?

> 4. Welche Systeme oder Personen stören oder verzerren kognitive Möglichkeiten des Klienten (es müssen Systeme innerhalb der Person oder in seiner Umgebung bedacht werden, z. B. das Klinikpersonal, die Familie des Klienten und die anderen Patienten)

Affektiver Bereich

Die kognitive Ebene des Klienten wird direkt durch den affektiven oder emotionalen Bereich beeinflußt. Gleichzeitig können alle anderen kognitiven Gebiete durch den emotionalen Faktor und Reaktionen des Klienten beeinflußt werden oder diese beeinflussen. Bei der Betrachtung des affektiven Bereichs des Klienten sollten mindestens 4 allgemeine Gebiete untersucht werden:

- die Ebene der Umstellung auf die Behinderung,
- die Ebene emotionaler Kontrolle,
- die Einstellung und
- die soziale Umstellung.

Innerhalb jeder Kategorie gibt es Fragen, die Hinweise auf den emotionalen Zustand des Klienten geben und Auskunft darüber, wie dieser eine therapeutische Situation beeinflußt (Übersicht 3 sowie Kap. 4 und 6).

Übersicht 3: Fragen zum affektiven Bereich für ein Klientenprofil

A. Ebene oder Stadium der Umstellung auf die Behinderung
1. In welchem Stadium der Umstellung auf die Behinderung befindet sich der Klient?
2. In welchem Stadium der Umstellung befindet sich die Familie?
3. Beeinflußt das Stadium der Umstellung von Klient oder Familie die Behandlung?
4. Was kann man, falls Emotionen die Behandlung beeinflussen, zur Beseitigung dieses Problems unternehmen?

B. Ebene der emotionalen Kontrolle
1. Kann der Klient seine Impulse kontrollieren?
2. Wann variiert der Grad emotionaler oder Impulskontrolle?
3. Wie reagierte und reagiert der Klient auf Streß?
4. Wie reagierte und reagiert der Klient auf Erfolg oder Mißerfolg?
5. Welchen Belastungen ist der Klient neben der spezifischen physischen Behinderung ausgesetzt?

C. Einstellung (die Einstellung zur Behinderung wird teilweise unter „Grad der Akzeptanz" erfaßt, obgleich dazu noch weitere Daten erhoben werden müssen)
1. Wie war vor der Behinderung die Einstellung des Klienten zu Behinderungen und speziell zu jenen, die mit seinem primären Defizit in Beziehung stehen?
2. Wie ist die Einstellung des Klienten zu Ihrem Beruf?

3. Wie ist die Einstellung der Familie zu Behinderungen, speziell zu solchen, die mit der Behinderung ihres Familienmitglieds verwandt sind?
4. Wie ist die Einstellung der Familie zu Ihrem Beruf?

D. Soziale Umstellung
  1. Auf welcher sozialen und Entwicklungsstufe stehen die Leistungen des Klienten?
  2. Stimmt die soziale Interaktion mit den kognitiven und sensomotorischen Entwicklungsstufen überein?
  3. Entsprechen die soziale Interaktion und die Erwartungen der Familie dem Niveau der Leistungen des Klienten?
  4. Ist die Ebene der sozialen Umstellung des Klienten dieselbe wie das Erwartungsniveau des Rehabilitationsteams?
  5. Ist sich der Klient der Angemessenheit seines sozialen Verhaltens oder des sozialen Verhaltens anderer bewußt?

Übersicht 4: Fragen zum sensomotorischen Bereich für ein Klientenprofil

A. Ebene der Ausführung von Bewegungen im Hinblick auf Leistung
  1. Entspricht die Leistung des Klienten bei der Ausführung von Bewegungen oder bei sensorischer und motorischer Integration dem vom Reha-Personal erwarteten Leistungsniveau?
  2. Entspricht die Leistung des Klienten bei der Integration motorischer Kontrolle dem, was die Familie erwartet?
  3. Entspricht das, was der Klient an motorischen Kontrollfunktionen aufbringt, der Leistung, die er selbst erwartet?

B. Funktionelle Fertigkeiten
  1. Welche funktionellen Fertigkeiten führt der Klient normal aus?
  2. Welche funktionellen Fertigkeiten führt der Klient nicht normal aus?
  3. Welche funktionellen Fertigkeiten, die der Klient auszuführen gelernt hat, verstärken stereotype Muster oder behindern normale Muster?
  4. Welche funktionellen Fertigkeiten halten der Klient und seine Familie für besonders wichtig? Wird normales Lernen behindert, wenn diese Fertigkeiten als isolierte Leistungen geübt werden?

C. Anomale Muster
  1. Welche Muster findet man vor?
  2. Wann werden diese anomalen und normalen Muster beobachtet? Variieren sie bei unterschiedlichen räumlichen Positionen?
  3. Gibt es bei den anomalen Mustern manchmal graduelle Verschiebungen oder Änderungen? Wenn ja, unter welchen Umständen geschieht das?

D. Grad kortikaler Überlagerung
  1. Muß der Klient abnormen Output bewußt gedanklich inhibieren, oder nutzt er prozedurale Anpassung durch normale Feedforward-Mechanismen?
  2. Wieviel Energie muß er einsetzen, um abnormen Output kortikal zu überlagern?

> 3. Kann er kognitive Systeme zur Kontrolle des motorischen Outputs einsetzen?
> 4. Wieviel Energie soll der Klient von Ihnen aus gesehen einsetzen, wenn er die Aufgabe angeht? Fordern Sie den Klienten auf, sich ganz der speziellen motorischen Aufgabe zu widmen, oder überladen Sie das System, um etwas von kortikaler Aufmerksamkeit abzuziehen?

Sensomotorischer Bereich

Die üblicherweise verwendeten sensorischen, altersbezogenen, entwicklungsbezogenen und ADL-Evaluationen beurteilen sowohl sensorische als auch motorische Systeme, die wir gemeinsam als sensomotorisch bezeichnen. Heute werden diese beiden Systeme als getrennt, aber ineinandergreifend angesehen. Für die nötigen Informationen, nach denen sich ein passendes funktionelles Training mit dem Klienten richtet, müssen auch hier wieder spezifische Fragen formuliert werden. Den meisten Therapeuten fällt es leichter, den sensorischen Bereich und den Bereich motorischer Kontrolle anzusprechen, als entweder das affektive oder das kognitive System. Wir führen hier 4 Kategorien von Fragen auf (Übersicht 4), obwohl sich noch viele weitere Schwerpunktbereiche darstellen ließen.

ZUSAMMENFASSUNG

Will man eine sowohl für den Therapeuten als auch für den Klienten produktive und befriedigende klinische Lernumgebung bereitstellen, muß man den *kognitiven, den affektiven und den sensomotorischen Bereich* verbinden. Wichtig ist es, zu identifizieren, wo sich Probleme überschneiden:

- Die *affektive Reaktion* des Klienten zu irgendeiner Zeit beeinflußt sowohl seine kognitive Verarbeitung als auch seine motorische Leistung. Dieser Einfluß kann heftig oder mild sein, positiv oder negativ, und man wird ihn in vielen Fällen einbeziehen müssen, um optimale Ergebnisse zu erreichen.
- Die Art des Klienten, etwas *kognitiv-perzeptiv* zu verarbeiten, bestimmt oft, welche Lernumgebung man benutzt, welche Behandlungsabläufe man entwirft und wieviel Zeit man schätzungsweise für Therapie einsetzt.
- Der Bereich *motorischen Outputs* ist für den Klienten eine wesentliche Möglichkeit, gegenüber seiner Familie, dem Therapeuten und der Gemeinschaft seine Gedanken, Gefühle und den Grad seiner Unabhängigkeit auszudrücken.

Zwar läßt sich dieser motorische Bereich durchaus isoliert evaluieren, aber es kann für alle Beteiligten äußerst nützlich sein auch den kognitiv-perzeptiven sowie den affektiv-emotionalen Bereich einzubeziehen, wenn passende Etappen des Behandlungsablaufs, Verbesserungspotentiale und die geschätzte Therapiedauer festzulegen sind.

Beispiel: Erstellen eines Klientenprofils

Der Leser wird nun anhand eines klinischen Beispiels durch die Liste der zahlreichen Fragen zum Klientenprofil geführt. Mary H. ist eine 22 Jahre alte Klientin mit einem geschlossenem Schädel-Hirn-Trauma nach einem Autounfall, die nach 6monatiger Akutversorgung in das „Jones Rehabilitation Hospital" aufgenommen worden ist. Zum Zeitpunkt ihres Unfalls studierte Mary im Hauptstudium Architektur an der Universität, in ihrer Freizeit interessierte sie sich vor allem für Sport, z. B. Tennis, Skifahren und Wandern. Nach dem Abschluß des Studiums wollte sie heiraten. Der Unfall, bei dem ihr Verlobter starb, geschah auf dem Nachhauseweg von einer Party. Der Arzt berichtet, daß Mary bei ihrer Aufnahme in die Reha-Klinik wach war und verbal auf Fragen reagierte, aber Schwierigkeiten bei Artikulation und Tonhöhe machten ihre Antworten nahezu unverständlich. Aufgrund eines extrem erhöhten Muskeltonus konnte sie nur begrenzt willentliche Bewegungen ausführen. Mary schien deprimiert und wurde bei scheinbar unbedeutenden Problemen schnell sehr ärgerlich.

Viele der Fragen in der Liste für ein Klientenprofil können bei einer ersten Befundaufnahme nicht beantwortet werden.

Darüber hinaus können sich Antworten auf spezielle Fragen ändern, wenn sich Marys neurologischer Zustand ändert. Die Messung für funktionelle Unabhängigkeit („Functional Independence Measure", FIM, Keith et al. 1987), die im Abschnitt über ein konzeptionelles Modell vorgestellt wurde, ist das Beurteilungsschema, das am Jones Rehabilitation Hospital zusammen mit Tests für das Bewegungsausmaß und für sensorische Leistungen und der Testbatterie des SCSIT (Southern Californian Sensory Integration Test, Ayers 1972) eingesetzt wird.

Wenn der Therapeut sich dem kognitiven Profil zuwendet, lassen sich bestimmte richtungsgebende Indikatoren identifizieren.

Marys visuelles System weist Defizite auf, welche zu verzerrten räumlichen Wahrnehmungen führen. Ihr propriozeptiv-vestibuläres System ist intakt, aber ihre visuellen Defizite überlagern frühere sensorische Systeme. So neigt sich Mary beim Sitzen mit Kopf und Rumpf 30° zur Seite, nimmt dies aber als vertikale Position wahr. Mit geschlossenen Augen bleibt sie immer noch schräg, kann aber eine vertikale Haltung einnehmen, wenn sie propriozeptiv-vestibuläre Hinweise bekommt. Wenn ein Therapeut weiß, daß ein System intakt ist, aber von einem anderen überlagert wird, dann kann er zeitlichen und räumlichen Input in dieser Modalität verstärken, um die Bewußtheit zu steigern. Diese gesteigerte Bewußtheit hilft vielleicht, das defizitäre System zu korrigieren. Ein Weg, dies zu erreichen, könnte vielleicht so aussehen, daß der Therapeut Mary bittet, in Rückenlage verschiedene Positionen einzunehmen. Er weist sie an, ihre Augen zu schließen und ihre Lage im Raum zu spüren, wobei er kaudalen Druck an Kopf und Schultern und auf passende Muskelgruppen eine rasche Dehnung ausübt. Dann verändert er Marys Stellung und bittet sie, diese wieder einzunehmen. Ziel ist es, eine genau symmetrische Position einzuneh-

men. Dieser erste Schritt hin zu einer erneuten vertikalen Orientierung wird in einer nicht belasteten Lage durchgeführt, um Angst, unpassenden emotionalen Tonus und sich widersprechende Input-Reize auszuschließen. Aufgrund seines Wissens darüber, daß die Klientin, wie die Wahl ihrer Laufbahn und ihre Freizeitaktivitäten zeigen, visuell-räumliche und kinästhetische Systeme bevorzugt hat und daß bestimmte für höhere kognitiv-perzeptive Leistungen entscheidende sensorische Systeme noch intakt sind, wird dem Therapeuten klar:
- über welche Modalität er Input eingeben muß und
- welche Unterrichtsstrategien dieser Klientin am meisten nützen sollten.

Das heißt, sie sollte mittels räumlicher Muster und nicht durch verbale Aufforderungen oder visuelle Vorführungen gewünschter Verhaltensweisen behandelt werden, zumindest anfangs. Damit spricht man ihre intakten Systeme und ihre bevorzugte Art zu denken an. Ist einmal eine richtige Form der Kommunikation hergestellt, können auch andere Formen wie visuelle Demonstration oder verbale Anweisung hinzugenommen werden. Dann lassen sich weitere Fragen für das Profil angehen.

Während der Therapeut sich auf den kognitiv-perzeptiven Bereich konzentriert, kann er auch den affektiven Bereich untersuchen.

Die meisten der unter „Ebene der emotionalen Kontrolle" in der Übersicht des affektiven Bereichs aufgeführten Fragen lassen sich während der Auswertung der kognitiv-perzeptiven Leistung beantworten. Viele andere Fragen lassen sich beantworten, indem man ein paar Minuten mit Marys Familie verbringt. Eigene möglicherweise falsche Urteile lassen sich besser ausschalten, wenn man die Ansichten von mindestens zwei anderen Personen über Marys Umstellung auf ihre Situation, ihre emotionale Kontrolle und ihre Einstellung hört. So weiß man dann, daß Mary ihren gesunden physischen Zustand sehr schätzte, daß sie sich in der Nähe von Menschen mit einer physischen Behinderung immer sehr unbehaglich fühlte und daß sie leicht aufbrauste und Mißerfolge ganz schlecht hinnehmen konnte. Diese Werte und Verhaltensmuster haben sich offenbar nicht sehr geändert. Es läßt sich sogar annehmen, daß sie, bis sich Mary mit ihrer Behinderung zurechtgefunden hat, manchmal eher übertrieben auftreten oder vielleicht immer beibehalten werden. Marys aufbrausendes Wesen und ihre Unnachgiebigkeit gegenüber Fehlschlägen müssen bedacht werden, wenn man einen Behandlungsablauf festlegt. Erfolg wird für eine Motivierung Marys im Rahmen einer Rehabilitation entscheidend sein, und Marys Temperament sollte dem Therapeuten bei der Regulierung des Verhältnisses von Erfolg und Mißerfolg und damit der Variierung von Aufgaben während der Behandlung helfen.

So wie der affektive Bereich das kognitiv-perzeptive System beeinflußt und von ihm beeinflußt wird, so beeinflußt auch der sensomotorische Bereich die anderen beiden und wird von ihnen beeinflußt.

Die gesamte Auswertung kann vielleicht nach einem Raster für alltägliche Fertigkeiten begonnen werden. Auch auf Fragen aus anderen Bereichen des Profils können dabei Antworten gefunden werden.

Eigentlich sollte man alle Bereiche gleichzeitig im Auge haben, während man sich auf einen bestimmten Punkt konzentriert, z. B. den Zustand des Bewegungsrepertoires („motor pool"), Intaktheit der Haltungskontrolle, Muskelkraft, Dominanz von Synergien usw.

Vielleicht kann man Mary in Rückenlage in eine total gebeugte Stellung bringen, und sie kann diese einhalten, aber nicht erneut einnehmen, wenn man sie in eine total gestreckte Lage bringt. Sie kann also Aspekte des Musters durchführen, aber nicht das ganze Muster. Ihre Arme oder Beine allein kann sie auf Aufforderung hin in eine bestimmte Stellung bringen. Dies sagt dem Therapeuten, daß sie die Fähigkeit hat, bestimmte Reflexe, z. B. den dominanten tonischen Labyrinthreflex TLR oder den gekreuzten Streckreflex zu überwinden. Die Tatsache, daß Mary sich an eine 3stufige Bewegungsabfolge in Armen oder Beinen erinnern kann, aber nicht an eine 6stufige Folge von Armen und Beinen gemeinsam, legt vielleicht nahe, daß ein Problem hinsichtlich der zeitlichen Abfolge vorliegt und daß weitere Befundung zur Bestimmung des Grads dieser Schwierigkeit angezeigt ist. Auch wenn dies ein kognitiv-perzeptives Problem ist, beeinträchtigt es sehr stark die Ausführung von Bewegungen. Falls Mary nicht in der Lage sein sollte, eine relativ simple wahrnehmungsbezogene Abfolge von Bewegungen durchzuführen, z. B. das Zur-Seite-Drehen aus der Rückenlage, dann wäre sie wahrscheinlich enorm frustriert, wenn man sie auffordern würde, im Stehen einen Transfer mit Abdrehen durchzuführen. Zur-Seite-Rollen im Liegen braucht einen anderen Plan als ein Abdrehtransfer im Stehen. Die Komplexität des Transfers verlangt, daß viel mehr Komponenten des motorischen Systems zusammenwirken. Sich Drehen im Liegen erfordert nicht das gleiche Ausmaß an Bewegungskontrolle, auch wenn es dazu bei manchen Patienten eines komplizierteren Planes bedarf. Falls Mary gleichzeitig einem Reflexmuster wie dem ATNR unterworfen wäre, hätte sie wahrscheinlich bei der Ausführung beider funktioneller Aufgaben Schwierigkeiten. Aufgrund des Zusammenspiels eines Reflexes wie des ATNR und Marys schwacher Leistungen hinsichtlich zeitlicher Abfolge sollte man sie nur zu einer begrenzten Anzahl von Aufgaben des alltäglichen Lebens auffordern. Ihre Unduldsamkeit gegenüber Mißerfolgen sollte den Therapeuten davor warnen, Testaufgaben zu stellen, bei denen die Wahrscheinlichkeit eines Scheiterns groß ist.

Aus den Antworten auf Fragen des motorischen Teils des Profils sollte der Therapeut erkennen, in welchen Bereichen Mary Erfolg haben kann, in welchen sie bestimmt scheitern wird und welche noch ungewiß sind. Das heißt, Mary kann vielleicht in Bauch- oder Rückenlage irgendwelche aus drei oder vier Schritten bestehenden Abläufe durchführen, wird es aber wegen des ATNR schwer haben, dies auf andere Positionen zu übertragen. Aktivitäten im Sitzen sind nur in begrenztem Umfang möglich, als Folge der verzerrten visuellen Wahrnehmung der senkrechten Haltung und deren Einfluß auf den Muskeltonus in der Senkrechten. Stehen, Gehen und komplexe Alltagstätigkeiten wie Anziehen müssen als extrem schwierig eingeschätzt werden, wegen des Vorherrschens tonischer Muster – also des ATNR – in der unteren Extremität, wegen der komplexen Abläufe bei solchen Aufgaben und wegen der komplexen Interaktion von Muskelfunktionen in allen Körperteilen bei diesen Tätigkeiten. Wählt man solche Aktivitäten für die Behandlung aus, damit sich die Klientin normaler fühlen kann, so führt das in Wirklichkeit wahrscheinlich der Klientin nur ihre Behinderung klar vor Augen; sie wird extrem frustriert und ärgerlich sein, und die Beziehung zum Therapeuten kann dabei kaputtgehen.

Hat der Therapeut erst einmal Stärken und Schwächen seines Klienten klar begriffen, kann er spezifische klinische Probleme herausgreifen und Behandlungsverfahren auswählen, welche sich in den einzelnen Behandlungssitzungen flexibel einsetzen lassen.

1.3 Visuell-analytisches Problemlösen

Der letzte Abschnitt dieses Kapitels befaßt sich mit einer speziellen Problemlösungsstrategie, die unbedingt klinisch wichtig ist: dem visuell-analytischen Problemlösen.

Problemlösen ist zu einem zentralen Thema bei der Weiterentwicklung der Gesundheitsberufe geworden, und es stellt sich die Frage, ob alle Problemlösungsstrategien gleichermaßen einsetzbar sind. Vielleicht eignen sich manche besser für klinische Aufgaben, andere mehr für akademische. Bisher kann man darüber nur mutmaßen, denn es gibt noch keine empirische Forschung, die alle damit verbundenen spezifischen Fragen aufgreifen würde. Mindestens eine Forschungsstudie wurde aber durchgeführt, um eine spezifische Problemlösungsstrategie zu untersuchen, die für die klinische Anwendung wichtig scheint (Umphred 1978). Sie wird als *visuell-analytisches Problemlösen* („visual-analytical problem solving", VAPS) bezeichnet.

Das ▶ *visuell-analytische Problemlösen* wird umrissen als die Fähigkeit, eine komplexe Anordnung visueller Reize anzuschauen, darin die entscheidenden Attribute festzustellen und daraufhin passende Strategien zur Lösung einfacher bis komplexer Probleme anzuwenden. Die Lösung solcher Probleme rührt von der ursprünglichen visuellen Information her.

Fallbeispiel. Frau S. hat vor 4 Monaten ein geschlossenes Schädel-Hirn-Trauma erlitten und wurde jetzt in Ihr Reha-Zentrum überwiesen. Sie wurde in einem Rollstuhl zu Ihnen gebracht und an der Wand zwischen zwei anderen Klienten abgestellt (komplexe Anordnung gleichzeitiger visueller Reize). Sie dreht sich zuerst nach rechts, um einen anderen Klienten anzuschauen, dann wendet sie sich nach links (aufeinanderfolgende und gleichzeitige visuelle Reize). Während Sie einen anderen Klienten behandeln, bemerken Sie, daß Frau S. beim Kopfwenden (entscheidende Attribute der visuellen Anordnung) starke Veränderungen des Muskeltonus aufweist und daß sie einem bilateralen ATNR unterworfen ist. Aus dieser Information können Sie viele Schwierigkeiten und Mißerfolge erkennen, die aufträten, wenn Sie Frau S. einen Test über alltägliche Fertigkeiten machen ließen.

Wechselt man aus einer akademischen in eine klinische Situation, so sieht man sich mit einem Problem konfrontiert: zwar hat man ein auf die Situation bezogenes intellektuelles Wissen, ist aber nicht in der Lage, dieses Wissen mit den gleichzeitig ablaufenden dauernden Beobachtungen und Palpationen in Verbindung zu setzen, die man in der Klinik durchführt. Viele Therapeuten denken daher, was man im Klassenzimmer gelernt hat, sei für die klinische Umgebung irrelevant.

Ein anderes Problem, auf das Studierende stoßen können, ist die frustrierende Zusammenarbeit mit einem begabten Therapeuten, der nicht mit Worten sagen kann, was er tut oder warum es funktioniert, der aber die Verhaltensweise oder Technik sehr gut vorführen kann. Eine plausible Erklärung für solche „Übersetzungsprobleme" liegt darin, daß ein Teil des hochentwickkelten Problemlösens in der Klinik auf nonverbalen Strategien beruht. Um ein solches nonverbales, visuell-analytisches Modell mitzuteilen, muß man es in Sprache übersetzen, und dies ist sehr schwierig, denn visuell-analytisches Denken verläuft sowohl simultan als auch sequentiell.

Ein Therapeut stellt sich einen Klienten beim Wechsel vom Rollstuhl in die Badewanne vor, so als ob er ihn von vorne, von der Seite, von hinten oder sogar von oben anschauen könnte. Tatsächlich bietet die bildliche Vorstellung der Bewegung von allen Seiten zusätzliche Informationen über den Verhaltensaspekt der Transferfähigkeiten des Klienten. Es gibt keine Regel, die dem Therapeuten sagen würde, von welcher Richtung aus er solche visuellen Vorstellungen ordnen sollte. Kombiniert machen sie das ganze Bild aus, und darauf kommt es an.

Die Sprache andererseits wird von Regeln beherrscht. Diese Regeln sind spezifisch, und für sie gelten sehr klar definierte zeitliche Abfolgen. Die Übersetzung eines innerlich ablaufenden simultanen Vorgangs in eine zeitliche Abfolge, um alle Komponenten diskutieren zu können, ändert so die Widerspruchsfreiheit des Denkprozesses. Und für das anfangs besprochene Problem heißt das, daß ein Lernender theoretisches Wissen, das deutlichen zeitlichen Regeln genügt, in einen in der Klinik beobachteten gleichzeitigen Prozeß übersetzen muß.

Der Student muß erkennen, daß viele begabte Therapeuten nicht *verbal* erklären können, was sie *räumlich* wissen.

Wenn diese Therapeuten gebeten werden, das Behandlungsverfahren zu erklären, übersetzen sie nur Fragmente des Ganzen, was dem Studenten oft nur wenig nützt. Die Situation gleicht dem folgenden Beispiel:

Ein Fotograf an der Mündung eines großen Sees, eingebettet in eine Gebirgslandschaft, macht eine Aufnahme von einem wundervollen Sonnenaufgang über den Bergen. Er ist völlig in dieses Erlebnis vertieft. Die Gesamtheit dieser alle Sinne erfassenden, die Gefühle bewegenden, dreidimensionalen Erfahrung soll für immer in dem Bild festgehalten werden. Als die Fotografie entwickelt worden ist, stellt er aber fest, daß die Kamera nicht fähig war, das Ganze einzufangen. Tatsächlich hat sie nur einen kleinen Teil der ursprünglichen Szene festgehalten. Vielleicht versucht der enttäuschte Fotograf jetzt, Freunden, die das Bild betrachten, zu erklären, was wirklich stattgefunden hat, ein wahrscheinlich frustrierendes Unterfangen, das zu Kommentaren wie diesem führen wird: „Ihr hättet eben dabeisein müssen!"

Um die Bedeutung des *visuell-analytischen Problemlösens* für die Praxis zu begreifen, ist es von größter Wichtigkeit, seine aufeinanderfolgenden Schritte zu verstehen. Wenn dieses Konzept auch tendenziell eine nonverbale Art des Denkens benutzt, heißt das nicht, daß es Sprache ausschließt. Tatsächlich kann Sprache bei der Speicherung und dem Zurückrufen dieser Bilder aus dem Gedächtnis entscheidend sein. Der Ablauf scheint sich hierarchisch zu entwickeln und aus 3 allgemeinen Kategorien zu bestehen:
- visuelles Erkennen,
- räumliche Orientierung und
- räumliche Transformation.

Visuelles Erkennen.

> Der erste Schritt, das ▶ *visuelle Erkennen*, schließt die Fähigkeit ein, ausschlaggebende Attribute der visuellen Anordnung zu erkennen und ihnen jene Informationsanteile zu entnehmen, die nötig sind, um mit dem Lösen der Probleme zu beginnen.

Offensichtlich heißt das, daß Therapeuten in der Lage sein müssen, die für ihre berufliche Verantwortung relevanten visuellen Informationen zu handhaben. Studierende haben oft Schwierigkeiten, Informationen, die sie auf dieser Ebene visueller Erkenntnis aufgenommen haben, zu verallgemeinern.

Es kommt vor, daß ein Student, der die Kraft des Quadrizepsmuskels im Sitzen einzuschätzen gelernt hat, annimmt, dies sei die einzige Position, in der sich die Stärke des Muskels prüfen läßt. Oder Studenten, die einen Reflex wie den ATNR durchgenommen und visuell das entsprechende Bewegungsmuster kennengelernt haben, das Bild eines Kindes im ATNR-Muster vor Augen und können den ATNR bei Erwachsenen nicht erkennen. Sie speichern die visuelle Erkenntnis unter enormen Einschränkungen und begrenzen so die klinischen Anwendungsmöglichkeiten dieser Information.

Räumliche Orientierung. Ist der visuelle Inhalt in einer bestimmten räumlichen Position aufgenommen, kann man sich der 2. Phase der Abfolge, der räumlichen Orientierung, zuwenden.

> Die ▶ *räumliche Orientierung* erfordert die Identifizierung der ausschlaggebenden visuellen Elemente in verschiedenen räumlichen Ebenen.

Wenn beispielsweise das klinische Problem verlangt, daß der Therapeut einen ATNR im Sitzen, im Vierfüßlerstand und im Stehen erkennt, so wird er eine Strategie räumlicher Orientierung benutzen, was in der Klinik leicht machbar ist.

Fallbeispiel. Der Therapeut wertet alltägliche Fertigkeiten aus und bittet Frau J., in die Badewanne zu ihrer Rechten hinein- und wieder herauszusteigen. Sie scheitert, denn sie kann ihre Hüfte und ihr Knie nicht beugen, um in die Wanne zu steigen, wenn sie ihr Knie oder dessen Position bei der Aktivität anschaut. Der Therapeut stellt nun lediglich fest, daß Frau J. beim Transfer nach rechts gescheitert ist, und entscheidet, es sei das Beste, ihr denselben Vorgang zur linken Seite hin beizubringen, eine kompensatorische Fertigkeit.

Ein 2. Therapeut erkennt vielleicht, daß Frau J. der Transfer nicht gelang, weil sie einen dominanten rechtsseitigen ATNR aufweist. Er hat also nicht nur den Mißerfolg, sondern auch dessen Grund festgestellt. Dies gibt ihm die Freiheit, alternative Behandlungsprogramme auszuwählen, z.B. Frau J. zu lehren, den Einfluß des ATNR beim Einstieg von der rechten Seite her in die Badewanne zu modifizieren. Somit muß er ihr keine kompensatorische Strategie beibringen. Dies gilt auch für alle weiteren alltäglichen Aktivitäten, die eine Kopfdrehung erfordern, z.B. Anziehen, Essen und Einsteigen in ein Auto.

Das Erkennen des ATNR im Sitzen ist ein Akt räumlicher Orientierung, denn der Therapeut ist damit über das Erkennen des Reflexes in Rückenlage hinausgegangen. Diese 2. Stufe visuellen Problemlösens erfordert, daß der Therapeut Verhaltensmuster in der dreidimensionalen äußeren Welt visuell erkennt.

Ein wichtiger Schlüssel für erfolgreichen Einsatz dieser Strategie ist es, sich selbst die visuelle Freiheit zu geben, zu sehen, was wirklich da ist, anstatt vorwegzunehmen und dann kognitiv zu ändern, was man sieht.

Gute, vorgefaßte *Fragen* für spezielle klinische Probleme zu haben, ist ein wichtiger Aspekt des Problemlösens. Vorgefaßte *Antworten* zu haben, begrenzt die Flexibilität des Therapeuten, verringert die Alternativen für eine Behandlungsplanung und begrenzt oft auch die Möglichkeiten des Klienten.

Räumliche Transformation. Die 3. Stufe, die räumliche Transformation, erfordert einen höheren Grad räumlicher Analyse. Bis zu diesem Punkt war es nicht nötig, komplexe räumliche oder visuelle Bilder zu verinnerlichen, obgleich manche Bilder benutzt worden sein mögen. Das heißt, viele Menschen benutzen kompensatorische verbale Strategien für den Versuch, zu interpretieren, was sie in der äußeren Welt sehen.

> ▶ *Räumliche Visualisierung* impliziert, daß im Geist des Beobachters komplexe visuelle Bilder hergestellt werden. Dann muß der Beobachter ein Bild einem anderen überlagern oder, während er ein Bild anschaut, dieses (mithilfe des ZNS) transformieren, was ihm erlaubt, es auch gleichzeitig aus einer anderen Stellung zu betrachten.

Die räumliche Transformation einer visuellen Vorstellung kann durch folgendes Beispiel veranschaulicht werden:

Es ist so, als ob eine Frau das Gemälde eines Sees in den Bergen anschaut und in ihrem ZNS ein Bild dieses Gemäldes formen kann, als sei sie auf der anderen Seeseite und schaue von dort auf den See und auf sich selbst herüber.

Ein Beispiel der räumliche Transformation aus dem klinischen Bereich zeigt, wie wichtig dieser Aspekt für den Therapeuten ist:

Durch räumliche Transformation gelingt es dem Therapeuten, aus der Beobachtung des Verhaltens eines Klienten im Sitzen zu erkennen, daß dieser einen rechtsseitigen ATNR hat. Der Therapeut ist in der Lage, das Verhalten des Klienten in ein visuelles Bild einer Transferaktivität zu übertragen und zu bestimmen, an welchem Punkt bei dem Transfer der Klient Schwierigkeiten haben oder scheitern wird.

Man kann so weit kommen, bevor man dem Klient die Aufgabe stellt. Weiß ein Therapeut, daß der Klient einen Mißerfolg erleben wird, gibt es wenig Grund, die Aufgabe zu versuchen. So könnte man eine derartige Befundung zur Aufrechterhaltung einer positiv verstärkenden Umgebung einsetzen.

Zu dem 3. Typ räumlichen Denkprozesses gehört es, visuell die beobachteten Umstände in ihre Komponenten zu zerlegen und dann visuell jede Komponente zu durchschreiten.

Der Therapeut setzt sich auch mit weniger komplexen klinischen Problemen auseinander. Wenn er gleichzeitig ein Gesamtbild des Klienten haben kann, dann hat er eine hochentwickelte klinische Problemlösungsstrategie erreicht. Diese Handhabung von Ganzem zu Teilen zu Ganzem wird als sehr weit integrierte kortikale Funktion angesehen, die beide Hemisphären beansprucht (Moore 1980).

Ein Beispiel dafür ist der Therapeut, der, als Janie vorbeigeht, erkennt, daß sie eine Kombination von ATNR, symmetrisch tonischem Nackenreflex (STNR), positive Stützreaktion, statischem Haltungstonus und mittelmäßig beherrschten Gleichgewichtsreaktionen gebraucht. Diese Kombination tonischer Muster erzeugt einen bizarren Bewegungsablauf, der sich nicht als eine einzige Handlung erklären läßt. Wird der Vorgang aber in Komponenten zerlegt, erklärt die zusammenkommende tonische Reaktion aus dem kombinierten Einfluß der verschiedenen Reflexe und Reaktionen klar den abnormen Bewegungsablauf.

Die Behandlung jedes Teilproblems einzeln und die Wiederverbindung der neugelernten normalen Strategien führt zu einem normaleren Gangmuster. Das Ganze wird beobachtet, die Teile werden befundet und behandelt, und dann wird das Ganze wieder in neuer Ordnung zusammengesetzt, um so eine bessere Funktion zu ermöglichen.

Die Entwicklung visuell-räumlicher Strategien zum Einsatz bei visuell-analytischem Problemlösen wird nicht speziell in Schulen gelehrt. Aber gerade diese Fähigkeiten könnten eine Erklärung sein für das, was oft die intuitive Begabung eines Therapeuten genannt wird. Akademiker glauben nicht mehr, daß alle Problemlösungsstrategien gleich sind. Im kommenden Jahrzehnt wird es ein Hauptziel in den Gesundheitsberufen sein herauszufinden, welche Problemlösungsstrategien zu einer hochqualifizierten klinischen Leistung führen. Wenn man solche Fertigkeiten erwirbt, bevor man in einem klinischen Rahmen zu arbeiten beginnt, sollte das den Übergang von der sehr verbal orientierten Umgebung bei der Ausbildung und der sehr visuell und kinästhetisch orientierten Umgebung in der Klinik erleichtern. Von den bevorzugten Lernstilen des Lernenden und seinen Fähigkeiten, sie nötigenfalls zu ändern, hängt es ab, wie er diese Fertigkeiten entwickeln kann.

Lernmethodik. Einige allgemeine Muster können allen Lernenden helfen:
- Der *1. Schritt* besteht darin, den *visuellen Inhalt* von normalen Bewegungen und Haltungsmustern *zu erfassen*. Bildliche Darstellungen oder Dias, auf denen man die visuellen Reize längere Zeit festhalten kann, helfen dem Lernenden, spezifische Muster zu identifizieren, ohne sie in einem Bewegungsablauf erkennen zu müssen. Als nächstes sollte die visuelle Strategie bei einem Bewegungsablauf gemeistert werden. Dies erfordert das Erkennen ausschlaggebender visueller Elemente bei gleichzeitigem und nachfolgendem weiteren visuellen Input.
- Ist dies in einer bestimmten räumlichen Position erreicht, sollte es bei demselben Problem *in allen räumlichen Positionen* geübt werden. Diese *2. Strategie* läßt sich durch das Anschauen von Videofilmen oder Filmen über einzelne Personen in einem klinischen Rahmen üben.
- Die *3. Strategie, visuelle Transformation,* erfordert die Fähigkeit, jene Bilder zu verinnerlichen, die auf den ersten beiden Stufen erkannt wurden. Dies läßt sich extern üben, bevor der Lernende aufgefordert wird, zwei aufeinanderfolgende Bilder zu verinnerlichen, eines über das andere zu lagern und den sich daraus ergebenden Gesamteffekt zu visualisieren. Man kann dem Lernenden Dias von normalen Bewegungen vorlegen. Ein 2. visueller Input – z.B. das Vorliegen eines Reizes für den ATNR und das entsprechende Reaktionsmuster – kann gezeichnet, gefilmt oder diskutiert werden, um dem Lernenden zu helfen, sich dies innerlich bildlich vorzustellen. Das Endergebnis des 2. Musters läßt sich dann der ersten Sequenz überlagern.

Manchmal wird die Bewegungsreaktion mit der erwünschten Wirkung zusammenfallen; ein andermal fehlt vielleicht im ersten Bewegungsmuster der Reiz für die 2. Reaktion. Schließlich kann, wenn der Reiz vorhanden ist, die erwünschte Reaktion des ersten Musters zu der des 2. in Widerspruch stehen, und so wäre die Gesamtwirkung eine Abweichung von der normalen Bewegung. Diese Strategie, extern zwei oder mehrere Reaktionsmuster zu summieren, kann man dann mit innerer bildlicher Vorstellung üben. Der Gebrauch der Sprache, um visuelle Bilder deutlich zu machen, sollte dem Lernenden helfen, den Übergang von verbalem zu visuell-räumlichem Denken zu vollziehen. Auch das Fühlen und Beobachten tonischer Veränderungen beim Klienten, während man sich bildlich vorstellt, wie die Gesamtmuster aussehen, sollte dem Lernenden helfen, allmählich einige dieser höherrangigen visuell-räumlichen Strategien zu entwickeln.

ZUSAMMENFASSUNG

Kapitel 1 hat die Grundlagen für einen integrierten, problemorientierten Zugang zu neurologischer Behinderung gelegt. Drei allgemeine Bereiche wurden diskutiert:
- Denkmodell und Grundprinzipien des Buches,
- die Vorstellung eines konzeptionellen Modells, das:
  - normale Bewegungsmuster,
  - Neurophysiologie und
  - die Lernumgebung umfaßt, und
- klinisches Problemlösen allgemein.

Die vorgestellten Konzepte sollten nicht als lediglich passend für Klienten mit ZNS-Schädigung verstanden werden. Wann immer eine Veränderung stattfindet, sei sie neurologischer, kardiovaskulärer, pulmonaler oder orthopädischer Natur, hat der Therapeut die Aufgabe, die klinische Situation so zu strukturieren, daß optimale Heilung und eine Rückkehr funktioneller Fähigkeiten gefördert wird. Individuen mit neurologischen Schädigungen haben oft orthopädische, pulmonale oder kardiovaskuläre Probleme. Nach meiner Erfahrung zeigen orthopädische Patienten fast immer neurologische Veränderungen in bezug auf Lernen oder Bewußtheit für die Bewegung der betroffenen Körperteile. Solange Therapeuten das Konzept vom gesamten Klienten beibehalten können, wird die Integrität der Person gewahrt und die Möglichkeit, daß der Klient eine optimale Funktion erreicht, ist ihrer Erfüllung nähergerückt.

Literatur

American Occupational Therapy Association: Standards of practice for occupational therapy in schools, Am J Occup Ther 34:900–903, 1980

Ayers AJ: Sensory integration and learning disabilities, ed 1, Los Angeles, 1972, Western Psychological Services

Bayley N: Manual for Bayley scales of infant development, New York, 1969, The Psychological Corp

Barr J. Coordinator: Curriculum Planning Workshop, Midwinter Combined American Physical Therapy Association Sections Meeting, Washington DC, 1976

Bayley N: Bayley scales of infant development, ed 2, San Antonio, 1993, Psychological Corporation

Beissner KL: Use of concept mapping to improve problem solving, J Phys Ther Educ 6(1):22–27, 1992

Brander R et al.: Inter-rater and test-retest reliabilities of the movement assessment of infants, Pediatr Phys Ther 5(1):9–1 5, 1993

Brazelton TB: Neonatal behavioral assessment scale, Philadelphia, 1973. JB Lippincott Co

Bruner JS: The process of education, New York, 1968, Vintage Books

Carr JH, Shepherd RB, Lynne D: Investigation of a new motor assessment scale for stroke patients, Phys Ther 65:175–180, 1985

Chandler LS: Movement assessment of infants: a manual, Rolling Bay, Wash, 1980, Chandler, Andrews & Swanson

Cronback LJ, Snow RE: Aptitudes and instructional methods, New York, 1977. Irvington Publishers, Inc

Des Marchais JE, Dumais B, Pigeon C: From traditional to problem-based learning: a case report of complete curriculum reform. Med Educ 26:190–199, 1992

Farber S: Neurorehabilitation: a multisensory approach, Philadelphia, 1982. WB Saunders

Farmer JA et al.: Cognitive apprenticeship: implication for continuing professional education. New Dir Adult Cont Educ 55:41–49, 1992

Fiorentino MR: Reflex testing methods for evaluating CNS development, ed 2, Springfield. Ill, 1979, Charles C Thomas, Publisher

Fiorentino MR: A basis for sensorimotor development – normal and abnormal, Springfield, Ill, 1981. Charles C Thomas, Publisher

Fisher AG, Murray EA, and Bundy AC: Sensory integration: theory & practice, Philadelphia. 1991, FA Davis

Folio MR, Fewell RR: Peabody developmental motor scales and activity cards, Allen, Tex, 1993, DLM Teaching Resources

Foster MA: Family systems theory as a framework for problem solving in pediatric physical therapy, Pediatr Phys Ther 3(2):70–73, 1992

Freeman MK, Whitson DL: An overview of learning style models and their implication for practice, J Adult Educ 20(2):11–18, 1992

Frostig M. Lefever DW, Whittlesey J: Developmental test for visual perception, Palo Alto, Calif, 1963. Consulting Psychologists Press

Fugl-Meyer AR et al.: The post-stroke hemiplegic patient. Scand J Rehabil Med 7:13–31, 1975

Granger CR: Guide for the use of the Functional Independence Measure (Wee FIM) of the uniform data set for medical rehabilitation, Buffalo, 1988, Research Foundation, State University of New York

Granger SV, Hamilton BB: Outcome of comprehensive medical rehabilitation: measurement by PULSES Profile and the Barthel Index, Arch Phys Med Rehabil 60:145–154, 1979

Guiliani C: Motor control theory and application. Informal presentation, Harmerville, Pa, Aug 1988, lecture notes

Haley SM et al.: Pediatric evaluation of disability inventory: development, standardization, and administration manual, Boston, 1992, New England Medical Center Hospitals Inc, & PEDI Research Group

Haley SM, Binda-Sundberg K: Measuring physical disablement: the contextual challenge, Phys Ther 74(5):443–451, 1994

Harris SR: Early diagnosis of spastic diplegia, spastic hemiplegia, and quadriplegia, Am J Dis Child 143:1356, 1989

Hayes KW, Sullivan JE, Huber G: Computer-based patient management problems in an entry level physical therapy program, J Phys Ther Educ 1(5):65–71, 1991

Hayes KW: The effect of awareness of measurement error on physical therapists' confidence in their decisions, Phys Ther 72(7):515–525, 1992

Hunt DE: Matching models in education, Ontario Institute for Students in Education Monograph Series No 10. Toronto, Ontario, 1974

Joyce B, Weil M: Models of teaching, Englewood Cliffs. NJ, 1972, Prentice-Hall, Inc

Kandel ER, Schwartz JH, Jessell TM: Principles of neural science. ed 3, New York, 1991, Elsevier Medical Science Publishing

Katz SFA et al.: Studies of illness in the ages. The index of ADL: standardized measure of biological and psychosocial function, JAMA 185:914–919, 1963

Keith RA, Hamilton BB, Sherwin FS: The functional independence measure: a new tool for rehabilitation, New York, 1987. Springer

Knobloch H et al.: Manual of developmental diagnosis: the administration and interpretation of the revised Gesell & Amatruda developmental and neurological examination, Houston, 1987, Gesell Developmental Materials

Kurtzke JF: A new scale for evaluation disability in multiple sclerosis. Neurology 5:580–583, 1955

Kurtzke JF: Rating neurologic impairment in multiple sclerosis: an expanded disability status scale (EDSS), Neurology 33:1444–1452, 1983

Langer SK: Philosophy in a new key, Cambridge. 1942. Harvard University Press

Lewis CB, Bottomley JM: Geriatric physical therapy: a clinical approach. Norwalk. Conn, 1994, Appleton & Lange

Lister MJ, editor: Contemporary management of motor control problems. Proceeding of the II STEP Conference, Alexandria, Va. 1991. Foundation for Physical Therapy

Magistro C et al.: Diagnosis in physical therapy: a roundtable discussion, PT Magazine 1(6):58–65, 1993

Mahoney FI: Functional evaluation: the Barthel Index, Maryland State Med J 14, 61–65, 1965

May BJ: An integrated problem-solving curriculum design for physical therapy education, Phys Ther 57:807–815, 1977

Milani-Comparetti A: Routine developmental examination in normal and retarded children, Dev Med Child Neurol 9:631, 1967

Moore JC: The limbic system, Workshop presented in San Francisco, Feb 1980

Moore J: Neuroanatomical structures subserving learning and memory. In Fifteenth Annual Sensorimotor Integration Symposium, San Diego, July 1987

Nagi S: Some conceptual issues in disability and rehabilitation. Washington, DC, 1965, American Sociological Association

Nagi S: Disability concepts revisited: implication for prevention, Washington, DC, 1991, National Academy Press

Norton BJ: Report on colloquium on teaching clinical decision making, J Phys Ther Educ 6(2):58–66, 1992

NUSTEP (Northwestern University Special Therapeutic Exercise Project): Proceedings: an exploratory and analytical survey of therapeutic exercise, Am J Phys Med 46(1), Feb 1967

Stockmeyer SA: An interpretation of the approach of Rood to the treatment of neuromuscular dysfunction. In Am J Phys Med 46(1):900–961, Feb 1967

Peiper A: Cerebral function in infancy and childhood, New York, 1968, Consultants Bureau

Piaget J: Science of education and the psychology of the child, New York. 1970, Onion Press

Pribram KH: Languages of the brain: experimental paradoxes and principles in neuropsychology, Englewood Cliffs, NJ. 1971, Prentice-Hall. Inc

Randolf S, Heiniger M: Neurophysiological concepts in human behavior: the tree of learning, St Louis. 1981, Mosby

Roch EG, Kephart NC: The Purdue perceptual-motor survey, Columbus, Oh, 1966. Charles E Merrill

Rothstein JM: Physical disability: special issue, Phys Ther 74(5):1, 1994

Sahrmann SA: Movement science and physical therapy, J Phys Ther Educ 7(1):4–7, 1993

Schmidt HG: The psychological basis of problem-based learning: a review of the evidence, Acad Med 67:557–565,1992

Schmidt LS, Crowe JK: Interrater reliability of the gross motor scale of the Peabody Development Motor Scales with 4- and 5-year-old children, Pediatr Phys Ther 5(4):169–175, 1993

Schmidt RA: Motor control and learning: a behavior emphasis, ed 2. Champaign, Ill, 1988, Human Kinetics

Shipp KM: Clinical decision making: osteoporosis to manage fragility. PT Magazine 1(10):70–77, 1993
Umphred D: Teaching, thinking and treatment planning, Unpublished Master's Thesis, Boston, July 1971. Boston University
Umphred D: Visual analytical problem solving, Unpublished doctoral dissertation. Syracuse, NY, 1978, Syracuse University
Weinstein CJ: Movement science its relevance to physical therapy, Phys Ther 70:759–762, 1990
Wood P: International classification of impairments. disabilities & handicaps (ICIDH). Geneva. Switzerland, 1980, World Health Organization
Valett RE: Valett developmental survey of basic learning abilities. Palo Alto, Calif, 1966, Consulting Psychologists Press

KAPITEL 2

Überblick über Struktur und Funktion des Zentralnervensystems   2

Inhalt

BEGRIFFE

- Haltung,
- Homöostasis,
- zielgerichtete Bewegung,
- höhere kortikale Verarbeitung.

Die Lektüre dieses Kapitels ermöglicht es dem Lernenden oder Therapeuten:
1. die vier Hauptklassen von Funktionen des ZNS und ihre Beziehungen zueinander zu identifizieren,
2. zu erkennen, daß sich jede Funktion des ZNS durch das Bewegungssystem ausdrückt,
3. zu analysieren, wie Feedback aufgrund der Integration dieser Information im ZNS die Bewegung verändern oder modifizieren kann,
4. die allgemeinen Rollen von afferenten Neuronen, Interneuronen und efferenten Neuronen bei *Homöostasis, Haltung, zielgerichteter Bewegung* und *höherer kortikaler Verarbeitung* zu identifizieren.

Dieses Kapitel stellt ein konzeptionelles Modell oder theoretisches Gerüst der Funktion des Nervensystems dar. Es soll dem Leser als Ausgangsbasis dienen, von der aus er einen Problemlösungsansatz zur Befunderhebung und Behandlung des Patienten mit neurologischer Dysfunktion entwickeln kann. Um die Vertiefung des Verständnisses der Funktion des Nervensystems geht es in anderen Kapiteln dieses Buches.

2.1 Funktion des Nervensystems

Einfach ausgedrückt, muß das Nervensystem Informationen aufnehmen, sie integrieren und daraufhin handeln. Man kann die Darstellung eines Modells des Nervensystems mit einem einfachen Reflexbogen beginnen, bestehend aus einem afferenten Neuron, einem Interneuron und einem efferenten Neuron, deren jeweilige Funktionen das Aufnehmen, Integrieren und Handeln sind (Abb. 2.1). Integration ist das Zusammenfügen von allen Informationen, die ein bestimmtes Neuron erreichen. Dieses erste Modell ist relativ einfach, es ist auch nur eine „stilisierte Darstellung" des Nervensystems und daher für manche Leser vielleicht zu sehr vereinfacht. Beim Lesen dieses Kapitels wird mancher Leser detailliertere Beschreibungen in Neurologiebüchern oder wissenschaftlichen Aufsätzen nachschlagen wollen. Am Ende des Kapitels werden dazu einige Literaturangaben genannt.

Afferente oder sensorische Neurone des peripheren Nervensystems leiten Impulse (übertragen Informationen) zum zentralen Nervensystem (ZNS) weiter. Efferente oder Motoneuronen innervieren Drüsen und Muskulatur (glatte, Herz- oder Skelettmuskulatur). Manche efferenten Neuronen (präganglionäre vegetative – autonome – Neuronen) innervieren postganglionäre vegetative (autonome) Neuronen. Alle anderen Neuronen sind Interneuronen (Zwischen- oder Schaltneuronen).

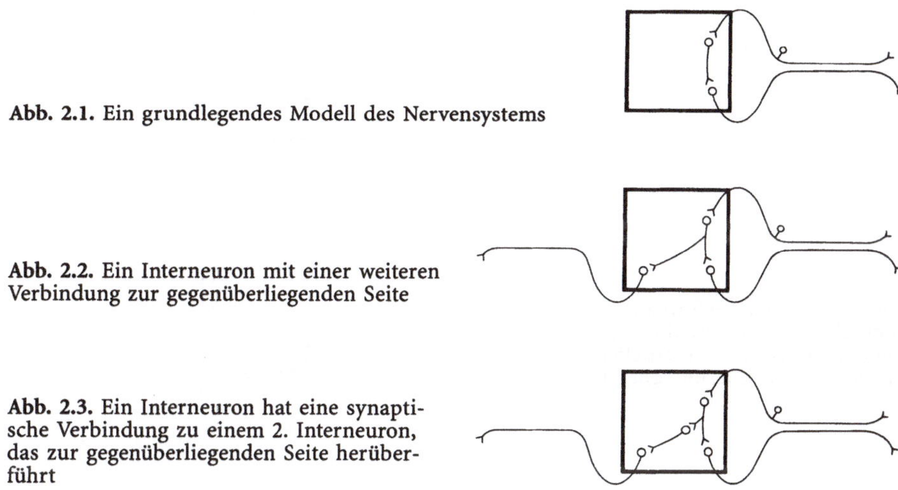

Abb. 2.1. Ein grundlegendes Modell des Nervensystems

Abb. 2.2. Ein Interneuron mit einer weiteren Verbindung zur gegenüberliegenden Seite

Abb. 2.3. Ein Interneuron hat eine synaptische Verbindung zu einem 2. Interneuron, das zur gegenüberliegenden Seite herüberführt

Ein primitiver Organismus, der aus einem einzelnen Segment besteht, empfängt Informationen von seinem(n) inneren Organ(en), integriert diese Information und handelt daraufhin. Außerdem muß er Informationen aus seiner äußeren Umgebung empfangen und sich selbst vor äußerer Gefahr schützen. Das Modell in Abb. 2.1 kann nur Reize von einer Seite des Organismus empfangen und darauf reagieren. In Abb. 2.2 wurde das Modell um eine Kollateralverbindung eines Interneurons erweitert, und in Abb. 2.3 um ein zweites Interneuron, das die Informationen zur gegenüberliegenden Seite weiterleitet. Dieses zweite Interneuron heißt Kommissurenfaser.

> ▶ *Kommissurenfasern* sind Axone, die rechte und linke Hälfte des ZNS verbinden.

Auch dieses Modell ist noch zu einfach. Stapelt man mehrere Segmente übereinander, werden komplexere Funktionen möglich. Damit sie als Einheit funktionieren, muß jedoch die Information, die ein Segment empfängt, an alle anderen weitergegeben werden. Dies läßt sich mit zwei Modifikationen des Grundmodells erreichen. Eine afferente Faser kann in ein Segment eintreten und in benachbarte Segmente Kollateralfasern schicken, und/oder es können mehrere Segmente durch Interneuronen verbunden sein (Abb. 2.4).

> ▶ *Interneurone*, die mehrere Segmente in rostraler oder kaudaler Richtung verbinden, werden Projektionsfasern genannt.

Jetzt ist unser Modell mehrere Segmente lang, empfängt Informationen von allen Segmenten, integriert diese Informationen und bringt entsprechende Handlungen hervor. Eine entsprechende Handlung erfordert u. U. die koordinierte Aktivität efferenter Neuronen auf vielen Ebenen. Einige Projektionsfasern sind vielleicht an der Integration afferenter Information aus vielen Seg-

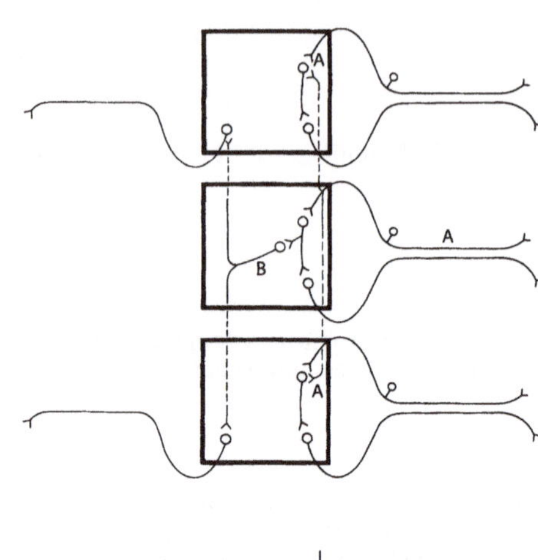

Abb. 2.4. Afferente Informationen werden in oberhalb und unterhalb liegende Segmente weitergeleitet, durch afferente Kollateralen (*A*) und Interneuronen (*B*)

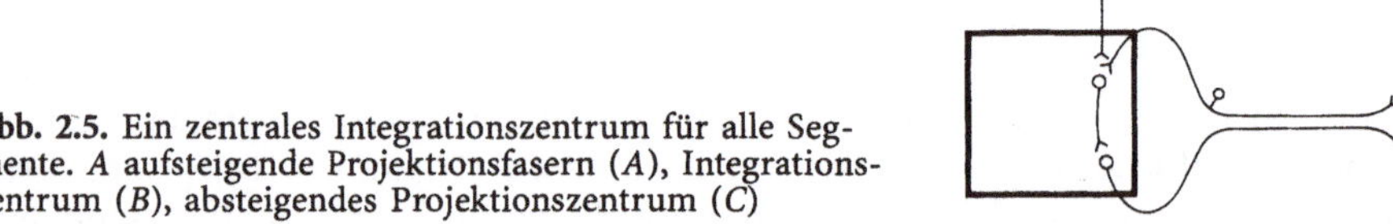

Abb. 2.5. Ein zentrales Integrationszentrum für alle Segmente. *A* aufsteigende Projektionsfasern (*A*), Integrationszentrum (*B*), absteigendes Projektionszentrum (*C*)

menten, andere an der Koordination der Aktivität efferenter Neuronen auf vielen Ebenen beteiligt.

Im allgemeinen leiten aufsteigende Bahnen (Projektionsfasern) sensorische Informationen weiter, und absteigende Bahnen (Projektionsfasern) sind an der Koordination efferenter Aktivitäten beteiligt.

In dem Maße, wie die Komplexität der interneuralen Verbindungen ansteigt, wird es notwendig, die Integration ähnlicher Aktivitäten zu zentralisieren, um dadurch die Wirksamkeit zu erhöhen (Abb. 2.5). Daher spezialisieren sich in gewisser Weise einzelne Regionen des ZNS auf die Integration bestimmter Aktivitäten.

Zentren in Rückenmark, Hirnstamm, Zwischenhirn und Endhirn lassen sich als Gruppen von Interneuronen auffassen, die an der Intergration von Informationen aus verschiedenen Segmenten und an der Hervorbringung entsprechender Handlungen beteiligt sind.

Beispielsweise müssen, wenn dieses Modell des Nervensystems groß genug geworden ist, daß es sich der Schwerkraft aussetzen könnte, Integrationszentren hinzukommen, die auf äußere oder innere verursachte Störungen bezüglich der Unterstützungsfläche reagieren. Einfach formuliert, ist eine wesentliche Funktion des ZNS die Antizipation innerer und äußerer Störungen, um beispielsweise den Schwerpunkt des Körpers über seiner Unterstützungsfläche zu halten oder ihn wieder dorthin zu plazieren. Damit diese Funktion ausgeführt werden kann, werden bestehende Schaltkreise in Rückenmark und

Hirnstamm eingesetzt, um muskuläre Aktivitäten hervorzubringen, welche die Beibehaltung oder das erneute Einnehmen einer aufrechten *Haltung* bezwecken. Dazu ist keine zusätzliche „Verdrahtung" in den Segmenten nötig. Auf Segmentebene existieren bereits Interneurone, die an der Integration agonistischer und antagonistischer Aktivität beteiligt sind.

Das Nervensystem besteht aus afferenten Neuronen, Interneuronen und efferenten Neuronen.

Eine Reihe spezifischer Beispiele werden in Tabelle 2.1 aufgelistet, und viele andere lassen sich in Lehrbüchern der Neurologie finden.

Die Funktion des Nervensystem ist es, mittels afferenter Neuronen Informationen zu empfangen und diese Informationen mittels einfacher bis extrem komplexer Reihen von Interneuronen zu integrieren.

Außerdem erzeugt das Nervensystem Aktivitäten. Diese Aktivierungen müssen geeignet, angepaßt und zeitlich abgestimmt sein. Es ist wichtig zu verstehen, daß eine geeignete Aktivierung dem außenstehenden Beobachter als gar keine Aktivierung oder als Modifikation bzw. Beendung einer gleichzeitig ablaufenden Aktivierung erscheinen mag. Man drückt sich daher besser allgemeiner aus, indem man sagt, es sei die Funktion der Interneuronengruppen, Aktivitäten hervorzubringen und/oder zu regulieren.

Die Funktion des Nervensystems wird klinisch häufig beobachtet und gemessen, indem man die Ergebnisse der Aktivität des Nervensystems beachtet, oft in Form einer Reaktion auf einen externen Reiz, beispielsweise eines Reflexverhaltens. Am häufigsten wird die Kontraktion von Skelettmuskeln beobachtet, anhand von einfachen Phänomenen wie dem Flexorwegziehreflex bis hin zu komplexen Abläufen wie Haltungsanpassung. Als weitere Ergebnisse der Aktivität des Nervensystems lassen sich Kontraktionen der glatten und Herzmuskulatur und Drüsensekretion beobachten. Auch die Beobachtung und Messung dieser Funktionen ist für einen Therapeuten äußerst nützlich.

Auf eine andere Art läßt sich ein Konzept der Funktion des ZNS bilden und diskutieren, indem man sich auf die *evolutionäre Entwicklung des ZNS* bezieht. Das früheste, primitivste Nervensystem funktionierte, um interne *Homöostasis* zu gewährleisten. Auch primitive Organismen mußten sich vor ihrer Umwelt schützen. Dazu mußten sie mögliche Gefahren spüren und sich zurückziehen oder verteidigen. Beim Menschen sind „Kampf-oder-Flucht"-Reaktionen, flexorisches Wegziehen und Blinzelreflexe Beispiele für selbstschützende Aktivitäten. Der Hypothalamus und andere Bereiche des ZNS, die zum vegetativen (autonomen) Nervensystem gezählt werden, regeln die interne Homöostasis beim Menschen. In dem Maße, wie sich größere Organismen entwickelten, wurden diese von der Schwerkraft beeinflußt. Sie brauchten Mechanismen, um ihre Lage oder Haltung beizubehalten und, falls sie darin gestört worden waren, zu ihr zurückzukehren und ihren Schwerpunkt über ihrer Unterstützungsfläche zu halten. Stell- und Gleichgewichtsreaktionen sind Beispiele dieser posturalen Mechanismen.

Tabelle 2.1. Beispiele von afferenten Neuronen, Interneuronen und efferenten Neuronen

Afferente Neuronen	Interneuronen	Efferente Neuronen
Somatisch Kutan 1. Rezeptoren: Berührung, Schmerz, Druck usw. 2. Fasern: Rückenmarksnerven und Hirnnerven V, IX, X.	1. Synapse: Hinterhorn und Trigeminuskern. 2. Projektionsfasern: spinothalamisch, spinoretikulär, spinotektal, trigeminothalamisch und propriospinal.	Vorderhorn und Kerne der Hirnnerven III, IV, V, VI, VII, IX, X, XI, XII, plus vegetative präganglionäre Neuronen (s. unten).
Propriozeptiv 1. Rezeptoren: Muskeln, Sehnen, Gelenke. 2. Fasern: Rückenmarksnerven und Hirnnerven III, IV, V, VI, X, XI, XII.	1. Synapse: Hinterhorn und Nucleus interpeduncularis des Mittelhirns. 2. Projektionsfasern: Hintersäule – Lemniscus medialis, spinozerebelläre Bahnen.	Wie oben, plus vegetative präganglionäre Neuronen.
Vestibulokochleär 1. Rezeptoren: Labyrinth und Corti-Organ. 2. Fasern: Hirnnerv VIII.	1. Synapse: Nucleus vestibularis, Nuclei cochleari, Colliculus inferior, Corpus geniculatum mediale. 2. Projektionsfasern: Lemniscus lateralis, geniculotemporale Fasern (Projektionsfasern für das vestibuläre System, z. Z. noch nicht gut erforscht). 3. Absteigende Bahnen: vestibulospinale und tektospinale Bahnen.	Wie oben, plus vegetative präganglionäre Neuronen.
Visuell 1. Rezeptoren: Retina. 2. Fasern: Hirnnerv II.	1. Synapse: Colliculus superior, Nucleus praetectalis, Corpus geniculatum laterale. 2. Projektionsfasern: geniculocalcarine Fasern (Radiatio optica). 3. Absteigende Bahnen: tektospinale Bahnen.	Wie oben.
Vegetativ (autonom) Allgemein 1. Rezeptoren: Schmerz, Dehnung, Druck. 2. Fasern: Rückenmarksnerven, Eingeweidenerven und Hirnnerven VII, IX, X.	1. Synapse: Hinterhorn und Nucleus solitarius. 2. Projektionsfasern: spino-retikulär, propriospinal. 3. Absteigende Bahnen: Tractus reticulospinalis.	1. Präganglionäre Neuronen, Seitenhorn T1-L2, 3, Vorderhorn S2, 3, 4, Kerne der Hirnnerven III, VII, IX, X. 2. Postganglionäre Neuronen: kollaterale Ganglien wie Ganglion ciliare, coeliacum, oticum, mesentericum etc., plus somatisch-efferente Neuronen (s. oben).
Speziell 1. Gustatorisch a. Rezeptoren: Geschmacksknospen b. Fasern: Hirnnerven VII, IX, X.	1. Erste Synapse: Nucleus solitarius. 2. Projektionsfasern: Tractus solitarii. 3. Absteigende Bahnen: Tractus reticulospinalis.	Wie oben (somatisch und vegetativ).

Tabelle 2.1 (Fortsetzung)

Afferente Neuronen[a]	Interneuronen	Efferente Neuronen
2. Olfaktorisch a. Rezeptoren: Riechepithel b. Fasern: Hirnnerv I.	1. Erste Synapse: Septum pellucidum, Amygdala, Insel usw. 2. Projektionsfasern: Hypothalamus usw. 3. Absteigende Bahnen: Tractus reticulospinalis.	Wie oben (somatisch und vegetativ).

Dann entwickelten sich die Tiere weiter und begannen, sich in ihrer Umgebung zu bewegen, sie zu erforschen und Nahrung zu suchen. Dies erforderte ein Hervorbringen *zielgerichteter Bewegungen* und hing davon ab, ob Sinnessysteme in der Lage waren, unterschiedliche Informationen zu liefern, nicht nur über die Umgebung (Exterozeption), sondern auch über das muskuloskeletale System des Tieres selbst (Propriozeption). Das Tier mußte die Quelle eines Reizes genauer lokalisieren und unterschiedlicher darauf reagieren können. Je unterschiedlicher der empfangene Input, um so präziser die möglichen Reaktionen. Informationen aus inneren und äußeren Quellen, von allgemeinen bis zu differenzierten, mußten integriert und interpretiert und rechtzeitig beantwortet werden. Damit das Tier angemessen reagieren konnte, mußte das Nervensystem auf Veränderungen der Informationen aufmerksam sein, nicht nur auf den aktuellen Zustand. Daher mußte das Nervensystem einen oder einige Mechanismen haben, um Veränderungen aufzuspüren und das übrige Nervensystem diesbezüglich zu warnen (*retikuläres aktivierendes System*).

Integration bedeutete nun, aus einer Vielzahl von Quellen stammende und zu verschiedenen Zeitpunkten eintreffende Informationen zu verarbeiten. Daher mußte das Nervensystem fähig sein, etwas zu behalten, zu lernen, zu assoziieren und sich zu erinnern. Verallgemeinern, Symbole verwenden, etwas vorwegnehmen, etwas vorhersagen und planen sind alles hochkomplexe, evolutionär relativ junge Fähigkeiten des ZNS. Aber selbst diese Funktionen haben als Komponenten afferente Neuronen, Interneuronen und efferente Neuronen.

In späteren Abschnitten dieses Kapitels werden 4 Hauptklassen der ZNS-Funktionen behandelt:

- Homöostasis,
- Haltung,
- zielgerichtete Bewegung und
- höhere kortikale Verarbeitung.

Dabei wird immer das Modell von afferentem Neuron, Interneuron und efferentem Neuron zur Erklärung herangezogen. Man muß jedoch betonen, daß das Nervensystem in Wirklichkeit nicht in 4 getrennte Einheiten arbeitet. Daher müssen die Beziehungen unter diesen 4 Funktionsbereichen betrachtet werden, von denen jeder irgendwie in allen verschiedenen anatomischen Bereichen des ZNS vertreten und somit auch integriert ist. Alle 4 Funktionen drücken sich aus, indem sie auf dieselben Schaltkreise von Rückenmark und Hirnstamm zugreifen, welche mit der Integration der Efferenzen befaßt sind.

Muskelkontraktion ist der abschließende Ausdruck von Systemen motorischer Kontrolle, deshalb ist die Grundeinheit für Verhalten die motorische Einheit (Kandel et al. 1991).

Alles beobachtbare somatische Verhalten drückt sich durch die „gemeinsame Endstrecke" aus, das a-Motoneuron und die Muskelzelle, die es innerviert. Was das Nervensystem steuert, wird teilweise von den Eigenschaften des von ihm gesteuerten Systems, des muskuloskeletalen Systems, bestimmt. Beschreibt man eine Bewegung im kinesiologischen und biomechanischen Rahmen, muß man Faktoren wie Geschwindigkeit, Beschleunigung, Verlangsamung, Kraft, Abstand, Komplexität, Genauigkeit und innen veranlaßtes gegenüber von außen veranlaßtes Anhalten der Bewegung berücksichtigen.

Die Geschwindigkeit einer Bewegung beeinflußt, wie und wann die Bewegung modifiziert werden kann. Ballistische Bewegungen wie das Werfen eines Baseballs sind zu schnell, als daß das Nervensystem Feedback aus der Bewegung zu deren Modifikation verwenden könnte, während sie in Gang ist. Diese schnellen Bewegungen bezeichnen wir als *Bewegung mit offenem Regelkreis* („open loop movement") oder feedforward-orientierte Bewegung hinsichtlich ihre Einbeziehung afferenter Informationen. Schnelle Bewegungen erfordern Informationen, die in früheren Erfahrungen gewonnen wurden. Langsamere Bewegungen, wie das Anheben eines halbgefüllten Plastikbechers, geben dem Nervensystem Zeit, den tatsächlichen Feedback der stattfindenden Bewegung mit dem vorhergesagten Feedback zu vergleichen und während der Aktivität Anpassungen vorzunehmen. Dies bezeichnen wir als *Bewegung mit geschlossenem Regelkreis* („closed loop movement"). Diese Bewegung erfordert Feedback, wenn die Bewegung glatt ablaufen soll.

Alle Charakteristika einer Bewegung müssen nun noch auf einen grundlegenden Code zurückgeführt werden, auf Parameter, die sich in motorischen Einheiten ausdrücken lassen. Die einzigen Parameter, die variieren können, sind:
- die Anzahl der motorischen Einheiten, welche „zünden",
- die Häufigkeit, mit der jede motorische Einheit zündet,
- die Aufeinanderfolge aufgerufener motorischer Einheiten und
- Beginn, Dauer und Beendigung ihrer Aktivitäten.

Diese wenigen Variablen genügen, um genau die Kraft zu dosieren, die notwendig ist, um ein Ei zu halten oder ein schweres Gewicht zu heben, um die feinmotorischen Handbewegungen eines geschickten Handwerkers, aber auch die äußerst schnellen, genauen Bewegungen eines Baseballwerfers zu koordinieren. Irgendwie übersetzt das Nervensystem die Dauer der Aktivität einer motorischen Einheit in räumlichen Abstand. Wie berechnet das Nervensystem den Abstand und erzeugt dann eine Bewegung von genau dieser Reichweite? Irgendwie übersetzt das Nervensystem die Anzahl der motorischen Einheiten, die zünden und die Häufigkeit ihrer Zündungen in eine genaue Erzeugung von Kraft. Die Kraft, die ein Muskel erzeugt, hängt aber auch von der Länge des Muskels zu Beginn und während der Bewegung ab. Vielleicht „weiß" das Nervensystem etwas über Längen-Spannungs-Kurven. Die Kraft ist außerdem umgekehrt proportional zur Geschwindigkeit einer Bewegung. Das Nervensystem muß irgendetwas über Kraft-Geschwindigkeits-Kurven

„wissen"; es muß etwas „wissen" über Masse, das Gewicht der verschiedenen Körperteile, Trägheit und Schwerkraft.

Die erzeugten Bewegungen werden nicht von einzelnen Muskeln ausgeführt, sondern von Muskelgruppen, und jeder Muskel steuert einen in seinem Verhältnis genau vorherbestimmten Teil zur Bewegung bei.

Von einem biomechanischen Bezugsrahmen aus gesehen ließe sich motorische Kontrolle daher auffassen als eine Kontrolle von Freiheitsgraden wie Anzahl der Gelenke, Richtungen der Gelenkbewegungen, Längen-Spannungs-Verhältnis oder Steife der betroffenen Gelenke.

2.2 Dysfunktion des Nervensystems

Hughlings Jackson glaubte, daß sich nach Verletzungen des Nervensystems keine neuen Funktionen bilden würden, daß sich die Symptome nach solchen Verletzungen als zu starke Funktion (positive Zeichen) oder zu schwache Funktion (negative Zeichen) erklären ließen (Walshe 1961). Diese Sichtweise ist äußerst brauchbar zum Verständnis von Zeichen und Symptomen des *peripheren Nervensystems*, wo ein Verlust efferenter Neuronen zu Schwäche oder Paralyse und zu schwachen bis völlig fehlenden Reflexen führt. Der Verlust afferenter Neuronen führt zu irrigen Sinneswahrnehmungen und schwachen bis fehlenden Reflexen.

Jacksons Modell ist nicht mehr so gut anwendbar, wenn man sekundäre Dysfunktionen nach Läsionen des *Zentralnervensystems* erklären will. Sind das, was die Therapeuten hier beobachten, Störungen in Zentren mit bestimmten Funktionen im Rahmen motorischer Kontrolle? Die Theorie systemischer Steuerung (s. Kap. 3) würde diese Hypothese nicht bekräftigen. Ist das, was wir beobachten, vielleicht der Versuch des Nervensystems, sich mit seinen verbleibenden integrativen Möglichkeiten an äußere und innere Bedingungen anzupassen? Wenn das so ist, besteht dann unsere Rolle darin, die Anpassung des Nervensystems an einen neuen Satz äußerer und innerer Bedingungen in einer für die betroffene Person möglichst wirksamen Weise zu bahnen?

2.3 Homöostasis

Wie weiter oben erwähnt, läßt sich Homöostasis in 2 Unterfunktionen unterteilen:
- die Regulierung des inneren Zustands und
- den Schutz des Organismus gegenüber seiner Umgebung, also inneres und äußeres Überleben.

Regulierung des inneren Zustands

Anatomische Grundlagen

Ein Teil der Afferenzen für das vegetative (autonome) Nervensystem enthält sensorische Fasern, die Informationen von den Wänden der Blutgefäße und der Eingeweide übertragen, wozu das gesamte Verdauungssystem, das Urogenitalsystem und das kardiopulmonäre System gehören. Diese Informationen beziehen sich auf Schädigungen des Gewebes, Dehnung, Druck, Vibration und verschiedene Formen chemischer Daten, z. B. über chemische Stoffe in der Luft (Riechen) oder in gelöster Form (Geschmacksempfindung, Sauerstoffspannung, Konzentration von Wasserstoffionen). Die *afferenten Informationen* werden in sowohl somatischen als auch vegetativen afferenten Neuronen, die sich in peripheren Nerven der Glieder und der Körperwände, in Eingeweidenerven und in den Hirnnerven I, VII, IX und X befinden, zum ZNS geleitet. Zusätzlich können somatische afferente Fasern (besonders kutane, aber auch visuelle, auditive und vestibuläre) bei Eingeweidereflexen beteiligt sein. Die Interneuronen des ZNS, welche *am direktesten* mit afferenter vegetativer Information zu tun haben, sind diejenigen des Hinterhorns des Rückenmarks (vegetativ afferenter Kern), der Nucleus solitarius im Hirnstamm (der mit den Hirnnerven VII, IX und X verbunden ist), das kardiovaskuläre und das respiratorische Zentrum (ebenfalls im Hirnstamm) und der Hypothalamus. Viele andere Zentren sind an der Integration vegetativ afferenter Informationen beteiligt, darunter Kleinhirn (Zerebellum), Thalamus und Hirnrinde (Kortex).

Die Zellkörper der *efferenten Fasern* des vegetativen Nervensystems (präganglionäre vegetative Motoneuronen) liegen in Seiten- und Vorderhorn des Rückenmarks (T1–L2 oder L3 bzw. S2–S4) und in Kernen, die mit den Hirnnerven III, VII, IX und X verbunden sind (Edinger-Westphal-Kern, Nucleus nervi lacrimalis, Nucleus salivatorius bzw. Nucleus dorsalis nervi vagi). Daher findet man präganglionäre efferente Fasern in den Spinalnerven T1–L2 oder L3, S2–S4 und in den Hirnnerven III, VII, IX, und X.

Einige Beispiele von Neuronen des vegetativen Nervensystems werden in Tabelle 2.2 genannt. Genauere Einzelheiten findet man in allgemeinen und neuroanatomischen Lehrbüchern.

! **Der kraniosakrale Austritt ist die periphere Komponente des parasympathischen Nervensystems, und der thorakolumbale Austritt ist die periphere Komponente des sympathischen Nervensystems.**

Dysfunktion

Zur Erläuterung der Dysfunktion kehren wir zum Grundmodell der Funktion und Dysfunktion des Nervensystems zurück. Wird das afferente und/oder efferente Glied eines Reflexes beschädigt, nimmt die Funktion ab oder fällt ganz aus. Die Verletzung eines peripheren Nervs führt zu verminderter sym-

Tabelle 2.2. Beispiele von afferenten Neuronen, Interneuronen und efferenten Neuronen im vegetativen (autonomen) Nervensystem

Afferente Neuronen	Interneuronen	Efferente Neuronen
Allgemein		
1. Aδ- und C-Fasern in Spinal- und Eingeweidenerven übertragen Informationen zu Dehnung, Schmerz und Druck.	Vegetativ afferenter Kern, spinoretikuläre und propriospinale Bahnen.	Seitenhorn T1 bis L2 oder L3, Vorderhorn S2 bis S4, Edinger-Westphal-Kern, Kern des N. lacrimalis, Nucleus salivatorius, Nucleus dorsalis nervi vagi.
2. Aδ- und C-Fasern der Hirnnerven VII, IX und X.	Nucleus solitarius, Tractus solitarii, Tractus reticulospinalis.	Hypothalamus.
Speziell		
1. Gustatorisch, in den Hirnnerven VII, IX und X.	Nucleus solitarius, Tractus solitarii, Tractus reticulospinalis.	Wie oben.
2. Olfaktorisch, im Hirnnerv I.	Septum pellucidum, Amygdala, Insel.	Wie oben.

pathischer Regulierung des Gefäßtonus in dem von diesem Nerv innervierten Körperteil. Zu den entsprechenden Symptomen gehören evtl. trophische Hautveränderungen und fehlende Temperaturregulierung im betroffenen Körperteil. (Die Reaktion glatter Muskulatur auf Denervierung und zirkulierendes Epinephrin möge der Leser in Physiologielehrbüchern nachschlagen). Weiterhin fehlen vegetative Reaktionen im Zusammenhang mit somatischen Empfindungen des betroffenen Körperteils (vgl. das vorige Beispiel eines schädlichen Reizes und des darauf eintretenden Wegziehreflexes).

Periphere Komponenten des vegetativen Nervensystems werden häufig *absichtlich* operativ zerstört.

Der N. vagus wird durchtrennt, um die Produktion von Magensäure zu verringern. Die anderen Funktionen des Vagus unterhalb der Läsion gehen damit aber auch verloren (Darmbeweglichkeit usw.).

Gelegentlich werden sympathische Ganglien (üblicherweise das Ganglion stellatum) chirurgisch oder pharmazeutisch zerstört, um den sympathischen vasomotorischen Tonus herabzusetzen. Dies führt zu verringerter sympathischer Funktion in Kopf und Nacken (Horner-Syndrom) mit Oberlidsenkung, Pupillenverengung, Enophthalmus und verminderter Schweißsekretion.

BEISPIEL

Die vegetativen Funktionen können auch *durch Verletzungen* mit Beteiligung der zentralen Komponente des afferenten oder efferenten Gliedes vermindert werden. Beispielsweise können Verletzungen des Hinterhorns oder des Seitenhorns des Rückenmarks oder der Kerne der Hirnnerven, wo Zellkörper vegetativer afferenter Neuronen liegen, auch zu Anzeichen einer Verletzung des vegetativen Nervensystems führen. Wenn Interneuronen beschädigt sind, kann es zu verminderter und/oder unpassender Funktion kommen.

Verletzungen des Rückenmarks führen oft dazu, daß Darm oder Blase nicht mehr willentlich entleert werden können, sowie zu Blutdruckabfall beim Aufrechtstehen. Reflexartige Entleerung kann als adaptive Reaktion im Anschluß an den Verlust einer möglichen Regulierung des intakten Reflexbogens durch die Interneuronen oberhalb der Läsionsebene angesehen werden.

Im Extremfall kann eine Verletzung des Hirnstamms kardiovaskuläre und Atemzentren beschädigen, was zum Tode führt.

Weniger gravierende Hirnstammläsionen führen vielleicht zu unangemessenen oder unkoordinierten Funktionen wie Apnoe und anderen gestörten Atemmustern und sogar zu Herzarrhythmien.

Der Hypothalamus ist eine interessante Gruppierung von Interneuronen, da es dort Bereiche gibt, die im direkten Gegensatz zu anderen Bereichen zu funktionieren scheinen. Zum Beispiel senkt ein Bereich die Körpertemperatur, und ein anderer erhöht sie. Wir stehen hier vor dem ersten von vielen semantischen Problemen. Ist das Problem des Klienten bei einer Schädigung des ersten Bereichs die Unfähigkeit, die Körpertemperatur zu senken, oder die unangemessene Erwärmung des Körpers?

Erhöhte Körpertemperatur ist ein häufiges Symptom bei Klienten mit Kopfverletzungen.

Das vegetative und das somatische sensomotorische System des Klienten funktionieren zusammen und benutzen oft dieselben afferenten und efferenten Neuronen. Die Körpertemperatur wird zum Teil durch Zittern erhöht, wozu somatische Motoneuronen und Skelettmuskulatur eingesetzt werden. Zittern kann durch einen kühlen Hauch auf der Haut hervorgerufen werden. Zu jedem somatischen sensomotorischen Vorgang gibt es eine begleitende vegetative Aktivität. Gesteigerte muskuläre Aktivität führt zu und wird begleitet von *vegetativer Aktivität*:

- schnellerem Herzschlag,
- heftigerem Atem und
- langsameren Darmbewegungen.

Das vegetative und das somatische sensomotorische System funktionieren nicht isoliert voneinander. Sie beeinflussen einander sehr intensiv.

Auch die Hirnrinde beeinflußt vegetative Interneuronen. Die Behandlungsumgebung kann aufgrund der Art, wie sie durch Interneuronen interpretiert wird, das vegetative Nervensystem beeinflussen. Angst, Furcht und Ärger steigern die Reaktion des sympathischen Nervensystems zusammen mit somatischen und emotionalen Reaktionen (s. Kap. 4).

Überleben mit äußeren Bedrohungen

Anatomische Grundlagen

Damit ein Organismus in einer potentiell feindlichen Umgebung überleben kann, muß er äußere Gefahr spüren können. Menschen sind offensichtlich in der Lage, eine potentielle Gefahr, die ihren Körper berührt, zu spüren. Aber sie können eine potentielle Gefahr auch sehen, hören, riechen und schmekken. Das afferente Glied dieses Bogens enthält also Mechanorezeptoren, Thermorezeptoren und Chemorezeptoren der Haut mit hohem Schwellenpotential, deren Informationen hauptsächlich über $A\delta$- und C-Fasern zu Spinalnerven und den Hirnnerven V, IX und X übertragen werden. Diese hochschwelligen Rezeptoren werden oft als *Nozizeptoren* bezeichnet. Information, die nicht über die Haut läuft, kommt über die Hirnnerven I, II, VII, VIII, IX und X. Die afferenten Neuronen haben eine synaptische Verbindung zu Interneuronen im Hinterhorn des Rückenmarks, im Kernkomplex des Trigeminus, in Nucleus solitarius und Nucleus cochlearis in Medulla und Pons, im Colliculus superior des Mittelhirns und in den olfaktorischen Bereichen des Endhirns. Über eine Reihe von Interneuronen erreicht die Information schließlich die efferenten Neuronen. Um in einer feindlichen Umgebung überleben zu können, muß eine Person in der Lage sein, sich von einem schädlichen Reiz zurückzuziehen.

Man zieht den Finger vor dem Stich einer Stecknadel oder von einem heißen Ofen weg, bei visuellem oder taktilem Reiz beginnt man zu blinzeln, oder man duckt sich vor einem fliegenden Gegenstand. Kleine Kinder spucken bestimmte stark schmeckende Nahrungsmittel aus.

Die Stärke der Reaktion kann im Verhältnis zur Intensität des Reizes variieren.

Daher können die efferenten Neuronen von Reiz zu Reiz variieren. In jedem der eben aufgeführten Beispiele wurde eine somatische Reaktion hervorgerufen; jede somatische Aktivität wird aber auch von einer vegetativen (gewöhnlich sympathischen) Reaktion begleitet. Der Organismus zieht sich nicht nur von dem Reiz zurück, er macht sich auch innerlich gefaßt, mit beschleunigtem Herzschlag und Atem. Manche Tiere, auch manche Menschen, ziehen sich aus freier Wahl oder instinktiv nicht vor gewissen bedrohlichen Reizen (Situationen) zurück, sondern bereiten sich auf einen Kampf vor. Die vegetative Antwort ist aber dieselbe. Tabelle 2.3 listet einige Beispiele von Schutzreflexen auf.

Dysfunktion

Störungen im peripheren Nervensystem wie Läsionen eines peripheren Nervs können das afferente und das efferente Neuron einer Schutzreaktion betref-

Tabelle 2.3. Beispiele von Schutzreflexen

Reiz	Afferente Neuronen	Interneuronen	Efferente Neuronen	Reaktion
Stich mit einer Stecknadel in den Zeigefinger.	Aδ- und C-Fasern, N. medianus, Plexus brachialis, C6- oder C7-Wurzel, Hinterhorn.	Spinal: *Assoziationsfasern*: Verbreitung auf derselben Ebene. *Kommissurenfasern*: zur gegenüberliegenden Seite. *Projektionsfasern*: spinothalamisch, spinoretikulär und spinotektal, tektospinal, retikulospinal und tektobulbär.	α- und γ-Motoneuronen und angrenzende Ebenen. Vegetative Motoneuronen. Hirnnerv III Hirnnerven VII, X, XII.	Wegziehen des Fingers und möglicherweise des ganzen Gliedes. Gefäßerweiterung. Pupillenerweiterung. „Autsch".
Staubkörnchen im Auge (Hornhautreflex).	C-Fasern über Hirnnerv V zur Pons.	Trigeminuskern.	α-Motoneuronen im Fazialiskern (VII). Nucleus nervi lacrimalis, vegetative motorische Fasern über Hirnnerv VII.	Blinzeln. Tränen.
Schnell sich bewegendes Objekt.	Netzhautstäbchen und Netzhautzapfen, Hirnnerv II.	Colliculus superior, Nucleus praetectalis, Corpus geniculatum laterale, tektobulbär, tektospinal.	α-Motoneuronen im Fazialiskern (VII). α- und γ-Motoneuronen, zervikales Vorderhorn. Vegetative Motoneuronen, oberes thorakales Rückenmark.	Blinzeln. Kopf ducken. Schnellerer Herzschlag.

fen (üblicherweise beide) und zum Funktionsausfall führen. Verlust des Blinzelreflexes auf visuelle oder taktile Reize hin, Verlust einer Schreckreaktion oder fehlendes Wegziehen eines Körperteils bei einem schädlichem Hautreiz kann sich aus dem Verlust afferenter Neuronen (Hirnnerven II, V, VIII, Spinal- oder periphere Nerven) oder efferenter Neuronen (N. facialis oder entsprechende Spinal- oder periphere Nerven) ergeben.

Störungen des ZNS können zu Funktionsausfall oder unangemessenen bzw. adaptiven Reaktionen führen. Zu möglichen Funktionsverlusten gehören verminderte oder fehlende sympathische Reaktionen, die sich aus einer Verletzung des Seitenhorns des Rückenmarks ergeben oder aus einer Beteiligung der retikulospinalen Bahn oder des Hypothalamus. Auch fehlendes Bewußtsein über das Vorhandensein eines Reizes und Unfähigkeit, den Reiz zu lokalisieren oder zu identifizieren, kann dazugehören. Eine Struktur, eine Bahn oder ein Kern bringt eine Funktion hervor; eine Läsion dieser Struktur, dieser Bahn oder dieses Kerns führt zum Verlust dieser Funktion. Zu den Symptomen einer Adaption kann die Ausbreitung eines Reflexes auf das ganze Glied und zum gegenüberliegenden Glied bei relativ geringfügigem Reiz gehören.

Ein Klient mit Rückenmarksverletzung reagiert mit einem den ganzen Körper betreffenden Beugespasmus, wenn ein Laken über seine Beine gelegt wird.

In diesem Fall sind Interneuronen beschädigt, die für die Regulierung des Beugereflexes verantwortlich sind. Zu adaptiven Zeichen gehört daher eine Überempfindlichkeit oder eine Überreaktion auf den Reiz, also eine unangemessene Reaktion. *Taktile Abwehr* kann eine Überreaktion der Schutzmechanismen auf Hautreize sein, eben auf nicht bedrohliche Reize. Man kann diese Überreaktion als Folge einer verringerten Funktion oder eines Ungleichgewichts beim Input in die Interneuronen auffassen, welche die Schutzmechanismen regulieren. Wenn regulierende Interneuronen die hervorgerufene Reaktion nicht regulieren, dann bedeutet das oft überschießende und/oder unangemessene Reaktionen auf normalerweise unauffällige Reize.

Eine Gruppe von Interneuronen, die in den vorangehenden Tabellen nicht erwähnt wurde, ist diejenige, die mit affektivem Verhalten zu tun hat (das limbische System). Sensorische Reize rufen nicht nur parallele somatische und vegetative Funktionen hervor, sie erzeugen auch zusätzlich eine affektive Reaktion, eine emotionale Interpretation der Situation. Dieser „emotionale Tonus" hat ein normales Ruheniveau, genau wie der Muskeltonus. Bei einer Schädigung des ZNS kann aber der affektive Tonus hyperaktiv sein, und wie die anderen Systeme auch, kann er alle Systeme beeinflussen. Es wäre in der Tat praktischer und funktioneller, *sensomotorische Reaktionen* als *3 parallele Reaktionen* aufzufassen:
- somatische,
- vegetative (autonome) und
- affektive (emotionale).

Der „affektive Tonus" beeinflußt somatische Funktionen dramatisch, wie man am Beispiel des Klienten sieht, dessen Muskeltonus mit dem emotionalen Niveau steigt (oder am Beispiel des Klienten, dessen taktile Abwehr mit wachsendem Streß zunimmt).

2.4 Haltung

Anatomische Grundlagen

Mit zunehmender Größe und Mobilität eines Organismus wächst auch der Einfluß der Schwerkraft auf diesen Organismus. Der Organismus muß sich selbst erhalten können, und dazu muß er sein rostrales Ende aufrecht und seine Rezeptoren in einer Position halten, in der sie Nahrung und Gefahr aufspüren können. Menschen halten normalerweise den Kopf aufrecht und die Augen auf gleicher Höhe. Wenn sie darin einmal gestört sind, müssen sie, wie andere Organismen auch, ihren Körper wieder entsprechend ausrichten. Drei sensorische Systeme liefern Informationen über „Aufrechtsein" oder fehlendes „Aufrechtsein", also über die Position im Verhältnis zur Schwerkraft und Umgebung:

- das vestibuläre,
- das propriozeptive und
- das visuelle System.

Das *vestibuläre System* liefert Informationen über die Stellung des Kopfes im Verhältnis zur Schwerkraft und über die linearen und rotierenden Bewegungen des Kopfes. *Propriozeptoren*, insbesondere solche, die mit Gelenken und Muskeln der Körperachse in Verbindung stehen, liefern Informationen über Bewegungen von Körpersegmenten im Verhältnis zueinander. Das *visuelle System* liefert Informationen über die Stellung des Körpers im Verhältnis zur äußeren Umwelt. Ist die vertikale Position einmal erlernt, wird der Plan für die feedforward-orientierte Haltungsfunktion durch die Bewegungsprogrammierung nur geändert, wenn entweder eine entsprechende Absicht besteht oder der Feedback von den peripheren Rezeptoren nicht mit dem übereinstimmt, was erwartet wurde.

Die Interneuronen in diesen Systemen sind an der Hervorbringung angemessener Haltungen beteiligt. Das Wort *Haltung* („*posture*") ruft wahrscheinlich Bilder starrer Posen hervor.

Haltungen, die ein intaktes Nevensystem hervorbringt (angemessene Haltungen) sind sehr dynamisch und nicht starr. Sie ändern sich laufend, auch bei ganz geringfügigen Störungen. Sie ändern sich auch von Segment zu Segment und von Glied zu Glied. Eines beeinflußt das andere.

Zwei Beispiele sollen das verdeutlichen:

Betrachten wir als erstes die Wirbelsäule während des Gehens. Wenn der Mensch während der Spielbeinphase das Becken nach links rotiert, rotiert die Lendenwirbelsäule nach rechts, damit Gesicht und Rumpf weiterhin nach vorne schauen. Beim Gehen soll der Brustkorb in der frontalen Ebene bleiben; wenn der gegenseitige Arm in der sagittalen Ebene schwingt, dann muß die Brustwirbelsäule über dem sich bewegenden Becken stabilisiert werden.

Stellen Sie sich nun hin, die Arme an der Seite hängend, und heben dann die Arme nach vorne bis in Augenhöhe. Unmittelbar vor dem Heben der Arme hat Ihr Rumpf und Ihre untere Extremität Sie leicht nach hinten bewegt und Ihren Schwerpunkt verlagert. Dies ist ein Beispiel eines Feedforward-Mechanismus (Horak u. Nashner 1986).

Anpassungen werden auch in der Muskulatur des Brustkorbes und der proximalen oberen Extremitäten vorgenommen, um eine stabile Grundlage für die Bewegung des Gliedes zu bieten. Wiederum bedeutet „stabil" nicht fix oder unbeweglich.

Stabilität und *Haltung* sind Begriffe, die immer mit dem Präfix „dynamisch" zu verbinden sind und die man sich nicht statisch vorstellen darf.

Die Begriffe *Haltung*, *Stellung* oder *posturale Kontrolle* haben für den einzelnen Leser unterschiedliche Bedeutung.

> In diesem Abschnitt sollen mit Haltung jene ▶ *motorischen Aktivitäten* bezeichnet werden, deren Ziele die Erhaltung bzw. erneute Einnahme aufrechter Positionen im Verhältnis zur Schwerkraft sind.

Wenn wir zu unserem grundlegenden Modell des Nervensystems zurückkehren (Abb. 2.5), sehen wir, daß es sich auf Haltungskontrolle beziehen läßt. Das *afferente Neuron* kann Teil des visuellen, vestibulären oder propriozeptiven Systems sein. Die *Interneuronen* können im Mittelhirndach (Tectum mesencephali) liegen, in den vestibulären Kernen oder im Rückenmark. Die *efferenten Neuronen* sind α- und γ-Motoneuronen zu Muskeln des Rumpfes und der Glieder. Ein entscheidendes Konzept soll hier noch einmal bekräftigt werden. Auf der Ebene eines einzelnen Segments gibt es grundlegende Diagramme von „Verdrahtungen". Diese bestehen aus afferenten Neuronen, mehreren Interneuronen und efferenten Neuronen. An dieser Stelle der Betrachtung spielt es keine Rolle, wofür diese afferenten und efferenten Neuronen zuständig sind. Wichtiger ist es, zu verstehen, daß *alle* Systeme ihre Wirkung über diese grundlegenden Bahnen ausüben. Der direkteste Weg verläuft monosynaptisch über ein α-Motoneuron (Abb. 2.6). Der größte Teil vestibulärer Kontrolle wird auf diesem Wege ausgeübt. Der üblichste Weg, eine Wirkung auszuüben, geht über eines oder mehrere segmentale Interneuronen (Abb. 2.7). Und schließlich kann die Kontrolle über das afferente Neuron selbst ausgeübt werden (Abb. 2.8).

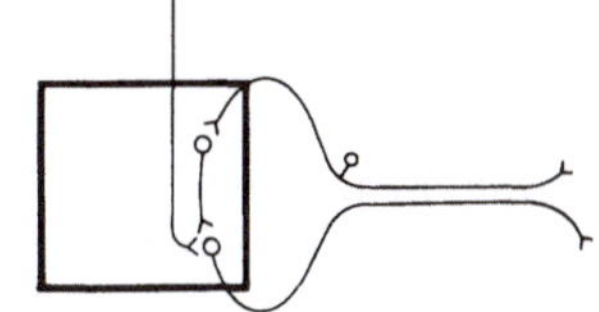

Abb. 2.6. Ein absteigendes Interneuron beeinflußt direkt das Motoneuron

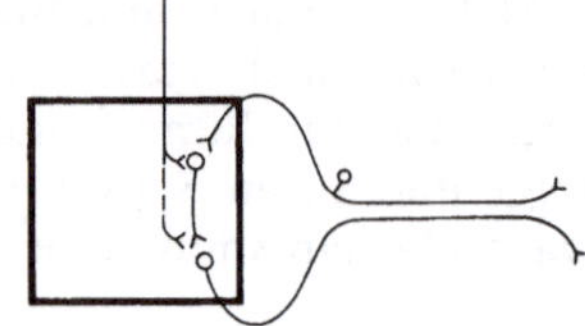

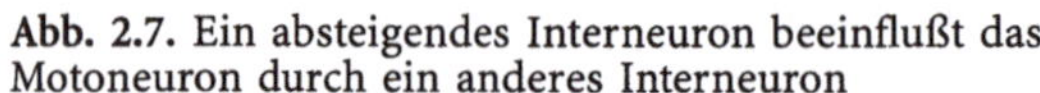

Abb. 2.7. Ein absteigendes Interneuron beeinflußt das Motoneuron durch ein anderes Interneuron

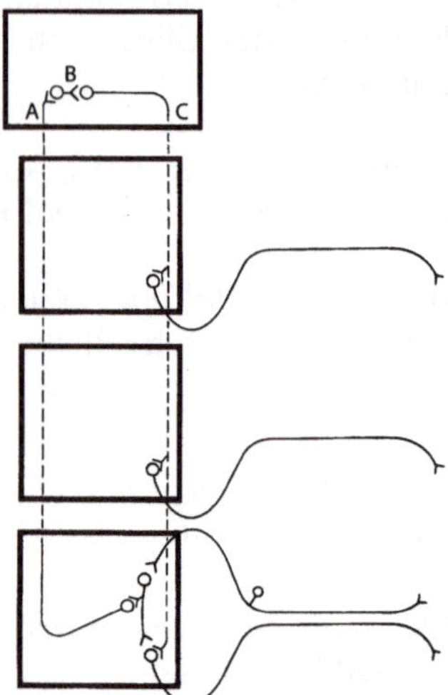

Abb. 2.8. Ein absteigendes Interneuron beeinflußt das Motoneuron, indem es das afferente Neuron beeinflußt

Ein 2. entscheidendes Merkmal besteht darin, daß die hervorgebrachte Beeinflussung oder Wirkung bahnend *oder* hemmend sein kann. Dies gilt für jede der in den Abb. 2.6–2.8 dargestellten Synapsen.

Das möglicherweise wichtigste Konzept zum Verständnis neurologischer Funktionen besagt, daß jedes Ereignis, jede Aktivierung der Neuronen, eine Wirkung auf das postsynaptische Neuron hervorruft (Bahnung oder Hemmung), daß aber in den meisten Fällen die Erregung des nächsten Neurons nicht über eine einzelne Synapse läuft.

Es ist die *Summe aller synaptischen Aktivierungen* zu einem bestimmten Zeitpunkt, sowohl der bahnenden als auch der inhibierenden, welche bestimmt, ob das nächste Neuron aktiviert wird.

Mit anderen Worten, was wir klinisch beobachten können, widerspiegelt die Summe aller synaptischen Ereignisse an denjenigen a-Motoneuronen, die reagieren. Unglücklicherweise ist dies alles, was wir beobachten, aufzeichnen oder messen können. Das soll aber *nicht* heißen, daß keine Wirkung stattgefunden hat, wenn keine Reaktion zu beobachten war. Es war nur keine Wirkung *beobachtbar.*

Alle Reaktionen werden letztlich durch a-Motoneuronen hervorgebracht. Meistens sind dabei a-Motoneuronen beteiligt, die mit Muskeln in Verbindung stehen, die der Schwerkraft entgegenarbeiten wie der Gastroknemius,

Soleus und Quadrizeps (s. Abb. 2.5–2.8). Retikulospinale und vestibulospinale Bahnen haben sowohl eine direkte (monosynaptische) als auch eine indirekte (via segmentales Interneuron ablaufende) Wirkung auf somatische efferente Neuronen. Alle anderen Systeme, die an der Regulierung von Haltung und an der Hervorbringung von Bewegung beteiligt sind (außer den kortikospinalen Bahnen für die Feinmotorik der Hand) beeinflussen a-Motoneuronen indirekt. Man nahm an, der monosynaptische Reflex der Gruppe Ia, der „Dehnungsreflex", trage zur Feineinstellung der Haltung beim Stehen bei, wenn beispielsweise der Gastroknemius/Soleus bei Vorwärtsschwankung im Sprunggelenk gedehnt wird. Nashner (1977) zeigte aber, daß die Latenz (zeitliche Verzögerung) dieser Reflexantwort auf eine rasche Dorsalflektion des Sprunggelenks beim stehenden Menschen 120 msec beträgt, und H-Reflex-Untersuchungen am Knie zeigten, daß die elektrisch induzierte Reflexantwort 30 msec braucht. Der Input der Ia-Faser hat wahrscheinlich einen „Einfluß", erzeugt aber die posturale Reaktion nicht selbst. Nashner (1977) behauptete aufgrund der Latenz der Reaktion, die posturale Reaktion sei die Funktion eines langen spinalen Reflexes. Er zeigte auch, daß diese Reaktion unterdrückt wird, wenn sie für das Ziel des Bewegungsprogramms und für aufrechtes Stehen unpassend wäre.

Wenn wir Organismen untersuchen, die auf der evolutionären Stufenleiter höherstehen, sehen wir, daß mehr und mehr Funktionen durch höhere Zentren kontrolliert werden, insbesondere durch solche auf der Ebene des Kortex. Eine „Spinalkatze" (eine Katze, deren Rückenmark zu experimentellen Zwecken durchtrennt wurde) kann, wenn sie schwebend gehalten und entsprechend stimuliert wird, zum Laufen gebracht werden. Eine Katze mit chronisch dezerebrierter Haltung kann stehen, wenn sie hingestellt wird, und kann sich vielleicht sogar aufrichten, wenn sie umgestoßen wird. Die elementare „Verdrahtung" für Fortbewegung ist im Rückenmark gegeben. Fortbewegung kann bei einer „Spinalkatze", die zusätzlich mit Dopamin behandelt ist, durch Bewegung eines Gliedes angeregt werden.

Warum kann dann ein „Spinalprimat" nicht zur Fortbewegung gebracht werden? Primaten, und insbesondere Menschen, sind Nutznießer und Opfer der *Enzephalisierung*. Die grundlegenden segmentalen „Verdrahtungs"-Diagramme sind wahrscheinlich immer noch dieselben wie bei niedrigeren Organismen, aber die Kontrolle, der „An-Aus-Schalter", liegt in höheren Zentren. Mit Kontrolle meinen wir die Einrichtung von Hintergrundaktivitäten innerhalb der „Verdrahtung", so daß diese durch afferenten Input aktiviert werden kann.

> ▶ *Kontrolle* kann heißen, eine Funktion hervorzubringen, oder es kann die Regulierung einer an anderer Stelle erzeugten Funktion sein.

Nehmen wir das vestibuläre System als Beispiel. Der der Schwerkraft entgegengerichtete oder Extensortonus wird in erster Linie vom vestibulären System unter Mithilfe des retikulären Systems erzeugt. Der Extensortonus kann auf der Ebene des Rückenmarks von jenen afferenten Neuronen der Haut und der Gelenke modifiziert werden, die vorwiegend Flexorreaktionen hervorbringen, oder er kann von absteigenden Systemen modifiziert werden, beispielsweise den kortikospinalen (oder Pyramiden-) Bahnen, die in der Lage sind, Extensoraktivität zu inhibieren. Der Extensortonus kann vom Hirnstamm her modifiziert werden, durch Beeinflussung der vestibulären Kerne, wodurch indirekt die Aktivität auf Rückenmarksebene modifiziert wird. Bei Katzen mit dezerebrierter Haltung zeigt sich dies an der weiteren Steigerung des Extensortonus, wenn ihnen auch eine Läsion im vorderen Lappen des Kleinhirns zugefügt wird, oder an einer Abnahme des Extensortonus, wenn der intakte vordere Lappen elektrisch stimuliert wird. Das Gangmuster des schwer chronischen Alkoholikers mit zerebellärem Schaden ist vielleicht teilweise auf den Verlust einer Kleinhirnregulation (einer Inhibition in diesem Falle) der vestibulären Funktion zurückzuführen. Chronische zerebelläre Stimulation wurde auch als invasive Methode zur Modifikation von Hypertonus beim Menschen eingesetzt (Penn u. Etzel 1977).

Ein anderes Grundkonzept der ZNS-Funktion, das verstanden werden muß, ist Sherringtons Konzept reziproker Innervation (Sherrington 1906). Dies läßt sich am besten an Beispielen erklären. Das vestibuläre System, speziell der Tractus vestibulospinalis lateralis, übt seine bahnende Wirkung vornehmlich auf der Schwerkraft entgegengerichtete Muskeln oder Extensoren aus. Diese Bahn fazilitiert Motoneuronen zu Muskeln, die der Schwerkraft entgegenarbeiten, und inhibiert Motoneuronen zu Muskeln, die der Schwerkraft folgen. Tabelle 2.4 listet geläufige Beispiele für reziproke Innervation auf.

Dysfunktion

Haltungsstörungen treten auf, wenn Strukturen geschädigt werden, deren Funktion die Erzeugung, Modifikation oder Kontrolle von Haltung ist.

Verletzungen von haltungserzeugenden Strukturen führen zu dem klinischen Bild von zu wenig oder zu viel Haltungstonus. Wieder bezogen auf unser Modell der Funktion des Nervensystems kann sich eine zu geringe Funktion, in diesem Fall ein zu geringer Haltungstonus, aus einer Schädigung afferenter Neuronen, Interneuronen oder efferenter Neuronen ergeben, die an der Erzeugung des Haltungstonus beteiligt sind. Eine bilaterale Schädigung des N. vestibulocochlearis schaltet vestibuläre afferente Neuronen aus und führt zu herabgesetztem Haltungstonus, speziell bei geschlossenen Augen. Eine Schädigung peripherer Nerven zu Extensoren oder eine direkte Schädigung von Motoneuronen wie beim Guillain-Barré-Syndrom oder bei Polio führt zu verminderter Haltungskontrolle. Sie führt auch zu verminderter Bewegung, denn sie betrifft nicht ausschließlich Motoneuronen zu Muskeln, die der Schwerkraft entgegenarbeiten. Herabgesetzten Haltungstonus findet man auch bei Läsionen des Kleinhirns und des zentralen Hirnstamms.

Allgemeiner ausgedrückt, eine Schädigung des ZNS hat eine Haltungsinstabilität zur Folge und führt zu erhöhtem Muskeltonus. Eine Verletzung der Interneuronen, welche die Haltung regulieren oder andere Interneurone regulieren, die direkter an der Haltungserzeugung beteiligt sind, führt gewöhnlich zu Rigor. Zu hoher Haltungstonus wird beobachtet, wenn die haltungser-

Tabelle 2.4. Beispiele reziproker Innervation

System	Afferente Neuronen	Interneuronen	Fazilitierend	Inhibierend
Rückenmark Kutan.	In der Haut über dem Extensor.	In der grauen Substanz des Rückenmarks.	Beteiligte Extensoren.	Antagonisten.
	In der Haut über anderen Muskeln.	In der grauen Substanz des Rückenmarks.	Flexoren.	Antagonisten.
Proprio-zeptoren.	Gelenkafferenzen (Zug).	In der grauen Substanz des Rückenmarks.	Flexoren.	Antagonisten.
	Muskelspindel (rasche Dehnung).	In der grauen Substanz des Rückenmarks.	Motoneuronen zum gedehnten Muskel.	Antagonisten.
Hirnstamm Vestibulär.	Hirnnerv VIII.	Im Nucleus vestibularis, in den vestibulo-spinalen Bahnen, in der grauen Substanz des Rückenmarks.	Extensoren, speziell während der Standbein-phase beim Ge-hen.	Antagonisten.
Retikulär.	Alle Arten senso-rischer Informa-tion werden in dieses System eingespeist.	In den Nuclei reticulares des Stammhirns, im aufsteigenden retikulären akti-vierenden System.	Extensoren.	Antagonisten.
Nucleus ruber.	Empfängt von anderen ZNS-Interneuronen, z. B. vom Klein-hirn, von den Basalganglien, von der Hirnrin-de.	Im Tractus rub-rospinalis, in der grauen Substanz des Rückenmarks.	Flexoren, speziell während der Spielbeinphase beim Gehen.	Antagonisten.
Endhirn Senso-motorischer Kortex.	Größtenteils exterozeptive und proprio-zeptive Informa-tionen aus Rük-kenmark und Hirnstamm.	Im Tractus corti-cospinalis lateralis, in der grauen Sub-stanz des Rücken-marks.	Flexoren oder Extensoren.	Extensoren, Flexoren.

zeugenden Interneuronen nicht von anderen Interneuronen kontrolliert wer-den. In dem oben erwähnten Beispiel ging es um die zerebelläre Regulierung der vestibulären Kerne und daher indirekt um Haltungskontrolle. In einem anderen Beispiel geht es um den Kortex, welcher auf Haltungsmechanismen in Hirnstamm und Rückenmark einen sehr starken inhibierenden Einfluß hat. Die kortikospinalen Bahnen senden Kollaterale (man sollte sie genauer *kortikobulbäre Fasern* nennen) in die Formatio reticularis des Hirnstamms. Diese Kollateralen tragen zur Regulierung der Rolle der Formatio reticularis bei der Haltungserzeugung bei. Die kortikospinalen Bahnen fazilitieren also

Muskeln, die der Schwerkraft folgen, und inhibieren Muskeln, die der Schwerkraft entgegenarbeiten, direkt auf der Ebene des Rückenmarks und indirekt auf der Ebene des Hirnstamms. Wenn daher diese Fasern in der Capsula interna geschädigt werden, einem gängigen Ort zerebrovaskulärer Insulte, führt der kombinierte Verlust der Regulierung von Mechanismen, die der Schwerkraft entgegengerichtet sind, zu dem klinischen Bild eines Patienten, der Schwierigkeiten hat, der Schwerkraft entgegengerichtete Haltungen zu inhibieren und Bewegung zu bahnen. Zugegebenermaßen ist die folgende Formulierung recht vereinfachend, aber solchen Klienten hilft eine Behandlung, die Systeme einsetzt, welche Bewegung bahnen und Haltung inhibieren. Spezielle Beispiele für afferente Reizaufnahme, die sich zur Steigerung des Haltungstonus bei zu niedrigem Haltungstonus oder zur Verringerung des Haltungstonus bei Klienten mit erhöhtem Muskeltonus einsetzen ließe, findet man in Kap. 5.

2.5 Willkürmotorik: zielorientierte Bewegung

Anatomische Grundlagen

Bewegung ist das Ergebnis von Muskelkontraktion, die von Motoneuronen gesteuert wird. Motoneuronen werden von Interneuronen beeinflußt und diese wiederum von anderen Interneuronen und afferenten Neuronen.

Bewegung muß von Interneuronen und afferenten Neuronen erzeugt und reguliert werden.

Obwohl motorische Programme nicht durch afferenten Input per se initiiert werden, sind afferente Daten nötig:
- zu einer Programmierung der Bewegung,
- für den Feedback zur Einschätzung der Bewegung in ihrem Verlauf und
- zum Lernen neuer Bewegungen und der Entwicklung von Fertigkeiten.

Nehmen wir einmal an, es gebe mehrere verschiedene Gruppen von Interneuronen auf verschiedenen Ebenen des ZNS, die „Bewegungsgeneratoren" sind. Auf der segmentalen Ebene gibt es einen Generator für Flexion und einen reziproken Generator für Extension. Dieser Generator kann durch ein afferentes Neuron oder ein extrasegmentales Interneuron aktiviert werden. Werden die Flexionsgeneratoren mehrerer benachbarter Segmente verbunden, entsteht ein Flexionsmustergenerator für das betreffende Glied. Wird der Flexionsmustergenerator des einen Gliedes mit dem Extensionmustergenerator des gegenseitigen Gliedes verbunden, kann eine reziproke Bewegung der Glieder erzeugt werden. Wird der Flexionsmustergenerator eines Beins mit dem Flexionsmustergenerator des gegenseitigen Arms verbunden, kann eine reziproke Arm- und Beinbewegung erzeugt werden. Die Existenz solcher „Generatoren" wurde hypothetisch angenommen, teilweise auf der Grundlage von Orlovskys (1972) Experimenten mit Spinalkatzen.

Ausgehend von dieser Hypothese könnten die zentralen Mustergeneratoren der oberen und unteren Extremitäten mit Interneuronen in Verbindung gebracht werden, die von Propriozeptoren des Nackens erregt werden, und man erhielte tonische Nackenreflexe; oder bei einer Verbindung mit Interneuronen, die von afferenten Neuronen des Labyrinths erregt werden, bekäme man tonische Labyrinthreflexe.

Das Entscheidende dieses Konzept ist, daß Rückenmark und Hirnstamm alle nötige „Verdrahtung" haben, um ziemlich komplexe, aber stereotype Bewegungen zu erzeugen. Wäre nur die „Verdrahtung" in Rückenmark und Hirnstamm vorhanden, könnte sich ein Organismus schon vor Gefahr zurückziehen, Nahrung suchen und im Verhältnis zur Schwerkraft seine Haltung bewahren. Aber die Evolution hat hier nicht aufgehört. Wir sind nicht nur in der Lage, uns selbst zu beschützen und uns im Verhältnis zur Schwerkraft in einer Stellung zu halten, wir können auch unsere Umwelt erforschen und Informationen suchen und verarbeiten. Diese Fähigkeit wird teilweise dadurch ermöglicht, daß wir Informationen unterschiedlich verarbeiten können. Grobe Berührung, Hitze und Kälte sind nicht mehr länger adäquate Informationen. Um unsere Umwelt zu erforschen, brauchen wir Rezeptoren, die fähig sind, feindifferenzierte Informationen zu liefern, also Zwei-Punkt-Unterscheidung und Unterscheidung nahe beieinanderliegender reflektierter Lichtquellen. Wir brauchen afferente Fasern, die schnell leiten, und Interneuronen, die Informationen von vielen Quellen integrieren können. Wir brauchen Interneuronen, die ganz neue und länger zurückliegende Informationen integrieren können, also Gedächtnis, Lern- und Assoziationsfähigkeit. Schließlich brauchen wir ein motorisches System, das unterschiedlichere, begrenzte Bewegungen hervorrufen kann, indem es Bewegung in distalen Segmenten isoliert behandelt.

Dieses motorische System baut auf bereits existierender „Verdrahtung" und verfeinert sie. Genau wie Wegzieh-, Labyrinth- und Stellreflex setzt es motorische Einheiten auf Segmentebene ein, um Muskelkontraktionen hervorzurufen. Ein Unterschied höherrangiger oder zielgerichteter Bewegungen zu Schutz- oder Haltungsbewegungen liegt in ihrer Vielfalt, Flexibilität und Wendigkeit. Wenn ein Wegziehreflex auch in Stärke, Latenz und Dauer variieren mag, sieht er doch immer wie ein Wegziehreflex aus und kann während seines Ablaufs nur durch Verstärkung oder Dämpfung variiert werden.

> Der Unterschied zwischen einem ► *simplen und einem* ► komplexen Bewegungsprogramm liegt in der Menge möglicher Modifikationen des Programms während seines Ablaufs.

Der *Flexorwegziehreflex* läßt sich verstärken oder abschwächen, wenn er aber einmal begonnen hat, wird er vollständig ausgeführt mit einer Stärke, die durch Ereignisse vor seinem Beginn bestimmt wurde. Einfache Fortbewegung ist ebenfalls ein recht stereotypes Bewegungsmuster.

Suprasegmentale, vestibuläre und rubrale Kontrolle wird durch eine Verstärkung oder längere Dauer der Muskelaktivität ausgeübt, aber nicht durch Veränderung des sequentiellen Verhältnisses von Muskeln in dieser Phase.

Mit anderen Worten, es gibt ein Fortbewegungsmuster, das beschleunigt oder verlangsamt werden kann, aber das Programm selbst wird normalerweise nicht modifiziert. Offenbar können durch Zentren oberhalb des Hirnstamms komplexere Muster erzeugt werden. Grillner et al. (1975) haben so etwas wie einen Bewegungsprogrammgenerator postuliert, der sowohl ballistische als auch langsame Bewegungen erzeugen kann. *Ballistische Bewegungen* sind solche, die zu schnell sind, als daß sie während ihres Ablaufs modifiziert werden können. Bei der Regulierung ihrer Erzeugung kann vielleicht der Nucleus subthalamicus eine Rolle spielen, wie subthalamische Läsionen, die zu Ballismus führen, belegen. Ein wahrscheinlicher Ort für Bewegungsprogrammgeneratoren sind die Basalganglien.

Wenn es zentrale Programmgenerator außerhalb der Hirnrinde gibt, was ist dann die Rolle des Kortex bei Bewegungen? Der motorische Kortex ist das ausführende Organ für die Programmgeneratoren. Er führt die Anweisungen aus und kontrolliert die Geschwindigkeit und Kraft von Bewegungen, indem er die Reihenfolge von Aufrufen motorischer Einheiten und die Wiederholungsrate reguliert. Diese Steuerung ergänzen die Kleinhirnhemisphären um die Aspekte Ordnung (Synergie und Koordination) und räumlichen Abstand. Das Kleinhirn kontrolliert die räumliche Distanz, die ein Glied bei einer Bewegung durchläuft, indem es die Zeit (Dauer) der Aktivität motorischer Einheiten reguliert.

Bei gegebener konstanter Kraft und Geschwindigkeit einer Muskelverkürzung wird das Glied sich über eine größere *Distanz* bewegen, wenn sich der Muskel über eine längere *Zeit* kontrahiert.

Dies ist natürlich nicht alles, was Kortex, Kleinhirn und Basalganglien tun, aber es ist für den Gebrauch in unserem Modell zum jetzigen Zeitpunkt genug. Das *Bewegungsmodell* soll an dieser Stelle noch einmal kurz zusammengefaßt werden.

ZUSAMMENFASSUNG

Durch die Evolution kam es zu einer segmentalen „Verdrahtung" (Rückenmark und Hirnstamm). Ursprünglich war sie für die Homöostasis konzipiert und wurde im Laufe der Evolution durch Verbindung segmentaler Programmgeneratoren verschiedener Muster modifiziert. Dadurch kann sie Haltungsreaktionen und auf den ganzen Organismus bezogene Schutzreaktionen hervorbringen, z. B. die Schreckreaktion oder die „Blinzel- und Duckreflexe".

Diesem Modell fügen wir nun *zentrale Programmgeneratoren* hinzu:
- ein Kleinhirn, das Bewegungen koordiniert und zeitlich steuert und
- einen motorischen Kortex, der Kraft und Geschwindigkeit reguliert, während er die koordinierten Anordnungen des spinalen Programmgenerators ausführt.

Diese Anordnungen werden ausgeführt, nicht indem auf Segmentebene neue „Verdrahtungen" geschaffen werden, sondern indem die ablaufende Aktivität innerhalb bestehender „Verdrahtung" reguliert, modifiziert, *gebahnt* oder *gehemmt* wird.

Der Kortex kann die „Verdrahtungen" des Rückenmarks direkt durch die Pyramidenbahn (Tractus corticospinalis) beeinflussen.

Jedoch wirkt sich nur ein sehr kleiner Prozentsatz dieses Einflusses direkt auf Motoneuronen aus. Mehrheitlich wirkt sich der Kortex via Interneuronen aus, indem die neuronale Hintergrundaktivität innerhalb segmentaler „Verdrahtungen" beeinflußt wird. Sowohl Tractus corticospinalis als auch Tractus rubrospinalis bahnen vorwiegend Muskeln, die der Schwerkraft folgen (Bewegung), und inhibieren Muskeln, die der Schwerkraft entgegenarbeiten (Haltung).

Nicht jede Regulierung von Bewegung findet auf der Ebene des segmentalen Reflexbogens statt. Wie schon weiter oben erwähnt, beeinflußt der Tractus corticospinalis auch die Hirnstammzentren, die insbesondere an der Regulierung von Haltung beteiligt sind. Der Kortex *fazilitiert Bewegungen* also auf mindestens zweierlei Weise:

- indem er auf der segmentalen Ebene Muskeln, die der Schwerkraft folgen, fazilitiert und
- indem er auf der Ebene des Hirnstamms Zentren hemmt, welche der Schwerkraft entgegenarbeitende Muskeln bahnen.

Das Kleinhirn und die Basalganglien beeinflussen Bewegung via Kortex. Das Kleinhirn empfängt (teilweise über die spinozerebellären Bahnen) Informationen, die eine ablaufende segmentale Aktivität, und (über die kortikopontozerebellären Bahnen) Informationen, die Absichten der Bewegungsprogrammgeneratoren betreffen. Das Kleinhirn überwacht dann das Programm (via spinozerebellärem Input), um zu bestimmen, ob die Bewegung hinsichtlich Distanz, Kraft usw. gemäß der Absicht verläuft, und signalisiert anderen Zentren, Anpassungen vorzunehmen, falls nötig. Wieder muß das Kleinhirn, da es keine direkte Verbindung zu den motorischen Einheiten hat, mit und durch andere Systeme arbeiten, um die Bewegung zu modifizieren.

Dysfunktion

Wenn eine Läsion zu einem Verlust von Funktionen führt, dann sollte in diesem System ein Verlust an Bewegung oder eine abgeschwächte Bewegung zu beobachten sein. Dieser Bewegungsverlust unterscheidet sich von dem auf Rückenmarksebene, wo beispielsweise die Verletzung eines peripheren Nerven Schwäche und Verlust von Reflexen verursacht. Ein Funktionsverlust bei Systemen, die an der Erstellung von Bewegungsprogrammen beteiligt sind, führt zu Problemen bei der Planung und beim Beginn von Bewegungen. Zu den *Symptomen* gehören:

- Akinesie,
- Apraxie und
- Perseveration.

Adaptive Reaktionen können in der Form von zu starker Bewegung erscheinen (athetoide oder choreaähnliche Bewegungen und erhöhter Muskeltonus).

! **Die unwillkürlichen Bewegungen scheinen Teil von Bewegungsprogrammen zu sein, die nicht länger von den regulierenden Zentren kontrolliert werden.**

Adaptive Reaktionen können auch in Form unkoordinierter Bewegungen auftreten, z. B. Vorbeizeigen, Ataxie, Dyssynergie oder Unfähigkeit, mit widersprüchlichem sensorischem Input zurechtzukommen.

Die häufigste ZNS-Läsion bei älteren Erwachsenen ist eine *Ischämie* im Anschluß an einen zerebrovaskulären Insult. In den meisten Fällen ist dabei die weiße Substanz in der Capsula interna betroffen sowie die kortokospinalen und kortikobulbären Bahnen. Das entsprechende *Symptom* ist eine Unfähigkeit, geschickte Bewegungen auszuführen, besonders Bewegungen distaler Segmente. Aber die betroffenen Klienten weisen auch häufig einen erhöhten Muskeltonus auf, vielleicht als adaptive Reaktion auf den Verlust peripherer Stabilität und auf fehlenden System-Input für die Bewegungsprogrammierung. Bei einer Verletzung der kortikospinalen und kortikobulbären Fasern kommt es zu einem Verlust kortikaler Hemmung von Haltungsmechanismen auf Hirnstammebene, auf segmentaler Ebene zu fehlender Bahnung von Muskeln, die der Schwerkraft folgen (Bewegung) und gleichzeitig zu fehlender reziproker Hemmung von Muskeln, die der Schwerkraft entgegenarbeiten (Haltung).

Untersuchungen haben gezeigt, daß die Bewegungsstörung bei einem Klienten mit spastischer Hemiplegie nicht das Ergebnis eines Hypertonus ist, der Bewegungen verhindert, sondern die Unfähigkeit, motorische Einheiten zum richtigen Zeitpunkt und in der richtigen Abfolge aufzurufen (Rosenfalck u. Andreassen 1980; Whitley et al. 1982). Andere Zeichen weisen darauf hin, daß bei der Schwäche hemiplegischer Klienten schließlich auch Motoneuronen in geringerem Maße beteiligt sein können (Chokroverty et al. 1976; McComas et al. 1973; Young u. Mayer 1979).

Bei anderen Arten von ZNS-Läsionen findet man unwillkürliche Bewegungen. In dieser Situation liegt vielleicht eine Instabilität bei einem Bewegungsgenerator vor, es fehlt an Regulierung dieses Generators, und Teile von Bewegungen werden ohne offensichtlichen Zweck ausgeführt. Beispiele hierfür sind *Athetose, Chorea* und *Ballismus. Tremor* ist zwar auch eine unwillkürliche Bewegung, ist aber vielleicht die Folge fehlender Kontrolle der innewohnenden Oszillation in dem sensomotorischen System.

! **Eine wesentliche Funktion des Kleinhirns ist die Regulierung oder Koordination von Bewegungen.**

Deshalb manifestieren sich zerebelläre Läsionen als Probleme unkoordinierter Bewegungen. Im Fall des zerebellären Tremors fehlt vielleicht die Dämpfung innewohnender Oszillation im sensomotorischen System, so daß es zu „zu viel" Oszillation bei einer versuchten Bewegung kommt. Es könnte sich auch um die Unfähigkeit handeln, eine Haltung „wahren" (Aschoff u. Kornhuber 1975).

Wie in vorangegangenen Abschnitten, können wir das Modell nun auf *Befunderhebung* und *Behandlung* anwenden. Zuerst muß entschieden werden, ob Symptome wie Schwäche das Ergebnis einer Verletzung von afferenten, efferenten oder Interneuronen ist. Sind *afferente Neuronen* betroffen, müssen andere afferente Neuronen gefunden werden, die ähnliche Informationen liefern können. Beispielsweise läßt sich propriozeptive durch visuelle Information ersetzen, oder propriozeptiver Input läßt sich durch Approximation der Gelenke steigern. Sind *efferente Neuronen* beteiligt, müssen andere motorische Einheiten ins Spiel gebracht werden, um schwache oder fehlende Funktionen zu ersetzen. Um mehr motorische Einheiten aufzurufen, kann der Therapeut afferenten Input nutzen. Biofeedback ist ein weniger selbstverständliches Beispiel, wie afferenter Input (üblicherweise auditiver oder visueller Input) zur Steigerung motorischen Outputs eingesetzt werden kann.

Sind *Interneuronen* die Ursache klinischer Anzeichen und Symptome, muß der Therapeut zuerst versuchen, zu bestimmen, wo bei der Bewegungsprogrammierung das Problem liegt:
- Bezieht es sich auf die Konzeption, Motivation oder Erzeugung von Programmen und Unterprogrammen?
- Bezieht es sich auf ihre Aufrufung, Koordination oder zeitliche Anordnung?
- Bezieht es sich auf ihre Ausführung?

Wenn der Klient *Probleme in der Bewegungsausführung* aufweist, steht der Therapeut vor der schwierigen Aufgabe, alternative Wege zur Erzeugung des fraglichen motorischen Outputs zu finden und/oder Bahnung im Nervensystem des Klienten vorzunehmen:
- Gibt es andere Wege, auf die verbleibenden Programme zuzugreifen?
- Muß der Klient für ihn bekannte Programme erlernen, als wären sie ganz neu für ihn?
- Gibt es andere Strategien, dieselbe Aufgabe auszuführen?
- Kann die Programmierung durch afferenten Input gesteigert, gebahnt oder aufgerufen werden, wenn das Nervensystem des Klienten versucht, sich an die Steuerung durch verbleibende Systeme anzupassen?

Beispielsweise können manche apraktischen Klienten eine Bewegungsaufgabe zwar nachahmen, jedoch nicht durchführen, wenn sie nur verbale Instruktionen erhalten. Sind Interneurone die Quelle abnormer oder adaptiver Anzeichen, z. B. unwillkürlicher oder unkoordinierter Bewegungen, muß der Therapeut entscheiden, ob andere Systeme intakt geblieben sind, die sich zur Regulierung, Überlagerung oder Hemmung der unerwünschten Bewegungsprogramme einsetzen lassen, oder ob es sich um eine adaptive Reaktion handelt, die für den Klienten unter den gegebenen Umständen höchst wirksam ist.

Auf diesem Gebiet liegt wahrscheinlich die schwierigste Aufgabe des Therapeuten. Kontrollsysteme für Bewegung sind entwicklungsmäßig betrachtet jünger, schadensanfälliger und weniger zahlreich als Kontrollsysteme für niedrigere Funktionen. Pharmazeutische Behandlung ist in manchen Fällen hilfreich, ist aber wahrscheinlich auf lange Sicht eher schädlich als nützlich.

2.6 Höhere kortikale Funktionen

Anatomische Grundlagen

Obwohl die Integration, die in den beiden Hirnhälften stattfindet, unendlich viel komplexer ist als ein segmentaler Reflex, läßt sie sich immer noch mit dem Reflexbogen vergleichen. Zu kortikaler Aktivität gehört immer noch, mindestens teilweise, der Empfang von Informationen von innerhalb und außerhalb des Körpers. Diese Informationen werden über afferente Neuronen zum ZNS geleitet – alle afferenten Neuronen (interozeptive, propriozeptive und exterozeptive) beeinflussen schließlich den Kortex. Erreicht eine Information das ZNS, wird diese über Interneuronen zum Kortex geleitet. Zu diesen Interneuronen zählen Projektionsfasern wie die spinothalamischen, der Lemniscus medialis, spezifische und diffuse thalamokortikale Projektionsfasern, geniculocalcarine Fasern (Radiatio optica, visuell) und geniculotemporale Fasern (auditiv). Weiter wird die Information von Interneuronen in Thalamus, Hypothalamus, den Basalganglien und dem Kortex verarbeitet. Andere Interneurone tragen die Information vielleicht von Gyrus zu Gyrus oder von Lobus zu Lobus (*Assoziationsfasern*). Wieder andere übertragen die Information von Seite zu Seite (*Kommissurenfasern*). Schließlich muß eine entsprechende Reaktion ausgeführt werden. Dies erfordert absteigende Projektionsfasern, z. B. die kortikospinalen und kortikobulbären Fasern, die die Information zu Motoneuronen übertragen. Nun sind wir am Ende des Weges, beim motorischen Output, angelangt. Vielleicht machen ein paar Beispiele höherer kortikaler Funktionen dies klarer.

An anderer Stelle in diesem Kapitel wurden segmentale Reflexe als Reaktion auf kutane Reize untersucht. Nun soll untersucht werden, was zusätzlich zu jenem segmentalen Reflex noch passiert.

Sie werden mit einer Stecknadel in den Zeigefinger gestochen. Dies führt bei Ihnen zu einer flexorischen Wegziehreaktion, möglicherweise zu einem hirnstammgesteuerten „Autsch" und zu einer Pupillenerweiterung. Sie *nehmen* außerdem den Reiz *wahr.* Dazu sind Interneuronen erforderlich, die die Information über den Thalamus zum Kortex leiten. Zuerst erreicht die Information das entsprechende primär-sensorische Rindenfeld und wird dann über Assoziationsfasern (weitere Interneuronen) zu sensorischen Assoziationsfeldern des Kortex geleitet. Sie wissen dann nicht nur, daß Sie gereizt wurden, Sie wissen auch, wo, wie stark, in welcher Form (aufgrund früherer Erfahrungen) und mit welchem Gegenstand. Außerdem haben Sie eine Entscheidung darüber getroffen, wie bedrohlich der Reiz war und ob Sie fliehen, kämpfen oder neutral bleiben sollen. Zu dieser Entscheidung mußten Sie Ihre früheren Erfahrungen sichten und die Situation emotional bewerten oder gewichten. Ihre daraufhin folgende Handlung beansprucht absteigende Bahnen, z.B. die retikulospinalen für die sympathische (kardiovaskuläre) Reaktion und kortikospinale, um die Nadel, mit der Sie gestochen wurden, zu entfernen.

Als nächstes werden Sie nicht mit einer Stecknadel gestochen, sondern man zeigt Ihnen ein Bild eines Sonnenuntergangs in der unberührten Natur Alaskas und bittet Sie, zu erzählen, was Sie sehen. Die afferenten Neuronen liegen in der Netzhaut. Interneuronen übertragen die visuellen Informationen von den Netzhäuten zum primär-visuellen Kortex (mit Zwischenhalten an Orten wie dem Tektum und dem Corpus geniculatum lateralis). Sie sehen das Bild. Interneuronen übertragen Informationen zu den visuellen Assoziationsfeldern. Sie erkennen das Bild als einen Sonnenuntergang in der Wildnis. Ihr Gedächtnis wird abgesucht. Sie erkennen nicht jenes bestimmte Bild. Interneuronen übertragen Informationen zu den Teilen des Hirns, die mit emotionalem Tonus zu tun haben (s. Kap. 4). Sie werden ängstlich. Nun erzählen Sie der Person, die Ihnen das Bild zeigt, daß Sie einen Sonnenuntergang in den Wäldern sehen. Sie beginnen, unruhig auf Ihrem Stuhl hin- und herzurutschen, denn als Kind sind Sie einmal beim Campen mit Ihren Eltern beinahe von einem Bär angegriffen worden.

Die Spezialisierung der Hirnhälften kann als Arbeitsteilung zwischen Interneuronen angesehen werden.

Um wirksamer zu sein, verarbeiten Interneuronen Informationen in beiden Hirnhälften unterschiedlich. Es ist *nicht* so, daß irgendeine bestimmte Information nur in einer der beiden Hirnhälften verarbeitet wird, sondern jede Hemisphäre sucht den afferenten Input nach unterschiedlichen Inhalten ab.

Bei den meisten Menschen analysiert die *linke Hemisphäre* den sequentiellen Inhalt eines Ereignisses, sei er auditiv, visuell, taktil oder propriozeptiv, und die *rechte Hemisphäre* analysiert den räumlichen Inhalt des Ereignisses.

Die linke Hirnhälfte zählt z.B. die Bäume, die rechte identifiziert sie als dichten Wald. Jede Hemisphäre trägt auch zur Reaktion bei. Die linke Hemisphäre ist an der Erzeugung von Sprache beteiligt, einer *Sequenz* von Lauten. Die rechte Hälfte steuert Ton und Rhythmus der Stimme bei, den räumlichen Inhalt. Die linke Hirnhälfte befaßt sich mit der *Sequenzierung* motorischer Akte. Die rechte Hälfte hat mehr mit einer auf den ganzen Körper bezogenen, auf den Körper im Raum bezogenen Integration zu tun.

Dysfunktion

Eine Läsion der Hirnhälften kann sowohl zu Funktionsverlust als auch zu adaptiven Reaktionen führen. Hätten Sie auf die Frage, was Sie auf dem Bild sehen, nicht geantwortet, könnte das auf zu geringen afferenten Input zurückzuführen sein. Entweder haben Sie die Frage nicht *gehört*, oder Sie haben das Bild nicht *gesehen*. Es könnte auch sein, Sie haben sowohl gehört als auch gesehen, aber Sie haben die Frage nicht verstanden bzw. können keine Antwort formulieren. Vielleicht liegt es auch an einer Läsion von Interneuronen, die für die Ausführung des motorischen Befehls zuständig sind (kortikospinale und kortikobulbäre Fasern), oder an einem Verlust von efferenten Neuronen, von Motoneuronen, wie man ihn bei Bulbärpoliomyelitis oder einer Lähmung des N. laryngeus findet. Ist die Unfähigkeit, den Stich einer Stecknadel zu spüren, dem Verlust afferenter Neuronen oder Projektionsfasern oder einer Schädigung in Thalamus oder primär-sensorischem Kortex zuzuschreiben? Oder besteht sie in einer Unfähigkeit, sich auf einen Reiz hin zu orientieren? Halbseitiger räumlicher Neglect scheint eher eine Unfähigkeit zu sein, sich auf einen Reiz hin zu orientieren, als eine Agnosie, wie man sie bei Verletzungen des rechten Parietallappens findet. Zu adaptiven Reaktionen auf den Verlust höherer kortikaler Funktionen könnten unangemessene Reaktionen gehören wie emotionale Labilität, hyperaktives Verhalten, Jargon-Sprache und Perseveration.

Wenn der Therapeut bei einem Klienten mit Schädigung einer Hirnhälfte einen Befund erheben muß, braucht er vielleicht die Hilfe anderer Mitglieder des Rehabilitationsteams. Je nachdem, welcher Bereich verletzt ist, lassen sich andere Systeme aktivieren:

- Verletzung im *afferenten Bereich*:
  Der Klient hat Probleme bei auditiver, visueller, propriozeptiver oder kutaner Sinneswahrnehmung. Wenn der afferente Bereich die Quelle seiner Symptome sind, dann können vielleicht andere Sinnessysteme ersatzweise einspringen.
- Verletzung im *efferenten Bereich*:
  Der Klient weist einen Verlust von Motoneuronen auf. Bei der Behandlung sollte versucht werden, funktionierende motorische Einheiten hierfür aufzurufen.
- *Interneuronale Verletzung*:
  Es stellt sich die Frage, ob die Verletzung im Bereich der Erzeugung von Funktionen oder im Bereich ihrer Regulierung liegt? Geht es um funktionserzeugende Interneuronen, gibt es vielleicht wenige Behandlungsalternativen, weil es bei höheren kortikalen Funktionen weniger doppeltes Vorkommen gibt. Es gibt eine andere Hemisphäre, die dieselbe Funktion mit einer anderen Strategie bewirkt. Sind nur einige der Interneuronen, welche diese Funktion erzeugen, beschädigt, kann geeigneter afferenter Input benutzt werden, um die Funktion der übrigen zu steigern. Dem Klienten mit Problemen visueller Wahrnehmung kann vielleicht durch zusätzlichen propriozeptiven Input geholfen werden. Ist die Dysfunktion durch einen Verlust regulierender Interneurone bedingt, kann man evtl. andere regulierende Zentren aufrufen. In manchen Fällen ist weniger besser. Bei dem

hyperaktiven Kind, das nicht regulieren (filtern) und sich auf die vorliegende Aufgabe konzentrieren kann, hilft eine Verringerung des afferenten Inputs durch Kontrolle der Umgebung dem Nervensystem des Kindes bei der Funktionsregulierung.

ZUSAMMENFASSUNG

Für jedes der betroffenen Systeme und bei beliebiger Schwere der Verletzung muß der Therapeut beim Klienten mit neurologischer Dysfunktion einen Befund erheben, seine Probleme identifizieren und ihn behandeln. Viele Verfahren zur Befunderhebung schließen eine Überprüfung der Intaktheit der afferenten Neuronen, Interneuronen und efferenten Neuronen ein. Sämtliche Reflextests beruhen auf diesem Reflexbogen. Der Therapeut muß vielleicht auch eine Untersuchung des Gangs, der Koordination, der funktionellen Leistung und höherer kortikaler Funktionen in Betracht ziehen. Er versucht zu bestimmen, ob die afferenten Informationen ausreichend und angemessen sind, ob sie adäquat integriert werden und ob eine angemessene und/oder adaptive Reaktion hervorgebracht wird.

Die anschließende Behandlung wird auf der Basis eines einheitlichen Modells bestimmt. Der Therapeut muß irgendeinen Weg finden, um einen Input bereitzustellen, der für eine Bahnung der Integration und Herstellung einer adaptiven Reaktion geeignet und angemessen ist. In Kap. 5 findet der Leser eine Kategorisierung afferenten Inputs, der bei der Behandlung des neurologischen Klienten eingesetzt werden kann.

Das vorliegende Kapitel wollte einen Überblick über Rolle und Funktion des ZNS bieten. Eine tiefergehende Analyse des Systems motorischer Kontrolle bzw. des limbischen Systems findet der Leser in Kap. 3 und 4. Das Nervensystem muß als Ganzes verstanden werden, denn keines seiner Teile funktioniert isoliert von den anderen. Wenn einmal das Ganze gut verstanden ist, sollte eine tiefergehende Untersuchung oder die schwerpunktmäßige Betrachtung eines Bereichs das Verständnis des Lesers vom Ganzen erweitern. Der Weg zum Lernen ist aufregend, aber kompliziert. Solange der Leser das Ganze im Blick behält, wird er sich immer wieder zum Verständnis zurückfinden, wenn er den Überblick verliert.

Die Autorin möchte Gail Widener, Ph. D. und Physiotherapeutin, für ihre wertvollen Beiträge zu diesem Kapitel danken.

Literatur

Aschoff JC, Kornhuber HH: Functional interpretation of somatic afferents in cerebellum basal ganglia and motor cortex In Kornhuber HH, editor The somatosensory system. Stuttgart. 1975. Thieme

Chokroverty S et al.: Hemiplegic amytrophy, Arch Neurol 33:104, 1976

Grillner S: Locomotion in vertebrates: central mechanisms and reflex interaction, Physiol Rev 55:247, 1975

Horak FB, Nashner LM: Central programming of postural movements: Adaptations to a lifted support surface configuration, J Neurophysiol 55:1369–1381, 1986

Kandel ER, Schwartz JH, Jessell TM: Principles of neural science, New York, 1991, Elsevier Publishing Co

McComas AJ et al.: Functional changes in motoneurons of hemiparetic patients, J Neurol Neurosurg Psychiatry 36:183, 1973

Nashner LM: Fixed patterns of rapid postural responses among leg muscles during stance, Exp Brain Res 30:13, 1977

Orlovsky GN: The effect of different descending systems on flexor and extensor activity during locomotion, Brain Res 40:359, 1972

Penn RD, Etzel ML: Chronic cerebellar stimulation and developmental reflexes, J Neurophysiol 46:506, 1977

Rosenfalck A, Andreassen S: Impaired regulation of force and firing pattern of single motor units in patients with spasticity, J Neurol Neurosurg Psychiatry 43:970, 1980

Sherrington CS: The integrative action of the nervous system, New Haven, 1906, Yale University Press

Walshe F: Contributions of John Hughlings Jackson to neurology: a brief introduction to his teachings, Arch Neurol 5:119, 1961

Whitley DA et al.: Patterns of muscle activity in the hemiplegic upper extremity, Phys Ther 62:641, 1982 (abstract)

Young JL and Mayer RF: Mechanical properties of single motor units in short-term hemiplegia, Neurology 29:609, 1979

Weiterführende Literatur

Brooks VB: The neural basis of motor control, New York, 1986, Oxford University Press

Bruggencate G ten: Functions of extrapyramidal systems in motor control. I. Supraspinal descending pathways, Pharmacol Ther B1:587, 1975

Bruggencate G ten: Functions of extrapyramidal systems in motor control. II. Cortical and subcortical pathways, Pharmacol Ther B1:611, 1975

Bruggencate G ten, Lundberg A: Facilitory interaction transmission to motoneurons from vestibulospinal fibers and contralateral primary afferents, Exp Brain Res 19:248, 1974

Burke D: A reassessment of the muscle spindle contribution to muscle tone in normal and spastic man. In: Feldman RG et al., editors: Spasticity: disordered motor control, Chicago, 1980, Year Book Medical Publishers, Inc

DeLong MR, Strick PL: Relation of basal ganglia, cerebellum and motor cortex units to ramp and ballistic limb movements, Brain Res 71:327, 1974

Desmedt JE, editor: Spinal and supraspinal mechanisms of voluntary motor control and locomotion, vol 8, Progress in clinical neurophysiology, Basel, 1980, S Karger

Desmedt JE, editor: Motor unit types, recruitment and plasticity in health and disease, vol 9, Progress in clinical neurophysiology, Basel, 1981, S Karger

Eyzaguirre C, Fidone SS: Physiology of the nervous system, Chicago, 1975, Year Book Medical Publishers, Inc

Feldman RG et al.: Spasticity: disordered motor control, Chicago, 1980, Year Book Medical Publishers, Inc

Grillner S: Locomotion in vertebrates: central mechanisms and reflex interaction, Physiol Rev 55:247, 1975

Grillner S, Hongo T: Vestibulospinal relations. Vestibular influences on the lumbosacral spinal cord. In: Brodal A et al., editors: Basic aspects of central vestibular mechanisms, Amsterdam, 1972, Elsevier Publishing Company

Hongo T et al.: The rubrospinal tract. II. Facilitation of interneuronal transmission in reflex paths to motoneurons. Exp Brain Res 7:365, 1969

Kuypers HGJM: The descending pathways to the spinal cord: their anatomy and function. Prog Brain Res 11:178, 1964

Landau WM: Spasticity: What is it? What is it not? In: Feldman RG and others, editors: Spasticity: disordered motor control. Chicago, 1980, Year Book Medical Publishers, Inc

Lundberg A, Voorhoeve P: Effects from the pyramidal tract on spinal reflex arcs, Acta Physiol Scand 56:201, 1962

MacLeon PD: The triune brain in conflict, Psychother Psychosom 28:207, 1977

Miller S, Scott PD: Spinal generation of movement in a single limb: functional implications of a model based on the cat. In: Desmedt, JE, editor: Progress in clinical neurophysiology, vol 8. Basel. 1980, S Karger

Sarnat HB, Netsky MG: Evolution of the nervous system, New York. 1974, Oxford University Press, Inc

Williams PL, Warwick R: Functional neuroanatomy of man, Philadelphia. 1975, WB Saunders Co

Willis WD, Grossman RG: Medical neurobiology, ed 3, St Louis, 1981, Mosby

Aktuelle Fragen und moderne Theorien der motorischen Kontrolle: Beurteilung von Bewegung und Gleichgewicht

3

R. A. Newton

Inhalt

BEGRIFFE

- Neurologische Befunderhebung,
- Theorien motorischer Kontrolle.

> **Die Lektüre dieses Kapitels ermöglicht es dem Lernenden oder Therapeuten:**
> 1. den Unterschied zwischen einer *auf motorischer Kontrolle basierenden* und einer *auf Reflexen basierenden/hierarchischen Theorie* zu erkennen,
> 2. die Parameter motorischer Kontrolle und untereinander verbundene Untergruppen dieser Parameter als solche zu erkennen und zu analysieren,
> 3. die verschiedenen Elemente motorischer Kontrolle zu vergleichen und festzustellen, wie jeder Parameter Gleichgewicht und Bewegung beeinflussen kann,
> 4. zu erkennen, wie sich diese Theorie zur *neurologischen Befunderhebung* bei Klienten mit neurologischer Dysfunktion anwenden läßt.

Grundlegende Theorien für *neurologische Befunderhebung* und Behandlung in Physiotherapie und Ergotherapie sind die Theorien motorischer Kontrolle, motorischen Lernens und motorischer Entwicklung. Therapeuten sind daran interessiert zu verstehen, wie das Gehirn Bewegungen steuert, wie ein Bewegungsmuster oder Bewegungsverhalten erlernt wird und wie sich Bewegungsverhalten im Laufe des Lebens ändert. Sie wollen auch verstehen, wie das Gehirn bei Personen mit Haltungs- und Bewegungsdefiziten und ebenso bei Gesunden Bewegungen steuert. In dem Maße, wie Erkenntnisse über motorische Kontrolle verfügbar werden, überprüfen Therapeuten jene Prinzipien, die die Grundlage ihrer Befunderhebung und Behandlung bilden, und ersetzen ältere, veraltete Begriffe durch neuere Prinzipien motorischer Kontrolle. Die neueren Ideen entstammen vielen Disziplinen, darunter Neurologie und Theorie motorischen Lernens.

Dieses Kapitel dient 2 Zwecken:
1. Es liefert dem Leser einen Überblick über heutige Modelle zur Darstellung neuraler Regulierung von Haltung und Bewegung.
2. Es beschreibt auf der Basis dieser Modelle einige Defizite motorischer Kontrolle und zeigt Wege auf, wie Therapeuten diese Konzepte zur Evaluation von Patienten mit neurologischer Dysfunktion einsetzen können.

> Ein ▶ *Modell* ist eine schematische Darstellung einer Theorie.

In unserem Falle wird die Theorie der Regulierung motorischen Verhaltens durch das Gehirn schematisch als Modell dargestellt. Es werden viele Modelle entworfen, denn die Forscher entwickeln und prüfen ihre Theorien mit verschiedenen Methoden.

! **Alle Modelle haben ihre Begrenzungen und ändern sich laufend in dem Maße, wie Forscher neue Erkenntnisse gewinnen und wie technische Fortschritte gemacht werden.**

Aber eine Theorie, die laufend überprüft wird und sich wandelt, ist besser als eine überholte oder gar keine Theorie. Früher setzten Forscher Techniken wie visuelle Beobachtung und Palpation ein, um Modelle für die motorische Kontrolle durch das Gehirn zu entwickeln. Heute benutzt man Techniken und Instrumente wie Elektromyographie, Filmanalyse, Kraftmesser („force plates"), Elektronenmikroskopie und Untersuchungen der zerebralen Blutströme, um Hypothesen über motorische Kontrolle aufzustellen. Schließlich gibt es Modelle, die nur einen kleinen Ausschnitt des Nervensystems abbilden. Ein Modell der Rückenmarksmechanismen beispielsweise wird nicht auch Steuerungsprozesse darstellen, die durch höhere Zentren ausgeübt werden. Andere Modelle sind ganzheitlicher. So kann man z.B. mit einem systemischen Modell die Beziehungen zwischen verschiedenen Hirnzentren und den spinalen Zentren beschreiben und untersuchen.

Modelle zu *Theorien motorischer Kontrolle*, die als Grundlage dienen, um bei Befunderhebung und Behandlung eines Patienten motorische Reaktionen vorauszusagen, sollten eine *große Reichweite* haben. So wird beispielsweise ein Therapeut, der sich auf ein Modell spinaler Reflexe stützt, motorisches Verhalten ungenau prognostizieren, denn dieses Modell bezieht kein Bewegungsverhalten mit ein, das von höheren Hirnzentren reguliert wird.

Für die Analyse und Behandlung von Menschen mit Haltungs- und Bewegungsdysfunktionen ist es wichtig, die richtigen Modelle auszuwählen und zu benutzen.

3.1 Ein klassisches Modell motorischer Kontrolle

Der Begriff ▶ *motorische Kontrolle* bezieht sich auf die Regulierung von Bewegungen und auf dynamische Haltungsanpassung.

Wir beschreiben hier das *hierarchische Modell*, die Grundlage für die traditionelle neurologische Therapie. Dazu gehört die Darstellung der Hierarchie, ihrer Anwendungen für die Pathophysiologie und ihrer Begrenztheit.

Das *Hierarchiemodell* beinhaltet eine Befehlszentrale, ein höheres Zentrum, das das Bewegungsprogramm plant und an untergeordnete Zentren zur Ausführung delegiert (Abb. 3.1). Dieses Modell impliziert, daß das Bewegungsprogramm auf höchster Ebene entwickelt und von peripherem Feedback während der Ausführung der Bewegung nicht beeinflußt wird. Neuere Modelle hierarchischer motorischer Kontrolle enthalten auch Feedback-Regelkreise. In diesen *modifizierten hierarchischen Modellen* erhält die Befehlszentrale auch Informationen über innere und äußere Umstände vor und nach der Bewegung. Während der Ausführung der Bewegung muß die Zentrale diese Informationen jedoch nicht benutzen.

Beschädigt eine Krankheit oder Verletzung das höchste Zentrum, zersetzt dies das ganze Nervensystem (Jackson 1884). Die stabileren und evolutionär

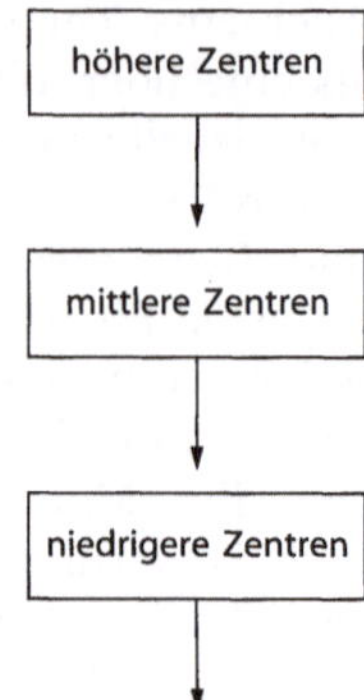

Abb. 3.1. Modell hierarchischer motorischer Kontrolle

älteren Nervenzentren kontrollieren die Bewegung. Bewegungen auf niedrigerer Ebene sind reflexartig, d. h. stereotyp und nicht modifizierbar, wenn externe oder interne Umstände eine Änderung erforderlich machen. Schädigung von Nervengewebe in den höchsten Zentren führt entweder zu Zerstörung oder zu Instabilität der Bewegung. Krankhafte Veränderungen können auch dazu führen, daß das Nervensystem „überbereit" ist, aktiv zu werden.

In dieser Theorie enthält das höchste Zentrum alle für eine Bewegung nötige Information, und die Befehlszentrale kann von außen oder von innen kommendes Feedback zur Regulierung von Bewegungen einsetzen oder auch nicht. Außerdem gibt es keine Verständigung der übrigen Ebenen untereinander. Sie dienen vielmehr als untergeordnete Ausführungsorgane für Befehle, die vom höchsten Zentrum ausgehen.

Das Hierarchiemodell motorischer Kontrolle repräsentiert den Stand der Wissenschaft von Mitte des 19. Jh. an bis zum frühen 20. Jh. Obwohl dieses Modell seine Begrenzungen hat, diente es als Grundlage für die Entwicklung der Disziplinen der Neurologie und der neurologischen Physiotherapie. Seit der Zeit, als das hierarchische Modell in die Theorie der Physiotherapie übernommen wurde, sind andere Theorien der Regulierung von Haltung und Bewegung entwickelt worden.

Das hierarchische Modell ist geeignet, motorische Aktivitäten zu untersuchen, die ohne Feedback ablaufen. Um aber die Zusammenhänge einzelner Hirnzentren bei der Planung und Auslösung motorischer Aktivitäten zu verstehen, ist es nur begrenzt einsetzbar.

3.2 Heutige Modelle motorischer Kontrolle

Der Begriff *systemisch* wurde aus dem Vokabular der Techniker übernommen, um die Zusammenhänge verschiedener Hirn- und Rückenmarkszentren zu beschreiben, die bei der Nutzung von Feedback zusammenarbeiten (Abb. 3.2).

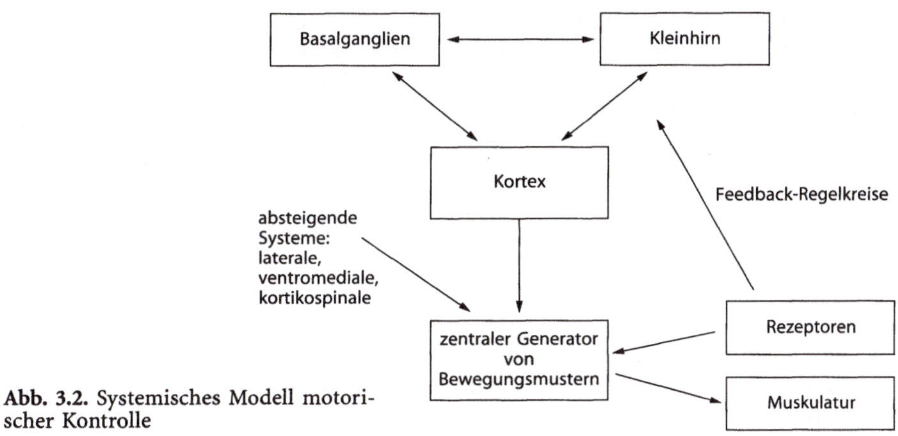

Abb. 3.2. Systemisches Modell motorischer Kontrolle

> ▶ *Sinnesempfindung* („sensation") ist der Vorgang, in dem Rezeptoren Informationen über innere und äußere Umgebung aufnehmen.

Eine Information wird von den Rezeptoren kodiert und zu verschiedenen Bereichen des Nervensystems weitergeleitet. Bis es zur entsprechenden Bewegung kommt, sind verschiedene Stadien beteiligt:

- Wahrnehmung („perception"),
- Reaktionsauswahl („response selection"),
- Ausführung der Reaktion („response execution").

Das Zentralnervensystem (ZNS) empfängt die Sinnesempfindungen und interpretiert sie auf der Grundlage gegenwärtiger Erfahrungen, des gegenwärtigen Zustands der inneren und äußeren Umgebung und der Erinnerung an ähnliche frühere Situationen. Dieser Vorgang wird *Wahrnehmung („perception")* genannt. Die Verarbeitung der Informationen führt zur Entwicklung einer Bewegungs- (und Haltungs-) Strategie. Diesen Vorgang nennt man *Reaktionsauswahl („response selection")*, also die Wahl derjenigen Bewegungsstrategie, die situationsbezogen die Bedürfnisse des Individuums am angemessensten erfüllt. Dann wird die *Reaktion* durch Muskeln und Gelenke *ausgeführt („response execution")*.

Das beobachtbare Bewegungsverhalten ist das Ergebnis von Verarbeitung der Informationen und von Auswahl und Ausführung der gewählten Bewegungs- und Haltungsreaktion.

Die Forscher haben Prinzipien und Konzepte aus verschiedenen Disziplinen übernommen, um einen systemtheoretischen Zugang zu motorischer Kontrolle zu entwickeln, beispielsweise Konzepte der Neurologie, Prinzipien der nichtlinearen Phänomene in der Physik und Bernsteins Arbeiten zu Freiheitsgraden. Die Konzepte, die in diesem Abschnitt vorgestellt werden, stehen stellvertretend für Systemtheorie und dynamische Handlungstheorie. Sie bieten keineswegs eine vollständige Darstellung aller Konzepte dieser vielgestaltigen, komplexen Theorien. Eine umfassende Diskussion dieser Phänomene findet man an anderer Stelle (Bernstein 1967; Heriza 1991; Newell u. Corcos 1993; Schoner u. Kelso 1988; Tuller et al. 1982).

Prinzipien und Konzepte heutiger Theorien motorischer Kontrolle

Wie bereits erwähnt, liegen heutigen Modellen motorischer Kontrolle ähnliche Annahmen und Konzepte zugrunde, jedes Modell hat aber dazu noch seine spezifischen Annahmen und Konzepte. In diesem Abschnitt werden *Elemente der verschiedenen heutigen Theorien* dargestellt, die für die Beschreibung von Bewegungs- und Haltungskontrolle bei Patienten mit neurologischer Dysfunktion ebenso wie bei gesunden Menschen nützlich sind:

- zentraler Generator von Bewegungsmustern,
- Informationsverarbeitung,
- adaptives Verhalten,
- Bewegungsmuster, die selbstorganisierenden Subsystemen entstammen,
- Wechselseitigkeit,
- Funktionsverteilung,
- Kontrolle der Freiheitsgrade,
- bevorzugte, nichtzwingende Bewegungsmuster,
- die Rolle sensorischer Information,
- Fehler bei motorischer Kontrolle.

Diese Elemente können auch selbst als Komponenten einer Theorie angesehen werden und auch ihrerseits Theorie repräsentieren. Sie können allein die motorische Kontrolle ˌbeim gesunden Menschen oder bei einem Menschen mit neurologischer Dysfunktion nicht erklären. Vielmehr wirken sie zusammen und hängen zusammen.

Aus der Interaktion der verschiedenen Elemente entsteht das Verhalten betreffend Bewegung und Haltung, welches ein Mensch als Reaktion auf die umstandsbedingten und aus der Aufgabe herrührenden Anforderungen einer Situation zeigt.

Zentraler Generator von Bewegungsmustern

In dem hierarchischen Modell ist die traditionell grundlegende Einheit auf Rückenmarksebene der Reflex. Wenn ein bestimmter Reiz die Rezeptoren aktiviert, erfolgt eine einzige stereotype motorische Reaktion.

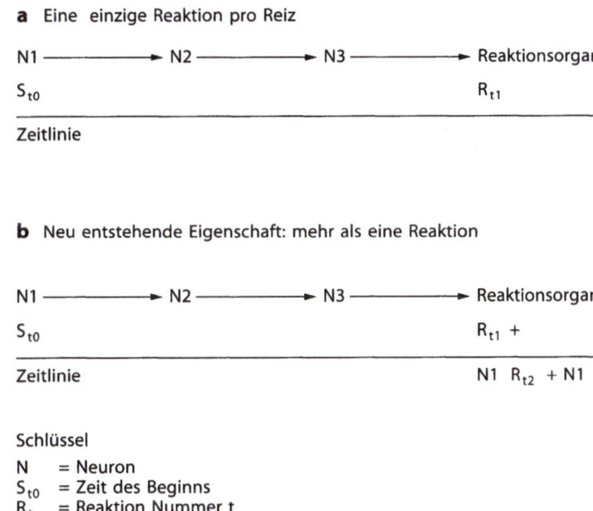

Abb. 3.3. Neu entstehende Eigenschaft

In der aus neurologischer Perspektive entwickelten systemischen Theorie ist die grundlegende Einheit auf spinaler Ebene der Generator von Bewegungsmustern („central pattern generator", CPG) (Grillner 1981; Newton 1987).

Wenn ein einzelner Reiz einen CPG aktiviert, kommt es zu einer ganzen Reihe motorischer Reaktionen (Abb. 3.3). Es kann auch eine spontane Aktivierung des neuronalen Netzwerks geben. Zu spontaner Aktivierung kommt es im Sinoatrialknoten des Herzens. Dieser Knoten wird als neuronales Netzwerk aufgefaßt. Seine Fasern sind extrem durchlässig für Natriumionen. Wenn erhöhte Membrandurchlässigkeit einen Zustrom von Natriumionen in die Fasern des Knotens bewirkt, kommt es zur Depolarisierung und Erregung des Sinoatrialknotens, was wiederum zur Erregung und Kontraktion von Muskelfasern des Vorhofs führt.

Informationsverarbeitung

Die Konfiguration des systemischen Modells bietet sich für viele Methoden der Verarbeitung von Informationen an. Die *Informationsverarbeitung* kann auf verschiedene Arten erfolgen:
- serielle Verarbeitung,
- parallele Verarbeitung,
- parallel-verteilte Verarbeitung.

Serielle Verarbeitung bezeichnet eine spezifische Ordnung der Verarbeitung von Informationen durch verschiedene Zentren (Abb. 3.4). Die Informationen bewegen sich dabei geschlossen durch jedes Zentrum. Bei *paralleler Verarbeitung* werden die Informationen simultan oder nahezu simultan von meh-

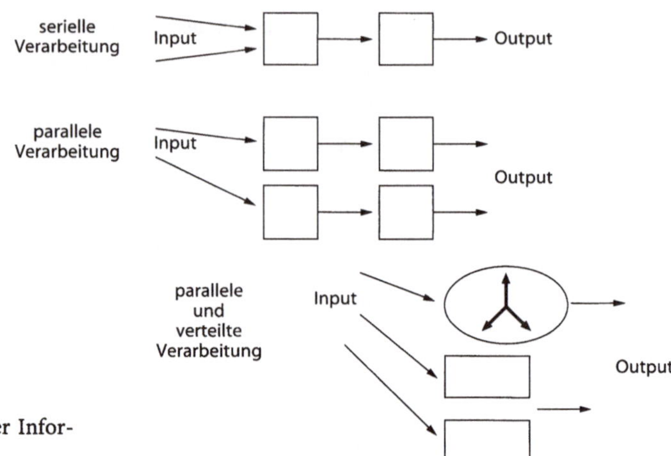

Abb. 3.4. Methoden der Informationsverarbeitung

reren Zentren verarbeitet und können in mehreren Aktivitäten verwendet werden. Eine 3., noch flexiblere Art der Informationsverarbeitung ist die *parallel-verteilte Verarbeitung* (Pribram 1988). Hier werden die besten Eigenschaften von serieller und paralleler Verarbeitung kombiniert

Das bedeutet, eine Information kann seriell verarbeitet werden, wenn die Situation es verlangt. In anderen Fällen ist es möglich, daß die parallele Verarbeitung die Methode der Wahl ist. Für eine optimale Nutzung der Informationen aus verschiedenen Hirnregionen plus der aktuellen internen und externen sensorischen Informationen ist unter Umständen eine Kombination von serieller und paralleler Verarbeitung angesichts der Vielfalt von Informationen der nützlichste Weg.

! **Welche Art der Informationsverarbeitung ausgewählt wird, hängt von folgenden Faktoren ab:**
- **Wieviel Zeit wird für die Reaktion auf eine bestimmte Situation benötigt?**
- **Findet die Verarbeitung während des Lernens einer bestimmten Bewegungsstrategie statt?**

Adaptives Verhalten

Obwohl in diesem Modell das Gehirn in der Lage ist, über zentrale Bewegungsmustergeneratoren ein verallgemeinertes Muster motorischer Aktivität hervorzubringen, reicht dieses Konzept wohl nicht, um die Veränderbarkeit von Bewegungsmustern zu erklären.

! **In dem System muß es eine Organisation geben, mit Hilfe derer sich das System an Rahmenbedingungen der äußeren Umgebung, des Stoffwechsels und der verschiedenen inneren physiologischen Körpersysteme (d.h. der muskuloskeletalen und kardiovaskulären Systeme) anpassen und auf sie reagieren kann.**

Das muskuloskeletale System kann aufgrund der *baulichen Struktur von Gelenken und Muskelansätzen* eine Einschränkung für das Bewegungsmuster darstellen. Eine Person mit funktioneller Kontraktur kann vielleicht ein Gelenk nur innerhalb eines bestimmten Bereichs des gesamten normalen Bewegungsausmaßes bewegen. Weiterhin können die *Rahmenbedingungen der Aufgabe* einschränkend bei der Ausformung des Bewegungsverhaltens wirken. Bestimmte Anforderungen der Aufgabe müssen erfüllt werden, damit sie durchgeführt werden kann. Beispielsweise muß die Dorsalflexion des Fußes beim Gehen ein kritisches Maß an Zehenspiel bieten. Auch *Anforderungen oder Randbedingungen aus der Umgebung* beeinflussen das Bewegungsmuster. Zum Beispiel können sich Haltung und Gang einer Person, die auf einem Rollband geht, ändern gegenüber ihrer Haltung und ihrem Gang auf einem stabilen Boden.

Das Nervensystem muß auf viele Arten innerer und äußerer einschränkender Bedingungen reagieren, um ein altersentsprechendes und für die Erfüllung einer Aufgabe wirksames Bewegungsverhalten zu entwickeln und auszuführen. Wirksamkeit läßt sich anhand der Kriterien des metabolischen Aufwands für die Person, der Art des eingesetzten Bewegungsmusters, der bevozugten oder gewohnten Bewegung („Gewohnheit") und der Zeit für die Durchführung der Aufgabe untersuchen.

Bewegungsmuster, die selbstorganisierenden Untersystemen entstammen

Ein ▶ *koordiniertes Bewegungsmuster* entwickelt sich aus der dynamischen Interaktion von Untersystemen zur Bewältigung einer Aufgabe bei Beachtung der inneren und äußeren einschränkenden Bedingungen.

Das so zustandekommende Bewegungsmuster ist also situativ angemessen und stellt eine aus der Interaktion von Untersystemen neu entstehende Eigenschaft dar. Im Zusammenhang mit selbstorganisierenden Systemen gibt es mehrere Prinzipien.

Wechselseitigkeit („reciprocity")

Wechselseitigkeit schließt einen Informationsfluß zwischen zwei oder mehreren neuronalen Netzwerken ein. Diese Netzwerke können spezifische Hirnzentren sein, z.B. das Kleinhirn und die Basalganglien. Es kann sich auch um interagierende Neuronengruppen innerhalb eines Zentrums handeln (s. Abb. 3.2). Die Informationen werden während ihres Flusses zwischen den Zentren modifiziert, denn jedes Zentrum ist an ihrer Verarbeitung beteiligt.

Funktionsverteilung („distributed function")

Eine Verteilung von Funktionen setzt voraus, daß ein einzelnes Zentrum oder neuronales Netzwerk mehr als eine Funktion hat. Das schließt außerdem ein, daß mehrere Zentren die gleiche Funktion miteinander teilen. So kann z. B. ein Zentrum bei einer Bewegungsaufgabe als Koordinationseinheit dienen. Bei einer anderen Bewegungsaufgabe ist es vielleicht der Bewegungsmustergenerator, der die Aktivität laufend hervorbringt.

Ein Vorteil der Verteilung von Funktionen auf Neuronengruppen oder Zentren liegt darin, daß viele Zentren sich überschneidende (redundante) Funktionen haben. Neurologen glauben, daß Redundanz eine Sicherheitseigenschaft ist. Im Falle einer neuronalen Verletzung können andere Zentren kritische funktionelle Rollen übernehmen.

Konsens („consensus")

Anstelle eines einzigen Hirnzentrums arbeiten mehrere Zentren als Befehlszentrale zusammen. Damit eine Aktivität ablaufen kann, muß eine Mehrheit der Neuronen oder Zentren darin übereinstimmen, aktiv zu werden. Wird so eine kritische Schwelle erreicht, dann handeln die Zentren. Diese Konsensfunktion filtert Informationen aus, die nicht notwendig sofortige Aufmerksamkeit erfordern. Erreicht jedoch ein ungewöhnlicher Reiz das System, so hat er mehr Gewicht, und es erfolgt sofort eine Reaktion. Ein ungewöhnlicher Reiz kann einer sein, der für das System neu ist, oder einer, der eine potentiell gefährliche Situation widerspiegelt.

Neu entstehende Eigenschaften („emergent properties")

Das ▶ *Konzept neu entstehender Eigenschaften* besagt, daß die Hirnzentren zusammenarbeiten und nicht ein einzelnes Zentrum allein „Bewegung" hervorbringt.

Man muß es etwa so verstehen wie die Redewendung: „Das Ganze ist mehr als die Summe seiner Teile."

Ein Beispiel für das Konzept der neu entstehenden Eigenschaften ist die Vorstellung einer *fortgesetzten wiederholten Aktivität* (*Oszillation*).

In Abb. 3.3a wird eine Hierarchie durch 3 Neuronen dargestellt, die hintereinander angeordnet sind. Das letzte Neuron endet bei einem Reaktionsorgan („responder"). Wenn ein einzelner Reiz dieses neuronale Netzwerk aktiviert, erfolgt eine einzelne Reaktion. Welche Reaktion wird eintreten, wenn die Neuronen so angeordnet sind, daß das 3. Neuron zusätzlich zu seiner Endigung bei dem Reaktionsorgan einen kollateralen Ast zu dem ersten Neuron schickt? In diesem Fall (Abb. 3.3b) aktiviert ein einzelner Reiz das Neuron

Nr. 1. Neuron Nr. 1 aktiviert Neuron Nr. 2 und Nr. 3, dort kommt es zu einer Reaktion und Neuron Nr. 1 wird reaktiviert. Diese neuronale Anordnung erzeugt eine Serie von Reaktionen anstelle einer einzelnen Reaktion. Diese Aktivierung wird als *endogene Aktivität (Oszillation)* bezeichnet.

Ein anderes Beispiel für eine neu entstehende Eigenschaft bezieht sich auf die Funktion der *Erzeugung motorischen Verhaltens*. Anstatt daß jedes Bewegungsprogramm im Gehirn gespeichert ist, wird eine abstrakte Darstellung des beabsichtigten Ziels gespeichert. Zum Zeitpunkt der Durchführung der Bewegung benutzen verschiedene Hirnzentren aktuelle sensorische Informationen zusammen mit Erinnerungen an frühere Bewältigungen der Aufgabe, um eine entsprechende Bewegungsstrategie zu entwickeln.

Dieses Konzept verneint die Vorstellung „festverdrahteter" Bewegungsprogramme. Wären Bewegungsprogramme „festverdrahtet" und gäbe es ein Bewegungsprogramm für jede je ausgeführte Bewegung, dann bräuchte das Gehirn eine enorme Speicherkapazität.

Kontrolle der Freiheitsgrade

Der Körper weist eine große Zahl von Freiheitgraden auf, die bei Bewegung eine Rolle spielen, z. B. Freiheitsgrade bei Gelenken und Muskeln.

> Ein System mit einer großen Zahl von Freiheitsgraden wird ▶ *vieldimensionales System* genannt.

Damit eine dem Kontext entsprechende Bewegung stattfinden kann, müssen diese Freiheitsgrade eingeschränkt werden. Bernstein (1967) forderte als einen Weg zur Verringerung der Zahl der Freiheitsgrade ein synergistisches Arbeiten von Muskeln; beispielsweise können Muskeln und Gelenke eines Gliedes in einem funktionellen synergistischen Muster gekoppelt sein. Dann ist die funktionelle Einheit für motorisches Verhalten die *Synergie*, auch *koordinierende Struktur* genannt.

Durch Reduktion der Anzahl der Freiheitsgrade wird ein vieldimensionales System zu einem *wenigdimensionalen System*, d. h. zu einem System mit weniger Freiheitsgraden.

Ein Schritt während des Gehens kann ein funktionell synergistisches Muster der unteren Extremität sein. Funktionelle Synergien können mit funktionellen Synergien anderer Körperabschnitte verknüpft sein, so daß sich eine zwischen mehreren Körperabschnitten koordinierte Bewegung ergibt, z. B. das Gehen.

Die Reihenfolge oder Anordnung der Aktivierung von Muskeln ist ebenfalls eine Methode, Freiheitsgrade zu kontrollieren.

Muskel A wird vor Muskel B aktiviert und so weiter. Findet eine muskuläre Aktivierung außerhalb der Reihenfolge statt, ist die resultierende Bewegung im Erscheinungsbild ruckartig oder unkoordiniert.

> ▶ *Koordinierte Bewegung* ist die geordnete Abfolge muskulärer Aktivität zur Hervorbringung eines passenden motorischen Verhaltens.

Auf wieder andere Weise kann die Zahl der Freiheitsgrade bestimmt werden, indem Bewegungsparameter wie Dauer und Kraft in festen und relativen Verhältnissen ausgedrückt werden.

Die *Dauer einer muskulären Aktivität*, welche in einem bestimmten Bewegungsmuster auftritt, läßt sich als Verhältnis ausdrücken.

Ist Muskel A während 10% der Gesamtdauer der Bewegung aktiv und Muskel B während 50% dieser Zeit, ergibt dies ein Verhältnis A:B = 1:5. Die Gesamtdauer der Bewegung wird als ein relativer Parameter angesehen. Wird die Bewegung sehr langsam ausgeführt, erhöht sich die Zeit für das gesamte Bewegungsmuster und die relativen Zeiten muskulärer Aktivitäten wachsen proportional. Aber ob Sie Ihren Namen sehr schnell oder sehr langsam an die Tafel schreiben, das Ergebnis ist das gleiche – Ihr Name.

Die *erzeugte Kraft*, die in einem bestimmten Bewegungsmuster auftritt, wird als Verhältnis ausgedrückt.

Stehen Muskel A und Muskel B bezüglich der Kraft in einem Verhältnis 1:2, dann erzeugt Muskel A halb so viel Kraft wie Muskel B. Erhöht oder verringert sich die gesamte bei der Bewegung aufgewendete Kraft, erhöht oder verringert sich proportional die erzeugte Kraft jeden Muskels, wobei die Verhältnisse der einzelnen Muskeln untereinander erhalten bleiben. Ob Sie Ihren Namen sehr groß oder sehr klein an die Tafel schreiben, das Ergebnis ist das gleiche – Ihr Name. Würde Muskel A jedoch mit Verzögerung aktiv, bei gleicher Aktivitätsdauer, wäre die resultierende Bewegung im Erscheinungsbild nicht fließend. Oder wäre Muskel B unverhältnismäßig lange aktiv, bis in die Zeit der Aktivierung des antagonistischen Muskels hinein, würde das Bewegungsverhalten als steif erscheinen.

Dies sind nur 2 Beispiele der Auswirkung veränderter zeitlicher Abstimmung muskulärer Aktivitäten, d. h. veränderten Beginns und veränderter Dauer, wodurch Bewegungsverhalten beeinflußt werden kann.

Feste Verhältnisse wie Bewegungsausmaß oder zeitliche Abstimmung, die in eine Synergie eingebaut sind, verringern die Freiheitsgrade.

Die relativen Parameter stellen die Flexibilität oder Anpassungsfähigkeit des Systems bei der Bewältigung einer Aufgabe dar. Das Bewegungsmuster kann aber auch in sich selbst oder infolge von Einschränkungen durch die Umgebung oder den Körper begrenzt sein. Das Bewegungsausmaß beim Schreiben an die Tafel ist durch die Höhe der Tafel begrenzt, durch die Länge des Arms oder durch die Körpergröße der Person, die sich streckt, um die Buchstaben noch größer zu machen.

Diese funktionellen Synergien sind nicht „festverdrahtet", sondern stellen neu entstehende Eigenschaften dar. Sie sind flexibel und anpassungsfähig, so daß sie den Anforderungen einer Aufgabe und den äußeren Umständen entsprechen können. Sie lassen sich als zeitliche Koordination beschreiben, z. B. als zeitliche Koordination von Flexions- und Extensionsphasen, und als Phasenkoordination, d. h. Festlegung, wann Flexions- und Extensionsphasen im Verhältnis zueinander auftreten. Die Bewegung kann auch in Form des Verhältnisses der Stellung der Gelenke zueinander beschrieben werden. Diese Determinanten von Bewegungsverhalten werden als *Ordnungsparameter* bezeichnet.

Das Nervensystem ist so organisiert, daß es die Freiheitsgrade bei der Bewältigung einer Aufgabe einschränkt. Eine Begrenzung der Freiheitsgrade zur Bewältigung einer Aufgabe heißt auch, daß eine begrenzte Anzahl von Strategien zur Erreichung eines Ziels zur Verfügung stehen.

Bevorzugte, nichtzwingende Bewegungsmuster

Ein Individuum benutzt bevorzugte Bewegungsmuster, die stabil, aber flexibel sind, um den immer anderen äußeren Umständen zu entsprechen. Dies sind *bevorzugte, nicht zwingende* Bewegungsmuster. Das heißt, das Individuum kann auch entscheiden, daß es ein anderes Bewegungsmuster zur Bewältigung der Aufgabe auswählt. Ein *zwingendes* oder *stereotypisches* Bewegungsmuster bedeutet, daß das Individuum nicht die Fähigkeit hat, sich an eine neue Situation anzupassen, oder daß es zur Erledigung einer Aufgabe kein anderes Bewegungsmuster verwenden kann. Diese Unfähigkeit kann die Folge innerer Beschränkungen funktioneller oder pathophysiologischer Natur sein.

Ein Patient mit einem zerebrovaskulären Insult ist Einschränkungen durch das ZNS unterworfen, die die Anzahl der verschiedenen Bewegungsmuster, welche aus dem selbstorganisierenden System entstehen können, begrenzen. Im Laufe seiner Genesung kann er dann zusätzliche Bewegungsstrategien auswählen und benutzen.

Auch die Lernfähigkeit einer Person kann die Anzahl der ihr zur Verfügung stehenden Bewegungsmuster begrenzen, ebenso wie ihre Fähigkeit, neue oder andere Bewegungsmuster einzusetzen.

> Kommt es zu einer Veränderung in einem oder mehreren Subsystemen, entsteht ein neues Bewegungsmuster. Dasjenige Element, das die Veränderung verursacht, wird der ▶ *Kontrollparameter* genannt.

Wenn wir verspätet zu einem Treffen oder einem Unterricht unterwegs sind, beginnen wir, schneller zu gehen. Wir steigern unsere Gehgeschwindigkeit bis zu einem Punkt, wo wir unsicher sind, ob wir gehen oder rennen sollen. Ist eine kritische Geschwindigkeit und ein kritisches Maß an Hüftextension erreicht, beginnen wir zu rennen.

In diesem Beispiel ist die Gehgeschwindigkeit die Kontrollvariable. Entfällt diese Variable, kehren wir wieder zu unserem bevorzugten Bewegungsmuster zurück. In unserem Beispiel: Wenn wir die Geschwindigkeit verringern, beginnen wir zu gehen. Dann verschiebt der Kontrollparameter das Individuum in ein anderes Muster des Bewegungsverhaltens.

Dieses Konzept liegt Entwicklungs- und Lerntheorien zugrunde.

! *Entwicklung* und *Lernen* lassen sich als Verlagerung des Systems von einem stabilen zu einem instabileren Zustand auffassen.

Entfällt die Kontrollvariable, bewegt sich das System zurück zu dem früheren, stabileren Zustand. In dem Maße, wie die Kontrollvariable das System weiterhin antreibt, verbringt das Individuum mehr Zeit in dem neuen Zustand als in früheren Zuständen, bis es zuletzt die meiste Zeit in dem neuen Zustand verbringt. Wenn das passiert, ist der neue Zustand zum bevorzugten Zustand geworden. Eine Verlagerung zu dem neuen bevorzugten Zustand hindert das Individuum nicht, die früheren Zustände von Bewegungsverhalten einzusetzen. Zu neuen Bewegungsmustern kommt es daher, wenn aufgrund eines Kontrollparameters in einem System kritische Zustände auftreten. Als Kontrollparameter kommen nicht nur Bewegungsvariablen in Frage, auch Parameter äußerer Umstände können diese Rolle spielen.

Die Rolle sensorischer Information

Das ZNS benutzt sensorische Information auf vielerlei Weise beim Prozeß motorischer Kontrolle. Bevor eine Bewegung begonnen wird, empfängt es von den sensorischen Rezeptoren Informationen über die Stellung des Körpers im Raum, über die Stellung der Körperteile im Verhältnis zueinander und über äußere Bedingungen. Diese Informationen werden bei der Auswahl und Durchführung der synergistischen Bewegung eingesetzt. Während der Bewegung benutzen verschiedene Hirnzentren Feedback von Rezeptoren, um zu bestimmen, ob das wirkliche Bewegungsverhalten dem beabsichtigten Bewegungsverhalten entspricht. Stimmen tatsächliches und beabsichtigtes Bewegungsverhalten nicht überein, wird ein Fehlersignal erzeugt und das Bewegungsverhalten geändert. In manchen Fällen nimmt das System den Fehler vorweg und korrigiert bereits vor Empfang des Fehlersignals. Diese vorwegnehmende Korrektur heißt *Feedforward-Steuerung*.

Ballistische Bewegungen stützen sich nicht auf sensorische Feedback-Regelkreise zur Modifizierung des Programms während seiner Ausführung, denn diese Phase läuft sehr schnell ab.

Ein Baseballspieler wirft einen Ball in relativ kurzer Zeit und verläßt sich nicht auf Feedback zur Steuerung der Bewegung während ihrer Durchführung.

Eine weitere Rolle sensorischer Information ist es, die gespeicherten Angaben darüber, wie eine Bewegung richtig auszuführen sei („reference of correctness"), vor erneuter Durchführung des Bewegungsprogramms nochmals zu überprüfen.

Ein junger Turner, der lernt, auf einem Schwebebalken zu stehen, und dabei die Füße nah beieinanderhält, fällt vom Balken. Es erfolgt ein Fehlersignal, da sich beabsichtigtes und tatsächliches Bewegungsverhalten unterscheiden. Weiß der Turner, daß seine Füße zu nahe beieinander standen, als er fiel, dann wird er sie das nächste Mal etwas weiter auseinander setzen.

Die Information über das Geschehene, darüber, ob er fiel oder nicht, wird Ergebniswissen („knowledge of results") genannt. Das ZNS kann Ergebniswissen speichern und bei der Planung von Bewegungsstrategien zum Balancieren auf irgendeinem schmalen Gegenstand einsetzen, sei es ein Schwebebalken oder ein Baumstamm.

Mehrere Forscher haben untersucht, ob Feedback von der Peripherie für die Regulierung einer Bewegung während ihres Ablaufs nötig ist (Marsden et al. 1985; Newell u. Corcos 1993).

Rothwell et al. (1982) untersuchten einen Patienten mit einer einseitig afferenzlosen oberen Extremität. Das Defizit war die Folge einer Erkrankung der peripheren sensorischen Nerven. Die Person konnte Sätze mit geschlossenen Augen niederschreiben und ein Auto ohne automatische Schaltung steuern, ohne den Schaltknüppel zu betrachten. Sie hatte aber Schwierigkeiten mit feinmotorischen Aufgaben, z. B. ein Hemd zuzuknöpfen und Messer und Gabel zu benutzen. Sie konnte die Muskelkontraktion bei einem Pinzettengriff nicht beibehalten, wenn sie gebeten wurde, dabei die Augen geschlossen zu haben, und sie konnte nicht lernen, ein neues Auto, ebenfalls ohne automatische Kupplung, zu steuern.

Auf der Grundlage der Beobachtungen von Rothwell et al. (1982) kann man annehmen, daß laufender peripherer Feedback zur Ausführung erlernten motorischen Verhaltens nicht nötig ist. Er ist aber nötig beim Erwerb oder Erlernen neuen nicht dem System innewohnenden Bewegungsverhaltens.

Fehler bei motorischer Kontrolle

Manchmal stimmen tatsächliches und beabsichtigtes Bewegungsverhalten nicht überein. Wenn dies geschieht, dann können ein Fehler allein oder mehrere zusammenwirkende Fehler die Ursache sein. Als mögliche Fehler kommen in Frage:

- falsche Bewegungsstrategie,
- passendes Bewegungsprogramm, aber unpassende relative Parameter,
- unerwartete Faktoren unterbrechen die Bewegungsausführung.

Eine Art von Fehler besteht in der Wahl der *falschen Bewegungsstrategie.*

BEISPIEL Eine Person wird unerwartet und kräftig geschubst. Sie wählt ein Bewegungsprogramm aus, Schwanken im Sprunggelenk, um aufrecht stehenbleiben zu können. Fällt die Person, dann können wir sagen, sie habe die falsche Bewegungsstrategie gewählt.

Obgleich Schwanken im Sprunggelenk eine geeignete Strategie ist, um die Balance zu halten, ist sie für diesen Fall unangemessen, denn die Person ist ja umgefallen.

Die Wahl einer falschen Bewegungsstrategie kann auch vorkommen, wenn aus der Umgebung widersprüchliche Sinneswahrnehmungen kommen.

BEISPIEL Eine Person, die an einer roten Ampel hält und nach vorne schaut, bemerkt aus dem Augenwinkel ein rückwärts rollendes Auto. Sie tritt mit aller Kraft auf die Bremse und stellt dann mit erstauntem Gesicht fest, daß ihr eigenes Auto nicht zurückrollt.

Was ist da passiert? Der Input vom Sehen aus dem Augenwinkel besagte, daß Bewegung festgestellt wurde, aber die Information aus den vestibulären Rezeptoren wurde bei der Auswahl einer Reaktion nicht miteinbezogen. Es fand ein Fehler bei der Einschätzung der Ausgangsbedingungen statt. Das resultierende Bewegungsverhalten ist in bezug auf die visuelle Information richtig, stimmt aber nicht mehr, wenn sowohl visuelle als auch vestibuläre Information beurteilt werden.

Ein Individuum wählt vielleicht ein *passendes Bewegungsprogramm,* braucht dazu aber *unpassende relative Parameter.*

BEISPIEL Ein klassisches Beispiel hierfür ist das Hochheben einer Schachtel, die angeblich mit Lehrbüchern gefüllt ist. Die Person hebt die Schachtel an und wirft sie beinahe in die Luft, weil sie so leicht ist.

Das ZNS hat in seinem motorischen Gedächtnis eine frühere Erfahrung vom Heben von Lehrbüchern gespeichert. Ein dabei gespeichertes Merkmal ist die Vorstellung, daß Lehrbücher schwer sind. Entsprechend stellt das ZNS das relative Bewegungsausmaß für die Bewegungsstrategie zum Heben schwerer Bücher ein. Zwar hat die Person die richtige Bewegungsstrategie zum Heben benutzt, aber das Bewegungsausmaß war unangemessen.

Fehler passieren auch, wenn *unerwartete Faktoren* die Ausführung des Programms unterbrechen.

Eine Person geht auf einem Laufband. Wenn sie das Laufband verläßt, sind ihre ersten Schritte nicht harmonisch.

Die Person setzt immer noch die Bewegungsstrategie ein, die sie für eine bewegliche Unterlage entwickelt hatte. Infolgedessen gibt es einen Fehler im Gehen, wenn die Person den feststehenden Boden betritt.

Fehler können auch auftreten bei:
- der Auswahl des Programms,
- der Auswahl der variablen Parameter oder
- der Ausführung der Reaktion.

Fehler bei Auswahl und Durchführung motorischer Programme sind bei Patienten im allgemeinen die Folge neurologischer Defizite. Eine Evaluation motorischer Defizite bei Patienten sollte eine Analyse derartiger Fehler einschließen.

Alle Menschen, gesunde und solche mit ZNS-Dysfunktion, machen Fehler bei der Bewegungsprogrammierung. Diese Fehler werden vom ZNS beurteilt und im Erfahrungsgedächtnis gespeichert. Fehler bei der Bewegungsprogrammierung sind beim Lernen ausgesprochen nützlich.

Lernen kann man als Verringerung der Nichtübereinstimmung zwischen beabsichtigtem und tatsächlichem Bewegungsverhalten auffassen. Diese Nichtübereinstimmung ist ein Maß für den Fehler. Wird der Fehler kleiner, kann das als Lernen verstanden werden.

Fehler sind ein sehr wichtiger Teil des Rehabilitationsprozesses. Die Fähigkeit des Patienten, einen Fehler zu entdecken und zu korrigieren, um sich so angemessener motorisch zu verhalten, ist ein Schlüssel zur Genesung.

Zusammenfassung

Die hier aufgeführten Komponenten gegenwärtiger Theorien motorischer Kontrolle hängen zusammen. Bewegung ist ein ständiges neu entstehendes motorisches Verhalten. Es ergibt sich aus dem kooperativen Zusammenwirken vieler Zentren bei der Einschätzung von Informationen aus innerer und äußerer Umgebung, bei der Verarbeitung dieser Informationen unter Einbezug früherer Erinnerungen und bei der Hervorbringung einer Bewegungsstrategie, die der Situation entspricht und die Aufgabe bewältigt. Die Bewegung hat das passende Ausmaß, die passende Dauer und die passende Aufeinanderfolge muskulärer Aktivität. Das gewählte Bewegungsmuster kann ein für diese spezifische Aufgabe bevorzugtes Bewegungsmuster sein, aber zwingend ist das nicht. Das Bewegungsmuster wird nutzbringenderweise ausgeführt, sowohl stoffwechselbezogen effizient als auch bewegungseffizient. *Effizienz der Bewegung* drückt sich in der aufgewendeten Energie aus und hängt mit der angemessenen Kontrolle der vielen Freiheitsgrade der verschiedenen Gelenke zusammen, welche bei der Ausführung der Bewegung einbezogen sind.

Die Bewegung wird so flexibel und anpassungsfähig durchgeführt, daß sie während ihres Ablaufs geändert werden kann, falls neue Rahmenbedingungen auftauchen. Das Bewegungsmuster, das Menschen normalerweise benutzen, ist das von ihnen zur Durchführung einer Aufgabe bevorzugte Bewegungsmuster. Ist die Aufgabe erledigt, werden Elemente der Aufgabe im motorischen Gedächtnis gespeichert. Die Darstellung des gespeicherten Bewegungsmusters kann durch Lernen und Entwicklung verändert werden.

Gleichgewichtsstrategien

Mit Bezug auf Gleichgewichtsstrategien stehen für die Auswahl einer Reaktion eine endliche Anzahl von Bewegungsantworten zur Verfügung. Obwohl es so aussieht, als benutzten Menschen eine Vielzahl von Bewegungen, um nach inneren oder äußeren Störungen das Gleichgewicht zu halten, scheinen alle Gleichgewichtsstrategien 3 identifizierbare Strategien als gemeinsame Elemente zu haben. Horak u. Nashner (1986) identifizierten 3 der Person zur Verfügung stehende *Gleichgewichtsstrategien*, wenn sie unerwartet aus dem Gleichgewicht gebracht wird:

- Sprunggelenkstrategie,
- Hüftgelenksstrategie,
- Schritt.

Nach einer kleinen unerwarteten linearen Störung reagiert eine Person mit einer Bewegungsstrategie, bei der zuerst Muskeln am Sprunggelenk aktiviert werden und anschließend solche, die immer näher zum Rumpf liegen. Diese Strategie wird *Sprunggelenkstrategie* genannt. Ist die lineare Störung stärker oder führt sie zu unerwarteter Rotation im Sprunggelenk, wird eine andere Bewegungsstrategie eingesetzt – eine *Hüftgelenksstrategie*. Ist die Störung derart, daß weder Sprunggelenks- noch Hüftgelenksstrategie erfolgreich sein können, macht die Person einen *Schritt*, um nicht zu fallen. Sie hat nur extrem wenig Zeit, um zu reagieren und das Fallen zu verhindern. Die Zeit der Reaktionswahl wird durch eine Kopplung von Muskeln zu funktionellen Synergien verkürzt. Die bei der Reaktionswahl berücksichtigten Parameter umfassen:

- die Umstände der Störung,
- die Ausgangsbedingungen für die Person,
- äußere Umstände,
- frühere Erfahrungen und
- das Ziel.

Zu den *Umständen der Störung* gehören Ausmaß, Geschwindigkeit und Richtung der störenden Kraft. *Ausgangsbedingungen* für die Person sind ihre Stellung im Raum und die Beziehungen ihrer Körperteile zueinander. Dazu gehört auch der biomechanische, neurologische und allgemeine physiologische Zustand der Person. Zu den *äußeren Umständen* zählen nicht nur die Unterstützungsfläche, auf der sich die Person befindet, sondern auch andere Objekte in der Umgebung und die Beleuchtung. Das Ziel, das in diesem bestimmten Szenario erreicht werden soll, ist, den Schwerpunkt über der Unterstützungsfläche zu halten oder wieder dorthin zurückzuverlagern, damit die Person nicht fällt.

3.3 Befunde auf der Grundlage heutiger Theorien zu motorischer Kontrolle und Gleichgewicht

Viele Verfahren zur Untersuchung des Bewegungsverhaltens von Patienten mit neurologischer Dysfunktion werden typischerweise im klinischen Kontext verwendet. Die Befunde unterscheiden sich aber, je nachdem, wie der Therapeut die erhobenen Daten angesichts heutiger Theorien von motorischer Kontrolle und Gleichgewichtsverhalten benutzt und interpretiert.

Evaluationsverfahren werden heute entworfen, indem man einbezieht, wie die motorischen Fähigkeiten einer Person durch ihren physischen, psychischen und kognitiven Zustand beeinflußt werden. Es soll mit ihrer Hilfe bestimmt werden können, zu welchem funktionellen Zustand sich eine Dysfunktion schließlich entwickeln wird. Man verwendet auf die einzelne Person zugeschnittene Befundverfahren, weil Mechanismen von Verletzung oder Krankheit, sekundäre Hirnschädigung, Genesungsrate und funktioneller Ausgang für jede Person verschieden sind. Eine der Strategien zur Befunderhebung bei Patienten mit neurologischer Dysfunktion besteht darin, das frühere und das jetzige Aktivitätsniveau der Person zu begutachten.

Aktivitätsniveau

Eine unaufdringliche Befunderhebung am Bett oder in der Klinik bietet ausgezeichnete Möglichkeiten, das funktionelle Aktivitätsniveau und kompensierende oder bevorzugte Bewegungsstrategien der Person zu untersuchen. Eine weitere unaufdringliche Beobachtungsgelegenheit kann man „inszenieren", indem man beispielsweise den Patienten bittet, dem Therapeuten zu helfen, Gegenstände auf einen Hocker hin- bzw. von dort wegzuräumen oder Schuhe und Strümpfe auszuziehen. Bei solchen Gelegenheiten „stellt" der Patient nicht die Durchführung einer Bewegungsaufgabe „dar", und vielleicht kann man natürlichere Bewegungsmuster beobachten. Er setzt sich vielleicht auf den Boden, um Schuhe und Strümpfe auszuziehen, weil es für ihn stabiler ist, auf dem Boden zu sitzen als auf dem Hocker. Bei dieser Gelegenheit beobachtet der Therapeut die Bewegung, mit der der Patient sich auf den Boden setzt, die Bewegungs- und Haltungsmuster, die er beim Ausziehen von Schuhen und Strümpfen einsetzt, und seine Bewegungsstrategie, um wieder vom Boden hochzukommen.

Die Punkte, die in die Begutachtung des Aktivitätsniveaus einbezogen werden, variieren in Abhängigkeit vom Alter des Patienten (Woollacott u. Shumway-Cook 1989), von der Schwere seiner Probleme, von der Analyse aufgrund von Beobachtungen vor Beginn der Befunderhebung und vom physischen, kognitiven und Verhaltensstatus der Person. Zum Beispiel kann ein älterer Patient mit ZNS-Dysfunktion aufgrund des Alterns schon vorher Dysfunktionen bei Bewegung und Gleichgewicht aufgewiesen haben (Newton u. Deo 1991; Woollacott 1993). Die Beurteilung des Aktivitätsniveaus sollte jedoch nicht allein auf die Annahme gegründet werden, daß ältere Menschen inaktiver sind als jüngere Erwachsene. Die funktionellen Muster beim Aufrichten aus der Rückenlage zum Stand haben bei inaktiven älteren und inaktiven ganz jungen Erwachsenen ein niedrigeres Niveau als bei ihren aktiven Gleichaltrigen (VanSant 1991). Im Rahmen der Beurteilung des Aktivitätsniveaus ermittelt man den Beschäftigungsgrad einschließlich der Art der Arbeit (sitzend oder aktiv), die Teilnahme an Freizeitaktivitäten, sowohl individuell als auch organisiert (Sport, Chor, Bridge, Wandern, Gärtnern), und die Auswirkung der vorher und jetzt bestehenden Dysfunktion auf aktuelle Aktivitätsniveaus, und zwar im Hinblick darauf, wie sie bei Alltag, Arbeit und Freizeit hilfreich sein können.

Es ist auch wichtig, jene Aktivitäten als solche zu erkennen, von denen der Patient glaubt, er könne sie wegen seiner Probleme motorischer Kontrolle oder, weil er es sich nicht mehr zutraut, nicht mehr ausführen. Aufgaben, die man während der Befunderhebung stellt, sollten jenen Aktivitäten ähnlich sein, die der Patient ausführen kann oder die ihm vertraut sind.

Die Unfähigkeit, eine neue Aufgabe auszuführen, kann auf eine Schädigung des ZNS zurückzuführen sein, aber auch darauf, daß die Person eine ihr nicht vertraute Aufgabe nicht verstehen und ausführen kann.

Zu den Aufgaben können die Ausführung von Lagewechseln gehören, z. B. zur Seite rollen auf einer nachgebenden Unterlage, aus der Rückenlage zum Sitz kommen, sich bücken und nach irgendetwas am Boden greifen und sich aus dem Stand hinsetzen.

Funktionelle Aktivitäten erlauben eine Analyse der Bewegungs- und Haltungskontrolle, des Zusammenspiels zwischen Person und Umfeld und der Fähigkeit der Person, sich in ihrer alltäglichen Umgebung zu Hause und bei der Arbeit sicher zu verhalten.

Eine schlechter werdende physische Kondition vermindert die allgemeine Anpassungsfähigkeit, Ausdauer sowie Kraft und fördert die Voraussetzungen, daß die Person in ihren Bewegungen unsicher wird. Biomechanische Faktoren wie das Ausmaß möglicher Bewegung zwischen Kopf und Hals, der Rotation zwischen Becken und Brustkorb und das Bewegungsausmaß der unteren Extremitäten werden untersucht, während die Person funktionelle Aufgaben ausführt.

Vermindertes Bewegungsausmaß kann auf einem *biomechanischen funktionellen Verlust* beruhen oder auf einem *Problem motorischer Kontrolle*, wie der Veränderung zeitlicher Koordination bei der Bewegung. Beispielsweise kann ein Patient mit zerebrovaskulärem Insult einen Spitzfuß aufweisen. Der Spitzfuß trat ursprünglich wegen einer Veränderung des Bewegungsmusters aufgrund fehlender zentralnervöser zeitlicher und sequentieller Steuerung der muskulären Aktivität beider Beine auf. Dauert er aber an, erfolgt eine biomechanische Veränderung des Sprunggelenks im Verhältnis zur unteren Extremität, was wiederum zu dem Defizit des Bewegungsmusters der unteren Extremität beiträgt.

Ein anderes Element, das berücksichtigt werden muß, sind *Stoffwechselveränderungen* oder *verringertes Durchhaltevermögen beim Üben*. Das heißt, wenn das kardiovaskuläre und pulmonale System einer Person sich infolge Inaktivität verändert, dann nimmt die Fähigkeit, eine Aktivität auszuführen oder diese über längere Zeit auszuüben, ab. Zusätzlich beeinflußt ineffizienter Sauerstoffverbrauch die Sauerstoffnutzung durch das muskuloskeletale System (Thompson et al. 1988). Der daraus folgende Rückgang erhöht die Belastung dieser physiologischen Systeme, wenn der Patient gebeten wird, eine Aufgabe durchzuführen. Eine so einfache Aufgabe wie mehrere Stufen hinaufzugehen, kann die Leistungsfähigkeit, die eine Person beim Üben erbringen kann, übersteigen. Eine Kopplung verminderter aerobischer Kapazität mit Veränderungen des ZNS oder des biomechanischen Systems ergibt einen Zyklus, bei dem verringerte Leistungsfähigkeit zu gesteigerter Inaktivität führt, was die Leistungsfähigkeit noch weiter reduziert. Dieser Zyklus kann auch den Verlust des Selbstvertrauens bewirken. Schließlich werden Bewegungs- und Haltungskontrollsysteme nach der Fähigkeit einer Person eingeschätzt, eine Aktivität fließend und effizient auszuführen.

3.4 Verwendung von Parametern motorischer Kontrolle, um Haltungs- und Bewegungsdefizite bei Patienten mit neurologischen Krankheiten oder Traumen einzuschätzen

Patienten mit neurologischen Krankheiten können kein „normales" Bewegungsverhalten hervorbringen, weil die Beeinträchtigung des ZNS die integrative Fähigkeit des Gehirns verändert hat. Auch biomechanische und Stoffwechselfaktoren sind verändert. Das Bewegungsmuster, das der Patient ausführt, wird als funktionelles Bewegungsmuster zur Erfüllung der Aufgabe aufgefaßt. Je nach der Pathophysiologie des Traumas und der sekundären Komplikationen ist das Muster vielleicht nach neurologischen und biomechanischen Maßstäben oder hinsichtlich des Stoffwechselaufwands für das System nicht effizient. Aber es ist das bevorzugte Muster (die neu entstehende Eigenschaft), welches aus einem selbstorganisierenden System herrührt, das es dem Individuum ermöglicht, zu „funktionieren". Dieses bevorzugte Muster ergibt sich aus den Einschränkungen, die die neurologischen Bedingungen der betreffenden Person auferlegen, und ebenso aus den äußeren Umständen und aus der Aufgabe. Nutzung von Hilfsmitteln erhöht den Aufwand für das System vielleicht noch mehr (Holt 1993). Beispielsweise hat jemand, der mit einem Rollator geht, ein verändertes Gangmuster und höheren Stoffwechselaufwand. Und länger andauernder Gebrauch des Rollators wird die biomechanischen und neurologischen Verhältnisse bei Haltungsanpassung und Lokalisation des Schwerpunkts verändern.

Befund und Behandlung sollten sich auf jene Bewegungsparameter konzentrieren, die verändert sind, und auf die Art und Weise, wie die betreffende Person bei einer bestimmten Aufgabe am besten zurechtkommen kann. Als Leitlinie zur *Beurteilung von Haltung und Bewegung* können eine Reihe allgemeiner Fragen dienen, zum Beispiel:

- Welches ist das Aktivitätsniveau der Person?
- Ist die Person in der Lage, sich in ihrer alltäglichen Umgebung zu Hause und bei der Arbeit sicher zurechtzufinden?
- Hat sie die Fähigkeit, neue Bewegungsstrategien hervorzubringen, und kann sie neue Bewegungsstrategien lernen?

Ein anderes Orientierungskriterium ist der altersbezogene Entwicklungsstand der Person. Ein junges Kind mit Zerebralparese hat über das richtige Ausführen einer Bewegung Angaben gespeichert, welche auf den gegebenen einschränkenden Umständen beruhen. Ein Erwachsener mit ZNS-Schädigung hat vielleicht noch aus der Zeit vor der Verletzung ein Bezugssystem für die Richtigkeit von Bewegungen oder eines aus der Zeit unmittelbar nach der Verletzung, und beide können mit den aktuellen Rahmenbedingungen seiner jetzigen neurologischen Situation vereinbar sein oder auch nicht. Zum Beispiel kann ein Klient mit kardiovaskulärem Insult sich in einer zur betroffenen Seite geneigten Haltung befinden, nimmt sich aber als aufrecht sitzend wahr.

Auch an *spezifischen Fragen zur motorischen Kontrolle* kann sich die Befunderhebung orientieren. Zum Beispiel:

- Verarbeitet die Person sensorische Information adäquat?
- Zeigt sie eine angemessene motorische Reaktion?
- Kann sie die motorische Reaktion modifizieren, um die Aufgabe zu bewältigen, oder benutzt sie begrenzte oder zwingende Bewegungsmuster?
- Wählt sie zwar die passende Bewegungsstrategie, aber mit unpassenden Parametern, z.B. unangemessenem Bewegungsausmaß, unpassender zeitlicher Koordination oder falscher Phasenkoordination?

Der Therapeut erkennt unangemessene Parameter motorischer Kontrolle. Er entwickelt daraufhin eine (oder mehrere) Hypothese(n) hinsichtlich der Veränderungen im System motorischer Kontrolle, im physiologischen System oder im biomechanischen System und baut darauf seine Behandlung auf. Die Behandlung selbst und ihr Ergebnis dienen dazu, die Hypothese zu überprüfen.

Dies sind nur ein paar Beispiele von Orientierungsfragen, die sich bezüglich Haltungs- und Bewegungskontrolle stellen lassen. Wenn der Therapeut den Patienten beobachtet, kann er Hypothesen darüber formulieren, welche Faktoren zu den Mängeln des Bewegungsverhaltens beitragen. Die Analyse aufgrund von Beobachtungen kann dazu dienen, bei der übrigen Beurteilung Schwerpunkte zu setzen, die spezifischer kontextbezogen sind. Die gezielteren Fragen können zur Überprüfung der Hypothesen eingesetzt werden. Oft ist es nicht ein einzelner Faktor, der die Bewegungsdefizite hervorruft, sondern vielmehr das Zusammenspiel vergangener und gegenwärtiger Umstände.

Eine Beurteilung ist befriedigend, wenn man Hypothesen überprüfen und ausschließen kann.

Theoretisch kann ein Behandlungsprogramm durch den Ausschluß von Hypothesen gezielter und wirksamer werden. Eine Liste vieler verschiedener Beurteilungsinstrumente findet man in Kap. 1.

Fallbeispiel. Patient mit Parkinson-Erkrankung
Evaluiert man die Defizite motorischer Kontrolle bei einem Patienten mit Parkinson-Krankheit, ist es wichtig, den Schweregrad der Krankheit, das Aktivitätsniveau der Person und den Zeitplan ihrer Medikation zu berücksichtigen. Hier werden einige Defizite der motorischen Kontrolle beschrieben, welche bei dieser Patientengruppe vorkommen können. Die Evaluation kann sich an Abb. 3.4 orientieren.

Als Testaufgabe kann man Aufstehen und Gehen einsetzen, um sowohl den Gang als auch die Übergangsphasen einzuschätzen. Veränderungen der Schrittlänge, der Geschwindigkeit und der Schrittfrequenz rufen Veränderungen des Gangbilds bei einer Person mit Parkinson-Krankheit hervor. Man findet z. B. ein *Gangmuster* mit vermindertem Bewegungsausmaß oder kürzerer Dauer des Gangzyklus, verringerter Rumpfrotation und kleinerem Armschwung und unwillkürlichen Gangbeschleunigungen, die wirken, als versuche der Patient seinen Schwerpunkt einzuholen. Verminderte Aufricht- und Gleichgewichtsreaktionen tragen ebenfalls zur Unsicherheit beim Gehen bei. Wann immer die bevorzugten Geschwindigkeits- und Frequenzparameter bei irgendeiner Bewegung verändert werden, kann das den Stoffwechselaufwand einer Person erhöhen und ihre Fähigkeit beeinträchtigen, die funktionelle Bewegung sicher und mit adäquater Haltungs- und Bewegungskontrolle durchzuführen. Tatsächlich steigert jedes Gangdefizit den metabolischen Aufwand.

Ein weiteres zu untersuchendes Merkmal ist die *Kraft*. Mit Kraft meinen wir die Fähigkeit, Kraft mit der entsprechenden Stärke und im entsprechenden Verhältnis einzusetzen. Personen mit Parkinson-Krankheit erzeugen angemessene Kraft, wenn sie eine isometrische Aufgabe durchführen, sind aber unfähig, die Kraft in adäquatem Verhältnis zu steigern oder zu verringern (Stelmach u. Worringham 1988; Wing 1988).

Ein weiterer defizitärer Aspekt der motorischen Kontrolle von Parkinson-Patienten ist ihre Schwierigkeit beim *Beginn von Bewegungen*. Dieses Defizit läßt sich beim Aufsteh- und Gehtest 3mal beurteilen:
- wenn die Person vom Stuhl aufsteht,
- wenn sie sich nach 3 m Gehen umkehrt und
- wenn sie sich umdreht und sich wieder auf den Stuhl setzt.

Zwar hat die Forschung gezeigt, daß Klienten mit Parkinson-Krankheit fähig sind, die motorische Strategie vorzubereiten und vorausgehende Information zu nutzen, aber ihr primäres Problem ist das langsame Einsetzen der Bewegungsausführung (Stelmach u. Phillips 1991).

Stellen Sie sich zur Illustration dieser vielfachen Defizite motorischer Kontrolle einen Patienten vor, der den Aufsteh- und Gehtest macht. Er wird gebeten, von einem Stuhl aufzustehen, eine festgelegte Strecke zu gehen, sich umzuwenden, zum Stuhl zurückzugehen und sich zu setzen. Der Patient kann Schwierigkeiten haben, zu beschleunigen oder zum Umdrehen zu verlangsamen, und Schwierigkeiten, zu verlangsamen, wenn er sich dem Stuhl nähert und wenn er sich setzt. Die Defizite motorischer Kontrolle, die er dabei erkennen läßt, sind zahlreich und miteinander verflochten. Wie schon erwähnt, kann er die Steigerung und Verringerung des Ausmaßes der produzierten Kraft nicht angemessen kontrollieren, was bei beschleunigenden oder verlangsamenden Bewegungsphasen augenfällig wird. Ändert sich die Menge der produzierten Kraft pro Zeiteinheit, kann davon auch die produzierte Intensität der Kraft betroffen sein.

Man findet beim Parkinson-Patienten auch eine *verringerte Fähigkeit zur Vorhersage*, d.h. Schwierigkeiten, das Bewegungsmuster zum Umwenden vor der eigentlichen Drehung vorherzusagen und vorzubereiten. Die Aufgabe des Drehens scheint langsam begonnen zu werden. Dies könnte daran liegen, daß der Patient das Bewegungsverhalten nicht als ganzen Ablauf planen kann. Mehrere Forscher haben beobachtet, daß ein Parkinson-Patient eine Bewegung abschließt, ehe er die nächste in der Abfolge beginnt, und nicht ein flüssiges fortlaufendes Bewegungsmuster ausführt (Benecke et al. 1987; Shimizu et al. 1987). Ein anderer Grund für die geringere Fähigkeit, diese Aufgabe fließend durchzuführen, ist die Abhängigkeit des Patienten von visuellem Feedback. Wenn man sich bei der Durchführung einer Aufgabe stärker auf visuellen Feedback stützt, verlangsamt das die Bewegung (Flowers 1976).

Die beobachteten Bewegungsdefizite können auch auf der *Unfähigkeit* beruhen, *Bewegungen wirklich zu koordinieren*, wie bei der beobachteten mangelnden Koordination zwischen Haltungs- und Bewegungskomponenten einer Aufgabe (Johnels et al. 1987). Haltungsstrategien lassen sich in einem Kontinuum von Haltungsvorbereitung, die Haltung begleitenden Erscheinungen und Haltungsreaktionen klassifizieren (Frank u. Earl 1990). Dem Parkinson-Patienten ist es vielleicht unmöglich, Vorhersagen zu machen und entsprechende Haltungsanpassungen vor Beginn der Bewegung vorzunehmen; er kann auch Defizite bei Haltungsreaktionen aufweisen, d.h. bei Stell- und Gleichgewichtsreaktionen. Werden Parkinson-Patienten von außen gestört, so kann, wie einige Forscher bemerkt haben, eine gleichzeitige Aktivierung von 2 Gleichgewichtsstrategien stattfinden (Horack et al. 1984), während nach der Beobachtung anderer eine verminderte funktionelle Aktivierung von Muskeln eintritt, insbesondere um das Sprunggelenk herum (Allum et al. 1988; Rogers 1991). Mit dem Aufsteh- und Gehtest lassen sich Bewegungs- und Gleichgewichtsstrategien einschätzen, wenn der Klient aufsteht oder sich setzt.

Was sind die möglichen Gründe, wenn der Klient sich nicht kontrolliert hinsetzt, sondern sich auf den Stuhl fallen läßt?

BEISPIEL

- Es kann sein bevorzugtes Muster sein.
- Er kann vielleicht die Zeit und Kraft, die zur Aktivierung von Muskeln für ein gleichmäßiges Hinsetzen nötig sind, nicht vorhersagen.
- Vielleicht hat er eine schwache Kondition, und es fehlen ihm Kraft und Ausdauer für ein gleichmäßiges Hinsetzen.
- Und schließlich fehlen ihm vielleicht die zur Durchführung dieses Bewegungsablaufs nötigen Gleichgewichtsstrategien.

Zusammenfassend läßt sich sagen, daß bei der Befunderhebung eines Patienten mit Parkinson-Krankheit oder einem anderen neurologischen Defizit alle Aspekte motorischer Kontrolle untersucht werden müssen, während die Person eine Vielzahl funktioneller Aufgaben durchführt. Der Patient kann vielfache Bewegungs- und Haltungskontrolldefizite aufweisen. In unserem Beispiel wurden nur ein paar davon untersucht. Dieser Abschnitt kann nicht alle Bewegungs- und Haltungskontrolldefizite vorstellen, er will lediglich die Komplexität der Fälle neurologischer pathologischer Veränderung beleuchten. Eine genauere Identifikation der Bewegungskontrollprobleme von Patienten wird bei der Entwicklung wirksamer Behandlungsziele und -pläne helfen. Dies wird in Kap. 3.4 diskutiert.

Literatur

Allum JHJ et al.: Disturbance of posture in patients with Parkinson's disease. In Amblard B, Bertha A, Clarse F, editors: Posture and gait: development, adaptation, and modulation, New York, 1988, Elsevier Science Publications

Benecke R et al.: Simple and complex movements off and on treatment in patients with Parkinson's disease, J Neurol Neurosurg Psychiatry 50:296–303, 1987

Bernstein N: Coordination and regulation of movement, New York, 1967, Pergamon Press

Flowers FA: Visual closed-loop and open-loop characteristics of voluntary movements in patients with parkinsonism and intention tremor. Brain 99:269–319, 1976

Frank JS, Earl M: Coordination of posture and movement, Phys Ther 70:855–863, 1990

Grillner S: Control of locomotion in bipeds, tetrapods, and fish. In Brooks VB, editor: Handbook of physiology (section 1), The nervous system, vol 2: Motor control, Part 2, Bethesda, 1981, American Physiological Society

Heriza C: Motor development: traditional and contemporary theories. In Contemporary Management of Motor Control Problems. Proceedings of the II STEP Conference, Fredericksburg, Va, 1991, Foundation for Physical Therapy

Holt KG: Toward general principles for research and rehabilitation of disabled populations. Phys Ther Practice 2(2):1–18, 1993

Horak PB, Nashner LM: Central programming of postural movements: adaptation to altered support surface configurations, J Neurophysiol 55:1369–1381, 1986

Horak FB, Nashner LM, and Nutt JG: Postural instability in Parkinson's disease: motor coordination and sensory organization. Soc Neurosci Abstr 10:634, 1984

Jackson H: The Croonian lectures on evolution and dissolution of the nervous system. lecture 2. Br Med J 660–663, 1884

Johnels B et al.: Measuring motor function in Parkinson's disease. In Benecke R, Conrad B, Marsden CD, editors: Motor disturbances, I. San Diego, 1987, Academic Press

Marsden CD, Rothwell JC, Day BL: The use of peripheral feedback in the control of movement. In Evarts EV, Wise SP, Bousfield D, editors: The motor system in neurobiology, Amsterdam, 1985, Elsevier Biomedical Press

Newell KM, Corcos DM, editors: Variability and motor control, Champaign, Ill, 1993, Human Kinetics Publishers

Newton R: Current perspectives on neural control. Proceedings of the Tenth International Congress of the World Confederation for Physical Therapy. Sydney, Australia, 1987, W.C.P.T

Newton RA, Deo AV: Standing balance in elderly adults with and without hearing impairments. Proceedings of the World Confederation for Physical Therapy. 11th International Congress, London, 1991, W.C.P.T

Pribram KH: Holonomic brain theory: cooperativity and reciprocity in processing the configural and cognitive aspects of perception. Hillsdale, NJ, 1988, Erlbaum

Rogers MW: Motor control problems in Parkinson's disease. In Contemporary Management of Motor Control Problems. Proceedings of the II STEP Conference. Fredericksburg, Va, 1991, Foundation for Physical Therapy, Bookcrafters, Inc

Rothwell JC and others: Manual motor performance in a deafferented man, Brain 105:515–542, 1982

Shimizu N, Yoshida M, Hagatsuka Y: Disturbance of two simultaneous motor acts in patients with parkinsonism and cerebellar ataxia. Adv Neurol 45:367–370, 1987

Stelmach GE, Phillips JG: Movement disorders – limb movement and the basal ganglia, Phys Ther 71:60–67, 1991

Stelmach GE, Worringham CJ: The preparation and production of isometric force in Parkinson's disease, Acta Physiologica Scand 26:93–103, 1988

Schoner G, Kelso JAS: Dynamic pattern generation in behavioral and neural systems, Science 239:1513–1520, 1988

Taub E: Movements in nonhuman primates deprived of somatosensory feedback, Exerc Sport Sci Rev 4:335–374, 1976

Thompson RF, Crist DM, Marsh M: Effects of physical exercise for elderly patients with physical impairments, J Am Geriatr Soc 36: 130–135, 1988

Tuller B, Turvey MT, Fitch HL: The Bernstein perspective: II. The concept of muscle linkage or coordinative structure. In Kelso JAS, editor. Human motor behavior: an introduction. Hillsdale, NJ, 1982, Erlbaum

VanSant AF: Life-span motor development. In Contemporary Management of Motor Control Problems. Proceedings of the II Step Conference. Fredericksburg, Va, 1991, Foundation for Physical Therapy

Wing AM: A comparison of the rate of pinch grip force increases and decreases in parkinsonian bradykinesia, Acta Physiologica Scand 26:479–482, 1988

Woollacott MJ: Age-related changes in posture and movement. J Gerontol 48 (Special Issue): 56–60, 1993

Woollacott M, Shumway-Cook A, editors: Posture and gait: a lifespan perspective, Charleston, 1989, University of South Carolina

Der limbische Komplex: Sein Einfluß auf motorische Kontrolle und motorisches Lernen

4

D. A. Umphred

Inhalt

BEGRIFFE

- Limbisches System oder limbischer Komplex,
- Hippokampus,
- deklaratives Gedächtnis,
- Amygdala (Mandelkörper),
- F²ARV-Kontinuum (fear/frustration, anger, rage, violence = Angst/Frustration, Ärger, Wut, Gewalt),
- emotionales Verhalten,
- reverberatorische (nachschwingende) Regel- oder Schaltkreise.

Die Lektüre dieses Kapitels ermöglicht es dem Lernenden oder Therapeuten:
1. **die Komplexität des limbischen Systems und seinen Einfluß auf Verhaltensreaktionen zu erkennen,**
2. **zwischen limbischer Kontrolle von Bewegungsreaktionen und Bewegungsregulierung durch Kleinhirn und Basalganglien zu unterscheiden,**
3. **verschiedene emotionale oder limbische Reaktionen und ihren Einfluß auf Bewegungsgeneratoren in Rückenmark und Hirnstamm zu erkennen,**
4. **zwischen deklarativem und prozeduralem Lernen zu unterscheiden,**
5. **zu analysieren, wie der Klient auf situationsbedingte Anforderungen funktionell reagiert, und zu bestimmen, ob der limbische Komplex das beobachtbare Verhalten negativ oder positiv beeinflußt hat.**

Wie bereits am Ende von Kap. 2 erläutert wurde, kann man das Nervensystems nur als ein Ganzes verstehen, das sich aus vielen miteinander verzahnten Teilen zusammensetzt. Anfangs hat der Lernende vielleicht bloß ein Puzzle aus 5–10 Teilen vor sich, die aneinanderpassen. Aber diese zusammenfügen zu können, vermittelt ihm das Erfolgsgefühl, eine Aufgabe intellektuell zu bewältigen. Der Weg des Lernens, der in der Schule beginnt und den er dann, wenn er will, ein Leben lang fortsetzen kann, besteht darin, dieses Puzzle wieder auseinanderzunehmen und erneut zusammenzusetzen, nachdem entweder jedes Teil weiter unterteilt wurde oder neue Teile hinzugefügt wurden.

Traditionellerweise beginnt man eine Analyse und Untersuchung der Hirnfunktionen bei den „harten" Wissenschaften (d.h. bei Anatomie und Physiologie). Dann betrachtet man normale Funktionen in ihrem Bezug zu Anatomie und Physiologie. Auf dieser Stufe wird vielleicht das Konzept von Verhaltensmustern eingeführt, in denen sich die spezifischen Funktionen ausdrücken. Zum Schluß wendet man sich Dysfunktionen zu. Um sie zu verstehen, setzt man oft Tieruntersuchungen mit potentiellen Funktionen beim Menschen in Beziehung. Die Gültigkeit solcher Rückschlüsse ist aber immer fragwürdig.

Die Komplexität der Anatomie, Physiologie und Neurochemie des limbischen Systems verblüfft selbst Doktoranden, die die wissenschaftlichen Grundlagen studieren. Und doch muß ein Therapeut den ganzen Tag über auf einer Augenblicksebene mit dem limbischen System von Klienten umgehen. Dieses Kapitel soll dem Leser helfen, Grundlagen der Neurologie (Kap. 2 und 3) mit psychosozialer Theorie (Kap. 6) in Bezug zu setzen. Abbildung 4.1 illustriert die Verzahnung bzw. gegenseitige Abhängigkeit aller

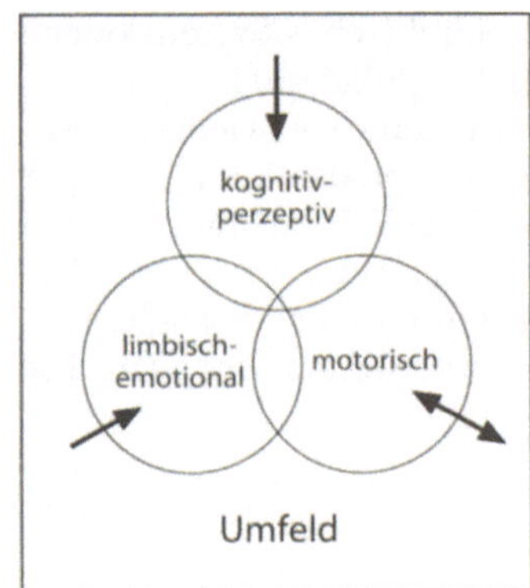

Abb. 4.1. Verzahnung/gegenseitige Abhängigkeit aller wichtigen ZNS-Systeme

wesentlichen Komponenten des Zentralnervensystems (ZNS) untereinander und mit dem Umfeld. Zu keinem Zeitpunkt steht irgendein System isoliert da.

Aus klinischer Sicht sollte ein Therapeut immer das ganze Umfeld und alle seine wichtigen interaktiven Komponenten im Auge behalten, während er sich auf eine spezifische Komponente konzentriert.

Der Aufbau dieses Kapitels folgte zunächst ebenfalls dem Muster traditioneller Lehrbücher. Als dann das Kapitel als Ganzes zusammengefügt wurde, erwies sich die Komplexität des limbischen Systems als überwältigend. Es war offenkundig, daß die Kollegen in der Darstellung der wissenschaftlichen Grundlagen ertrinken würden, bevor sie zu den Anwendungen kämen. So wurde für dieses Kapitel eine andere als die traditionelle Darstellung gewählt. Auf einen Überblick über das limbische System folgt ein Abschnitt über funktionelle Anwendungen, in dem es um limbische Läsionen und ihren Einfluß auf die therapeutische Situation geht. Die späteren Abschnitte führen dann in Anatomie und Physiologie ein. Ziel dieses Kapitels ist es, dem Lernenden erkennen zu helfen, wie sich die limbische Funktion drastisch auf die klinische Situation auswirkt und warum sich Bewegungsverhalten bei limbischer Dysfunktion oder limbischem Ungleichgewicht dramatisch ändern kann. Wenn der Leser einmal an diesem vorrangigen Ziel angekommen ist, wird er hoffentlich verlockt sein, die Abschnitte über Grundlagenwissen weiter zu studieren, so daß er die wirkliche Funktion des limbischen Systems umfassender versteht.

4.1 Das limbische System: seine funktionelle Beziehung zu den Leistungen eines Klienten in der klinischen Situation

Überblick: die Rolle des limbischen Systems bei motorischer Kontrolle, Gedächtnis und Lernen

Es ist nicht leicht, eine generell akzeptierte Definition des *„limbischen Systems oder Komplexes"*, seiner Grenzen und seiner zugehörigen Teile zu geben. Mesulam (1985) bringt dazu den Vergleich mit der Aussage eines Philosophen des 5. Jh. vor Christus, die Gott folgendermaßen definierte: „Das Wesen Gottes ist wie ein Kreis, dessen Mittelpunkt überall und dessen Kreislinie nirgends ist." Brodal (1992) meint, funktionelle Unterteilungen von Hirnregionen würden in dem Maße unklarer, wie wir durch unsere Forschung die Bezüge zwischen verschiedenen Bereichen aufdeckten. Nach seiner Auffassung erstreckt sich das limbische System auf das ganze Gehirn und umfaßt alle dessen funktionelle Komponenten. Brodal sieht daher keinen Sinn in der Definition eines separaten limbischen Systems.

Obwohl die anatomische Beschreibung des limbischen Systems bei verschiedenen Autoren verschieden ausfallen mag, wird seine funktionelle Bedeutung bei der Bestimmung menschlichen Verhaltens und im Rahmen der Verhaltensneurologie weitgehend anerkannt.

Brooks (1986) unterteilt das Gehirn in limbisches Gehirn und nichtlimbisches sensomotorisches Gehirn. Der sensomotorische Teil hat zu tun mit nichtlimbischer sensorischer Wahrnehmung und der Ausführung von Bewegungen.

Das limbische Hirn ist primitiv, wesentlich fürs Überleben, spürt die „Notwendigkeit", zu handeln, und initiiert dadurch überlebensnotwendige motorische Aktivitäten. Das limbische Hirn hat auch ein Gedächtnis und kann auswählen, was aus der Erfahrung zu lernen sei.

Brooks definiert die beiden Systeme funktionell und nicht anatomisch, denn ihmzufolge ist ihre anatomische Abgrenzung nach Funktion fast ausgeschlossen, sie wechselt je nach Aufgabe (Abb. 4.2).

Nach Kandel et al. (1991) sind für Verhalten *3 große Systeme* erforderlich:
- das sensorische,
- das motorische und
- das motivationale oder limbische.

Analysieren wir eine scheinbar simple Aktivität, wie das Schwingen eines Golfschlägers, so finden wir, daß das sensorische System nach visuellem, taktilem und propriozeptivem Input abgefragt wird, um das motorische System bei präziser, koordinierter muskulärer Aktivität und Haltungskontrolle zu orientieren. Das *motivationale (limbische) System* leistet folgenden Beitrag:

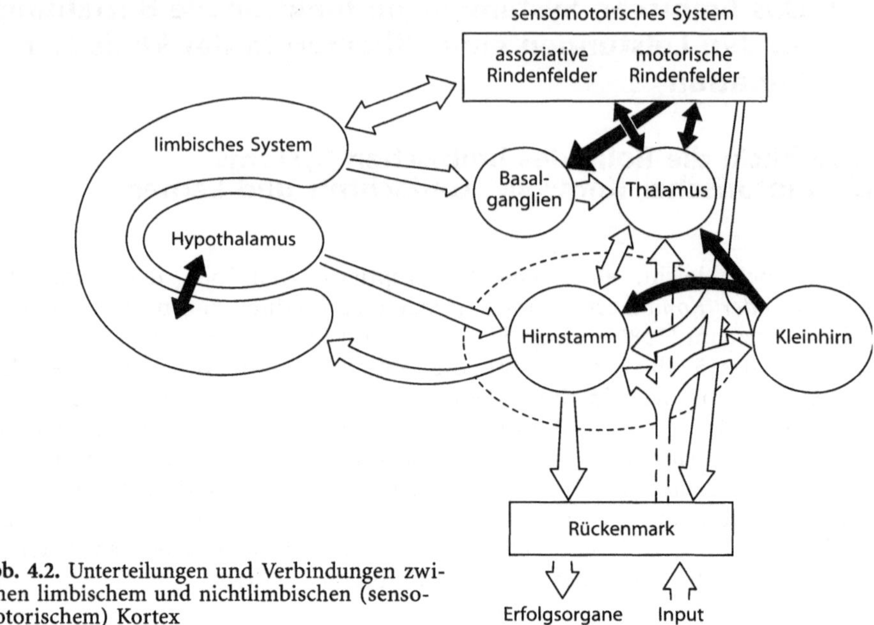

Abb. 4.2. Unterteilungen und Verbindungen zwischen limbischem und nichtlimbischen (sensomotorischem) Kortex

1. es liefert den Antrieb für einen absichtlichen Beginn,
2. es integriert den gesamten Input und
3. es spielt eine Rolle bei dem Ausdruck durch Bewegung.

Das motivationale System spielt eine Rolle bei der Steuerung der beiden motorischen Systeme, des vegetativen und des somatisch-sensomotorischen. Durch den Input zum Frontallappen und Hirnstamm ist es an der Kontrolle der Skelettmuskulatur beteiligt, und durch den Hypothalamus, der „im Herzen" des limbischen Systems liegt (Abb. 4.3), spielt es eine Rolle an der Steuerung der glatten Muskulatur und der Drüsen. Noback et al. (1991) bemerken, das limbische System sei an vielen der Ausdrucksformen beteiligt, die uns zu Menschen machen, nämlich Emotionen, Verhalten und Stimmungen. Zu diesem Menschsein gehört auch Individualität. Unser bei jedem Menschen einzigartiger Vorrat an Erinnerungen oder unsere verschiedenen Reaktionen auf die Umstände und unsere Kontrolle über unsere Empfindlichkeit für situationsbedingte Reize bzw. das Fehlen dieser Kontrolle, dies alles ist von Bedeutung bei der Ausformung unserer Persönlichkeit. Aufgrund dieser Einzigartigkeit muß jeder Therapeut und jeder Klient in seiner Individualität akzeptiert werden.

Broca (1878) stellte sich den anatomischen Ort des Lobus limbicus zunächst als einen Ring um den Hirnstamm vor. Heute isolieren die Neuroanatomen nicht einen spezifischen anatomischen Lobus als limbisch, sondern beziehen sich stattdessen auf einen Komplex oder ein System, zu dem kortikale, dienzephalische und Hirnstammstrukturen gehören (Kandel et al. 1991). Die Beschreibung dieses Komplexes ist weniger präzise und umfaßt –

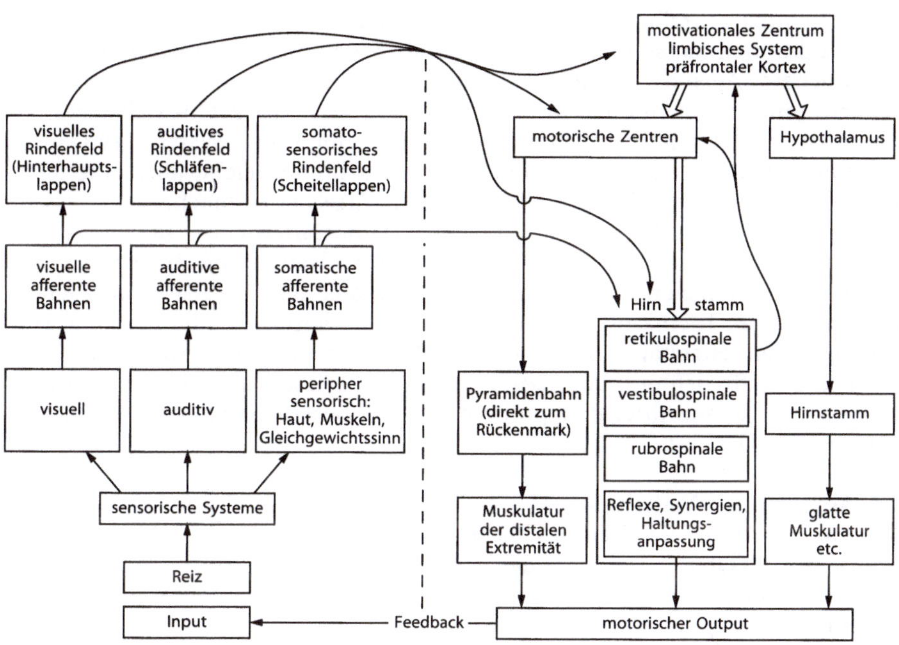

Abb. 4.3. Einfluß des motivationalen Systems auf das sensomotorische und das vegetative (autonome) Nervensystem. (Aus Kandel et al. 1991)

wenn sie auch nicht darauf beschränkt ist – den orbitofrontalen Kortex, den *Hippokampus*, den Gyrus parahippocampalis (oder Subiculum), den Gyrus cinguli, den Gyrus dentatus, das Corpus amygdaloideum (oder Amygdala), das Septum pellucidum, den Hypothalamus und einige thalamische Kerne (Barr u. Kiernan 1993; Kandel et al. 1991). Anatomen betonen, wie wichtig es ist, im limbischen Gebiet miteinander in Beziehung stehende Segmente oder Regelkreise zu betrachten, und beziehen Faserbündel wie den Fornix, den Fasciculus mamillothalamicus, die Stria terminalis, das mediale Vorderhirnbündel (oder Fasciculus prosencephalicus medialis bzw. Fasciculus basalis olfactorius) und die Stria medullaris als Teile des Systems mit ein (Barr u. Kiernan 1993; Burt 1993; Carpenter 1991). Diese vielen Kerne und untereinander verbundenen Schaltkreise spielen eine entscheidende Rolle bei Verhaltens- und Gefühlsänderungen (Burns et al. 1993; Davis 1992; Derryberry u. Tucker 1992), beim *deklarativen Gedächtnis* (Aggleton et al. 1992; Zola et al. 1993) und beim Ausdruck durch Bewegung (Holstege 1991).

Der Verlust irgendeiner Verknüpfung kann die resultierende Aktivität des ganzen Schaltkreises berühren. Das bedeutet, daß eine Schädigung eines bestimmten Bereichs des Hirns potentiell Störungen in einem beliebigen anderen oder in allen anderen Bereichen verursachen kann. Der ganze Schaltkreis muß möglicherweise reorganisiert werden, damit die Funktion wiederhergestellt ist.

Die Forschung schreibt heute den ZNS-Formationen nicht je einzelne spezifische Funktionen zu, sondern begreift sie als Teile eines Systems, die in unterschiedlichem Ausmaß an der Vielzahl von Verhaltensreaktionen teilhaben (weitere Informationen dazu in Kap. 2 und 3). Daher ist der Ausfall eines bestimmten Teils der höheren Zentren oder des limbischen Systems evtl. nicht funktionell klar zu umgrenzen, und es ist nicht immer leicht, über eine mögliche Rückkehr ausgefallener Funktionen eine Aussage zu machen.

Erholt sich nach einer Verletzung eine Funktion wieder, so sind daran vielleicht Mechanismen beteiligt, die die Reorganisation von Strukturen und Funktionen kortikaler, subkortikaler und spinaler Schaltkreise ermöglichen. Bei sehr jungen Kleinkindern können möglicherweise Bereiche in der gegenüberliegenden Hirnhälfte Funktionen „übernehmen". Aber was ausgereifte Gehirne betrifft, ist mit unserem wachsenden Wissen über Neuroplastizität die gegenwärtig akzeptierte Hypothese die, daß bestehende Systeme reorganisiert werden (Dobkin 1993).

Bei komplexem Verhalten, z.B. bei motorischen Funktionen, die viele Schritte erfordern, arbeiten das limbische System, der Kortex, der Hypothalamus, die Basalganglien und der Hirnstamm als integrierte Einheit, und jeder beschädigte Bereich verursacht eine gestörte Funktion des ganzen Systems.

Die Ursache eines Funktionsverlustes oder einer Verhaltensänderung kann nicht unbedingt lokalisiert werden. Eine Läsion des einen Bereichs verursacht möglicherweise eine Funktionsstörung in einem anderen Bereich, der selbst nicht geschädigt wurde.

Die Komplexität des limbischen Systems und sein assoziativer Einfluß auf das System motorischer Kontrolle und auf kortikale Strukturen ist enorm. Ein Therapeut, der mit einem Klienten mit Problemen motorischer Kontrolle oder motorischen Lernens zu tun hat, muß verstehen, wie das limbische System sich auf Verhaltensreaktionen auswirkt. Dazu muß er nicht nur etwas über die Defizite des Klienten wissen, sondern auch ein Verständnis seiner eigenen integrativen Funktion haben. So betrachtet, sollten die klinische Situation und die Aspekte dieser Situation, welche Veränderungen bewirken, mit mehr Aufmerksamkeit wahrgenommen werden.

Einfluß des limbischen Systems auf Verhalten: seine Wichtigkeit für die therapeutische Umgebung

Vier Ebenen einer Hierarchie des Verhaltens: wo ist das limbische System einzuordnen?

Nach Strub u. Black (1988) findet Verhalten auf verschiedenen untereinander verbundenen Ebenen statt, welche eine Vehaltenshierarchie darstellen. Auf der *untersten Ebene* muß ein Zustand von wacher Aufmerksamkeit für die innere und äußere Umgebung aufrechterhalten werden, damit motorische

Aktivitäten stattfinden können. Dieses Niveau allgemeiner Wachsamkeit wird von dem retikulären aktivierenden System des Hirnstamms hervorgebracht und in einer aufsteigenden Bahn zum Thalamus, zum limbischen System und zum Kortex übertragen. Damit aus einem Zustand allgemeiner Wachsamkeit eine „selektive Aufmerksamkeit" wird, müssen Informationen von und zum Kortex, Thalamus und limbischem System weitergeleitet und via Hirnstamm und spinalen Bewegungsmustergeneratoren modifiziert werden (Holstege 1991; Kandel et al. 1991).

Die *2. Ebene* dieser Hierarchie liegt im Gebiet des Hypothalamus und der eng mit ihm verbundenen limbischen Strukturen. Auf dieser Ebene geht es um unbewußte Triebe und angeborene Instinkte. Die aufs Überleben gerichteten Triebe Hunger, Durst, Temperaturregulierung und Überleben der Gattung (Sexualität) sowie die zu deren Einschränkung nötigen Schritte werden hier verarbeitet, ebenso Lernen und Gedächtnis. Die meisten dieser Aktivitäten hängen mit limbischen Funktionen zusammen.

Auf der *3. Ebene* werden nur kortikale Bereiche aktiviert. Auf dieser Ebene geht es um abstrakte Konzeptbildung zu verbalen oder quantitativen Sachverhalten.

Auf der *4. Ebene* geht es um den Ausdruck sozialer Aspekte des Verhaltens, um Persönlichkeit und Lebensweise. Auch hier wieder sind das limbische System und seine Beziehung zu dem Frontallappen wesentlich.

Die Interaktion dieser 4 Ebenen führt zu dem integrativen und anpassungsfähigen Verhalten des Menschen.

Unsere Fähigkeit, aufmerksam zu sein und schützend zu reagieren, ergibt sich aus dem, was wir bisher kognitiv-perzeptiv, sozial und affektiv gelernt haben.

Unsere Anpassungsfähigkeit gegenüber schnellen Veränderungen der physikalischen Umgebung, der Lebensgewohnheiten und der persönlichen Beziehungen ergibt sich aus den Zusammenhängen oder komplexen Neuroschaltkreisen des menschlichen Gehirns. Findet auf irgendeiner der Ebenen der Verhaltenshierarchie eine Verletzung statt, kann sich dies auf alle Ebenen auswirken.

Das limbische System bewegt uns

Moore (1980) beschreibt das limbische System als den Bereich des Gehirns, der uns bewegt. Das Wort „bewegen" (*MOVE*) kann man als Gedächtnisstütze für die Funktionen des limbischen Systems nehmen.

Funktionen des limbischen Systems *

- *Motivation und Gedächtnis: Antrieb:*
  1. Gedächtnis: Aufmerksamkeit und Erinnern,
  2. Motivation: Wunsch, etwas zu lernen, etwas zu versuchen oder die Umstände auszunutzen.
- *Olfaktorischer Bereich (Riechen)*, besonders bei Säuglingen und kleinen Kindern:
  1. Das olfaktorische System ist das einzige sensorische System, das auf seiner sensorischen Bahn zum Kortex keine sekundäre Synapse im Thalamus hat.
- *Viszeraler Bereich* (Triebe: Durst, Hunger, Temperaturregulierung, endokrine Funktionen):
  1. sympathische und parasympathische Reaktionen,
  2. Reaktionen des peripheren vergetativen (autonomen) Nervensystems, welche limbische Funktionen widerspiegeln.
- *Emotionaler Bereich: Gefühle und Einstellungen:*
  1. Selbstbild und Selbstwertgefühl,
  2. emotionales Körperbild,
  3. tonische Reaktionen des motorischen Systems,
  4. Einstellungen, soziale Fähigkeiten, Meinungen.

Nach dieser Gliederung findet man unter dem Buchstaben „*M*" die *Antriebskomponente des limbischen Systems.* Bevor ein Mensch lernt, muß er motiviert sein zum Lernen, zum Versuch, eine Aufgabe erfolgreich zu bewältigen, ein Problem zu lösen oder Bedingungen seiner Umgebung auszunutzen. Ohne Motivation orientiert sich das Gehirn nicht auf ein Problem und lernt nicht. Ist der Mensch aber einmal motiviert, muß er aufmerksam sein und die Komponenten des Lernstoffs entsprechend ihrer sequentiellen oder gleichzeitigen Natur und ebenso als Ganzes verarbeiten können. Die limbischen Strukturen der *Amygdala (Mandelkörper)* und des Hippokampus und ihre komplizierten Verschaltungen spielen bei dieser Art Gedächtnisleistung eine ausschlaggebende Rolle. Ist etwas gelernt, wird es im Kortex gespeichert, von wo es zu späteren Zeiten wieder abgerufen werden kann.

Das „*O*" bezieht sich auf den *Geruchssinn*, der auf Wachheit und Antrieb einen starken Einfluß hat. Dies sieht man deutlich daran, daß die Menschen sehr viel Geld jährlich für Parfums, Deodorants, Mundsprays und Seife ausgeben. Die olfaktorische Sinnesbahn können Therapeuten, deren Klienten ZNS-Verletzungen mit Beteiligung der Capsula interna und des Thalamus aufweisen, wirksam einsetzen. Das olfaktorische System ist synaptisch mit dem Bulbus olfactorius und dann mit Strukturen des limbischen Systems verbunden und kann von dort direkt zum Kortex gehen, ohne Synapse im Thalamus. Obwohl es auch Kollateralen zum Thalamus gibt, braucht der Geruchssinn nicht, wie alle anderen Sinne, den Thalamus als notwendige Umschaltstelle zur Erreichung der kortikalen Strukturen. Andere Sinne des Kli-

---

* Übernommen aus einem Vortrag von Moore 1987.

enten erreichen den Kortex vielleicht nicht mehr, so daß er in einer sensorisch verarmten Umwelt lebt. Dann können Geruchswahrnehmungen, die in das limbische System gelangen, eingesetzt werden, um ihn zu beruhigen oder zu erregen. Der spezifische olfaktorische Input kann bestimmen, ob der Klient ruhig bleibt oder emotional aufmerksam wird (Bell et al. 1992). Die meisten Menschen bevorzugen angenehme Gerüche.

Ein komatöser und scheinbar nicht mehr ansprechbarer Klient kann auf Gerüche reagieren. Der Therapeut muß auf diese Reaktionen sehr genau achten, denn sie sind vielleicht vegetativer und nicht somatomotorischer Natur.

Das „V" stellt *viszerale oder vegetative Antriebe* dar. Wie schon erwähnt, ist der Hypothalamus in das limbische System eingebettet. Daher widerspiegelt die Regulierung sympathischer und parasympathischer Reaktionen sowohl der inneren Organe als auch der Peripherie eine ablaufende limbische Aktivität. Ganz sichtbar werden Triebe wie Durst, Hunger, Temperaturregulierung und Sexualität von diesem System gesteuert. Klienten, die gar keine inhibitorische Kontrolle über Essen und Trinken aufweisen oder deren Regulierung der Körpertemperatur sehr instabil ist, zeigen damit vielleicht Zeichen einer Betroffenheit des Hypothalamus oder der Hypophyse und/oder der direkten Bahnen vom Hypothalamus zu Strukturen des Mittelhirns (de-Groot 1991; Kandel et al. 1991).

Weniger offensichtliche vegetative Reaktionen, die ein limbisches Ungleichgewicht widerspiegeln können, werden von Therapeuten oft übersehen. Wenn die Belastung durch eine Aktivität für den Klienten zu groß wird, reagiert er vielleicht mit einem starken Schwitzen der Handflächen oder mit stärkeren gestörten Reflexbewegungen im Mundbereich anstatt mit erhöhter Bewegungsaktivität.

Ein Therapeut muß den Aspekt des reaktiven Verhaltens des Klienten laufend überwachen, um sicher zu sein, daß das beobachtete Verhalten die motorische Kontrolle widerspiegelt und nicht die limbischen Einflüsse über dieses motorische System.

Ist der Input für den Klienten extrem groß, dann wird das limbische System nicht auf seinem optimalen Niveau funktionieren, und der Klient wird weniger lernen. Der Klient zieht sich vielleicht physisch oder psychisch zurück, konzentriert sich nicht mehr oder wird unaufmerksam, weniger motiviert, frustriert oder sogar ärgerlich. Durch Überladung des retikulären Systems wird vielleicht das limbische System abgeschaltet und nicht das retikuläre System selbst, obwohl es Teil des Regelkreissystems ist. Unabhängig davon, wo in dem Regelkreis die Dysfunktion auftritt, kann sich dies in entsprechender Verhaltensäußerung des hypothalamischen/vegetativen Systems ausdrücken. Noch schwieriger wird eine Evaluation dieses Systems, wenn das motorische Kontrollsystem des Klienten unzugänglich und keine willkürliche Bewegung möglich ist.

Therapeuten versuchen oft, motorische Aktivität durch sensorischen Input zu steigern, sie müssen aber mit großer Vorsicht ein unterscheidungsloses Bombardieren des sensorischen Systems vermeiden. Das *limbische System*

kann Überlastung zeigen, während die *spinalen Bewegungsgeneratoren* inadäquate Aktivierung widerspiegeln. Obwohl die beiden Systeme verschieden sind, hängen sie auf komplizierte Weise zusammen. Es ist sinnlos, im Rahmen eines Lernvorgangs eines der beiden massiv zu bombardieren, während man das andere ignoriert.

Das „*E*" steht für *Emotionen*, für die *spezifischen Gefühle* und *Einstellungen* eines bestimmten Menschen. Hierbei geht es insbesondere um Prozesse in der Amygdala des limbischen Systems und um orbitofrontale Aktivitäten im Frontallappen (Tucker u. Derryberry 1992). Diese Strukturen bilden ein primär emotionales Zentrum, sie regulieren nicht nur unser Selbstbild, sondern auch unsere Einstellungen und Meinungen über unsere Umgebung und die Menschen, die wir dort antreffen.

! **Das *Selbstbild* ist der emotionale Aspekt des Körperbilds.**

Stellen Sie sich beispielsweise vor, daß ich eines Morgens in den Spiegel sehe und sage: „Heute muß die bedauernswerte Welt auf mich verzichten." Ich lege mich wieder ins Bett und esse den ganzen Tag nichts. Am nächsten Tag stehe ich auf, schaue in denselben Spiegel und sage: „Welche Veränderung! Ich sehe gut aus und bin total in Form. Achtung Welt, ich komme!" In Wirklichkeit hat sich mein physischer Körper nicht allzu sehr verändert, falls überhaupt, aber meine Einstellung gegenüber diesem Körper ist anders geworden. Das heißt, die emotionale Komponente meines Körperbildes hat sich wahrnehmungsmäßig verändert.

Ein 2. Aspekt meines Selbstbilds betrifft meine Einstellung zu meinem persönlichen oder meinem gesellschaftlichen Wert und meiner sozialen Rolle. Wiederum kann diese Einstellung mit der Stimmung wechseln, öfter aber scheint sie sich mit der Erfahrung zu ändern. Mit Bezug auf die Interaktion zwischen Klient und Therapeut kann sie für den Erfolg einer therapeutischen Situation ausschlaggebend sein. Zwei Beispiele sollen dies illustrieren, sie zeigen schwerpunktmäßig, wie wahrgenommene Rollen in den therapeutischen Rahmen eingehen.

]Fallbeispiel.

1. Ihre Klientin ist Frau S., eine 72jährige Frau mit linksseitigem zerebrovaskulären Insult. Sie kommt aus armen sozioökonomischen Verhältnissen und war 40 Jahre lang Haushälterin einer reichen, hochgestellten Familie. Wenn sie mit Ihnen (der Therapeutin) spricht, sagt sie immer „jawohl, Madame" oder „nein, Madame" und tut genau das, um das sie gebeten wurde, nicht mehr, nicht weniger. Es könnte ziemlich schwierig werden, diese Klientin dazu zu bringen, Verantwortung für eine Steuerung des therapeutischen Geschehens zu übernehmen. In einem Rahmen, der – wie eine medizinische Einrichtung – in ihrer Wahrnehmung einen hohen sozialen Status hat, entspricht es nicht ihrer wahrgenommenen eigenen Rolle, Verantwortung zu übernehmen oder Autorität zu beanspruchen. Vielleicht meint sie auch, sie könne das gar nicht. Ein Erfolg im therapeutischen Rahmen beruht dann vielleicht eher darauf, ihre Einstellung zu ver-

ändern, als sich auf motorischeKontrolle zu konzentrieren. Das heißt, ihr Vollmachten zu übertragen („empowerment") ist vielleicht ausschlaggebend dafür, daß sie selbständige funktionelle Fähigkeiten wiedergewinnt und in ihrer Umgebung zurechtkommt.

2. Ihr Klient ist ein 24jähriger Holzfäller, der bei einem Sturz bei der Arbeit ein gedecktes Schädel-Hirn-Trauma erlitten hat. Sein Unfall liegt jetzt einen Monat zurück, er zeigt wache Aufmerksamkeit, kann sich ausdrücken, ist ärgerlich und hat mäßige bis schwere Probleme motorischer Kontrolle. Während Ihrer ersten Behandlung bemerken Sie, daß er sehr gut auf Handling anspricht. Er scheint mit Ihrer Bewegung mitzufließen und ist mit Ihrer Hilfe in der Lage, motorische Kontrolle auf viel höherer Ebene auszuüben als vorher. Zwar braucht er manchmal Ihre Hilfe, aber Sie versuchen, diese – soweit möglich – zurückzunehmen, um ihn zu befähigen, seinen Körper selbst zu kontrollieren. Am Ende der Therapie setzt er sich wieder auf seinen Stuhl, mit deutlichen funktionellen Verbesserungen. Dann wendet er sich zu Ihnen, der Physiotherapeutin, und anstatt zu sagen: „Das war großartig!", sagt er: „Sie Hexe! Ich hasse Sie!". Der Widerspruch zwischen der Art, wie sein Körper auf Ihr Handling ansprach, und seiner Einstellung zu Ihnen als Person verblüfft Sie, bis Sie realisieren, daß er sich immer als einen dominanten Mann wahrgenommen hat. Und ebenso nimmt er Frauen als schwach wahr, als Wesen, welche Schutz und Leitung brauchen. Wenn seine Einstellung Ihnen gegenüber nicht dahingehend geändert werden kann, daß er Sie in Ihrer beruflichen Rolle begreift, dann wird er höchstwahrscheinlich nicht allzu viel von Ihren klinischen Fähigkeiten profitieren.

Vorgefaßte Einstellungen, soziale Verhaltensweisen und Meinungen wurden erlernt, indem das limbische System den Input filtert. Wenn nach einer neurologischen Verletzung neue Einstellungen und Verhaltensweisen erlernt werden müssen, scheint insbesondere die Intaktheit der amygdaloiden Bahnen entscheidend (s. Kap. 4.2).

Eine Schädigung der amygdaloiden Bahnen kann ein Lernen verhindern; so kann sozial schlecht angepaßtes Verhalten fortbestehen, und der Klient wird sich wahrscheinlich weniger gut in die soziale Umgebung einfügen.

Da unsere Gefühle, Haltungen und Werte unser Verhalten steuern, sowohl durch Aufmerksamkeit als auch durch motorische Reaktionen, hat der emotionale Aspekt des limbischen Systems eine große Auswirkung auf unser Lernen und unsere motorische Kontrolle. Wird der Ausführung einer Bewegung zu wenig Wert beigemessen, führt das oft zu Selbstzufriedenheit und mangelndem Lernen. Andererseits kann die extrem hohe Bewertung einer Bewegungs- oder Lernleistung, z.B. in einer kognitiven Testsituation, das System überbeanspruchen und so seine Funktionsfähigkeit verringern.

Motivation und Belohnung

Moore (1980) hält Motivation und Gedächtnis für einen Teil des MOVE-Systems. Stellar u. Stellar (1985) verknüpfen Motivation mit Belohnung und Hilfe und zeigen, wie das limbische System durch Wiederholung und Belohnung lernt. Sie stellen fest, daß zum Konzept der Motivation die Aspekte Antrieb und Befriedigung, zielgerichtetes Verhalten und Anreiz gehören. Entsprechend orientiertes Verhalten erhält nach ihrer Erkenntnis die Homöostasis und gewährleistet das Überleben des Individuums und der Gattung. Der Bereich des Frontallappens spielt zwar eine wichtige Rolle bei Selbstkontrolle und der Ausführung von Aktivitäten, aber diese Funktionen scheinen darüber hinaus eine dicht ineinandergreifende neuronale Vernetzung zwischen kognitiver Darstellung in den frontalen Bereichen und motivationaler Kontrolle durch limbische und subkortikale Strukturen zu erfordern (Tucker u. Derryberry 1992).

Motiviertes Verhalten ist abgestimmt auf Verstärkung und Belohnung. Wiederholte Erfahrung von Verstärkung und Belohnung führt zum Lernen, zu veränderten Erwartungen, verändertem Verhalten und nicht nachlassender Leistung (Kostandov 1989).

Wiederholung mit dem Gefühl von Erfolg (Verstärkung) ist im therapeutischen Rahmen ein entscheidendes Element; und wenn man die Aufgabe immer dann schwieriger macht, wenn der Klient eben gerade das Gefühl hat, jetzt könne er sie bewältigen, dann verringert man damit Verstärkung/Belohnung und vermindert die Motivation des Klienten, etwas zu versuchen. Da Therapeuten unter Druck stehen, schnell Veränderungen herbeizuführen, werden Wiederholung und somit langfristiges Lernen oft aufs Spiel gesetzt, und dies wirkt sich u. U. dramatisch auf die Lebensqualität des Klienten und die langfristigen Behandlungserfolge nach dem Verlassen der Klinik aus.

Was *Verstärkung* anbelangt, kommen die Theorie motorischer Kontrolle (vgl. Kap. 2 und 3) und die Erforschung des limbischen Systems übereinstimmend zu dem gleichen Ergebnis: etwas, das mit eigenem Feedback in vielen wechselnden Situationen und mit der Möglichkeit, Fehler zu machen, gelernt wurde, wird besser behalten.

Die Wiederholung eines Sachverhaltes oder die Möglichkeit, diesen zu üben, führt zu langfristigem Lernen. Damit kann eine (motorische oder kognitive) Aufgabe erfolgreich durchgeführt werden.

Ohne Übung oder Motivation ist die Chance für erfolgreiches Lernen minimal oder gleich Null.

Integration des limbischen Systems als Teil eines ganzen funktionierenden Gehirns

Motivation, Wachheit und Konzentration sind bei motorischem Lernen entscheidend, denn sie bestimmen, wie aufmerksam wir beim Lernen und der Durchführung einer motorischen Aufgabe sind. Diese Vorgänge von Lernen und Tun sind unvermeidlich miteinander verknüpft: „Wir lernen, indem wir tun, und wir tun etwas nur so gut, wie wir es gelernt haben (Brooks 1986).“

Sowohl die Motivation oder „das Gefühl, etwas tun zu müssen", als auch die Konzentration werden vom limbischen System gesteuert. Wie in dem später folgenden neuroanatomischen Teil dieses Kapitels noch dargelegt wird, ist der amygdaloide Komplex mit seinen zahlreichen afferenten und efferenten Verknüpfungen speziell ausgerüstet, um die Bedeutung eines Reizes zu erkennen, und diese Struktur ist es, die den emotionalen Aspekt des Gefühls, etwas tun zu müssen, beiträgt. Die entsprechenden neuroanatomischen Regelkreise haben enorm viele Verbindungen mit dem retikulären System. Manche Autoren bezeichnen es daher als retikulolimbisches System (Kandel et al. 1991; Moore 1987). Die Interaktion des limbischen Systems, der Bewegungsgeneratoren des Hirnstamms und die abschließende Anpassung durch das spinale System führen zu einer notwendigkeitsbestimmten und daher zielgerichteten motorischen Aktivität. Das limbische System filtert auch aus der Menge aller Informationen die bedeutsamen heraus und verarbeitet und speichert sie selektiv für Gedächtnis, Lernen und Erinnerung.

Zielgerichtete und notwendigkeitsbestimmte Bewegungshandlungen sind das Ergebnis des zielgerichteten Arbeitens neuraler Strukturen in einem interaktiven System, einem funktionellen, dynamischen Komplex, der darauf beruht, daß Systeme zusammenwirken. In diesem Komplex (Abb. 4.4) ist das limbische System mit seinen kortikalen und subkortikalen Komponenten die wichtigste Ebene. Als Reaktion auf Reize aus der inneren oder äußeren Umgebung „fühlt" das limbische System die emotionale Notwendigkeit zu handeln, und initiiert damit motorische Aktivitäten. Eine entsprechende Botschaft wird den sensorischen Bereichen des Kortex übermittelt, und zwar visuellen, auditiven, taktilen, olfaktorischen, gustatorischen oder propriozeptiven Assoziationsfeldern einzeln oder in Kombinationen. Diese Felder liegen in den präfrontalen, okzipitalen, parietalen und temporalen Lappen, wo sie den sensorischen Input analysieren und in eine Gesamtstrategie zum Handeln oder in einen allgemeinen Plan integrieren, der den Anforderungen der Aufgabe entspricht. Sie erkennen also wichtige sensorische Hinweise, wählen unter ihnen aus und bereiten Handlungen vor, wenn retikuläre Input zu einem angeregten Zustand führt. Auf sensomotorische Rindenfelder hat der limbische Kortex (Uncus, Gyrus parahippocampalis/Isthmus, Gyrus cinguli und Septumkern) über den Gyrus cinguli direkt oder indirekt durch Assoziationsfelder einen noch größeren Einfluß. Thalamus, Kleinhirn und Basalganglien sind an der Erzeugung der spezifischen Bewegungspläne beteiligt. Die Nachricht des allgemeinen Plans wird an das Projektionssystem weitergeleitet. Die limbischen Strukturen haben über den Gyrus cinguli auch direkte Verbindungen mit dem primär-motorischen Kortex. Sie können somit sicher

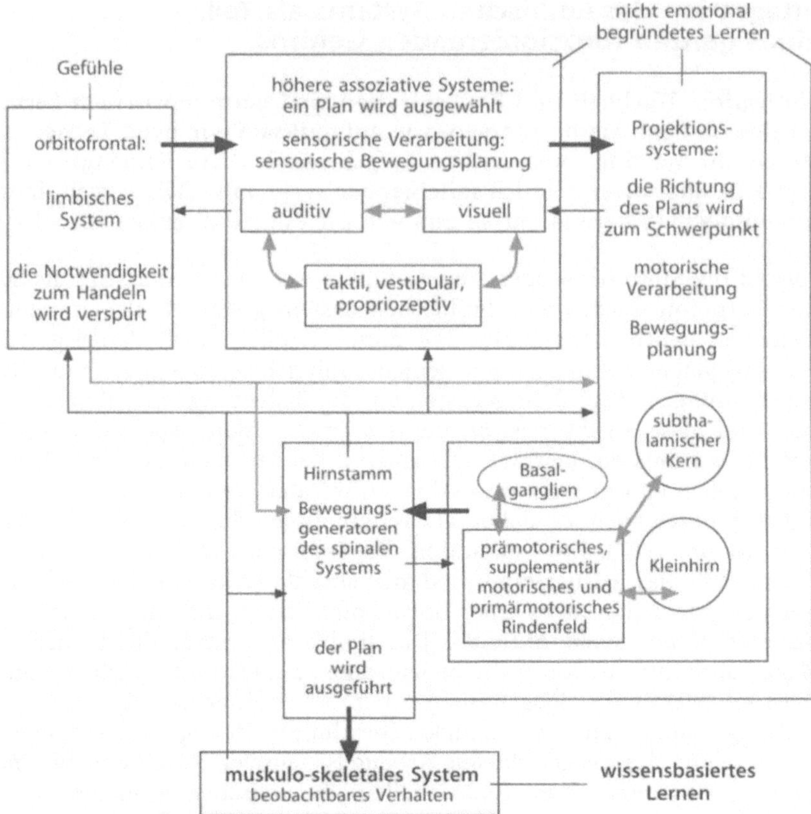

Abb. 4.4. Funktionelle und dynamische Hierarchie von Systemen, die auf der Interaktion limbischer Vorgänge und motorischer Kontrolle beruhen. (Aus Brooks 1986)

über kortikobulbäre und kortikospinale Bahnen feinmotorische Aktivitäten antreiben helfen. Thalamus, Kleinhirn, Basalganglien und motorische Rindenfelder (prämotorisches, supplementäres motorisches und primär-motorisches Rindenfeld) tragen zur Erzeugung der spezifischen Bewegungspläne bei (Kandel et al. 1991). Nachrichten hinsichtlich der sensorischen Komponente des allgemeinen Plans werden zu dem Projektionssystem geschaltet, wo sie in verfeinerte motorische Pläne transformiert werden. Diese Pläne werden dann durch das motorische System geleitet, um die Bewegungsgeneratoren in Hirnstamm und spinalem System zu modulieren (Kandel et al. 1991). Limbische Verbindungen mit dem Kleinhirn, den Basalganglien und dem Frontallappen (Kandel et al. 1991) sowie dem Bewegungsgenerator im Hirnstamm (Holstege 1991) ermöglichen weitere Steuerung motorischer Kontrolle oder motorischen Ausdrucks mittels limbischer Anweisungen.

In diesen Komplexen der Projektion und Bewegungsplanung werden die Einzelheiten programmiert und den Vorgehensweisen eine Strategie gegeben. Ganz allgemein wird das „Was" zum „Wie" und „Wann". Hier werden die für koordinierte Bewegungen nötigen Parameter bezüglich Intensität, Aufeinanderfolge und zeitlicher Koordination programmiert, so daß die motorische Aufgabe durchgeführt werden kann. Diese Programme, die obere Motoneuronen und Interneuronen einbeziehen, werden dann zu den Bewegungsgeneratoren in Hirnstamm und Rückenmark geschickt, die daraufhin über periphere Motoneuronen Anweisungen hinsichtlich der spezifischen motorischen Aufgabe an das muskuloskeletale System senden. (Eine vertiefte Diskussion findet sich in Kap. 2 und 3). Alle in irgendeinem Untersystem des ganzen limbischen Bewegungskontrollkomplexes ablaufenden Handlungen werden laufend in Regelkreisen an alle Subsysteme rückvermittelt, so daß Intensität und Dauer erneut eingestellt werden können und darüber befundet werden kann, ob der Plan in einer sich dauernd verändernden dreidimensionalen Welt nach wie vor die bestmögliche Reaktion darstellt.

Der limbische Komplex erzeugt notwendigkeitsgesteuerte motorische Aktivität, indem er die diesbezügliche Absicht innerhalb des motorischen Systems vermittelt (Holstege 1991).

Dieser Schritt ist wesentlich für eine normale Bewegungsfunktion und insofern auch für die Klientenbetreuung. Den Klienten muß die Möglichkeit gegeben werden, sowohl ihre internen Bedingungen (ihre bereits festgelegten und feedforward-orientierten Pläne sowie ihren emotionalen Zustand) als auch die äußere Welt um sie herum, die von ihnen das Aktivwerden bei einer Aufgabe verlangt, richtig zu analysieren. Integration all dieser Informationen sollte zu einer adäquaten Strategie für die vorliegende Aufgabe führen. Die entsprechenden Anweisungen müssen richtig sein, und das System muß die motorische Aktivität ausführen können. Weist das motorische System Mängel auf, wird bei dem Klienten mangelnde Anpassungsfähigkeit zu beobachten sein. Gibt es Fehler im limbischen Komplex, können sich dieselben Bewegungsdefizite zeigen.

Der Therapeut muß unterscheiden, wo es sich um ein echtes Problem des Bewegungssystems und wo um ein Problem des Einflusses des limbischen Systems auf das Bewegungssystem handelt.

Schmidt (1991) betont die Bedeutung eines Feedbacks von „Ergebniswissen" („knowledge of results feedback") als derjenigen Information aus der Umgebung, die die Person mit Erkenntnissen über Anforderungen einer Aufgabe versorgt. Solche Erkenntnisse helfen dem motorischen System, die richtigen Strategien auszuwählen, mit denen sich eine passende Bewegung zur Bewältigung der Aufgabe einleiten und unterstützen läßt. Dieser Feedback von Ergebniswissen ist für ein wirksames Lernen von Bewegungen und für die Ausformung richtiger Bewegungsprogramme, die dann abgespeichert werden, erforderlich. Das folgende Beispiel soll dem Leser helfen, die limbische Rolle bei der Bewegungsprogrammierung zu verstehen.

Sie sitzen in ihrem neuen Auto. Der Händler hat den Tank gefüllt. Der Motor mit all seinen Verdrahtungen und ineinandergreifenden Komponenten ist funktionell in Ordnung. Aber er läuft nicht ohne einen Mechanismus, der seine Strategien zum Laufen bringt oder das System anschaltet. Diese Rolle spielt im Gehirn der motorische Mechanismus von Basalganglien/Frontallappen. In einem Auto haben Sie einen Anlasser. Der Anlasser wird aber das Bewegungssystem nicht aktivieren ohne Ihre Absicht und Motivation, den Zündschlüssel umzudrehen und den Motor anzulassen. Diesem Zweck dient im Gehirn der limbische Komplex. Haben Sie den Zündschlüssel gedreht, so läuft das Auto und steht Ihnen zum Steuern bereit. Ob Sie Rückwärts- oder ersten Gang wählen, hängt normalerweise davon ab, was Sie vorher gelernt haben, es sei denn, dies ist für Sie eine völlig neue Erfahrung. Ist ein Gang eingelegt, programmiert das motorische System das Auto, damit es gemäß Ihren Wünschen fährt. Es kann langsam oder schnell fahren, aber um den Plan zu ändern, müssen sowohl ein Zweck, der die Änderung notwendig macht, und die Erkenntnis einer solchen Notwendigkeit vorliegen. Das Auto hat die Fähigkeit, sich an viele Variablen der Umgebung anzupassen und sich entsprechend zu regulieren, beispielsweise bei Schlaglöchern oder rutschigem Straßenbelag, so daß es weiterhin sein Feedforward-Programm ablaufen lassen kann, wie dies auch viele motorische Systeme in Ihrem ZNS tun. Das limbische System mag sich emotional für schnelles Fahren entscheiden, während Ihr kognitives Urteil sich anders entscheidet. Das Endergebnis wird Ihren Druck auf Gas- und Bremspedal steuern und letzlich das Auto regulieren.

Die hier diskutierten Komponenten spielen beim Funktionieren des Autos eine entscheidende Rolle, so wie alle Systeme in Ihrem ZNS eine wesentliche Rolle bei der Regulierung Ihres auf die Umgebung reagierenden Verhaltens spielen.

Brooks (1986) unterscheidet einerseits begreifendes Lernen von Bewegungen, welche programmiert werden und die zu Fertigkeiten führen, wenn die ausführende Person die Anforderungen begriffen hat, und andererseits aus Zusammenhängen losgelöste Bewegungen, die (für ein begreifendes Lernen) durch in Zusammenhänge eingebettete Bewegungen ersetzt werden müssen. Dieser Prozeß wird dadurch beschleunigt, daß Klienten verstehen und zeigen können, daß sie verstehen, „was man von ihnen erwartet". Motorische Fertigkeiten können verbessert werden, indem man programmierte Bewegungen zu zielorientiertem Verhalten einsetzt.

! Die Aufmerksamkeit des Klienten muß sich auf das Ziel der Aufgabe richten und nicht auf einzelne Komponenten der Bewegung. Der Bewegungsplan muß programmiert und geübt werden ohne dauernde kognitive Kontrolle.

Das limbische/frontale System hilft, daß sich der Antrieb auf die erkannte Aufgabe richtet bzw. auf eine abstrakt dargestellte Übereinstimmung zwischen der geplanten Bewegungssequenz mit dem erwünschten Resultat.

Ohne Ergebniswissen, Feedback und Begreifen der Anforderungen einer zielorientierten Aktivität ist Lernen nur bloßes Auswendiglernen, es beruht bloß auf Wiederholung ohne Analyse und wird wohl nur in geringem Maße zu bedeutungsvollem Lernen bzw. zum Aufbau eines wirksamen motorischen Gedächtnisses in der Form motorischer Hologramme führen.

Schmidt (1991) meint, um die höchste Funktionsebene im motorischen System anzusprechen und begreifendes Lernen zu ermöglichen, sollten Therapieprogramme um *zielorientierte Aktivitäten* herum aufgebaut werden. Diese Aktivitäten bringen den Klienten dazu, die Anforderungen der (inneren wie äußeren) Umstände zu analysieren, denn hier befindet er sich in einer Situation, die die Entwicklung „angemessener Strategien" verlangt. Zielorientierte Aktivitäten sollten *funktionelle Verhaltensweisen* sein und demzufolge Sinn haben und Motivation und selektive Aufmerksamkeit erfordern. Spezielle Techniken, wie propriozeptive neuromuskuläre Fazilitation (PNF), entwicklungsneurologische Therapie („neurodevelopmental therapy", NDT), die Techniken von Rood oder Feldenkrais können bei zielorientierten Aktivitäten in Therapieprogrammen einbezogen werden, wie dies auch für alle übrigen therapeutischen Ansätze gilt, solange sie jene Aspekte motorischer Kontrolle und motorischen Lernens identifizieren, die zum Behalten des Gelernten und auch zu zukünftig möglicher Leistung führen (Schmidt 1991). Begreifen die Klienten die erlernten Fertigkeiten, können sie diese besser auf die Anforderungen verschiedener Umstände und Notwendigkeiten einstellen, wobei sie sich am Feedback auf ihre Reaktionen orientieren.

Es geht um den Entwurf von Übungen und Programmen, die sinnvoll sind und sich an Notwendigkeiten orientieren, um so die Klienten zu begreifendem, zielorientiertem Lernen zu motivieren. Es ist deshalb wichtig, die spezifischen Ziele des Klienten zu verstehen.

Ein Therapeut kann nicht davon ausgehen, daß „jemand etwas bestimmtes tun möchte". Das Ziel, eine Bank zu führen, scheint zwar zunächst sehr verschieden von dem Ziel, in den Bergen Vögel zu beobachten. Aber für beide Ziele sind vielleicht Fähigkeiten der Fortbewegung nötig. Wenn ein Klient nicht zur Arbeit zurückkehren will, dann führt es möglicherweise zu Widerstand und abnehmender Motivation, wenn der Therapeut mit freundlichem Lächeln und der Bemerkung auf ihn zu geht: „Hallo, ich bin Ihr Therapeut, und ich werde Sie schon wieder auf die Beine stellen und zum Laufen bringen, so daß Sie wieder arbeiten können". Kennt der Therapeut hingegen das Ziel des Klienten, erreicht er vielleicht, daß man in dem Klienten eine Person antrifft, die hochmotiviert ist Gehen zu lernen, weil sie bald in der Lage sein möchte, in den Bergen Vögel zu beobachten.

Klinische Perspektiven

Das interne System des Klienten beeinflußt das beobachtbare Verhalten

Mindestens einmal jedes Jahr bringt fast jede Lokalzeitung eine Meldung wie diese: „79jährige, 49 kg leichte arthritische Großmutter hebt Auto an der Stoßstange hoch, um eingeklemmten 3jährigen Enkel zu befreien."

Jeder von uns bezweifelt beim Lesen solcher Artikel deren Wahrheit und sinniert dann über den Sensationsjournalismus des Reporters nach. Ich würde solche Nachrichten auch in Frage stellen, hätte ich nicht als 13jährige 3 halbwüchsige Buben einen 1956er Chevrolet aufheben und in seine korrekte Position in der Garage zurückstellen sehen, weil sie fürchteten, ihre Eltern würden sonst herausfinden, daß sie mit dem Wagen ohne Führerschein und ohne Erlaubnis umhergefahren waren. Die alte Dame hatte den Wagen aus Angst hochgehoben, daß ihrem Enkel etwas Schlimmes passieren könne. Emotionen können ungeheuer starke Tonusreaktionen hervorrufen, entweder bei Haltungsmustern, z. B. in einem Wutanfall, oder bei einer Bewegungsstrategie wie dem Hochheben eines Autos.

F^2ARV-Kontinuum

Eine Verhaltenssequenz, die man zur Beschreibung des emotionalen Schaltkreises der Amygdala verwendet, ist das sog. F^2ARV-Kontinuum („fear/frustration, anger, rage, violence" = Angst/Frustration, Ärger, Wut, Gewalt) (Moore 1987) (Abb. 4.5). Dieses Kontinuum beginnt mit Angst, die sich bei Kindern oft als Frustration äußert. Verstärkt sich das Ereignis, das die Angst/Frustration hervorruft, noch weiter, wird sich oft Ärger oder sogar Zorn entwickeln. Vom Ärger gerät die Person vielleicht als nächstes in Wut und landet schließlich bei Gewalt. Wie schnell eine Person von Angst zu Gewalt kommt, hängt von vielen Faktoren ab:
1. Die anfängliche „Verdrahtung" oder genetische Vorbestimmung beeinflußt die Verhaltensreaktion.
2. Die Äußerung von „nicht festverdrahteten" oder konditionierten Reaktionen, die aus Umgebungseinflüssen und verstärkenden Mustern herrühren, wird bestimmt. Es ist beispielsweise bekannt, daß Eltern, die ihre Kinder mißhandeln, üblicherweise als Kinder selbst mißhandelt wurden. Sie haben gelernt, daß Ärger schnell zu Gewalt führt und daß dieses Verhalten akzeptabel ist.
3. Der Reiz und seine Intensität bestimmen die Reaktionsebene.

Die neurochemischen Vorgänge im ZNS einer Person, ob dem System innewohnend oder durch Einwirkung auf das System, haben großen Einfluß auf die Plastizität der existierenden „Verdrahtung" (Falls et al. 1992). Geraten die chemischen Abläufe oder die „Verdrahtung" aufgrund von Schädigung, belastender Umgebung, Lernen oder anderen potentiell verändernden Situationen aus dem Gleichgewicht, kann sich auch die Kontrolle über das beschriebene Kontinuum verändern (Dobkin 1993; Kandel et al. 1991).

Ärger selbst erzeugt Tonus durch den Einfluß der Amygdala auf Basalganglien, sensorische und motorische Rindenfelder und deren Einfluß auf das System motorischer Kontrolle. Dies zeigt sich klar beim Zornesausbruch eines Kindes (Abb. 4.6) oder bei einem Erwachsenen, der seine Faust gegen

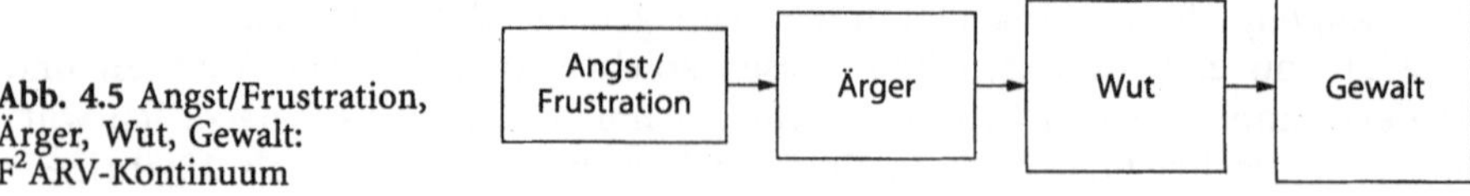

Abb. 4.5 Angst/Frustration, Ärger, Wut, Gewalt: F^2ARV-Kontinuum

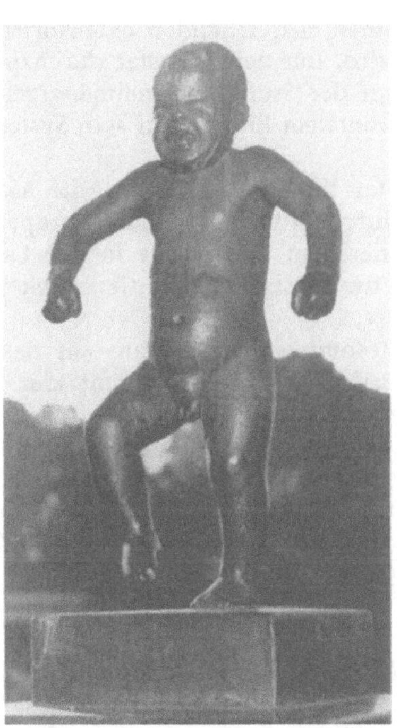

Abb. 4.6. Verhaltensreaktionen bei Ärger
(„Zorniger Junge", Vigelund Skulpturenanlage im
Frogner-Park, Oslo, Norwegen. Nach einer Photo-
graphie von Normann)

eine Wand stößt. Wie weit ein Klient oder ein Freund in diesem F^2ARV-Kontinuum geht, hängt von vielen Variablen ab. Aus der Beobachtung wissen
wir, daß Klienten sicherlich nicht willentlich die Kontrolle verlieren und bis
zu Wutanfällen oder Gewalt gehen, aus Angst vor der Peinlichkeit einer solchen Situation. Aber diese Angst selbst kann frustrierend sein und das Kontinuum in Gang setzen. Verliert der Klient so seine Kontrolle, dann muß sich
der Therapeut als erstes fragen, ob er den Klienten über die Grenzen seiner
Kontrollfähigkeit hinaus beansprucht hat. Ist dies der Fall, müssen Änderungen der therapeutischen Situation vorgenommen werden, die es dem Klienten ermöglichen, die Fähigkeit zur Kontrolle und Modulierung des F^2ARV-
Kontinuums zu entwickeln. Wenn man Gelegenheiten schafft, bei denen der
Klient in realen Situationen mit seiner Angst/Frustration oder sogar mit seinem Ärger konfrontiert wird und dabei üben kann, diese zu beeinflussen,
verleiht ihm das Unabhängigkeit oder Macht über sich selbst. Gleichzeitig
muß er motorische Kontrolle auch ohne diese Überlagerung durch Emotionen üben. Im Laufe der Zeit sollte es zu einem therapeutischen Ziel werden,
die fragliche motorische Kontrolle unter einer Vielzahl verschiedener emotionaler Umstände zu üben.

Es kann auch vorkommen, daß ein Therapeut den Ärger des Klienten
nicht bemerkt und zu dem falschen Schluß kommt, diese Person habe den
entsprechenden eigenen Haltungstonus, um Aktivitäten wie unabhängige
Transfers durchführen zu können. Ärgert sich der Klient über den Therapeuten und führt den Transfer nur aus, „um den Therapeuten loszuwerden",
dann ist er, wenn er nach Hause geschickt wird, vielleicht nicht in der Lage,

einen ausreichenden extensorischen Haltungstonus aufzubauen, der benötigt wird, um den Transfer durchzuführen. Seine Transferfertigkeit ist also nicht auf der Stufe der unabhängigen Ausführung, denn sie beruht auf limbisch/ frontalem Einfluß auf sein System, das den Extensorentonus reguliert.

Der Klient muß lernen, die Aktivität ohne Überlagerung durch Emotionen durchzuführen. Ist ein Therapeut nicht willens, nicht im nötigen Maße aufmerksam oder nicht in der Lage, auf diese Variablen zu achten, wird die Zuverlässigkeit oder Genauigkeit funktioneller Testergebnisse fragwürdig.

Besonders aufmerksam auf das F^2ARV-Kontinuum muß ein Therapeut bei Patienten mit lokal nicht klar umgrenzter Axonverletzung („diffuse axonal shearing", DAS) im limbischen Komplex sein. Solche nicht klar begrenzten Axonverletzungen werden am häufigsten nach Schädel-Hirn-Traumen angetroffen und in Studien über Schädel-Hirn-Traumen erwähnt. Als Folge von Verletzungen limbischer Strukturen kann sich eine Persönlichkeit herausbilden, die die verschiedenen Stadien des Kontinuums sehr schnell durchläuft (Burns et al. 1993).

Kummer oder Depression

Gefühle wie Kummer oder Depression können durch das motorische System ausgedrückt werden (Kandel et al. 1991). Die entsprechenden Verhaltensreaktionen sind normalerweise Rückzug, verminderte Haltungsanpassung und

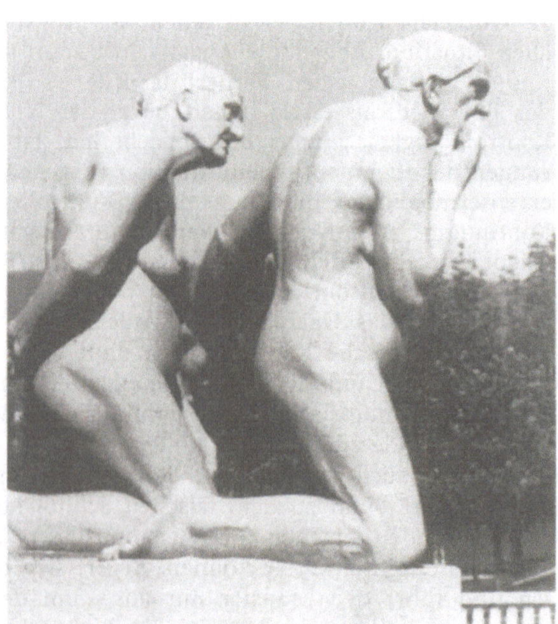

Abb. 4.7. Verhaltensreaktionen, die von Sorge, Schmerz, Kummer hervorgerufen werden (Vigelund Skulpturenanlage im Frogner-Park, Oslo, Norwegen. Nach einer Photographie von Normann)

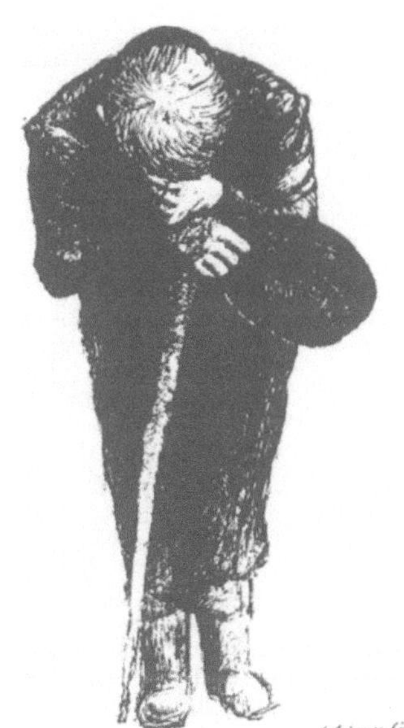

Abb. 4.8. Reaktionsmuster bei sensorischer Überlastung

oft ein Gefühl von Müdigkeit und Erschöpfung (Abb. 4.7). Sensorische Überlastung, speziell bei älteren Menschen, kann dasselbe Reaktionsmuster von Flexion, Innenrotation und Adduktion hervorbringen (Abb. 4.8). Wiederum nimmt man an, daß diese motorischen Reaktionen das Ergebnis des Einflusses des limbischen Systems auf die motorische Kontrolle sind (Holstege 1991). Erlernte Hilflosigkeit ist ein weiteres Problem, das Therapeuten vermeiden müssen. Werden Patienten ermutigt, abhängig zu werden, verringert das drastisch ihre Aussichten, von medizinischen Dienstleistungen zu profitieren und die motorische Kontrolle wiederzuerlangen (Lachman 1993; Lewis u. Bottomley 1992).

Entspannung und Bindung

Wegen der Stärke der Verbindungen des limbischen Systems zum motorischen System ist offensichtlich die Sensibilität eines Therapeuten für den emotionalen Zustand des Klienten ein Schlüsselfaktor zum Verständnis der während der Therapie beobachteten motorischen Reaktionen. In Abb. 4.9 läßt sich bei den 4 Statuen ein ganzes Spektrum motorischer Reaktionen beobachten. Ein Klient, der sich sicher fühlt, kann sich entspannen und ohne starke emotionale Reaktionen lernen. Die Frau, die in Abb. 4.9 gehalten wird, ist sicher und entspannt. Der Mann und die Frau interagieren durch Berührung mit Wärme und Mitleid, wie man es oft beobachtet, wenn man einen „Meister"-Therapeuten einen Klienten behandeln sieht. Klient und Therapeut scheinen dann zusammen durch die Behandlung zu fließen wie ein einziges motorisches System. Schaut man die Statuen des Mannes und der Frau an, wird offensichtlich, daß die zwei Figuren sich nicht trennen lassen, sie sind

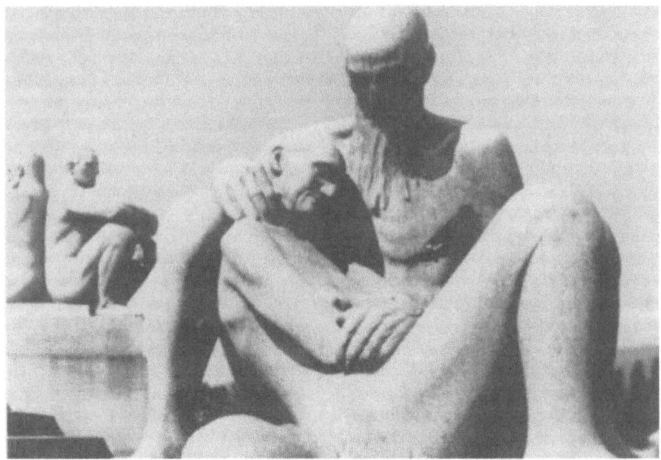

Abb. 4.9. Reaktionen von Kummer, Depression und Mitleid sieht man bei den Figuren im Vordergrund und starres, stoisches, distanziertes Verhalten bei den zwei männlichen Statuen links (Vigelund Skulpturenanlage im Frogner-Park, Oslo, Norwegen. Nach einer Photographie von Normann)

ein einziges Kunstwerk. Dagegen könnten die Statuen der beiden Männer am linken Bildrand 2 Kunstwerke darstellen. Diese beiden Männer haben keine Bindung. Sie würden sich wohl um so mehr abstoßen, je näher sie sich kämen.

Abbildung 4.9 stellt bildlich auch Interaktionen zwischen Therapeut und Klient dar. Wenn ein Künstler klar die Tonusmerkmale von Emotionen darstellen kann, dann sollte der Therapeut auch in der Lage sein, diese Verhaltensweisen bei einem Klienten zu erkennen. Ist ein Klient frustriert oder ärgerlich und zeigt gleichzeitig Rigor, Spastik oder einen allgemein hohen Tonus, kann der Therapeut u. U. die ganze Behandlungsstunde mit dem Versuch zubringen, diese motorische Reaktion zu vermindern. Kann er dem Klienten helfen, mit seinem Ärger oder seiner Frustration während der Therapiestunde fertigzuwerden und so seine Gefühle nicht zu verbergen, kann das wirklich vorliegende Problem wirksam behandelt werden. Vielleicht liegt es aber jenseits der Fähigkeiten des Therapeuten, die limbische Komponente vom System der motorischen Kontrolle zu unterscheiden und für jeden Bereich einen eigenen Behandlungsablauf festzulegen. Dann mag es ein annehmbarer alternativer Ansatz sein, gleichzeitig mit einem Vertreter eines anderen Berufes zusammenzuarbeiten, z. B. einem Psychologen, einem Sozialarbeiter oder einem Neuropsychologen. Eine solche gemeinsame Behandlung ermöglicht es, alle Aspekte des Klienten gleichzeitig anzusprechen. Die Übertragung prozeduralen Lernens in adaptive Bewegungsreaktionen muß bei innerer Ausgeglichenheit geübt werden (Kandel et al. 1991) (Einzelheiten über motorisches Lernen findet man auf S. 173, „Neurobiologie von Lernen und Gedächtnis").

Der Einfluß des limbischen Systems bei einem Patienten, der langwelligen Stimmungsschwankungen unterliegt, kann prozedurales Lernen drastisch dämpfen und das Gelingen des therapeutischen Umfelds begrenzen.

Limbische Konzepte, die Therapeut-Klient-Interaktionen beeinflussen

Wie ein Therapeut in einem bestimmten Augenblick während einer Therapiestunde reagiert, hängt von den deklarativen Problemlösungsfähigkeiten und den prozeduralen motorischen Fähigkeiten sowohl des Klienten als auch des Therapeuten ab (s. auch S. 173, „Neurobiologie von Lernen und Gedächtnis"). Der limbische Komplex liefert den Antrieb für unsere motorischen Reaktionen.

Die Sensibilität und das spezifische Niveau der Aufmerksamkeit des Therapeuten für die Reaktionen des Klienten hängen vom limbischen System des Therapeuten ab.

Ein wirklich begabter oder „Meister"-Therapeut unterscheidet sich von einer Gruppe talentierter Kollegen mit großen Fähigkeiten in folgenden Punkten:
1. Er hat seltene Gaben.
2. Er scheint intuitiv zu wissen, was zu tun ist oder was der Klient braucht.
3. Wenn er einen Klienten behandelt, scheinen die Bewegungen beider in einem gemeinsamen Fluß abzulaufen.
4. Der Klient scheint ihm völlig zu vertrauen, so etwas sieht man sonst nie.
5. Es ist kaum zu glauben, daß der Klient genau diese Aktivität mit ihm zusammen ausführt, vorher hatte er immer zu viel Angst davor.

In einem interaktiven Rahmen wie der Therapie lassen sich viele Faktoren nicht eindeutig bestimmen, aber bestimmte limbisch/emotionale Faktoren mögen bei der Geschicklichkeit dieses begabten Therapeuten eine Rolle spielen.

Vertrauen und Verantwortung

Vertrauen ist eine entscheidende Komponente in einer erfolgreichen Therapiestunde. Der Therapeut gewinnt das Vertrauen des Klienten durch seine Handlungen. Ehrlichkeit und Aufrichtigkeit führen zu Vertrauen (Leonard 1981). Wenn man jemandem sagt, man werde ihm nicht weh tun, und dann dauernd eines seiner Gelenke über den schmerzfreien Bereich hinausbewegt, ist das weder aufrichtig noch ehrlich und wird kein Vertrauen hervorrufen. Dieses Vertrauen läßt sich gewinnen, indem man innehält, sobald der Klient Schmerz angibt oder mit körperlichen Reaktionen, z.B. eine Grimasse, dies zeigt.

Vertraut ein Klient, dann kann ein Therapeut den Klienten frei bewegen oder ihn Bewegungen ausführen lassen, und er wird wenig Widerstand aufgrund von Angst, Vorbehalten oder Selbstschutz spüren oder beobachten.

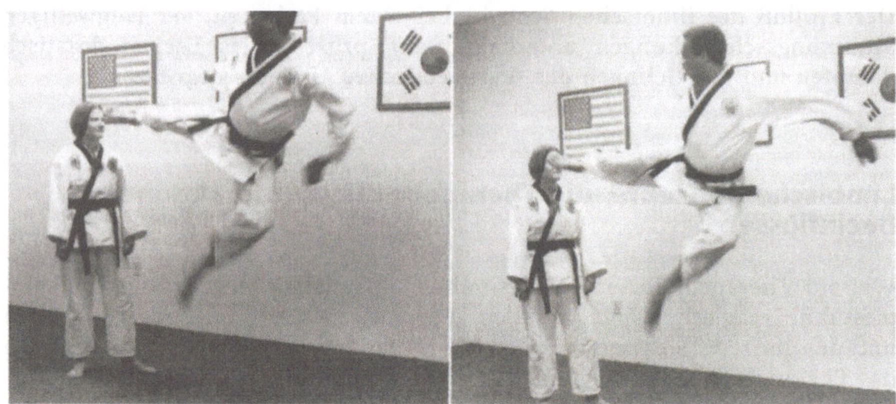

Abb. 4.10 a, b. Vertrauen führt zu entspannterem Schutzbedürfnis des limbischen Systems. **a** Die Geschicklichkeit des Lehrers ist offenkundig. **b** Die Schülerin vertraut darauf, daß sie nicht in Gefahr ist

Vertrauen heißt nicht, kein Bewußtsein für mögliche Gefahren zu haben. Es heißt anzunehmen, daß es zwar Gefahren gibt, daß aber die Chance eines Schadens, Schmerzes oder Unheils sehr klein ist und der erwartete Gewinn dieses Risiko lohnt.

In Abb. 4.10a und b kann man am Fehlen jeglicher Schutzreaktion und an der ruhigen, entspannten Körperhaltung der Schülerin erkennen, die Schülerin vertraut darauf, daß der Lehrer sie nicht verletzen wird. Sie weiß wohl, welche Gefahren in einem solchen Fußtritt stecken können, vertraut aber ihr Leben der Geschicklichkeit, Kontrolle und persönlichen Integrität des Lehrers an. Dieselben Eigenschaften lassen sich leicht beobachten, wenn man einen begabten Therapeuten Klienten behandeln sieht. Die motorischen Aktivitäten in einem therapeutischen Rahmen sind weniger komplex als in Abb. 4.10, sie sind aber aus der Sicht des Klienten keineswegs weniger belastend, weniger potentiell gefährlich oder weniger furchterregend.

Therapeuten müssen sich selbst genug vertrauen, um zu wissen, daß sie bei ihren Klienten Veränderungen herbeiführen können. Das Verstehen ihres eigenen motorischen Systems, der Art, wie es reagiert, und der Art, wie sie ihre Hände, Arme oder ihren ganzen Körper einsetzen können, um jemand anderen zu bewegen, beruht teilweise auf prozeduralem und teilweise auf deklarativem Lernen (s. S. 173, „Neurobiologie von Lernen und Gedächtnis"). Das Vertrauen, daß sie die Fähigkeit haben, eine bestimmte motorische Reaktion hervorzurufen, hat eine limbische Komponente. Hat ein Therapeut Selbstzweifel, ändert das die Ausführung seiner Bewegungen und damit den Input für den Klienten. Dieser veränderte Input kann potentiell den Output des Klienten ändern und damit die erwünschte Reaktion variieren.

Sehr nah bei dem Begriff Vertrauen liegt die Vorstellung von Verantwortung. Es erscheint als selbstverständlich und wird als Teil unserer beruflichen Rolle verstanden, daß wir die Verantwortung für unser Verhalten dem Klienten gegenüber übernehmen. Wollen wir aber erreichen, daß ein Klient als

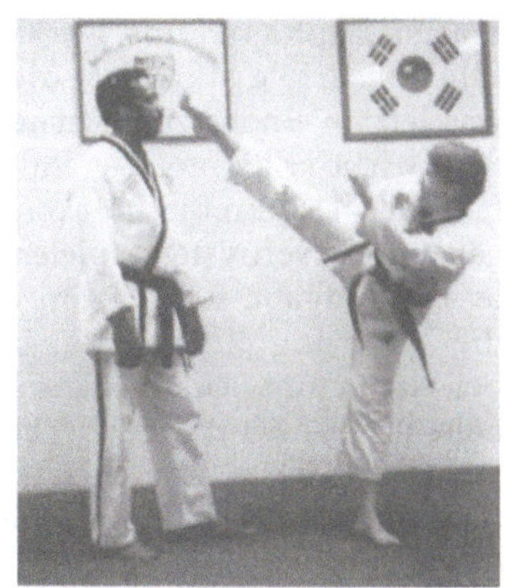

Abb. 4.11. Der Lehrer überläßt die Aufgabe der Schülerin, und die Schülerin vertraut trotz eigener Zweifel darauf, daß der Lehrer recht hat, ihr die Bewältigung der Aufgabe zuzutrauen

selbständige Person handeln kann und die klinische Situation sich erfolgreich auswirkt, ist es entscheidend, auch dem Klienten das Recht auf eigene Verantwortung und auf Verantwortung für die ihm entsprechenden Umstände zuzubilligen. Abbildung 4.11 illustriert dieses Konzept durch folgendes Beispiel:

Der Lehrer (oder Therapeut) hat die Schülerin (oder den Klienten) gebeten, eine Bewegung durchzuführen. Bei der Übung ging es darum, nach dem Kopf des Lehrers zu treten. Der Tritt sollte sehr stark und kräftig und ungebremst sein. Die Schülerin sollte beim Treten nicht irgendwie innehalten, und doch sollte der Tritt bis auf wenige Zentimeter vor den Kopf des Lehrers reichen. Dies lud der Schülerin eine ungeheure Verantwortung auf. Einige Zentimeter zu viel könnten den Lehrer gefährlich verletzen, aber einige Zentimeter zu wenig würden nicht der gestellten Aufgabe entsprechen. Der Lehrer wußte, daß die Schülerin die Fähigkeit, Kraft und Kontrolle besaß, die Aufgabe durchzuführen, und übergab ihr daraufhin die Verantwortung. Sie zögerte, die Verantwortung zu übernehmen, denn die Folgen eines Scheiterns hätten sehr traumatisch sein können. Aber sie vertraute darauf, daß der Lehrer sie nicht darum gebeten hätte, wenn er nicht ziemlich sicher wäre, daß sie die Aufgabe erfolgreich ausführen würde. Dieses Vertrauen verminderte ihre Angst und verlieh ihr so eine größere Kontrolle über ihre Bewegung. Als sie die Aufgabe erfolgreich durchgeführt hatte, gewann sie Selbstvertrauen und konnte die Aufgabe mit weniger Angst oder emotionaler Belastung wiederholen und dabei ihre motorische Kontrolle verfeinern.

Zwar sind die in diesem Beispiel beschriebenen Bewegungen komplexer als jene, die von Therapeuten und Klienten verlangt werden, aber die Situation läßt sich auf Aufgaben und Erwartungen bei Therapeut und Klient genauso übertragen. Ein begabter Therapeut weiß, wann der Klient eine Aufgabe erfolgreich bewältigen kann. Wenn der Klient gebeten wird, die Aufgabe durchzuführen, vertraut er dem Therapeuten und übernimmt die Verantwortung für seine Handlung. Der Therapeut kann die Bewegung oder das Haltungsmuster fazilitieren und gewährleistet so, daß der Klient Erfolg hat. Dieses Gefühl von Erfolg stimuliert die Motivation für eine Wiederholung der Aufgabe, was letzten Endes zum Lernen führt. Der Anreiz, zu wiederholen und zu lernen, wirkt selbstmotivierend und geht dann in die Verantwortung des Klienten über. Der limbische Komplex und das mit ihm verflochtene Netzwerk im ganzen Nervensystem spielen bei diesem Verhaltensantrieb eine Schlüsselrolle. Die Aufgabe selbst kann einfach sein, z. B. eine Gewichtsverlagerung oder die Änderung einer Haltung, oder so komplex wie das Ein- und Aussteigen bei einem Bus. Unabhängig von der Aktivität muß der Klient für sein Verhalten Verantwortung übernehmen, bevor er Selbständigkeit bei funktionellen Bewegungen erreichen kann. Auch wenn die Bewegungsfunktion selbst nicht limbisch ist, hängen viele Variablen, die Erfolg, Selbstmotivierung und das Gefühl von Selbständigkeit bedingen, direkt mit limbischen und präfrontalen Schaltkreisen zusammen.

Bezug zur Wirklichkeit

Bei dem nächsten Punkt für eine erfolgversprechende klinische Situation geht es um das Lernen des Therapeuten. Ein wahrhaft begabter Therapeut sieht und fühlt, was bei den kontrolliert ausgeführten Bewegungen des Klienten vor sich geht. Er bleibt nicht bei dem hängen, was er einmal gelernt hat, sondern lernt ständig dazu und verknüpft Neugelerntes mit früheren Erinnerungen.

Jeder Klient ist eine neue „Landkarte", anfangs nur in Umrissen bekannt, welche laufend überprüft und korrigiert werden muß in dem Maße, wie sich das „Gelände" (der Klient) verändert.

Entsprechend kann der Therapeut eine Bewegungsaktivität in eine andere räumliche Position übertragen. Das heißt, er kann eine überholte „Landkarte" oder Behandlungstechnik beiseitelegen, wenn sich die äußeren Umstände oder das System motorischer Kontrolle des Klienten ändern. Um dieses Übertragen oder Beiseitelegen alter „Landkarten" oder Vorstellungen geht es sowohl beim Therapeuten als auch beim Klienten. Funktioniert eine Haltung, ein Bewegungsablauf oder eine Technik nicht, dann muß der Therapeut die „Landkarte" oder das Behandlungsvorgehen ändern und sich von dem Klienten beibringen lassen, was denn funktionieren wird.

Die Fähigkeit, zu ändern und neue oder alternative Behandlungstechniken auszuwählen, beruht auf der Einstellung des Therapeuten zur Auswahl alternativer Ansätze. Sein Wille, flexibel zu sein, beruht auf seinem Vertrauen in sich selber, also auf einer wirklich emotionalen Strategie bzw. einem limbischem Verhalten.

Abbildung 4.12 stellt eine Landkarte mit einem Start- und einem Zielpunkt dar. Die Parameter dieser Karte stellen bildlich die Grenzen der Erfahrung und Ausbildung des Therapeuten dar. Der Therapeut kann aufgrund seiner

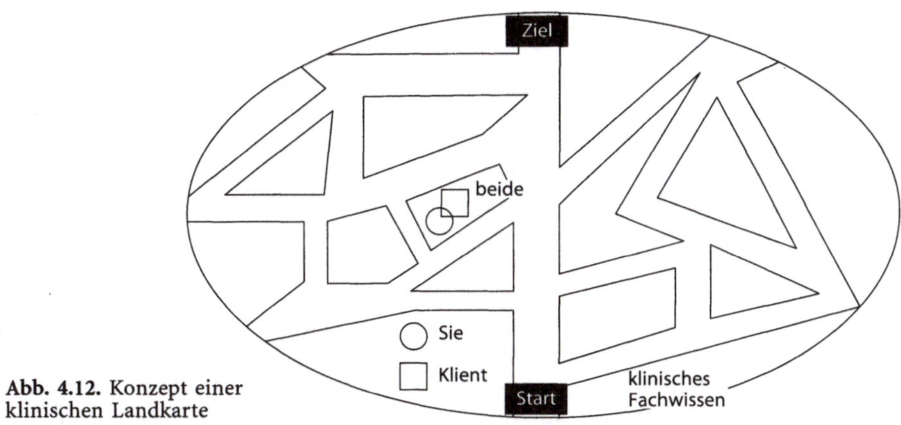

Abb. 4.12. Konzept einer klinischen Landkarte

Ausbildung feststellen, welches der direkteste und wirksamste Weg zu dem in gegenseitigem Einverständnis bestimmten Ziel zu sein scheint. Wird der Klient zu einem Mitspieler bei der Situation oder bei der Landkarte, dann zeigt sich, daß der vermeintlich direkteste Weg zu einem bestimmten Ziel für den Klienten vielleicht nicht der am leichtesten oder direktesten einzuschlagende Weg ist.

Eine Übertragung von Vollmachten auf den Klienten („empowerment") kann dessen Selbständigkeit fördern. Deshalb sollte ihm der Therapeut zu gegebener Zeit ermöglichen und ihn ermutigen, die Richtung der Therapie selbst zu bestimmen. Dies führt in vielen Fällen zu größerer Variabilität und vermehrtem Lernen. Außerdem wird der Klient zum Problemlösen gezwungen. Der Therapeut muß aber erkennen, wann der Klient nicht auf das Ziel zugeht.

Der Klient möchte einen Abdrehtransfer im Stehen ausführen und fällt dabei hin. Wenn Transfers geübt werden sollen, ist es aber unpassend, dabei zu stürzen. Deshalb erfordern die Umstände (innere oder äußere) eine Veränderung der Bewegungsausführung. Fallen kann man zu anderer Zeit lernen und üben. Sind beide Strategien erlernt, kann der Therapeut sie in die Karte eintragen und dem Klienten erlauben, Transfers zu üben, und, falls der Klient zu fallen beginnt, den Wechsel bei dem geforderten Bewegungsverhalten zulassen.

Auf diese Weise gewinnt der Klient die selbständige Kontrolle in verschiedenen Situationen.

Hohe Empfindsamkeit

Um Mitteilungen eines Klienten zu empfangen, muß der Therapeut für diese Informationen offen sein. Wenn ein Therapeut glaubt, er wisse, bevor er den Klienten gesehen hat, was dieser brauche und wie das entsprechende Verhalten zu erzielen sei, dann ordnet er damit den Klienten in irgendeine Kategorie von Behandlungsrezepten ein. Aufgrund eines solchen Rezeptes kann der Klient durchaus lernen oder bessere perzeptiv/kognitive, affektive oder motorische Kontrolle erwerben, aber seine Individualität geht dabei möglicherweise verloren. Mit einem individuelleren Ansatz könnte der Therapeut anhand von Verhaltensreaktionen den für den Klienten besten Weg des Lernens herausfinden, die beste Aufeinanderfolge seiner Lernschritte, die besten Zeitpunkte, um von dem Klienten etwas zu verlangen, ihn zu fördern, zu bremsen, ihn zum Weitermachen aufzufordern, ihm zu helfen, mit ihm Spaß zu haben, zu lachen oder zu weinen. Das ist wie der Unterschied zwischen einem Schnellimbiß und einem Restaurant, in dem man alles genau nach seinem Geschmack bestellen kann. Das verkaufte Essen ist bei beiden durchaus verdaulich. Aber am einen Ort kommt es aus einer Massenproduktion, bietet nur eine Handvoll Wahlmöglichkeiten, und die Individualität des Konsumenten spielt bei dieser Dienstleistung keine Rolle.

Eine vollständige Bereitschaft, auf die individuellen Merkmale des Klienten einzugehen, kann der Therapeut nur haben, wenn er entspannt ist, sich nicht bedroht fühlt und sich nicht nach außen hin verteidigen muß.

Wenn der Therapeut für neue und bis dahin noch nicht analysierte oder verarbeitete Reaktionen offen ist, fühlt er sehr leicht verunsichert. Offen sein heißt nicht nur empfindlich sein für die Unterschiedlichkeit motorischer Reaktionen, sondern auch für die Unterschiedlichkeit emotionaler Reaktionen des Klienten. Diese eigene Empfindsamkeit führt aber auch zu Einfühlung, Verständnis und zum Akzeptieren des Klienten als eines unverwechselbaren Menschen.

Limbische Verletzungen und ihr Einfluß auf die therapeutische Situation

Viele Läsionen oder neurochemischen Ungleichgewichte im limbischen System beeinflussen drastisch Erfolg oder Mißerfolg physiotherapeutischer, ergotherapeutischer oder anderer Therapieprogramme. In diesem Kapitel werden nicht spezifische Probleme und ihre Behandlung im einzelnen behandelt, stattdessen soll der Leser dadurch, daß er die limbische Beteiligung allgemein erkennt, zu einem besseren Verständnis spezifischer neurologischer Fälle gelangen.

Streß und sensorische Überlastung

Es wurde festgestellt, daß die vegetativen Reaktionen auf Streß einem bestimmten Verlauf von Verhaltensänderungen folgen; für diesen Ablauf hat man den Begriff „generelles Anpassungssyndrom" (GAS) geprägt (Barr u. Kiernan 1993; Lewis 1990; Selye 1959). Die aufeinanderfolgenden Stadien dieses Syndroms hängen direkt mit limbischem Ungleichgewicht zusammen und können eine dramatische Rolle bei der Bestimmung der Fortschritte des Klienten spielen. Die auslösende Belastung kann durch Schmerz, die Krankheit selbst, indirekte Folgen der Krankheit, Verwirrung, sensorische Überlastung und eine große Vielfalt anderer potentieller Ursachen hervorgerufen werden. Eine anfängliche Reaktion auf die Belastung oder das neurochemische Ungleichgewicht erzeugt einen *Zustand des Alarmiertseins* und löst eine starke Reaktion des sympathischen Nervensystems aus:

- Herzschlag, Blutdruck und Atmung erhöhen sich,
- Metabolismus und Muskeltonus erhöhen sich.

In diesem Stadium hebt die Großmutter das Auto über dem Enkelkind hoch. Nimmt der Streß oder die Überstimulation nicht ab, wird sich der Körper vor Selbstzerstörung schützen und eine *parasympathische Reaktion* auslösen. Zu diesem Zeitpunkt kehren sich alle Symptome um:

- Herzschlag, Blutdruck und Muskeltonus werden niedriger,
- die Bronchien verengen sich,
- die betreffende Person hyperventiliert vielleicht und wird schwindelig, verwirrt und weniger wach,
- wenn das Blut in die Peripherie zurückströmt, errötet die Person vielleicht und ihre Haut wird heiß,
- sie hat nicht die Energie, sich zu bewegen, zieht sich zurück und zeigt wieder die Zeichen von Flexion, Adduktion, Innenrotation und mangelndem Haltungstonus.

Dieses Belastungs- oder Überstimulationssyndrom wird durch 70 geläufige einzelne Symptome gekennzeichnet.

Die akuten Symptome des „generellen Anpassungssyndroms" müssen beseitigt werden, ansonsten werden sie chronisch und das Verhaltensmuster läßt sich viel schwerer verändern.

GAS findet man besonders häufig bei:
- älteren Menschen mit den verschiedensten schnell schwerwiegender werdenden gesundheitlichen Problemen (Lewis 1990),
- ganz kleinen Kindern,
- Opfern mit Schädel-Hirn-Verletzungen und anderen neurologischen Problemen.

Beginn dieses Alarmzustands wird durch Faktoren ausgelöst, die von innerer Unsicherheit und minimaler bis geringfügiger äußerer Belastung bis zu minimaler innerer Unsicherheit und schwerer äußerer sensorischer Bombardierung reichen können.

Schädel-Hirn-Traumen, entzündliche Prozesse und Tumoren erzeugen oft Überempfindlichkeit gegenüber äußerem Input wie Geräuschen, Berührungen oder Licht. Eine normale klinische Umgebung kann eine sensorische Überlastung verursachen und das beschriebene allgemeine Anpassungssyndrom auslösen.

Bei älteren Menschen können Belastungen, z. B. eine Veränderung der Umgebung, ein Verlust geliebter Menschen, gesundheitliche Probleme und finanzielle Sorgen, ihr System veranlassen, wie bei Überlastung zu reagieren. Unsere älteren Klienten sind in den meisten Fällen mit mindestens 2 der genannten Probleme belastet. Gleichzeitig versuchen sie, von einem therapeutischen Rahmen zu profitieren, der eigentlich ihre volle Aufmerksamkeit erfordern würde.

Die Probleme, mit denen sich viele ältere Klienten auseinandersetzen müssen, führen in vielen Fällen dazu, daß sie sich verschließen, sich aus der therapeutischen Umgebung und schließlich aus der Welt zurückziehen und widerspenstig und verwirrt werden.

Aufgrund der vegetativen Reaktionen, die zu dem GAS-Syndrom gehören, kann man starke Interaktionen mit Hypothalamus und limbischem System annehmen. Streß hat unabhängig von dem spezifischen ursächlichen Moment (Verwirrung, Furcht, Angstzustände, Kummer, Schmerz) das Potential, die ersten Schritte in der Sequenz dieses Syndroms auszulösen. Die Empfindsamkeit des Therapeuten wird die beste therapeutische Technik sein, um diese akute Situation zu kontrollieren und positiv zu verändern. Wenn es ihm gelingt, mögliche Reize abzuschwächen anstatt zu verstärken, wird der Klient wahrscheinlich aufmerksamer, ruhiger und empfänglicher für die Therapie. Spürt er, daß er die Kontrolle über sein Leben wiedergewinnt oder daß er mindestens bei Entscheidungen gefragt wird, kann er seinen Widerstand gegen Therapie oder Bewegungen fallenlassen, und die Belastung verringert sich. Selbst semikomatöse Patienten können sich in gewissem Ausmaß an einer Therapie beteiligen. Wenn ein Therapeut beginnt, einen Klienten zu bewegen, trifft er vielleicht auf Widerstand. Nimmt er geringfügige Änderungen bei der Rotation oder der Bahn des Bewegungsmusters vor, vermindert sich oft der Widerstand. Spürt der Therapeut den anfänglichen Widerstand und bezwingt ihn, ist dem Klienten jede Kontrolle völlig abgenommen. Bewegt er stattdessen den Klienten so, wie dessen Körper sich bereitwillig bewegen läßt, bezeugt er damit Respekt und vermeidet mögliche Überstimulation.

Die GAS-Reaktionen werden nicht durch einen einzelnen Input ausgelöst, ihrem Fortschreiten läßt sich auch nicht durch eine einzelne Behandlung entgegenwirken. Entscheidend ist es, auf klinische Zeichen zu achten.

Außerdem ist es sehr wichtig, kein vorschnelles Urteil über zurückgezogene Klienten zu fällen, indem man annimmt, sie brauchten mehr Stimulation zur Wiedergewinnung funktioneller Fähigkeiten. Die spezifischen Techniken, die sich zur Behandlung des GAS-Syndroms eignen, sind Werkzeuge, die jedem

Therapeuten zur Verfügung stehen. Es ist die Art, wie ein Therapeut diese Mittel einsetzt, welche bei Erfolg oder Mißerfolg in klinischer Interaktion eine entscheidende Rolle spielt.

Alkoholismus und Drogenmißbrauch

Der vordere Temporallappen (speziell der Hippokampus und die Amygdala) hat eine niedrigere Schwelle für epileptische Anfälle als andere kortikale Strukturen (deGroot 1991; Kandel et al. 1991). Diese Art von Epilepsie wird durch den Gebrauch systemischer Drogen wie Kokain und Alkohol hervorgerufen. Ihre Anfälle sind oft von sensorischer Aura und Verhaltensänderungen begleitet, mit spezifischem Schwerpunkt auf Stimmungsänderungen und kognitiver Dysfunktion (Spiers 1985). Natürlich verstehen wir den genauen Zusammenhang zwischen Verhalten und Emotionen oder temporolimbischer und frontolimbischer Aktivität nicht, daß aber ein Zusammenhang besteht und daß dieser sich auf die therapeutische Situation auswirkt, ist unübersehbar (Adamec 1990; Barr u. Kiernan 1993).

Drogen und Alkohol – ob auf der Straße gekauft, aus medizinischen Gründen verabreicht oder aus privaten und sozialen Gründen eingenommen wie beim Alkoholkonsum – können dramatische Wirkungen auf das ZNS haben. Beim Korsakow-Syndrom, verursacht durch chronischen Alkoholismus und damit verbundene Mangelernährung, hat man feststellen können, daß das Zwischenhirn (Diencephalon) strukturell in Mitleidenschaft gezogen ist, speziell die Corpora mamillaria, und oft sind die dorsalen, medialen und anterioren Kerne des Thalamus betroffen (Kandel et al. 1991) (s. Abb. 4.13). Bei diesem Syndrom handelt es sich nicht um eine Demenz, sondern vielmehr um einen klar lokalisierbaren pathologischen Zustand mit spezifischen klinischen Anzeichen. Das dramatischste Zeichen, das sich bei einem Klienten mit Korsakow-Syndrom beobachten läßt, sind schwere Gedächtnismängel. Diese Defizite betreffen deklaratives Gedächtnis und Lernen, das vorrangigste Problem ist aber der Verlust des Kurzzeitgedächtnisses. In dem Maße, wie die Krankheit fortschreitet, verlieren die Klienten im allgemeinen völlig das

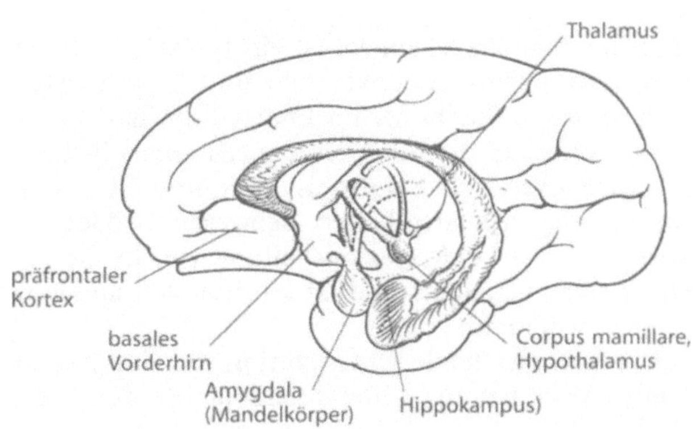

Abb. 4.13. Anatomie des limbischen Systems: schematische Darstellung

Bewußtsein für ihren Gedächtnisverlust und sind unbesorgt. Anfangs läßt sich vielleicht ein verwirrtes Reden beobachten, aber mit der Zeit werden die meisten Klienten mit chronischer Erkrankung apathisch und etwas zurückgezogen und befinden sich in einem tief amnestischen Zustand. Sie sind in der Zeit gefangen, unfähig, aus neuen Erfahrungen zu lernen, denn sie können Erinnerungen nicht länger als ein paar Minuten behalten, und sie können ihre Selbständigkeit nicht beibehalten (deGroot 1991; Lewis u. Bottomley 1994); viele werden zu Obdachlosen.

Kinder, die unter den Auswirkungen des fötalen Alkoholsyndroms (FAS) leiden, zeigen spezifische klinische Probleme. Viele Forscher haben die Auswirkungen von Alkohol und anderen toxischen Drogen auf neuromotorische und kognitive Entwicklung untersucht (Conry 1990; Harris et al. 1993; Osborn et al. 1993; Rosenthal et al. 1990; Schneider u. Chasnoff 1992).

Morbus Alzheimer

Bei der Alzheimer-Krankheit sind der Hippokampus und der Nucleus basalis die am stärksten betroffenen Strukturen, gefolgt von einer neurofibrillären Degeneration der anterotemporalen, parietalen und frontalen Lappen (Barr u. Kiernan 1993; deGroot 1991; Lewis u. Bottomley 1994).

Anfangs unterscheidet man 3 Kategorien von Symptomen:

- emotionale,
- soziale und
- kognitive.

Üblicherweise beginnen die Symptome graduell. Wegen der neuronalen Degeneration in den präfrontalen Lappen und im limbischen System findet man während *früher Phasen* oft Depression und Angst (Reding et al. 1985). Während des *2. Stadiums* werden die emotionalen, sozialen und intellektuellen Veränderungen ausgeprägter. Die Klienten haben Schwierigkeiten mit Anforderungen, geschäftlichen Angelegenheiten und ihrer persönlichen Pflege. Ihr Gedächtnis und ihre kognitiven Leistungen werden weiterhin schlechter, und gleichzeitig sind sie oft des Problems noch bewußt, was zusätzliche Angst und Depression verursacht. In der 3. Phase zeigen sich mäßige bis schwere aphasische, apraktische und agnostische Probleme. Objektagnosie, die Unfähigkeit, Dinge zu erkennen, ist ein typisches Zeichen für fortschreitende Alzheimer-Krankheit. Ablenkbarkeit und Unaufmerksamkeit sind ebenfalls Zeichen dieses 3. Stadiums. Im Endstadium hat man eine nicht gesprächsfähige Person vor sich, die nur wenig sozial sinnvoll interagiert und die oft die Züge des Klüver-Bucy-Syndroms annimmt. Man trifft also Gefühlsausbrüche, unpassendes Sexualverhalten, schweren Gedächtnisverlust, dauernde Mundbewegungen und oft Flexionshaltung vor. In dieser späten Phase hat sich der Klient stark verändert und ist klinisch von anderen Fällen von Demenz nicht zu unterscheiden.

Die fortschreitende Degeneration des limbischen Systems ist ein entscheidendes Merkmal zur Differentialdiagnose der Alzheimer-Krankheit (Strub u. Black 1988). Vielen Klienten werden Fehldiagnosen gestellt, z.B. intrakranielle Tumoren, Normaldruckhydrozephalus, durch mehrfachen Infarkt bedingte Demenz oder Alkoholvergiftung bzw. chronische Drogenintoxikation (Appel 1986). Umgekehrt werden viele Klienten mit Tumoren, verschiedenen Formen von Demenz, Alkoholismus oder Herzinfarkt mit nachfolgender hippokampaler Schädigung als Alzheimer-Patienten diagnostiziert. Wenn die Krankheit jedoch richtig untersucht und diagnostiziert wird, wird deutlich, daß der von der ersten bis zur letzten Phase beteiligte limbisch-kortikale Bereich die Verhaltensmuster der Patienten überlagert und dauernd beeinflußt.

Kopfverletzungen

Traumatische Verletzung

Axonverletzung. Ein mögliches schwerwiegendes limbisches Problem, das auf ein geschlossenes Schädel-Hirn-Trauma folgen kann, ist eine lokal nicht klar umgrenzte Axonverletzung („diffuse axonal injury", DAI) (Adams et al. 1982; Auerbach 1986). Die langen Assoziationsbündel oder -fasern, die den Kortex auf einer gekrümmten Bahn durchqueren, können bei irgendeiner gewaltsamen Einwirkung oder einem Schlag auf den Kopf Scherkräften ausgesetzt werden. Einer dieser langen assoziativen Bündel ist der Fasciculus uncinatus, der die Amygdala und hippokampale Projektionen zum und vom präfrontalen Kortex koordiniert. Viele grundlegende Wahrnehmungsstrategien, z. B. Körperschema, Hören, Sehen und Riechen, sind durch den Fasciculus cinguli mit den emotionalen und Lernzentren des limbischen Systems verbunden. Dadurch kann deklaratives Lernen auf der Grundlage sensorisch-kognitiver Verarbeitung unmöglich werden. Sind die Bahnen zu und von Hippokampus und Amygdala beidseits verletzt, kann vollständige und permanente anterograde Amnesie auftreten (Greenberg et al. 1993; Strub u. Black 1988). Werden beide Bahnen auf einer Seite zerstört und die kontralateralen Bahnen bleiben intakt, kann die betroffene Person kompensieren, aber Lernen wird langsamer vor sich gehen bzw. die Verarbeitungsgeschwindigkeit wird abnehmen (Moore 1987). Ist nur eine Bahn auf einer Seite geschädigt, z. B. die Bahn zum und vom Hippokampus, wird das amygdaloide System derselben Seite kompensieren, jedoch langsamer sein als vor der Verletzung (Moore 1987).

Der spezifische Grad der Betroffenheit variiert und ist vom Ausmaß der Verletzung abhängig. Personen mit Totaldurchtrennung auf beiden Seiten befinden sich normalerweise in einem tiefen Koma und überleben die Verletzung nicht. Personen mit weniger schweren Verletzungen zeigen Symptome von totaler Amnesie bis zu geringeren zeitlichen Verzögerungen bei deklarativem Lernen (Auerbach 1986).

Kontusion. Zerebrale Kontusionen (Prellungen) waren lange Zeit primäre Anzeichen von Schädel-Hirn-Traumen (Ommaya 1974).

! Unabhängig vom Unfall finden sich Hirnkontusionen im allgemeinen in der
frontalen und temporalen Gegend. Am häufigsten sind orbitofrontale, fron-
topolare, anterotemporale und lateral-temporale Hirnareale betroffen (Auerbach 1986).

Wegen der Verbindung des limbischen Systems zu diesen Bereichen liegt die
Möglichkeit direkter oder indirekter limbischer Beteiligung nahe. Je größer
die Kontusion, desto größer ist die Wahrscheinlichkeit, daß gleichzeitig auch
limbische Strukturen betroffen sind. Einige der klinischen Zeichen, die mit
einer *orbitofrontalen limbischen Beteiligung* in Zusammenhang gebracht werden, sind:
- Impulsivität,
- fehlende Hemmung und
- Hyperaktivität.

Ist die dorsomediale frontale Gegend, die an dem Hippokampus-Fornix-
Schaltkreis beteiligt ist (den man früher als Papez-Schaltkreis bezeichnete),
geschädigt, verursacht dies offenbar einen *pseudodepressiven Zustand*, der
durch folgende Kriterien gekennzeichnet ist:
- Langsamkeit,
- fehlender Energie, etwas zu beginnen, und
- Perseveration.

Nichttraumatische Kopfverletzungen: anoxische/hypoxische Hirnverletzung

Sauerstoffmangel im Gehirn scheint, unabhängig von seiner Ursache, nicht
bloß im Kortex dramatische Auswirkungen zu haben, sondern auch hippokampale Bereiche selektiv zu schädigen (Auerbach 1986). Der beidseitige
Verlust hippokampaler Systeme deklarativen Gedächtnisses wäre natürlich
ein Grund für die langsame Verarbeitung, die man bei Kopfverletzungen so
häufig findet. Es ließe sich auch eine Hypothese hinsichtlich der Beziehung
des limbischen Systems zu anderen kortikalen oder Hirnstammstrukturen
aufstellen. In Fällen von Hypoxie sind potentiell viele Strukturen, die Zuträ-
ger des limbischen Systems sind, betroffen. Daher können die Informationen,
die das limbische System erreichen, verzerrt sein. Diese Verzerrungen können u. U. enorme Ungleichgewichte im limbischen Verarbeitungssystem hervorrufen, die nicht nur mit Aufmerksamkeits- und Lernproblemen einhergehen, sondern auch mit hypothalamischen Unregelmäßigkeiten, wie man sie
oft beim Schädel-Hirn-Trauma findet.

Zusammenfassung

Die Verhaltensabläufe nach jeder Schädel-Hirn-Verletzung widerspiegeln einige Zeichen limbischer Beteiligung. Sowohl in pädiatrischen Studien als
auch in Untersuchungen, die sich auf Erwachsene beziehen (Haley et al.
1991; Kato et al. 1993; Leahy 1991; LeVere 1988; Siesjo 1993; Vietze u.

Vaughan 1988), werden häufig Verhaltensweisen wie Impulsivität, Ruhelosigkeit, Hyperaktivität, zerstörerisches Verhalten, Aggression, vermehrte Wutanfälle und sozial ungehemmtes Verhalten (fehlende soziale Fähigkeiten) berichtet. Diese Verhaltensweisen widerspiegeln alle eine starke emotionale oder limbische Komponente. Nach der Diskussion von Moores Konzept eines limbischen Systems, das uns bewegt, und des F^2ARV-Kontinuums hinsichtlich emotionaler Kontrolle schädlichen oder negativen Inputs ist es nicht überraschend, daß so viele Klienten mit der persönlichen und emotionalen Kontrolle ihrer Reaktionen auf die therapeutische Welt Schwierigkeiten haben. Liegt das Ungleichgewicht beim Klienten, kann die Umgebung dem Klienten helfen, wieder ein emotionales Gleichgewicht zu finden. Dazu ist es erforderlich, daß der Therapeut für die emotionale Ebene des Klienten empfindlich ist. Während der Klient beginnt, die Kontrolle zurückzugewinnen, würden gesteigerte Anforderungen aus der Umwelt das limbische System herausfordern. Die im Bewegungsverhalten ausgedrückte emotionale Reaktion des Klienten auf eine zu große Anforderung sollte den Therapeuten aufmerksam machen, ein weniger anspruchsvolles Aktivitätsniveau zu wählen.

Kopfverletzungen betreffen viele Bereiche des ZNS. Ein Klient mit Spastik, Rigor oder Ataxie zeigt diese motorischen Reaktionen vielleicht in gesteigerter Form, wenn das limbische System unter Belastung gerät. Will der Therapeut lernen, ein Problem motorischer Kontrolle von einem limbischen Problem, das die Systeme motorischer Kontrolle beeinflußt, zu unterscheiden, muß er die Ursache der Probleme angehen und sich um deren Behandlung kümmern. Jeder Klient hat seine Persönlichkeit und kann in jedem Augenblick sein limbisches System sehr unterschiedlich beeinflussen. Deshalb muß der Therapeut dem Klienten ständig seine ungeteilte Aufmerksamkeit widmen und willens sein, jederzeit die äußeren Gegebenheiten entsprechend anzupassen, um so dem Klienten zu helfen, seine Konzentration auf den erwünschten Lernvorgang beizubehalten.

Zerebrovaskulärer Insult

Der am weitesten verbreitete Insult führt zum Verschluß bei Nebenzweigen der mittleren Hirnarterie (Kandel et al. 1991). Tritt dieser Verschluß in der rechten Hirnhälfte auf, haben Untersuchungen gezeigt, daß Klienten oft verwirrt sind und Stoffwechselungleichgewichte zeigen (Schmidley u. Messing 1984). Das primäre Problem bei solcher Verwirrtheit ist die Unaufmerksamkeit. Hirnszintigraphien haben gezeigt, daß es örtlich begrenzte Läsionen sowohl in retikulokortikalen als auch in limbisch-kortikalen Bahnen gibt, was auf eine direkte limbische Beteiligung bei vielen Problemen der mittleren Hirnarterie schließen läßt (Mesulam 1985).

Bei vielen Klienten mit zerebrovaskulärem Insult ist das limbische System nicht direkt beteiligt, aber äußere oder innere Belastungen des Klienten haben oft einen limbischen Einfluß auf die Systeme motorischer Kontrolle zur Folge.

Das Alltagsleben und die Durchführung der während der Therapie verlangten motorischen Aufgaben haben üblicherweise für den Klienten einen hohen Stellenwert. Diese Wertschätzung oder Belastung des limbischen Systems überträgt sich auf das motorische System und erlaubt diesem niemals zu entspannen, was am erhöhten Tonus im nichtbetroffenen Bein zu beobachten ist. Er bemerkt normalerweise diesen Tonusanstieg nicht, kann ihn aber wieder senken, wenn er vom Therapeuten darauf aufmerksam gemacht wird. Dieser hohe Stellenwert bedeutet eine Beanspruchung (Belastung) des limbischen Systems und wirkt sich auf das motorische System so aus, daß der Klient spontan unfähig ist, den erhöhten Tonus, den der Therapeut im weniger betroffenen Bein beobachtet, zu entspannen.

Tumor

Jeder Hirntumor, ob er nun limbische Strukturen direkt betrifft oder nicht, wird aufgrund der Belastung und Angst, die die Diagnose hervorruft, und der mit ihr verbundenen emotionalen Untertöne ganz sicher das limbische System erregen.

Der Grad emotionaler Betroffenheit wird sich selbstverständlich auf die Fähigkeit des Klienten zu deklarativem Lernen auswirken, ebenso wie auf den Einfluß des limbischen Systems auf motorische Reaktionen.

Tumoren, die direkt in limbischen Strukturen entstehen, insbesondere hypothalamische Tumore, können dramatische Veränderungen beim emotionalen Verhalten des Klienten und dem Grad seiner Wachheit hervorrufen. Berichtet werden Aggressivität, Heißhunger, Paranoia, Rührseligkeit, manische Symptome und schließlich Verwirrung (Kandel et al. 1991). Tumoren im Hypothalamus verursachen nicht nur Verhaltensanomalien, sondern auch vegetative endokrine Ungleichgewichte, beispielsweise Veränderungen der Körpertemperatur, menstruelle Anomalien und Diabetes insipidus (Strub u. Black 1988).

Sitzt der Tumor in Frontal- oder Temporallappen, die mit den limbischen Strukturen zusammenhängen, können sich psychiatrische Probleme zeigen, und zwar von Depression bis zu schizoiden Psychosen (Strub u. Black 1988). Amnesie wird berichtet bei Tumorpatienten mit Läsionen im dorsomedialen Thalamus, in Fornix, Mittelhirn und retikulolimbischen Bahnen. Dies bekräftigt erneut die Bedeutung der Rolle des limbischen Systems beim Gedächtnis (Strub u. Black 1988).

Ventrikelschwellung nach spinalen Defekten in utero, ZNS-Traumen oder Entzündungen

Zwar werden in der Literatur Auswirkungen ventrikulärer Schwellung nach Traumen, Entzündungen und zerebrospinalen Mißbildungen in utero hinsichtlich der dabei beteiligten limbischen Strukturen nicht sehr ausführlich diskutiert, aber die Nähe des lateralen und des 3. Ventrikels zu limbischen

Strukturen läßt sich nicht übersehen. Es ist allgemein bekannt, daß die meisten Leute in heißem, feuchtem Wetter, wo der Körper anschwillt, reizbarer, weniger tolerant und launisch werden und vielleicht über Kopfschmerzen klagen. Manche Leute werden aggressiv, andere lethargisch. Diese Verhaltensweisen sind in gewissem Ausmaß mit limbischen Funktionen verknüpft. Daher wird auch eine ventrikuläre Schwellung, die zum Hydrozephalus führt, sei sie durch ein Trauma, eine Entzündung oder durch eine Verstopfung bedingt, möglicherweise limbische Strukturen betreffen. Die aufgezählten Verhaltensänderungen wie Anfälle, Probleme mit Lernen und Gedächtnis, Persönlichkeitsveränderungen, alarmierter Zustand, Demenz und Amnesie, lassen sich direkt oder indirekt mit limbischer Aktivität verknüpfen (Kandel et al. 1991).

Es ist leicht, limbische Probleme zu identifizieren, wenn Verhaltensweisen drastisch von normalen Reaktionen abweichen. Viel schwieriger sind geringfügige Verhaltensverschiebungen bei Klienten festzustellen. Der Therapeut sollte aber für diese geringfügigen Stimmungsänderungen sensibel sein, denn sie könnten frühe Zeichen zukünftiger Probleme darstellen.

Eine Behandlungsstunde sollte so gestaltet sein, daß sie eine optimale Lernsituation bietet.

Ein Klient ist an heißen Tagen reizbar und hat Mühe, konzentriert zu lernen. In diesem Fall sollte die Behandlungsstunde morgens stattfinden, solange die Temperatur und die Feuchtigkeit nicht zu hoch sind. Optimal wäre es, einen klimatisierten Raum zur Verfügung zu haben.

4.2 Grundlagen der Anatomie und Physiologie des limbischen Systems

Anatomie und Physiologie

Struktur und Funktion

Das limbische System kann man sich am besten als Struktur vorstellen, die aus kortikalen und subkortikalen Anteilen besteht, mit dem Hypothalamus im Zentrum (s. Abb. 4.2 und 4.14). Der Hypothalamus ist kreisförmig von den subkortikalen limbischen Strukturen umgeben, die untereinander und mit dem Hypothalamus verbunden sind. Diese Strukturen sind (Abb. 4.13).
- der amygdaloide Komplex,
- die hippokampale Formation,
- der Nucleus accumbens,
- die vorderen Thalamuskerne und
- die Septumkerne.

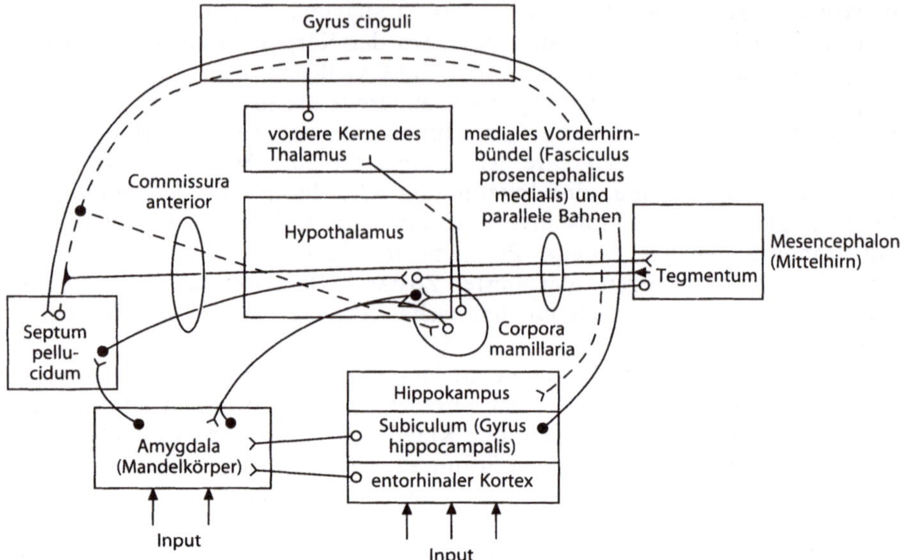

Abb. 4.14. Schaltkreise des limbischen Systems mit medialem Vorderhirnbündel (Fasciculus prosencephalicus medialis) und parallelen Verbindungen

Die einzelnen limbischen Strukturen sind ihrerseits von einem Ring kortikaler Strukturen umgeben, die kollektiv als „der limbische Lappen" bezeichnet werden und den orbitofrontalen Kortex, den Gyrus cinguli, den Gyrus parahippocampalis und den Uncus umfassen. Andere Neuroanatomen zählen auch das olfaktorische System dazu sowie den basalen Vorderhirnbereich (Abb. 4.14). Wesentlich mit dem limbischen System verbundene und oft als der „mesolimbische" Teil dazugerechnete Strukturen sind die exzitatorische Komponente des retikulären aktivierenden Systems und andere Hirnstammkerne des Mittelhirns (Mesencephalon).

! **Von manchen Forschern werden Komponenten des Mittelhirns als ein sehr wichtiges Gebiet für emotionalen Ausdruck angesehen (Derryberry u. Tucker 1992).**

Derryberry u. Tucker fanden heraus, daß durch hypothalamische Stimulation erregtes Angriffsverhalten blockiert wird, wenn das Mittelhirn geschädigt ist, und daß man mit Mittelhirnstimulation „Angriffsverhalten" hervorrufen kann, selbst wenn der Hypothalamus von anderen Hirnregionen chirurgisch abgetrennt wurde. Dieses „septo-hypothalamisch-mesenzephalische" Kontinuum, das durch das mediale Vorderhirnbündel (Fasciculus prosencephalicus medialis) verbunden ist, scheint für die Integration und den Ausdruck emotionalen Verhaltens wesentlich zu sein. Das Vorhandensein einer Verbindung anderer Hirnareale mit Emotionen stammt von den Arbeiten von Papez (1937), der dafür den Begriff Papez-Schaltkreis vorschlug (Abb. 4.15). Heute nennen wir diesen Regelkreis *Hippokampus-Fornix-Schaltkreis.* Er beginnt bei

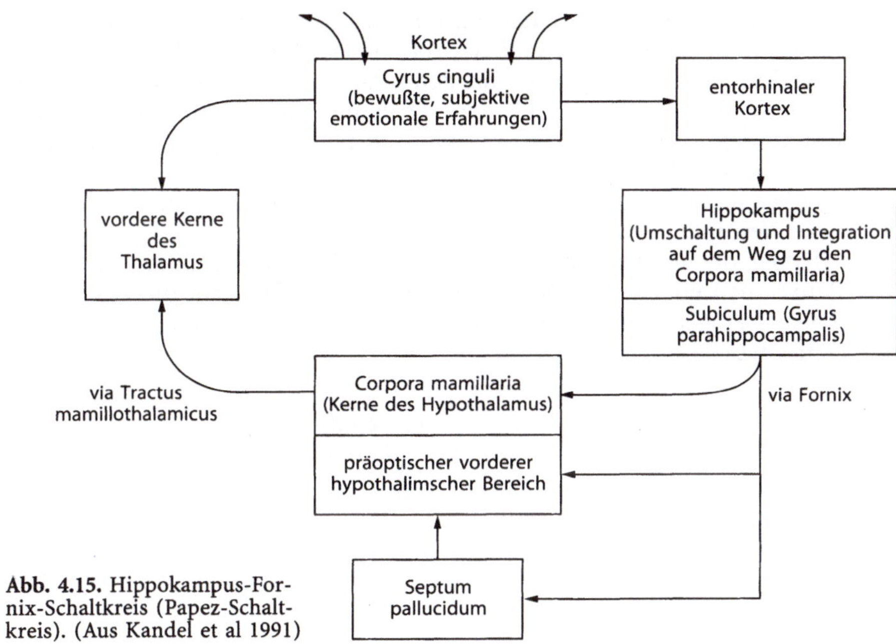

Abb. 4.15. Hippokampus-Fornix-Schaltkreis (Papez-Schaltkreis). (Aus Kandel et al 1991)

den Corpora mamillaria (Kernen des Hypothalamus), erstreckt sich zu den vorderen Kernen des Thalamus (über den Tractus mamillothalamicus) und dann weiter zum Kortex und dem Gyrus cinguli, wo die Gefühle die Ebene „bewußter, subjektiver emotionaler Erfahrungen" erreichen. Weitere Projektionen erreichen den Hippokampus für den Integrationsprozeß, um dann zurück zu den Corpora mamillaria umgeschaltet zu werden. Papez sah dies als einen Weg an, wie die „subjektiven" kortikalen Erfahrungen mit dem emotionalen hypothalamischen Anteil verbunden werden könnten. Schon vorher hatte Broca (1878) den „Kreis" aus Gyrus cinguli und Hippokampus als „den großen limbischen Lappen" bezeichnet. MacLean (1981) hat diese Konzepte zu dem Konstrukt des limbischen Systems zusammengesetzt.

Dann wurden andere Gebiete hinzugefügt, z. B. der amygdaloide Komplex (Mandelkern) im Schläfenlappen. Klüver u. Bucy (1939) entfernten bei Versuchen mit Affen die vordere Hälfte beider Temporallappen und vermerkten die folgenden Verhaltensänderungen, die seither spezifisch mit dem Verlust von Input aus dem amygdaloiden Komplex und dem vorderen Hippokampus in Verbindung gebracht werden:

- ruhelose Übererregbarkeit,
- übermäßiges orales Verhalten, gesteigertes Untersuchen von Dingen, indem sie ins Maul genommen werden,
- psychische Blindheit, d. h. Dinge werden gesehen, aber nicht erkannt bzw. ihre mögliche Schädlichkeit wird nicht erkannt,
- sexuelle Hyperaktivität und
- emotionale Veränderungen, die durch fehlende Aggressivität gekennzeichnet sind.

Diese Veränderungen sind als das *Klüver-Bucy-Syndrom* bezeichnet worden (Barr u. Kiernan 1993; Burt 1993; deGroot 1991). Eine Unzahl von Verbindungen verknüpfen die Amygdala mit den olfaktorischen Bahnen, dem Frontallappen und dem Gyrus cinguli, dem Thalamus, dem Hypothalamus, dem Septum und den Mittelhirnstrukturen der Substantia nigra, des Locus caeruleus, des zentralen Höhlengrau und der Formatio reticularis. Die Amygdala empfängt Feedback von vielen dieser Strukturen, zu denen sie durch reziproke Bahnen Verbindungen hat.

Im Herzen des limbischen Systems befindet sich der Hypothalamus, der viele Funktionen überwacht. Die Kerne, welche spezifisch auf die limbischen Funktionen bezogen werden, sind die Corpora mamillaria und die lateralen und ventromedialen Kerne.

> Der ▶ *Hypothalamus*, der mit den meisten Zentren des Kortex, der Amygdala, dem Hippokampus der Hypophyse, dem Hirnstamm und dem Rückenmark eng in beiden Richtungen interagiert, ist eine primäre Instanz zur Regulierung vegetativer und endokriner Funktionen und kontrolliert und balanciert homöostatische Mechanismen. Vom Hypothalamus kontrollierte vegetative und somatomotorische Reaktionen sind sehr eng mit dem Ausdruck von Emotionen verbunden.

Anteromedial im Schläfenlappen liegt das Kerngebiet der Amygdala, und dahinter die hippokampale Formation. Die *hippokampale Formation* besteht aus:

- dem Ammonshorn,
- dem Subiculum (Gyrus hippocampalis) und
- dem Gyrus dentatus.

Medial von der Amygdala liegt die Substantia innominata. Dieses Gebiet enthält die Kerne des basalen Vorderhirns, welche afferente Neuronen aus der Formatio reticularis, dem Hypothalamus, und dem limbischen Kortex empfangen. Vom basalen Vorderhirn aus gehen efferente Verbindungen zu allen Bereichen des Kortex, des Hippokampus und der Amygdala, wodurch eine wichtige Verbindung zwischen Neokortex und limbischem System geschaffen wird. Diese Kerne stellen das Zentrum des cholinergen Systems dar, welches limbische und kortikale Strukturen, die mit der Bildung von Gedächtnis befaßt sind, mit Azetylcholin versorgt (s. S. 180, „Neurochemie"). Bei der Alzheimer-Krankheit wird die Abnahme der Azetylcholinproduktion mit Gedächtnisverlust in Zusammenhang gebracht (Barr u. Kiernan 1993).

Verknüpfung der Komponenten des Systems

Das limbische System hat zahlreiche in beide Richtungen verbindende Schaltkreise zwischen seinen Komponenten, welche sehr viel funktionelle Interaktion gewährleisten und auch laufende Anpassungen mit kontinuierlichem Feedback ermöglichen (Abb. 4.16).

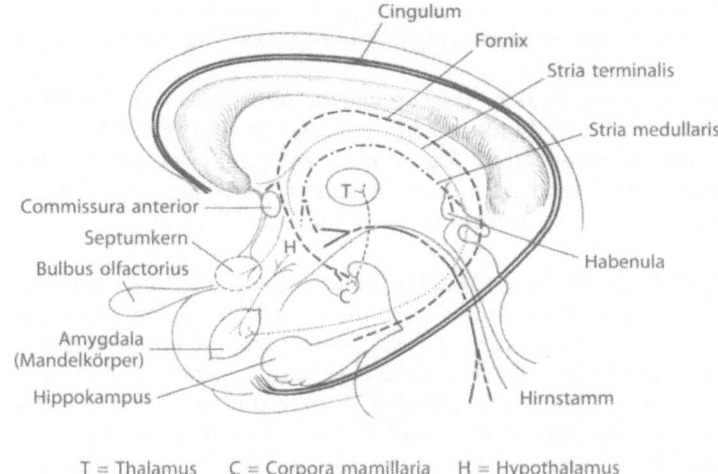

Abb. 4.16. Verbindungen des neuronalen Netzwerks innerhalb des limbischen Systems. (Aus Kandel et al 1991)

Die größte Bahn ist der *Fornix*. Sie hat die Form eines C, fast eines Kreises. Ihre Fasern entspringen im Hippokampus, für den sie die wichtigste efferente Bahn ist, sie erstreckt sich bis zum Hypothalamus und durch dessen kommissuralen Anteil hindurch bis zum kontralateralen Hippokampus. Die Fasern des Fornix enden in den Corpora mamillaria, wo sie mit den Neuronen des Tractus mamillothalamicus eine synaptische Verbindung haben; dieser zieht dann weiter zu den vorderen Thalamuskernen und erreicht schließlich den Gyrus cinguli des limbischen Lappens und den Fasciculus mamillotegmentalis zum Tegmentum des Mittelhirns oder der Formatio reticularis. Dieser Schaltkreis, der als Hippokampus-Fornix-Schaltkreis bezeichnet wird (s. Abb. 4.15), geht also vom Hippokampus via Fornix zum Hypothalamus (Nucleus mamillaris) und über den Thalamus weiter zum Gyrus cinguli. Der Kreis wird geschlossen durch Fasern zum entorhinalen Kortex und zurück zum Hippokampus.

Eine andere limbische Bahn ist die *Stria terminalis*, die im amygdaloiden Komplex entspringt und einen Verlauf dicht beim Fornix hat, um schließlich im Hypothalamus und Septum pellucidum zu enden. Die Amygdala und das Septum pellucidum werden auch durch eine kurze direkte Bahn verbunden, die „Broca-Diagonalband" genannt wird. Eine 3. Bahn, der *Fasciculus uncinatus*, verläuft zwischen Amygdala und orbitofrontalem Kortex (Kandel et al. 1991).

Das mediale Vorderhirnbündel (Fasciculus prosencephalicus medialis) und andere parallele Schaltkreise (s. Abb. 4.14) werden als wichtige Verbindungen des limbischen Systems angesehen. Diese Bahnen verbinden das Septum pellucidum und den Nucleus accumbens mit dem präoptischen Bereich und der Amygdala. Sie verlaufen durch den lateralen Hypothalamus und enden im aufsteigenden Teil des Gyrus cinguli und im absteigenden Teil der Formatio reticularis des Mittelhirns. Diese Verbindungen ermöglichen es dem limbischen System selbst sowie den nichtlimbischen, mit ihm verbundenen Strukturen, als ein einziges aufgabenbezogenes neurales System zu arbeiten.

Es ist wichtig, sich klarzumachen, daß kein Teil des Hirns, limbisch oder nicht, nur eine Funktion hat (Kandel et al. 1991). Jeder Bereich operiert als Input-Output-Station. Zu keinem Zeitpunkt ist ein Bereich vollständig das Zentrum einer bestimmten Wirkung, und jeder Bereich hängt von der Mitarbeit und Interaktion mit anderen Bereichen ab.

Im letzten Jahrzehnt wurden neue Bahnen anatomisch identifiziert, und zwar absteigende motorische Bahnen, die im kaudalen Hirnstamm und Rückenmark enden (Holstege 1991). Diese neuen Bahnen tragen zur Modulierung des Aktivitätsniveaus somatischer und vegetativer Motoneuronen bei. Manche dieser Bahnen empfangen direkte und indirekte afferente Informationen aus der Peripherie und sind Teil des interneuronalen Projektionssystems zu den Motoneuronen. Sie liegen im kaudalen Hirnstamm, im Rückenmark und zwischen beiden und spielen möglicherweise eine Rolle bei der Erzeugung fester Aktionsmuster, z. B. beim Beißen oder Schlucken. Einige der neuen Bahnen sind mit den ventromedialen und lateralen Systemen verknüpft, die man seit vielen Jahren als Teil des sowohl proximal/axialen als auch distalen Systems motorischer Kontrolle ansieht, welches von vielen Strukturen moduliert wird.

Diese letzteren Bahnen sind erst in allerjüngster Zeit entdeckt worden. Sie verbinden das limbische System mit dem Hirnstamm und spinalen Neuronengruppen. Mit jenen Kernen des Hirnstamms, die man zu den echten motorischen Kernen zählt (z. B. Nucleus ruber, Nuclei vestibulares, laterale Nuclei reticulares, Nuclei interstitiales – Cajal-Kerne – oder unterer Olivenkern), scheinen sie nicht synaptisch verbunden zu sein. Sie sind aber verbunden mit Raphe-Kernen und dem Locus caeruleus. Die medialen Komponenten dieser neuen Bahnen entspringen im medialen Teil des Hypothalamus und der laterale Teil im limbischen System (lateraler Hypothalamus, Amygdala und Kern der Stria terminalis). Vielleicht übt der präfrontale Bereich die oberste Kontrolle über dieses steuernde System aus, aber das muß erst noch erforscht werden.

Die funktionelle Rolle dieser absteigenden motorischen Bahnen wird davon bestimmt, ob ihre Fasern Teil des medialen oder des lateralen Systems sind.

Das *mediale System* spielt via Locus caeruleus und Raphe-Rückenmarksbahnen eine Rolle bei dem allgemeinen Aktivitätsniveau sowohl somatosensorischer als auch motorischer Neuronen. Somit hat das emotionale Hirn oder limbische System Auswirkungen sowohl auf somatosensorischen Input als auch auf motorischen Output. Diese Fasern können das Erregungsniveau an der ersten Synapse zu somatosensorischer Information ändern, wodurch die Verarbeitung oder Wichtigkeit dieser Information bei ihrem Eintritt in das Nervensystem geändert wird. Entsprechend können sie auch das Erregungsniveau der Bewegungsgeneratoren ändern, die an motorischem Ausdruck beteiligt sind. Dies könnte die Phänomene von Extension bei Ärger und Flexion bei Depression erklären. Das *laterale System* scheint an der Entstehung spezifischeren motorischen Outputs im Zusammenhang mit *emotionalem Verhalten* beteiligt zu sein und ist vielleicht teilweise verantwortlich für den Verlust feinmotorischer Fähigkeiten in emotionalen Situationen wie Wettkämpfen (Holstege 1991).

Um zu unterscheiden, ob die Tonusverhältnisse eines Klienten die Folge eines limbischen Ungleichgewichts oder eine Konsequenz von Problemen innerhalb des traditionell angenommenen motorischen Systems sind, muß der Therapeut den emotionalen Zustand des Klienten und dessen Veränderungen beobachten. Ändert sich der abweichende Zustand in Übereinstimmung mit Stimmungsveränderungen, kann er darauf schließen, daß limbische Beteiligung Störungen der motorischen Kontrolle hervorruft.

Neurobiologie von Lernen und Gedächtnis

Funktionelle Anwendung auf ein intaktes System

„Letzlich ist Gedächtnis natürlich eine Abfolge molekularer Ereignisse. Was wir erfassen, ist das Territorium, in dem diese Ereignisse stattfinden" (Moore 1987).

Das Gehirn speichert sensorische und motorische Erfahrungen im Gedächtnis. Bei der Verarbeitung hereinkommender Informationen senden die meisten der von Rezeptoren zu kortikalen Bereichen verlaufenden sensorischen Bahnen wesentliche Informationen an Komponenten des limbischen Systems. Es gibt z. B. Erweiterungen visueller Bahnen in den unteren Bereich des Schläfenlappens (limbisches System) hinein (Kandel et al. 1991; Mishkin u. Appenzeller 1987). Visuelle Informationen werden an jeder Synapse entlang ihrer ganzen Bahn „sequentiell verarbeitet" hinsichtlich Größe, Form, Farbe und Beschaffenheit von Objekten. In den unteren Bereich des temporalen Kortex hinein wird das vollständige Bild des gesehenen Objektes weitergeleitet. Auf diese Weise werden die sensorischen Inputs in „Wahrnehmungserfahrungen" umgewandelt. Dasselbe gilt auch für andere sensorische Reize, z. B. taktile, propriozeptive oder vestibuläre. Der Vorgang einer Übersetzung integrierter Wahrnehmungen in Gedächtnis findet beidseitig in den limbischen Strukturen der Amygdala und des Hippokampus statt.

Bevor wir näher auf die Wirkungen des limbischen Systems auf Lernen und Gedächtnis eingehen, brauchen wir ein klares Verständnis davon, was mit diesen Funktionen gemeint ist.

Heutige Theorien nehmen ein „duales Gedächtnissystem" an, das unterschiedliche Bahnen im Nervensystem benutzt. Die beiden Teile dieses Systems sind als verbal und nonverbal, als prozedural und deklarativ und als gewohnheitsmäßig und erkenntnismäßig bezeichnet worden. Sie arbeiten nicht eigenständig, und viele therapeutische Aktivitäten scheinen diese beiden Gedächtnissysteme kombiniert zu aktivieren, um funktionelles Verhalten zu erreichen.

Wir werden hier die Kategorien *prozeduralen* und *deklarativen Lernens* benutzen.

> ▶ *Deklarative Kenntnisse* sind solche, bei denen man sich an Erfahrungen erinnern und sie verbal wiedergeben kann, bei ihrem ▶ *prozeduralen Gegenstück* erinnert man sich an „Regeln, Fertigkeiten und Verfahrensweisen" (Kandel et al. 1991).

! Prozedurales Lernen ist wichtig für die Entwicklung motorischer Kontrolle.

Der sensorische Input in verschiedenen Reizarten, den ein Kind beim ersten Lernen empfängt, wird via Thalamus zu den entsprechenden sensorischen Rindenfeldern weitergeleitet. Dort wird die Information verarbeitet und zum motorischen Kortex umgeschaltet. Danach wird sie sowohl zu den Basalganglien als auch zum Kleinhirn geschickt, damit Pläne für Haltungsanpassung, Verfeinerung motorischer Programme und für die während des ganzen Bewegungsablaufs nötige Koordination von Richtung, Ausmaß, Zeit, Kraft und Tonus erstellt werden. Die Speicherung und somit das Abrufen solcher halbautomatisierten motorischen Pläne finden, so nimmt man an, im ganzen System motorischer Kontrolle statt.

In Basalganglien und Kleinhirn liegen Kerne, die zur Änderung und Feinanpassung bestehender Programme wesentlich sind. Viele miteinander verzahnte neuronale Netzwerke richten Bahnen ein, und dies ermöglicht der Forschung zur Theorie der Bewegung, sich Konzepte über Reziprozität, verteilte Funktion, Konsens usw. zurechtzulegen (s. Kap. 2 und 3).

! Prozedurales Lernen und Gedächtnis bedürfen keiner limbischen Beteiligung, solange einer Aufgabe kein spezifischer Wert beigemessen wird.

Hier geht es um Geschicklichkeiten, Gewohnheiten und stereotype Verhaltensweisen. Dieses System wird beansprucht, wenn wir prozedurale Pläne zur Fortbewegung von einem Ort zum anderen oder zum Verweilen in einer bestimmten Stellung beim Innehalten in einer Bewegung entwickeln.

! Deklaratives (im Unterschied zu prozeduralem) Lernen und Gedächtnis bedarf der „Verdrahtung" des limbischen System.

> Beim ▶ *deklarativen Denken* geht es um faktische, materielle, semantische und kategorische Aspekte höherrangiger kognitiver und affektiver Verarbeitung. Deklaratives Denken hat eine starke emotionale und beurteilende Komponente.

Sowie der Handlung ein Wert beigemessen wird, wird motorisches Verhalten ebenso deklarativ wie prozedural, und das limbische System kann daher beim Gelingen oder Scheitern dieser Handlung eine ausschlaggebende Rolle spielen. Den meisten in klinischem Rahmen gestellten Aufgaben oder Aktivitäten wird ein Wert zugeordnet.

> Die beiden ▶ *reverberatorischen (nachschwingenden) Regel-* oder *Schalt-kreise im limbischen* System, die am engsten mit deklarativem Lernen in Zusammenhang stehen, sind:
> 1. die Bahn von der Amygdala über den dorsomedialen Thalamuskern zum Kortex und
> 2. die Bahn von Hippokampus über Fornix und vorderen Thalamuskern zum Kortex.

Der Hippokampus befaßt sich vielleicht mehr mit sensorischen und motorischen Signalen der äußeren Umgebung, während die Amygdala mit jenen der inneren Umgebung zu tun hat. Die Aktivität beider steht im Verhältnis zur Bedeutung der äußeren bzw. inneren Einflüsse (Squire 1991; 1992).

Es scheint, daß sich die amygdaloiden Schaltkreise mit stark emotionalem und beurteilendem Denken beschäftigen, während die hippokampalen Schaltkreise sich weniger mit emotionalen und mehr mit tatsächlichen Inhalten befassen.

Die Amygdala ist wahrscheinlich eher an emotionaler Erregung und Aufmerksamkeit sowie an motorischer Regulierung beteiligt, während der Hippokampus wohl mit weniger emotional befrachtetem Lernen zu tun hat.

Diese limbischen Schaltkreise scheinen entscheidend bei der anfänglichen Verarbeitung von Material zu sein, das zu Lernen und Gedächtnis führt. Ist ein Gedanke einmal in kortikalen Strukturen niedergelegt, wird zu seiner mittel- und langfristigen Erinnerung das limbische System wohl nicht mehr gebraucht, aber neue Assoziationen müssen erst durch dieses System laufen.

Eine 3. Komponente in der Gedächtnisbahn ist das *Zwischenhirn* (Diencephalon), eine Struktur, die das Kerngebiet des Thalamus enthält. Ist dieses Gebiet durch Schlaganfall, Neoplasmen, Infektionen oder chronischen Alkoholismus wie beim Korsakow-Syndrom, zerstört, ergeben sich wegen der Zerstörung von Amygdala und Hippokampus umfassende Amnesien. Amygdala und Hippokampus senden Fasern zu spezifischen Zielkernen im Thalamus, und auch die Zerstörung dieser Bahnen verursacht dieselbe amnestische Wirkung. Es scheint, als ob limbisches System und Zwischenhirn bei den Gedächtnisschaltkreisen zusammenarbeiten. Das mediale Zwischenhirn scheint auf der Bahn vom sensorischen Rindenfeld über die limbischen Strukturen im Schläfenlappen und die Strukturen des medialen Zwischenhirns bis zum ventromedialen Teil des präfrontalen Kortex eine weitere Schaltstelle zu sein (Abb. 4.17) (Greenberg et al. 1993).

Nach Abb. 4.17 könnten Erinnerungen im sensorischen Rindenfeld gespeichert werden, und zwar dort, wo der ursprüngliche sensorische Input in Form von „sensorischen Eindrücken" ausgelegt worden ist.

Heutige Konzepte über die Speicherung von Erinnerungen nehmen an, daß das deklarative Gedächtnis nach Kategorien geordnet ist, ähnlich wie in einer Ablage.

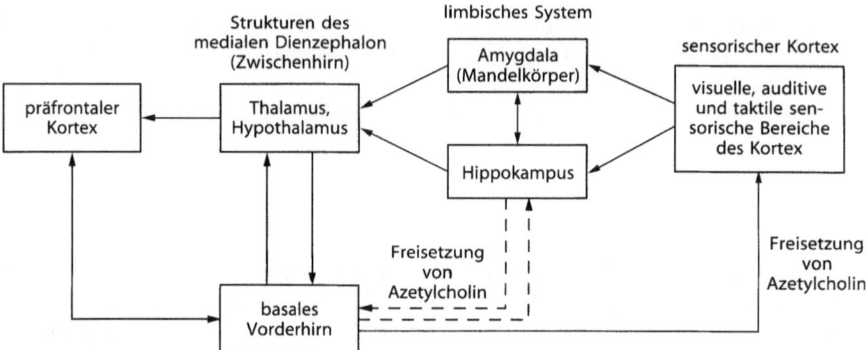

Abb. 4.17. Das basale Vorderhirn schließt den Schaltkreis und verursacht Veränderungen bei Neuronen des sensorischen Bereichs, was zu Korrekturen von Wahrnehmung und gespeicherter Erinnerung führen könnte

Diese Kategorien oder Ordner scheinen, entsprechend ihrem Kontext, in mehreren kortikalen Bereichen beider Hemisphären gespeichert zu werden (Gabrieli 1993). Ein solches System erlaubt einen einfachen Zugriff von vielen Bereichen aus. Gedächtnis hat Stadien und ändert sich laufend. So muß das Gehirn beim Weitergehen von Kurzzeitgedächtnis zu Langzeitgedächtnis physisch seine chemische Struktur verändern (ein plastisches Phänomen). Gedächtnis beginnt zuerst mit einer Repräsentation der Information, die durch Verarbeitung in Wahrnehmungssystemen transformiert wurde. Um diese neue Erinnerung in eine langewährende chemische Bindung zu übertragen, bedarf es des neuronalen Netzwerks des limbischen Komplexes. Aufgrund der vielfältigen Bahnen oder parallelen Schaltkreise zum und vom limbischen System und innerhalb des Neokortex können auch Klienten mit ausgedehnten Läsionen oft Neues lernen und speichern (Kandel et al 1991). Der in Abb. 4.17 dargestellte zirkuläre Gedächtnisschaltkreis zeigt nur ein System. Der Leser möge sich wieder vergegenwärtigen, daß viele parallele Schaltkreise gleichzeitig funktionieren. Der gezeigte zirkuläre Schaltkreis wendet sich nach Aktivierung der limbischen Strukturen zum Ausgangspunkt, dem sensorischen Rindenfeld, zurück, um dort die nötigen neuronalen Veränderungen zu bewirken, die das Ereignis als abrufbare Erinnerung festschreiben. Diese Information läßt sich durch Aktivierung von Speicherplätzen überall entlang der Bahn erkennen und abrufen.

Die letzte Station oder das letzte System, das dem Schaltkreis hinzugefügt werden muß, ist das *„cholinerge System des basalen Vorderhirns"*, welches den kortikalen Zentren und dem limbischen System, mit dem es vielfach verbunden ist, die neurochemische Substanz Azetylcholin liefert. Ein Fehlen dieses Neurotransmitters bei der Alzheimer-Krankheit geht mit Gedächtnisstörungen einher. Leistungen im Bereich visuellen Wiedererkennens können durch Gabe von Drogen, die die Wirkung von Azetylcholin verstärken oder blockieren, verbessert oder beeinträchtigt werden (Knopman 1991).

Es ist auch gezeigt worden, daß Amygdala und Hippokampus wechselseitig am Wiedererkennen beteiligt sind.

Der *Hippokampus* ist wesentlich, um bestimmte Lokalisierungen von Objekten im Raum zu speichern. Die *Amygdala* ist notwendig, um Erinnerungen auf der Basis verschiedener Sinneseindrücke mit Erinnerungen des spezifischen Wiedererkennens in Verbindung zu setzen.

Ein Hauch von Äther kann eine schmerzhafte Erinnerung an einen chirurgischen Eingriff wachrufen, oder der Anblick einer Speise erinnert an ihren angenehmen Duft.

Eine Entfernung der Amygdala erzeugt das Verhalten, welches im Klüver-Bucy-Syndrom beschrieben ist. Für Klienten mit diesem neurologischen Problem rufen vertraute Gegenstände nicht die richtigen Assoziationen von Erinnerungen hervor, die über Sehen, Schmecken, Riechen und Berühren erfahren wurden, und sie können die Gegenstände nicht mit bereits vorgelegten Gegenständen in Verbindung bringen. Tiere ohne Input von der Amygdala zeigten veränderte Reaktionsmuster, die frühere Ängste und Abneigungen unbeachtet ließen. So steuert die Amygdala sensorischen Erfahrungen ihren „emotionalen Gehalt" bei (Mishkin et al. 1982). Ein Verlust der Amygdala führt auch zu einem Verlust von positiven Assoziationen sowie Assoziationen von Belohnung und ändert auf diese Weise die Form der Wahrnehmungen, die zur Speicherung von Erinnerungen führen.

Wenn Reize mit emotionalen Werten oder Bedeutungen versehen sind, wird denjenigen Beachtung geschenkt, die emotionale Bedeutung haben, und diese werden für Aufmerksamkeit und Lernen ausgewählt. In diesem Sinne hat die Amygdala eine „Türhüter"-Funktion des selektiven Filterns. Sie kann durch ihre reziproken Verbindungen mit dem Kortex eine emotionale Beeinflussung dessen, was wahrgenommen oder gelernt wird, zulassen. Ereignisse mit emotionaler Bedeutung werden einen deutlicheren Eindruck hinterlassen und später erinnert man sich besser daran.

Die Amygdala ändert die Wahrnehmung afferenten sensorischen Inputs und beeinflußt so nachfolgende Handlungen.

Langfristige Potenzierung: der Schlüssel zu limbischer Funktion

Wie in der Einleitung diskutiert, sind limbische Funktionen vielleicht nicht in spezifischen Strukturen oder Gebieten lokalisiert, sondern können mit „Interaktionen in Schaltkreisen" in Verbindung gebracht werden, und die Strukturen selbst können die resultierende Aktivität des Erfolgsorgans beeinflussen. Dies läßt sich am besten mit dem Konzept eines reverberatorischen (nachschwingenden) oder oszillierenden Schaltkreises (Abb. 4.18) zeigen. In einem solchen Schaltkreis findet positiver Feedback innerhalb einer Neuronengruppe statt, die auf kreisförmige Weise angeordnet ist. Die Neuronengruppe kann sich innerhalb ihres kreisförmigen Schaltkreises selbst mittels Rückkopplungsprozessen erneut erregen, und eine Aktivität kann über eine

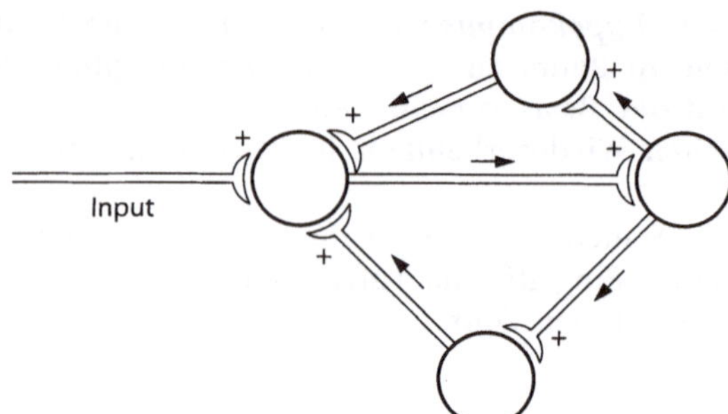

Abb. 4.18. Schema eines reverberatorischen (nachschwingenden) Schaltkreises. Kurzer exzitatorischer Input kann eine langanhaltende neurale Aktivität hervorrufen

gewisse Zeit hinweg durch wiederholte Entladungen aufrechterhalten werden (Guyton 1991). Der Mechanismus reverberatorischer Schaltkreise kann eingesetzt werden, um Kurzzeiterinnerungen zu kodieren, indem eine kurze Erregung eine langanhaltende neurale Aktivität hervorruft und so Erinnerungsspuren hinterläßt Kandel et al. 1991). Solche reverberatorischen Schaltkreise haben sich leicht in den kreisförmigen Bahnen des limbischen Systems nachweisen lassen, z. B. im Hippokampus-Fornix-Schaltkreis.

Ein etwas längerfristiges Gedächtnis könnte über eine posttetanische Potenzierung vermittelt sein. Zuerst muß es eine anhaltende Serie hochfrequenter tetanischer fazilitierender Stimulation geben. Eine solche Fazilitation kann Stunden dauern, besonders wenn sie in reverberatorischen Schaltkreisen stattfindet. Als chemische Reaktion auf diesen ununterbrochenen Strom von Input fließt während der anfänglichen Stimulation mehr Kalzium als normal zu der präsynaptischen Endigung. Dies führt zu erhöhter Freisetzung von Transmittern an der Endigung, was wiederum überdurchschnittlich große exzitatorische postsynaptische Potentiale (EPSP) hervorruft. Diese Potentiale steigern die synaptische Übermittlung für längere Zeit.

> Eine ▶ *anhaltende Erregung oder Verarbeitung* durch überdurchschnittlich große exzitatorische postsynaptische Potentiale wird als „die einfachste Art von Gedächtnis" bezeichnet.

Das Neuron erinnert sich an die verstärkte Serie von Impulsen, welche die Kalziummenge erhöhten, und jedes Aktionspotential, das an diese Erinnerung rührt, führt zur Freisetzung einer erhöhten Menge des Transmitters, was den Vorgang der posttetanischen Potenzierung wiederholt (Kandel et al 1991).

Beim Menschen wurde die Gedächtnisfunktion mit dem Phänomen langfristiger Potenzierung („long-term potentiation", LTP) in Zusammenhang gebracht, das man bei hippokampalen Bahnen beobachtet (Greenberg et al. 1993). Diese Potenzierung synaptischer Übermittlung, die Stunden, Tage und Wochen dauert, tritt nach kurzen Serien hochfrequenter Stimulation der hippokampalen exzitatorischen Bahnen auf (Barr u. Kiernan 1993). Es ist bislang nicht klar, ob dieses Phänomen durch eine Änderung an den präsynaptischen oder postsynaptischen Endigungen zustandekommt. Man weiß nicht, ob präsynaptisch eine erhöhte Menge eines Neurotransmitters freigesetzt wird oder ob die erwartete Menge eine verstärkte postsynaptische Reaktion hervorruft. Oder sind beide Seiten beteiligt (Kandel et al. 1991)?

Lernen und Gedächtnis bewirken Verhaltensänderungen, die neuroanatomische und neurophysiologische Änderungen widerspiegeln (Kandel et al. 1991).

Ein Beispiel für solche Veränderungen ist das Phänomen der *langfristigen Potenzierung* (LTP). Der Hippokampus zeigt die Wichtigkeit von LTP bei assoziativem Lernen. Bei dieser Art von Lernen werden zwei oder mehrere Stimuli kombiniert. Eine Tetanisierung mehrerer Bahnen muß gleichzeitig stattfinden. Wird nur eine Bahn tetanisiert, bewirkt das eine verringerte synaptische Übermittlung. LTP, wozu eine Aktivierung vieler zusammenarbeitender Fasern nötig ist, entsteht und wird geformt durch die „assoziative" Interaktion afferenter Inputs. So könnte LTP ein Modell zum Verständnis des neuralen Mechanismus für assoziatives Lernen sein.

Lern- und Gedächtnisprobleme aufgrund einer Beteiligung des limbischen Systems

Für ein erstes deklaratives Lernen und Gedächtnis ist die Kombination von Hippokampus und Amygdala des limbischen Systems erforderlich (Kandel et al. 1991). Damit sich Gedächtnis bilden kann, muß eine „neurale Repräsentation" der Reize in den Assoziations- und Verarbeitungsfeldern des Kortex gespeichert werden. Diese Speicherung findet statt, wenn sensorische Reize einen „kortiko-limbo-thalamo-kortikalen" Schaltkreis aktivieren (Kandel et al. 1991). Dieser Schaltkreis dient als „Einprägemechanismus", indem er die Bahn, die ihn aktivierte, verstärkt. Bei nachfolgender Stimulation wird der Reiz wiedererkannt. Bei assoziativer Erinnerung können gespeicherte Repräsentationen irgendwelcher untereinander verbundener eingeprägter Gegenstände gleichzeitig abgerufen werden.

Ein wesentliches Verarbeitungsgebiet für alle sensorischen Modalitäten liegt in der Gegend des vorderen Schläfenlappens. Dieses Gebiet ist direkt mit der Amygdala und indirekt mit dem Hippokampus verbunden. Hippokampus und Amygdala sind auch untereinander und mit spezifischen Thalamuskernen strukturell und funktionell verbunden. Klienten mit temporalen epileptischen Anfällen, deren Schläfenlappen chirurgisch entfernt wurden, entwickelten eine umfassende anterograde Amnesie, d.h. die Amnesie erstreckte sich auf alle Sinne, und neue Erinnerungen konnten nicht gebildet werden. Eine experimentelle Entfernung des Hippokampus allein bewirkt nicht solche Veränderungen, wenn auch die Verarbeitung verlangsamt ist.

Werden sowohl Hippokampus als auch Amygdala beidseitig entfernt, entsteht eine retrograde umfassende Amnesie.

Es wird behauptet, die Amygdala sei der Teil des Gehirns, der zu einer „positiven Assoziation" beisteuert, also die Erinnerung an „Belohnungen" nach empfangenen und verarbeiteten Reizen. Auf diese Art verknüpft die Amygdala Reiz und Belohnung und ordnet einen emotionalen Wert zu (Haist et al. 1992).

Es scheint, daß die limbische Beteiligung an deklarativem Gedächtnis eine chemische Bindung herstellt, die die kortikale Speicherung von „Reizrepräsentationen" ermöglicht, welche für ein späteres Wiedererkennen und ein Erinnern einer Information nötig sind (Kandel et al. 1991).

Wenn man deklaratives und prozedurales Lernen von einem klinischen Rahmen her analysiert, läßt sich eine Trennung funktioneller Vermittlung beobachten. Klienten mit Hirnläsionen in den limbischen Komponenten der Amygdala und des Hippokampus können die Regeln von Spielen aufnehmen und entsprechend spielen, haben aber die Fähigkeit verloren, sich zu erinnern, wie, wann oder wo sie dieses Wissen erworben haben. Sie sind auch nicht in der Lage, das Spiel oder ihre erlernten Fertigkeiten zu beschreiben. Bezieht man dies auf den klinischen Bereich, bedeutet dies, daß Klienten wohl die funktionellen Fähigkeiten zur Durchführung einer Handlung entwickeln können, aber nicht die Problemlösungsstrategien, welche nötig sind, um Gefahr oder potentiell schädliche Aspekte einer Situation, die sich irgendwann einmal außerhalb der rein klinischen Situation ergeben könnte, mit diesen Fähigkeiten in Verbindung zu bringen (Blais 1993; Courchesme 1991; Glisky 1992; McKee u. Squire 1993; Thompson 1991). Entsprechend kann es extrem wichtig sein, die Aufmerksamkeit eines Klienten beim Lernen einer prozeduralen Aufgabe wie Gehen, Transfer oder Essen usw. von der Aufgabe abzulenken, während er das betreffende Vorgehen prozedural übt.

Neurochemie

Es würde den Rahmens dieses Kapitels sprengen, die komplizierten Regulierungsmechanismen vieler neurochemischer Substanzen im limbischen System zu diskutieren; aber Therapeuten müssen wissen, wie ausschlaggebend dieses System hinsichtlich neurochemischer Reaktionen sein kann.

Der *Hypothalamus*, das physiologische Zentrum des limbischen Systems (s. Abb. 4.2 und 4.14) ist an der Produktion neurochemischer Substanzen beteiligt und auf die Weitergabe von Informationen entlang spezifischer neurochemischer Bahnen eingestellt. Nach Guyton (1991) ist er der wichtigste Weg für motorischen Output des limbischen Systems und steht auch mit jedem Teil dieses Systems in Verbindung. Von bestimmten Kernen des Hypothalamus werden neuroaktive Peptide produziert und freigesetzt, die eine langanhaltende Wirkung als Neuromodulatoren haben. Diese kontrollieren das Niveau neuronaler Erregung und wirksamen Funktionierens an den Synapsen. Durch ihre langanhaltende Wirksamkeit regulieren sie Motivationsniveaus, Gemütszustände und Lernen. Die peptidproduzierenden Neuronen findet man von den hypothalamischen Kernen bis zu den Komponenten des vegetativen Nervensystems und den Kernen des limbischen Systems, wo sie neuroendokrine und vegetative Aktivitäten modulieren (Guyton 1991).

Läsionen im *medialen Hypothalamus* betreffen die Hormonproduktion und ändern auf diese Weise die Regulierung vieler hormonaler Kontrollsysteme (Kandel et al. 1991). Beispielsweise können Klienten mit Verletzungen des medialen Hypothalamus unter starker Gewichtszunahme leiden, weil die Insulinkonzentration im Blut steigt, was zu erhöhter Nahrungsaufnahme führt und zu einer Umwandlung von Nährstoffen in Fett. Gewichtszunahme kann auch die Folge hyperphagischer Reaktionen wegen fehlenden Sattheitsgefühls sein. Auch allgemeine Hyperaktivität und Zeichen von Feindseligkeit nach minimalen Provokationen können beobachtet werden. Dieses Problem wird oft bei Patienten mit Schädel-Hirn-Traumen beobachtet.

Läsionen im *lateralen Hypothalamus* führen zu einer Schädigung der dopamintransportierenden Fasern, die in der Substantia nigra beginnen und durch den Hypothalamus hindurch zum Striatum führen. Läsionen entweder entlang dieser Bahn oder im lateralen Hypothalamus führen zu Schluckunfähigkeit (Aphagie) und verminderter Wachheit. Verringerte sensorische Bewußtheit, die zu sensorischem Neglect beiträgt, findet man auch bei Läsionen des lateralen Hypothalamus. Die verringerte Bewußtheit könnte die Folge verminderter Hinwendung auf Reize sein, im Gegensatz zur Bewußtheit für einmal zu bewußter Aufmerksamkeit gebrachter Reize. Klienten mit solchen Läsionen zeigen eine auffällige Passivität und verringerte Funktionen.

Wie schon an anderer Stelle erwähnt, wurde *Depression* deutlich als eine limbische Funktion identifiziert. Ein funktioneller Mangel an Monoaminen, insbesondere an Serotonin, wird als primärer Grund für Depressionen angenommen (Ruat et al. 1993). Die Serotoninsysteme entspringen in den rostralen und kaudalen Raphe-Kernen im Mittelhirn. Aufsteigende serotonerge Bahnen beginnen im Mittelhirn und steigen zum limbischen Vorderhirn und zum Hypothalamus auf; sie sind mit Stimmungs- und Verhaltensregulierung befaßt. Bei einer Schädigung mit direkter oder indirekter limbischer Beteiligung zeigt der Klient die Symptome einer Depression. Absteigende Bahnen zur Substantia gelatinosa sind an Schmerzmechanismen beteiligt, und man hat sie auch über eine komplexe Abfolge biochemischer Schritte mit der gesteigerten Empfindlichkeit der präsynaptischen Endigungen der kutanen sensorischen Neuronen in Verbindung gebracht, welche zu einem hyperaktiven Wegziehreflex oder zu Hypersensibilität gegenüber kutanem Input führt (Kandel et al. 1991). Dies würde die Verhaltensmuster erklären, die man bei Klienten mit Schädel-Hirn-Trauma findet. Diese Klienten zeigen eine flektierte Haltung und ein zurückgezogenes oder depressives affektives Verhalten, aber mit äußerst sensiblem taktilem System.

Man nimmt an, daß zu der Pathophysiologie, welche einer bestimmten Form der *Schizophrenie* zugrundeliegt, eine übermäßige Übermittlung von Dopamin innerhalb des mesolimbischen Bahnensystems gehört (Kandel et al. 1991). Die dopaminergen Zellkörper liegen im ventralen Bereich des Tegmentum und in der Substantia nigra. Einige dieser Neuronen haben Projektionen zum Nucleus accumbens, den Kernen der Stria terminalis, Teilen der Amygdala und zu der frontalen Regio entorhinalis des Kortex sowie dem vorderen Cingulum. Die Verbindung zum Nucleus accumbens scheint es zu sein, die hier, wegen ihres Einflusses auf den Hippokampus, den Frontallappen und den Hypothalamus entscheidend ist. Dieser Kern arbeitet möglicherweise als ein Filtersystem für Affekte und bestimmte Arten von Erinnerungen, und die dopaminergen Projektionen modulieren vielleicht den Fluß neuraler Aktivität (Kandel et al. 1991). Der Affektarmut von Klienten mit Parkinson-Krankheit und die paranoid/schizophrenen Verhaltensweisen, die man bei manchen Klienten mit ZNS-Schädigung antrifft, widerspiegeln möglicherweise direkt Vorgänge in diesen mesolimbischen dopaminergen Systemen.

Die spezifischen Aufgaben der *Noradrenalinbahnen* sind zahlreich und betreffen nahezu alle Teile des ZNS. Das Zentrum für diese Bahnen liegt im kaudalen Mittelhirn und der oberen Brücke. Sein Kern wird als Locus caeruleus bezeichnet. Dieser Kern sendet mindestens 5 Bahnen rostralwärts zum Zwischenhirn (Diencephalon) und Endhirn (Telencephalon) (Kandel et al. 1991). Von spezifischem Interesse für die Diskussion hier sind die Projektionen zu Hippokampus und Amygdala. Die Axone dieser Neuronen modulieren eine exzitatorische Wirkung auf die Gebiete, in denen sie enden (Cai 1990). So erhöht eine Aktivierung dieses Systems die Erregung der beiden Kerne im limbischen System, welche auf komplizierte Weise an deklarativem Lernen und Gedächtnis beteiligt sind. Hyperaktivierung kann Überlastung verursachen oder Unfähigkeit, die Aufmerksamkeit auf einen Punkt zu richten. Verringerte Aktivität kann die erwünschten Reaktionen verhindern. Aufmerksamkeit für eine Aufgabe hängt vielleicht von einer anhaltenden Stimulation durch Noradrenalin ab. Diese Bahnen vom Mittelhirn rostralwärts spielen eine Schlüsselrolle bei Wachheit. Man kann zeigen, daß es eine Korrelation zwischen Wachheit und Aufmerksamkeit für die Durchführung motorischer Aufgaben und für Lernvorgänge gibt (Kandel et al. 1991).

Man hat inzwischen mehr als 200 *Neurotransmitter* im Nervensystem gefunden (Kandel et al. 1991). Es ist aber immer noch unbekannt, wie jeder Transmitter und das Zusammenspiel vieler Transmitter an einer Synapse irgendeinen Teil des ZNS beeinflußt. Natürlich sind einige Beziehungen aufgedeckt worden. Neugierverhalten des limbischen Systems scheint dopaminabhängig zu sein (Menza et al. 1993), während Melatoninrezeptoren vermutlich körperliche 24-h-Rhythmen koordinieren (Maclean 1981). Steroide der Nebenniere modulieren die langfristige Potenzierung des Hippokampus (Filipine 1991). Aber die Einzelheiten dieses ganzen komplexen Gefüges entziehen sich immer noch unserem Verständnis.

Die Neurochemie des limbischen Systems hängt also auf komplizierte Weise mit der Neurochemie des Gehirns zusammen.

! Alle Systeme innerhalb der limbischen Schaltungen scheinen voneinander abzuhängen, so daß die spezifische Informationsverarbeitung von der Gesamtheit aller neurochemischen Vorgänge bestimmt wird.

Entsprechend widerspiegeln die wechselseitige Abhängigkeit des limbischen Systems zu nahezu allen anderen Bereichen des Gehirns und die Aktivitäten jener Bereiche zu jedem Zeitpunkt die Komplexität dieses Systems.

Zusammenfassung

Die Komplexität und Verflechtung des neuronalen Netzwerks des limbischen Systems scheint überwältigend. Ein Leser, der alle Teile beim ersten Lesen zu verstehen versucht, wird sich verloren fühlen und aufgeben, mithin eine echt limbische Gefühlsregung verspüren. Daher wurde dieses Kapitel in 2 Teilen dargestellt. Der *erste Teil* stellt das System vor und diskutiert, was daraus möglicherweise für die klinische Anwendung abgeleitet werden kann. Dieser Teil beinhaltet selbst viele untereinander verflochtene Komponenten, denn im limbischen System funktioniert nichts isoliert. Die Kunst und Begabung meisterhafter Therapeuten im Umgang mit Klienten könnte zum Teil in einem besseren Verständnis des komplexen neurologischen Netzwerks des limbischen Systems begründet sein. Der *2. Teil* stellt die grundlegende Anatomie und Physiologie des limbischen Systems detaillierter dar. Wir hoffen, daß der Lernende oder Therapeut, wenn er einmal zu dem Schluß gekommen ist, dieses System könne ein Schlüssel zu klinischem Erfolg sein, Interesse bekommt, sich mehr in seine wissenschaftlichen Aspekte zu vertiefen. Der Weg seiner Erforschung stellt eine Herausforderung dar, er ist schwierig und manchmal frustrierend, aber sicherlich der Anstrengung wert.

Große Anerkennung gebührt Josephine C. Moore, Ph. D., Ergotherapeutin, für ihren Beitrag bei der Herausgabe, und Steve Schmidt, M. S., Physiotherapeut, für seine Illustrationen. Auch Marlene B. Appley sei Dank gesagt für ihren Beitrag zur 2. Auflage der amerikanischen Ausgabe.

Literatur

Adamec R: Kindling, anxiety and limbic perspectives. In Wada JA, editor Advances in behavioral biology; New York, 1990, Plenum Press

Adams JH et al.: Diffuse axonal injury due to nonmissile head injury in humans: an analysis of 45 cases, Ann Newal 12:557–563, 1982

Aggleton JP et al.: Removal of the hippocampus and transection of the fornix produce comparable deficits on delayed non-matching to position by rats, Behav Brain Res 5 2(1):61–71, 1992

Appel SII, editor: Current neurology, vol 6, Chicago, 1986, Mosby

Auerbach SH: Neuroanatomical correlates of attention and memory disorders in traumatic brain injury: an application of neurobehavioral subtypes, J Head Trauma Rehab I(3):1–12, 1986

Barr ML, Kieman JA, editors: The human nervous System: an anatomical viewpoint, ed 6, Philadelphia, 1993, JB Lippincott

Bell IR, Miller C, Schwartz GE: An olfactory-limbic model of multiple chemical sensitivity syndrome: possible relationships to kindling and affective spectrum disorders, Biol Psychiatry 3 2(3):218–242, 1992

Blais C: Concept mapping of movement: related knowledge, Percept Mot Skills 7 6(3):767–774, 1993

Broca P: Anatomie comparative des circonvolutions cérébrales. Le grand lobe limbique et la scissure limbique dans la serie des mammiferes, Rhone Antropologie, I.385, 1878

Brodal A: Neurological anatomy in relation to clinical medicine, ed 5, New York, 1992, Oxford University Press

Brooks VB: The neural basis of motor control, New York, 1986, Oxford University Press

Burns LH, Robbins TW, Evetitt BJ: Differential effects of excitotoxic lesions of the basolateral anygdala, ventral subiculum and medial prefrontal cortex on responding with conditioned reinforcement and locomotor activity potentiated by intro-accumbens inclusion of D-Amphetamine. Behav Brain Res 5 5(2):167–183, 1993

Burt AM: Textbook of Neuroanatomy, Philadelphia, 1993, WB Saunders

Cai Z: The neural mechanism of declarative memory consolidation and retrieval: a hypothesis, Neurosc Biobehav Rev 1 4(3):295–304, 1990

Carpenter MB: Core text of neuroanatomy, ed 4, Baltimore, 1991, Williams & Wilkins

Conry J: Neuropsychological deficits in fetal alcohol syndrome and fetal alcohol effects, Alcohol Clin Exp Res 14:650–655, 1990

Courchesme E: Neuroanatomic imaging in autism, Pediatrics 87(5):781–790, 1991

Davis M: The role of the anygdala in fear and anxiety, Annu Rev 15:333–375, 1992

deGroot J: Correlative neuroanatomy, Norwalk, Conn, 1991, Appleton & Lange

Derryberry D, Tucker DM: Neural mechanism of emotion, J Consult Clin Psychol 60(3):329–338, 1992

Dobkin BR: Neuroplasticity: key to recovery after central nervous system injury, West J Med 159:56–60, 1993

Falls WA, Miserendino MJ, and Davis M: Extinction of fear-potentiated startle: blockage by infusion on an NMDA antagonist into the amygdala, J Neurosci 12(3):854–863, 1992

Filipine D et al.: Modulation by adrenal steroids in limbic function, J Steroid Biochem 39(2):245–252, 1991

Gabrieli JD: Disorders of memory in humans, Curr Opin Neurol Neurosurg 6(1): 1993

Glisky EL: Acquisition and transfer of declarative and procedural knowledge by memory-impaired patients: a computer data-entry task, Neuropsychologia 3 0(10):899–910, 1992

Greenberg DA, Aminoff MJ, Simon RP, editors: Clinical neurology, Norwalk, Conn, 1993, Appleton & Lange

Guyton A: Basic neuroscience: anatomy & physiology, Philadelphia, 1991, WB Saunders

Haist F, Shimamura AP, Squire LR: On the relationship between recall and recognition memory, J Exp Psychol Learn Mem Cogn 18(4):691–702, 1992

Haley SM et al.: Head trauma in children: application to assessment and treatment of patients with neurological disorders or dysfunction. In Lister MJ, editor: Contemporary, management of motor control problems, Alexandria. Va, 1991, Foundation for Physical Therapy

Harris SR et al.: Effects of prenatal alcohol exposure on neuromotor and cognitive development during early childhood: a series of case reports, Phys Ther 73(9):608–617, 1993

Holstege G, editor: Descending motor pathways and the spinal motor system: limbic and non-limbic components. New York, 1991, Elsevier Science Publications

Kandel ER, Schwartz JH, Jessell TM: Principles of neural science, ed 3. New York, 1991, Elsevier Medical Science Publishing

Kato S, Hayashi H, Yagishita A: Involvement of the frontotemporal lobe and limbic system in amyotrophic lateral sclerosis: as assessed by serial computed tomography and magnetic resonance imaging, J Neurol Sci 116:52–58, 1993

Klüver H Bucy PC: Preliminary analysis of functions of the temporal lobes in monkeys, Arch Neural Psychiatry 42:979, 1939

Knopman D: Long-term retention of implicitly acquired learning in patients with Alzheimer's disease, J Clin Exp Neuropsychol 13(6):880, 1991

Kostandov EA: Organization of human higher cortical functions with different forms of reinforcement, Neurosci Behav Physiol 19(2):93–102,1989

Lachman HM: Alterations in glucocorticoid inducible RNAs in the limbic system of learned helpless rats, Brain Res 609(1–2):110–116, 1993

Leahy P: Head trauma in adults: problems, assessment, and treatment. In Lister MJ. editor: Contemporary management of motor control problems, Alexandria, Va, 1991, Foundation for Physical Therapy

Leonard G: The silent pulse, New York, 1981, Bantam Books, Inc

LeVere TE, Almli RB, Stein DG, editor: Brain injury and recovery: theoretical and controversial issues, New York, 1988. Plenum

Lewis CB: Aging: the health care challenge, Philadelphia, 1990, FA Davis

Lewis CB, Bottomley JM: Geriatric physical therapy. A clinical approach, Norwalk, Conn, 1994, Appieton & Lange

Lindross OF, Leinonen LM, Laakso ML: Melatonin binding to the anteroventral and anterodorsal thalamic nuclei in the rat, Neurosci Lett 143(1–2):219–222, 1992

Maclean PD: Role of transhypothalamic pathways in social communication. In Morgane PJ and Panksapp J, editors: Handbook of the hypothalamus, vol. 3, part B, New York, 1981, Marcel Dekker Inc

McKee RD, Squire LR: On the development of declarative memory, J Eip Psychol Learn Mem Cogn 19(2):397–404, 1993

Menza MA et al.: Dopamine-related personality traits in Parkinson's disease, Neurology 43(3 pt 1):505–508, 1993

Mesulam MM: Principles of behavioral neurology, Philadelphia. 1985. FA Davis

Mishkin MA, Appenzeller T: The anatomy of memory, Sci Am 256:680, 1987

Mishkin M et al.: An animal model of global amnesia. In Cashin S editor: Alzheimer disease: a report of progress, New York, 1982, Raven Press

Moore JC: Neuroanatomical structures subserving learning and memory. In Fifteenth Annual Sensorimotor Integration Symposium. Unpublished manual. San Diego, July, 1987

Moore JC: Review of neurophysiology as it relates to treatment, Personal notes, San Francisco, 1980

Noback CR, Strominger NL, Demarest RJ: The human nervous system: introduction and review, ed 4, Philadelphia, 1991, Lea & Febiger

Ommaya AIC, Gennarelli TA: Cerebral concussion and traumatic unconsciousness, Brain 24:1181, 1974

Osborn JA, Harris SR, Weinberg J: Fetal alcohol syndrome: review of the literature with implication for physical therapists, Phys Ther 73(9):599–607, 1993

Papez JW: A proposed mechanism of emotions, Atch Neurol Psych 38:725, 1937

Reading M et al.: Depression in patients referred to a dementia clinic, a three-year prospective study, Arch Neuml 42:894, 1985

Rosenthal M et al., editors: Rehabilitation of the adult and child with traumatic brain injury, Philadelphia, 1990. FA Davis

Ruat M et al.: Molecular cloning characterization and localization of a high-affinity serotonin receptor activating cAMP formation, Proc Natl Acad Sci USA 90(18):8547–8551, 1993

Schmidley JW, Messing RO: Agitated confusional states in patients with right hemisphere infarctions, Stroke 15:883, 1984

Schmidt RA: Motor learning principles for physical therapy. In Lister MJ, editor: Contemporary management of motor control problems, Norman, Okla, 1991, Foundation for Physical Therapy

Schneider JW, Chasnoff IJ: Motor assessment of cocanin/polydrugexposed infants at age 4 months. Neurotoxicol Teratol 14:97–101, 1992

Selye H: The stress of life New York, 1959. McGraw Hill

Siesjo BK: Basic mechanism of traumatic brain damage, Ann Emerg Med 22(6):959–969, 1993

Spiers PA: Temporalimbic epilepsy and behavior. In Mesulum MM, editor, Principles of behavioral neurology, Philadelphia, 1985, FA Davis

Squire LR: Memory and the hippocampus: a synthesis from findings with rats, monkeys, and humans, Psychol Rev 99(2): 195–231, 1992

Squire LR: The medial temporal lobe memory system, Science 253(5026): 1380–1386, 1991

Stellar JR, Stellar E: The neurobiology of motivation and rewards, New York, 1985, Springer Verlag

Strub RL, Black FW: Neurobehavioral disorders: a clinical approach, Philadelphia, 1988. FA Davis

Thompson RF: Are memory traces localized or distributed, Neuropsychologia 29(6):571–582, 1991

Tucker DM, Derryberry D: Motivated attention: anxiety and the frontal executive functions, Neuropsychiatry Neuropsychol Behav Neurol 5(4):233–252, 1992

Vietze P, Vaughan H, editors: Early identification of infants with developmental disabilities. San Diego, 1988, Grune & Stratton

Zola MS et al.: Damage to the perirhinal cortex exacerbates memory impairment following lesions to the hippocampal formation, J Neurosci 13(1):251–265, 1993

Behandlungstechniken und ihre Klassifikation nach primären Input-Systemen: Inhärente und künstliche Feedback-Systeme und Regelkreise; ihr potentieller Einfluß zur Änderung eines feedforward-orientierten Bewegungssystems 5

D. A. Umphred

Inhalt

BEGRIFFE

- Input-Systeme oder Modalitäten,
- Neuromechanismen,
- multiple systemische Interaktionen,
- Reaktionsmuster,
- Modulierung,
- Anpassung.

> Die Lektüre dieses Kapitels ermöglicht es dem Lernenden oder Therapeuten:
> 1. die Komplexität motorischer Reaktionen und der vielfältigen Wege zur Beeinflussung von Bewegungsverhalten einzuschätzen,
> 2. zu sehen, wieviele „nicht festverdrahtete" Programme es im ZNS gibt und auf wieviele verschiedene Arten diese beeinflußt werden können,
> 3. Feedbacksysteme und therapeutische Verfahren nach jenen Variablen zu differenzieren, die komplexe motorische Reaktionen positiv oder negativ beeinflussen können,
> 4. zu analysieren, wie sich der von außen kommende von dem von innen kommenden Feedback unterscheiden läßt, also ein eigens ausgedachtes therapeutisches Verfahren im Unterschied zu einem funktionellen therapeutischen Ablauf,
> 5. zu erkennen, welche Vorgänge oder Abläufe man bestimmten Umständen hinzufügen oder aus ihnen entfernen kann, um dem Klienten das Entwickeln angepaßter Verhaltensweisen zu ermöglichen,
> 6. zu analysieren, warum der Klient bestimmte Bewegungsmuster gewählt hat; ihm ein Verständnis seiner Situation auf der Grundlage der Funktionsweise des ZNS sowie der Ergebnisse neuester Forschung zu ermöglichen.

Bevor ein Therapeut therapeutische Behandlungsverfahren erwägt, muß er feststellen, in welcher Lernumgebung der Klient aktiv werden wird. Wie in Kap. 1 erörtert, besteht diese Umgebung aus:

- Therapeut und Klient,
- den inneren Mechanismen des ZNS und
- den äußeren Bedingungen des Umfelds.

Auf der Basis heutiger Theorien von motorischer Kontrolle und Lernen (Kap. 2 und 3) sowie systemischer Modelle muß der Therapeut bestimmen, welche Flexibilität oder eigene Kontrolle der Klient bei der Ausführung einer funktionellen Aktivität wohl haben mag. Dann muß er die Bewegung in ihre Komponenten zerlegen und bestimmen, welche darunter – falls es solche gibt – Verzerrungen oder eine unwirksame Durchführung des Gesamtplans verursachen.

! **Der Therapeut sollte folgende *Aktivitäten und Bedingungen* beurteilen:**
- **Bewegungsausmaß,**
- **Muskelkraft,**
- **Zustand des Bewegungsrepertoires („motor pool") oder der Bewegungsmustergeneratoren,**

- Synergien (willentliche und reflexartige),
- Vollständigkeit der Haltungskontrolle,
- Gleichgewicht,
- Geschwindigkeit,
- zeitliche Koordination,
- Bewegungsbahn,
- äußere Umstände,
- ethnische und soziale Faktoren,
- sensorische Intaktheit und Verarbeitungs- und Lernfähigkeiten des Klienten.

Danach müssen *funktionelle Ziele* festgelegt werden, die dazu führen, daß der Klient in seiner Umgebung zurechtkommen kann und eine verbesserte Lebensqualität erlangt.

Manche Behandlungsalternativen erfordern wenig oder gar keine praktische therapeutische Manipulation des Klienten während seiner Aktivität.

Der Patient übt Lagewechsel zu und von vielen verschiedenen Unterstützungsflächen. Während der Übungen steht der Therapeut nur dabei und paßt auf.

Dieses Beispiel zeigt, daß sich der Klient selbst korrigieren und körpereigene Feedback-Mechanismen nutzen kann. Damit lassen sich Fehler selbständig korrigieren und Bewegungen geschickter ausführen.

Die Befähigung des Klienten, die Dinge letztlich selbst in die Hand zu nehmen, ermöglicht ihm, sich erfolgreich auf Ziele einzustellen, die er sich selbst gesetzt hat.

Der Versuch des Klienten, selbst mit etwas zurechtzukommen, ist oft für den Therapeuten eine Möglichkeit, einzuschätzen, welche Komponenten der Aufgabe der Klient steuern kann und welche außerhalb seiner Anpassungsfähigkeiten liegen, und zwar besonders, wenn das angestrebte Ziel normal fließende, effiziente und mühelose Bewegungen sind.

In diesem Fall kann der Therapeut mit seinen Händen oder Hilfsmitteln Hilfe geben, was wir als *künstlichen* oder *nichtinhärenten Feedback* bezeichnen.

Solche künstlichen oder speziell ausgedachten Techniken machen einen großen Teil der „Trickkiste" des Therapeuten aus. Der Unterschied zwischen einer künstlichen und einer funktionellen oder intrinsischen Technik kann darin bestehen, daß es den Therapeuten als Teil des äußeren Umfelds des Klienten braucht oder nicht, damit jener eine Aufgabe durchführen kann. Solange der Therapeut selbst noch Teil der Umgebung des Klienten sein muß, ist dieser nicht funktionell unabhängig. Daher muß jede künstliche therapeutische Technik irgendwann einmal in den Besitz des Klienten übergehen, wenn dieser ganz in eigener Vollmacht handeln und sich in seiner Umgebung wieder zurechtfinden soll. Abbildung 5.1 illustriert dieses Konzept funktioneller Abläufe im Unterschied zu künstlichen Abläufen, das bei jeder

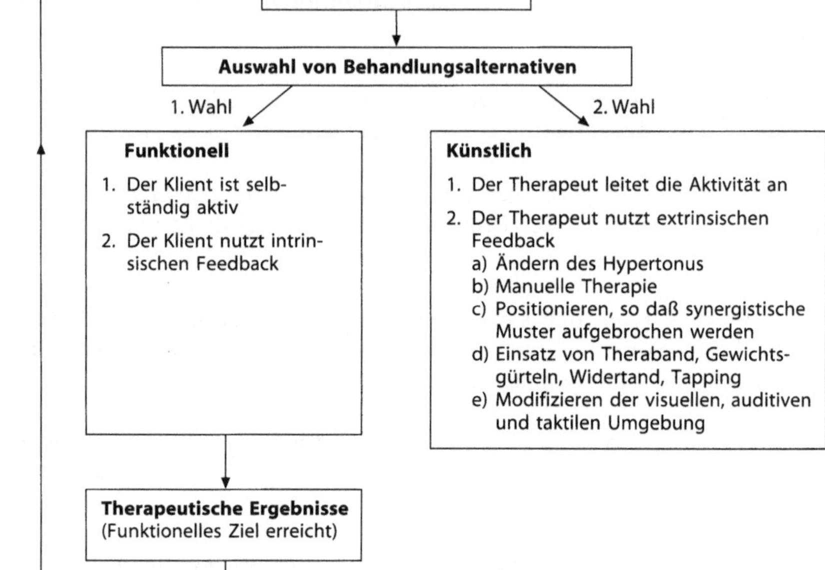

Abb. 5.1. Künstliche gegenüber funktioneller therapeutischer Umgebung. (In Anlehnung an die Originalarbeit von Jan Davis, Ergotherapeutin, San José State University)

Behandlung immer beachtet werden muß. Manchmal kann der Patient mit funktionellen Aktivitäten allein, ohne den Einsatz speziell ausgedachter Verfahren, das gewünschte Ergebnis nicht erreichen. So sind speziell ausgedachte Techniken oft die erste Wahl bei einer Behandlung. Hat der Klient aber einmal die Fähigkeit, eine Aktivität ohne solche eigens ausgedachten Methoden durchzuführen, und tut er dies im Rahmen funktioneller, effizienter Pläne, müssen die speziell ersonnenen Techniken Schritt für Schritt wieder fallengelassen werden.

Bei einem problemorientierten Ansatz zur Behandlung irgendeiner Behinderung ist Flexibilität zentral. Diese Flexibilität ist jedoch keineswegs eine zufällige oder losgelöste ohne Randbedingungen. Sie sollte auf Methoden beruhen, die die beste Kombination verfügbarer Behandlungsalternativen darstellen, mit denen individuellen Bedürfnissen und Unterschieden entsprochen werden kann. Eine solche Flexibilität erreicht der Therapeut durch die Entwicklung einer klinischen Datenbank, in der alle Alternativen versammelt sind, die er sowohl verstehen als auch verwirklichen kann.

Ein professionell ausgebildeter Therapeut baut seine Behandlung nicht mehr auf festgelegten Rezepten auf. Zwar können die Zutaten für solche Rezepte durchaus seine alternativen Behandlungsinstrumente sein, die er genau dann einsetzt, wenn der Klient das braucht, aber aufgebaut wird die Behandlung auf der Interaktion zwischen Therapeut und Klient.

Dies ist das Umfeld, in dem der Klient effizientes Bewegungsverhalten lernen muß. Er muß dabei die Entscheidungsstrategien des Therapeuten steuern durch die Pläne, welche er als Bewegungsreaktionen auf eine gestellte Aufgabe auswählt. Ist die Reaktion des Klienten mühelos, effizient und ungefährlich für alle Körperteile und entspricht seinen Erwartungen und Zielen, dann weiß der Therapeut, daß die ausgewählten Strategien wirkungsvoll waren. Genügt die Reaktion aus irgendeinem Grund nicht dem erwünschten Ziel, muß der Therapeut bestimmen, warum. Auf diese Frage gibt es vielleicht viele richtige Antworten. Welche darunter die beste ist, hängt unter Umständen mehr vom Klienten als vom therapeutischen Ansatz ab. Wenn aber Flexibilität bedeutet, daß der Therapeut irgendeine Komponente aus irgendeiner Methode auswählt, die dem Klienten ein Ziel zu erreichen hilft, dann sieht er sich Hunderten, wenn nicht Tausenden verschiedener Behandlungsverfahren gegenüber. Vermitteln die benutzten Behandlungsverfahren dem Klienten Informationen über seine Sinnessysteme, stehen dafür aus einer neurologischen Perspektive eine begrenzte Anzahl von *Input-Systemen oder Modalitäten* zur Verfügung. Die Unzahl von Behandlungsverfahren übersetzt sich somit in chemische und elektrische Übermittlungen, die über eine begrenzte Anzahl von Bahnen verlaufen müssen. Viele Behandlungsverfahren bringen also denselben Typus von Neurotransmission (Übermittlung im ZNS) hervor. Je nach Technik oder spezifischer Anwendung sind es zeitliche und räumliche Abfolge oder zeitliche Koordination des Inputs, die variieren. Also braucht der Therapeut als Basis für seine Entscheidungen bei der Auswahl von Verfahren ein *umfassendes Verständnis der neurophysiologischen Zusammenhänge* bei:
1. verschiedenen Techniken, die als Input-Systeme benutzt werden,
2. der potentiellen Interaktion von Informationen mit verschiedenen Bereichen des ZNS,
3. dem, was die betreffende Person schon gelernt hat und ihrer Fähigkeit, Neues zu lernen, und
4. der Bereitschaft des Klienten, sich anzupassen.

Die passende Auswahl spezifischer Techniken kann einen Therapeuten völlig überfordern, wenn er ihre Gesamtheit nicht irgendwie klassifizieren kann. Es ist das vorrangige Ziel dieses Kapitels, dem Leser bei der Entwicklung eines solchen Klassifikationssystems zu helfen, eines Systems, das auf der *primären* Input-Modalität beruht, die angesprochen wird, wenn man einen Reiz setzt.

Im folgenden wird die Physiologie jeder sensorischen Modalität erörtert. Darüberhinaus bietet das Kapitel eine vertiefte Diskussion einiger grundlegender Behandlungsstrategien und die Erläuterung von weniger bekannten Techniken.

Jene Behandlungsstrategien, die oft eingesetzt werden und deren Physiologie allgemein bekannt ist, werden nur in Tabellen und Listen aufgeführt. Nur das *primäre Input-System* wird genannt, das bedeutet aber keineswegs, daß es das einzige betroffene System ist. Wird beispielsweise ein Propriozeptor angesprochen, dann bedeutet das auch zugleich taktilen Input. Gibt es eine Geräuschkomponente (z.B. bei Vibration), dann liefert dies auch auditiven Input. Es gibt auch Beweise dafür, daß eine bestimmte sensorische Modalität sich mit einer ganz anderen Modalität „kreuzen" oder verschmelzen kann und so zur Synthese motorischer Reaktionen beiträgt. Derartige Beiträge können von einer Modalität kommen, die nicht beteiligt scheint. So kann z.B. der Geruchssinnn die taktile Empfindlichkeit der Hand verbessern. Man bezeichnet dieses Konzept als *intermodale Stimulation* („cross-modal stimulation") oder *Synästhesie* (Farber 1982; Greenberg et al. 1981).

Ein Klassifikationsschema, das auf einer primären Modalität beruht, verhilft zu Flexibilität. Es erlaubt dem Therapeuten die Auswahl aus einer Reihe möglicher Behandlungsverfahren, die theoretisch alle dem ZNS ähnliche Informationen liefern und so zur Organisation passender motorischer Reaktionen beitragen.

Das Bewegungssystem und seine verschiedenen Bewegungsprogrammierer passen sich den Umständen an, um einen zielgerichteten funktionellen motorischen Output zu erreichen. Feedback ist für Anpassungsfähigkeit und Veränderung wesentlich. In diesem Kapitel wird Feedback nicht als ein Mittel zur Fazilitierung einer „festverdrahteten" reflexartigen Reaktion aufgefaßt, sondern als ein Mechanismus, der dem ZNS des Klienten hilft, in optimaler Weise Anpassungsfähigkeit zu lernen. Auch wenn das primäre Ziel des Therapeuten ist, eine Reaktion des Bewegungssystems über viele Schaltkreise von Nervenbahnen zu fazilitieren oder zu dämpfen, muß er sich doch darüber im klaren sein, daß abzweigende Nervenbahnen auch Verbindungen zum endokrinen, vegetativen und Immunsystem herstellen können. So ist das klinische Bild vielleicht nur ein kleiner Aspekt unter zahlreichen molekulären und systemischen Reaktionen auf Veränderungen der Umstände.

Daher beruht die hier diskutierte Art der Klassifikation auf identifiziertem Input, beobachteten Reaktionen, angenommenen *Neuromechanismen*, neueren Forschungsergebnissen zur Funktion des Zentralnervensystems und den verschiedenen Systemen, die an Steuerung und Modifizierung von Reaktionen beteiligt sind. Ein Verständnis der normalen Verarbeitung von Input und ihrer Wirkung auf das Bewegungssystem ermöglicht es dem Kliniker, die intakten Systeme des Klienten einzuschätzen und als Teil der Behandlung zu nutzen. Unterstützt die Reaktion auf bestimmte Reize den Klienten nicht dabei, eine erwünschte Bewegungsreaktion auszuwählen oder anzupassen, erlaubt das Klassifikationsschema dem Therapeuten andere Behandlungsansätze zu wählen. Das kann zum einen die Hinzunahme eines weiteren Inputs bedeuten, z. B. den gleichzeitigen Einsatz von Dehnung, Vibration und Widerstand, oder zum anderen den bestehenden Input zu verstärken, z. B. die Geschwindigkeit einer raschen Dehnung zu erhöhen. Viele Faktoren können Bewegungsverhalten beeinflussen, z. B.:

- die Methode, mit der Anweisungen gegeben werden,
- der Ruhezustand des Nervensystems, bevor der Feedback gegeben wird,
- synaptische Verbindungen,
- Verarbeitung auf der Ebene von Kleinhirn, Basalganglien oder Kortex,
- Wiederauffrischen von früher Gelerntem,
- Systeme motorischen Outputs oder
- interne Einflüsse und Gleichgewicht.

Abbildung 5.2 illustriert dieses System als Ganzes. Folgen für das klinische Handeln sind klarer, wenn der Therapeut ein visuelles Bild des gesamten Zentralnervensystems des Klienten hat, das afferenten Input, Verarbeitung und efferente Reaktion und deren vielfache Wechselwirkungen umfaßt. Zu jedem Zeitpunkt nimmt das Input-System des Klienten viele Reize auf. Bevor solche Informationen eine Ebene primärer Verarbeitung erreichen, passieren sie *mindestens* eine synaptische Verbindung. Dabei können sie blockiert, verändert bzw. verzerrt oder unverändert weitergeleitet werden. Werden sie blockiert, läßt sich keine Reaktion beobachten, nicht einmal eine Reflexantwort. Werden sie verändert, unterscheidet sich ihre Verarbeitung von der normalerweise erwarteten. Das Endprodukt nach *vielfachen systemischen Interaktionen* kommt dem gewünschten Bewegungsmuster nah oder auch nicht. Zu beachten ist auch, daß sensorische Verarbeitung in vielen Segmenten des Nervensystems stattfinden kann. Das ZNS ist zwar nicht hierarchisch aufgebaut, mit einer obersten Ebene, die alle anderen steuert, aber bestimmte Systeme sind dazu vorbestimmt, verschiedene Bewegungsreaktionen zu be-

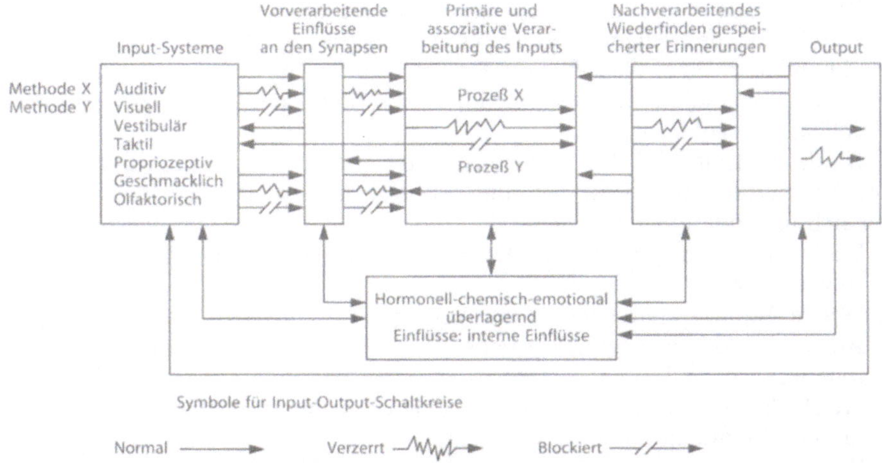

Abb. 5.2. Modell möglicher Wechselwirkungen zwischen Behandlungsmethoden, Input-Systemen, Verarbeitungs- und Output-Systemen, internen Einflüssen und Feedback-Systemen

wirken. Auf spinaler Ebene kann die Reaktion phasisch und synergistisch sein. Hirnstammechanismen können Flexor- oder Extensorreaktionen begünstigen, je nach den verschiedenen Bewegungssystemen und ihrer Abwandlung. Reaktionen auf den Ebenen von Kleinhirn, Basalganglien und Kortex können zweckbezogener und angepaßter ausfallen.

> ❗ **Der Therapeut muß versuchen zu unterscheiden, wo im System Feedback oder Feedforward kurzgeschlossen wird.**

Die gleichen drei Alternativen – blockierende (dämpfende), verzerrende oder normale Verarbeitung – können überall im System auftreten. Schließlich wird ein motorischer Output programmiert und eine Reaktion beobachtet. Ist die Reaktion normal, dann weiß der Therapeut, daß das betreffende System den Input auf intakte Weise aufnimmt und verarbeitet. Ist die Reaktion verzerrt oder fehlt ganz, dann weiß er nicht viel mehr, als daß die normale Verarbeitung an irgendeiner Stelle im ZNS ausfällt. Auch interne Einflüsse müssen bedacht werden, denn sie betreffen jeden Aspekt des Systems. Sind einmal normale Verarbeitungsprozesse identifiziert, lassen sich mangelhafte Systeme leichter verstehen und potentielle Probleme leichter analysieren.

> ❗ **Um eine geeignete Behandlungssstrategie auszuwählen, muß man die ganze Person des Klienten wahrnehmen, d.h. seine persönlich bevorzugten Stimuli, die ihm eigene Art des Verarbeitens und interne Einflüsse.**

Ein systemisches Modell erfordert gleichzeitige Betrachtung vieler Bereiche mit Wechselwirkungen in alle Richtungen. Das zentrale und das periphere Nervensystem eines Klienten tut genau dasselbe, und der Therapeut muß, während er mit spezifischen Komponenten befaßt ist, eine Sensibilität für den Klienten als Ganzen entwickeln (mehr dazu in den Kap. 2–4).

Der Therapeut ist dafür verantwortlich, die Methoden auszuwählen, die die Probleme des Klienten in wirksamer Weise angehen. Dieser Gesichtspunkt, für den eine Vielzahl von Fragen beantwortet werden müssen, führt zu einem Behandlungsansatz, der auf dem Prinzip der Suche nach der Problemlösung beruht.

Da der Output oder das Reaktionsmuster auf einer Entladung des α-Motoneurons beruht und damit auf einer Kontraktion extrafusaler Muskeln, stellen sich folgende Fragen:

1. Was kann getan werden, um den exzitatorischen Zustand des α-Motoneurons zu ändern?
2. Welche Input-Systeme stehen zur Verfügung – entweder direkt oder durch Anpassung des Bewegungssystems – um das Erregungsniveau dieses Motoneurons zu ändern?
3. Welche Techniken nutzen diese verschiedenen Input-Systeme als ihren primären Eintrittsmodus in das System?
4. Welche internen Mechanismen bedürfen der Modifizierung oder Anpassung, damit die gewünschte Verhaltensreaktion des Klienten zustandekommt?

5. Welche Input-Systeme sind verfügbar, um den internen Mechanismus zu ändern?
6. Welche Kombination von Input-Reizen stellen die beste interne Umgebung für den Klienten zum Lernen und Proben eines besseren Reaktionsmusters dar?

Nehmen Sie beispielsweise an, ein Klient mit einer residualen Hemiplegie aufgrund eines Problems mit der mittleren Hirnarterie habe eine hypertonische untere Extremität, die das Muster von Extension, Adduktion und Innenrotation der Hüfte, Extension des Knies und Plantarflexion und Einwärtsdrehung des Fußes zeigt. Die Antworten auf die ersten beiden der oben aufgeführten Fragen beruhen auf dem Wissen, daß das propriozeptive und das exterozeptive System spinale zentrale Mustergeneratoren drastisch beeinflussen können und daß diese Input-Systeme auf der Ebene von Rückenmark, Hirnstamm, Kleinhirn und Thalamus intakt sind und sogar Verbindungen bis zum Kortex haben können.

Eine passende Auswahl spezifischer Techniken – z. B. gehaltene Dehnung, wobei das Sehnenorgan das hypertonische Muster moduliert, rasche Dehnung oder leichte Berührung des antagonistischen Muskels oder irgendeine andere Behandlungsmodalität aus dem Klassifikationsschema – bietet brauchbare Behandlungsalternativen. Das Wissen, daß das Reaktionsmuster des Klienten ein inhärentes synergistisches Muster ist und durch Druck auf den Fußballen um so stärker hervorgerufen wird, führt zu einem besseren Verständnis des klinischen Problems. Da der Therapeut weiß, daß der Klient nicht in der Lage ist, die im späteren Teil der Spielbeinphase und im frühen Teil des Fersenauftritts beim Gehen nötigen alternativen Muster wie Hüftbeugung und Kniestreckung zu kombinieren, kann er andere inhärente Vorgänge nutzen, um diese und andere Muster hervorzurufen. Schließlich erhält man eine Vielzahl von Kombinationen therapeutischer Verfahren, die dem Klienten helfen, normale Reaktionsmuster zu lernen oder erneut zu lernen, indem man Stehen oder Gehen mit der Anwendung von rascher Dehnung, Vibration oder Rotation kombiniert oder indem man den Klienten während des Gehens nach einem Ziel greifen oder einem visuellen Reiz folgen läßt. Außerdem steht dem Therapeuten damit die Wahl zwischen vielen verschiedenen Verfahren offen, und eine flexible, wechselnde und interessante Lernumgebung wird gefördert.

Der Therapeut muß von einer Anwendung speziell ersonnener therapeutischer Verfahren während funktioneller Aufgaben dazu übergehen, dem Klienten zu erlauben, die Aufgabe ohne Eingreifen des Therapeuten mit externem Feedback zu üben. Auf diese Weise nutzt der Klient inhärenten Feedback, um sich selbst zu korrigieren. Diese Selbstkorrektur führt zu Selbständigkeit und Anpassungsfähigkeit (s. auch Kap. 1 bezüglich künstlicher gegenüber funktioneller therapeutischer Maßnahmen).

5.1 Klassifikation nach sensorischen Modalitäten

Es gibt eine Reihe von Klassifikationssystemen der Nervenfasern, auf die sich Physiologen, Neuroanatomen und Therapeuten beziehen. Um eine Verwirrung darüber zu vermeiden, von welcher Nervenfaser gerade die Rede ist, und zum leichten Nachschlagen stellt Tabelle 5.1 die zwei primären Klassifikationsmethoden vor.

Propriozeptives System

Propriozeption als Input-System beeinflußt direkt Programmgeneratoren auf spinaler Ebene (Kandel et al 1991). Aufgrund ihrer Bedeutung bei Bewe-

Tabelle 5.1. Klassifikation peripherer Nerven nach Größe. (Aus Heiniger u. Randolph 1981; Huss 1971; Nobacket al. 1991)

Gasser-Erlanger	Lloyd	Motorisch (funktionelle Komponente)	Sensorisch (funktionelle Komponente)
A-Fasern: dicke myelinisierte Fasern mit hoher Leitgeschwindigkeit			
Aα	Ia	Dicke, schnell leitende Fasern des α-motorischen Systems (große Zellen des Vorderhorns zu extrafusalen motorischen Fasern).	Muskelspindel: primäre afferente Endigungen (primäre Dehnung oder niederschwellige Dehnung; Ia-tonische Rezeptoren reagieren auf Länge, Ia-phasische Rezeptoren reagieren auf Geschwindigkeit).
	Ib		Golgi-Sehnenorgan für Kontraktion: reagiert auf Sehnendehnung oder -spannung.
Aβ	II		Muskelspindel: sekundäre afferente Endigungen – tonische Rezeptoren reagieren auf Länge. Exterozeptive afferente Endigungen von Haut und Gelenken: reagieren auf leichte oder niederschwellige Dehnung.
Aγ 1 und 2	II	γ-motorisches System (kleine Zellen des Vorderhorns zu intrafusalen Muskelfasern).	
Aδ	III		
B-Fasern: myelinisierte Fasern mittlerer Größe mit ziemlich großer Leitgeschwindigkeit			
Bβ		Präganglionäre Fasern des vegetativen Nervensystems (wirksam auf Drüsen und glatte Muskulatur; motorischer Zweig von α): Funktion unbekannt.	
C-Fasern: dünne, schwach oder gar nicht myelinisierte Fasern mit der geringsten Leitgeschwindigkeit; eine Potentialerhöhung und Aktivierung findet im Nervensystem statt, nachdem die Stimulation dieser Fasern beendet ist			
	IV	Postganglionäre Fasern des sympathischen Systems.	Exterozeptoren: Schmerz, Temperatur, Berührung.

gungslernen und Bewegungsanpassung an neue oder sich ändernde Umgebungen hat Propriozeption jedoch auch wesentliche Verbindungen zu den neuronalen Netzen in Kortex und Kleinhirn. Die propriozeptiven Bahnen verzweigen sich und haben Synapsen sowohl in Hirnstamm und Zwischenhirn (Dienzephalon) als auch im Rückenmark. Daran kann man sehen, wie ein systemisches Modell funktioniert.

Propriozeptiver Input kann potentiell die ZNS-Funktion auf vielen Ebenen beeinflussen. Alle diese Ebenen können potentiell die Intensität oder Wichtigkeit der betreffenden Information mittels vieler Mechanismen modulieren, z. B. mit präsynaptischen und postsynaptischen Aktivitäten, Neuropeptiden oder kollateraler Inhibition (Burt 1993; Kandel et al 1991).

Muskelspindel

Die Muskelspindel besteht anatomisch aus efferentem und afferentem nichtkontraktilem Gewebe und quergestreiftem intrafusalem Muskel.

Der gesamte ▶ *Feedback-Mechanismus*, zu dem afferente und efferente Fasern von der Muskelstruktur zum Rückenmark und umgekehrt gehören, wird als γ-Schleife oder fusimotorisches System bezeichnet (Scholz u. Campbell 1981) (Abb. 5.3).

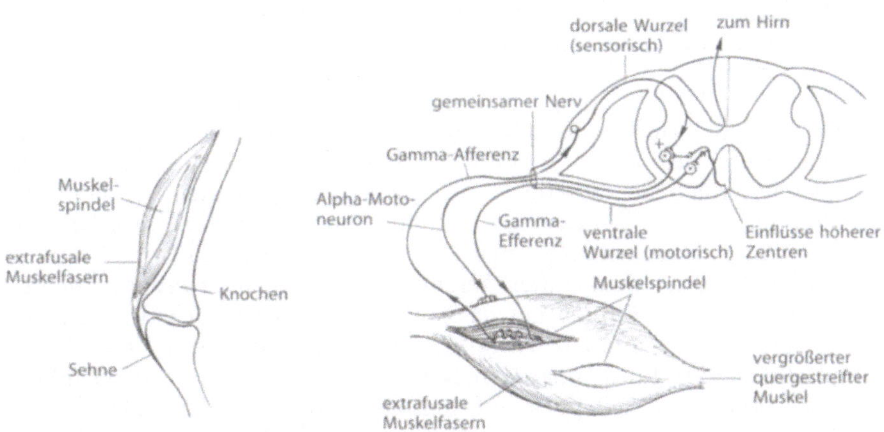

Abb. 5.3 a, b. Zusammenfassendes Diagramm des γ-Systems. **a** Allgemeine periphere Anatomie von Muskelspindel, Gelenk und Knochen. **b** Vergrößerter quergestreifter Muskel und Rückenmark mit neuronalen Verbindungen des γ-Systems: (1) γ-Efferenz (motorisch); (2) γ-Afferenz (sensorisch); (3) α-Motoneuron (motorisch)

Mit seinen verschiedenen Funktionen spielt das System eine wichtige Rolle bei der laufenden Modulierung der α-Motoneuronen, die den extrafusalen Muskel innervieren, in dem es liegt. Spindelafferenzen fazilitieren auch über viele Synapsen agonistische Synergien und dämpfen Antagonisten und deren Synergien. Dann werden über aufsteigende Bahnen das ipsilaterale Kleinhirn und der kontralaterale Scheitellappen informiert. Infolgedessen scheint das Spindelsystem eine wichtige Rolle als laufender peripherer Feedback-Mechanismus zu verschiedenen Zentren im ZNS zu spielen. Diese Zentren regulieren daraufhin die dauernde neuronale Erregung auf den Ebenen von Hirnstamm und Rückenmark. γ-Innervation reguliert den Grad interner Dehnung des nichtkontraktilen Anteils der Spindel. Interne Dehnung sowie externe Dehnung durch Schwerkraft, Stellung und therapeutische Verfahren tragen wiederum zur Modulierung efferenter Reaktionen bei.

Die afferenten oder sensorischen Rezeptoren werden in Ia-tonisch und Ia-phasisch unterteilt; früher wurden sie als anulospirale oder primäre Endigungen bezeichnet. Die Rezeptoren vom Typ II werden oft als „flower-spray"-oder sekundäre Endigungen bezeichnet. Rezeptoren vom Typ Ia-tonisch und II sind Längenrezeptoren und reagieren auf Längenveränderungen des nichtkontraktilen Anteils der Muskelspindel. Solche Längenveränderungen können durch mechanische Einwirkung äußerer Kräfte bedingt sein, z. B. durch das Einnehmen einer Stellung oder die Dehnung des Muskels, oder durch einen internen Mechanismus, der durch intrafusale Muskelkontraktion verursacht wird. Spinale Bewegungsgeneratoren und supraspinale Einflüsse modulieren beide die Aktivität von α- und γ-Motoneuronen und bewirken damit eine flexible Regulierung von Kontraktionsmustern quergestreifter Muskulatur. Solange die Muskelspindel genügend interne Sensibilität hat, hat jede therapeutische Aktivität, die eine Veränderung ihrer Länge hervorruft, das Potential, die Ia-tonischen Rezeptoren zu „zünden". Ist die Intensität groß genug (z. B. bei gesteigertem Bewegungsausmaß), entladen sich auch die Rezeptoren vom Typ II, die eine höhere Reizschwelle haben. Die genauen Verbindungen beider hat man noch nicht völlig identifizieren können. Die Ia-phasischen Rezeptoren reagieren auf die Geschwindigkeit einer Längenveränderung. Techniken wie rasche Dehnung, Vibration und Tapping verursachen eine schnelle Änderung innerhalb der Spindel und aktivieren so potentiell die Ia-phasischen Rezeptoren. Die Bedeutung afferenten Inputs von der Muskelspindel für Behandlungstechniken liegt vielleicht letztlich darin, daß er Kleinhirn und Basalganglien zur dauerhaften Veränderung bestehender Programme beeinflußt. Sein direkter Einfluß auf das spinale System ist höchstwahrscheinlich von kurzer Dauer und hat wenig langfristige Auswirkungen, obwohl eine Neuroplastizität des Rückenmarks möglich ist. Der Einfluß von Kleinhirn und Basalganglien/Frontallappen auf ventrale mediale und laterale motorische Kerne im Hirnstamm und ihre Modulierung von Motoneuronen der Typen α, $\gamma1$ und $\gamma2$ und von Interneuronen in den spinalen Bewegungsgeneratoren sollte zu einer Änderung bestehender Muster führen, wenn dies entweder nötig ist oder im Bereich der Möglichkeiten des verfügbaren Systems liegt (Abb. 5.4).

Tabelle 5.2 listet eine Vielzahl von Behandlungsvorgehensweisen auf, von denen man annimmt, sie setzen das propriozeptive Muskelspindelsystem als

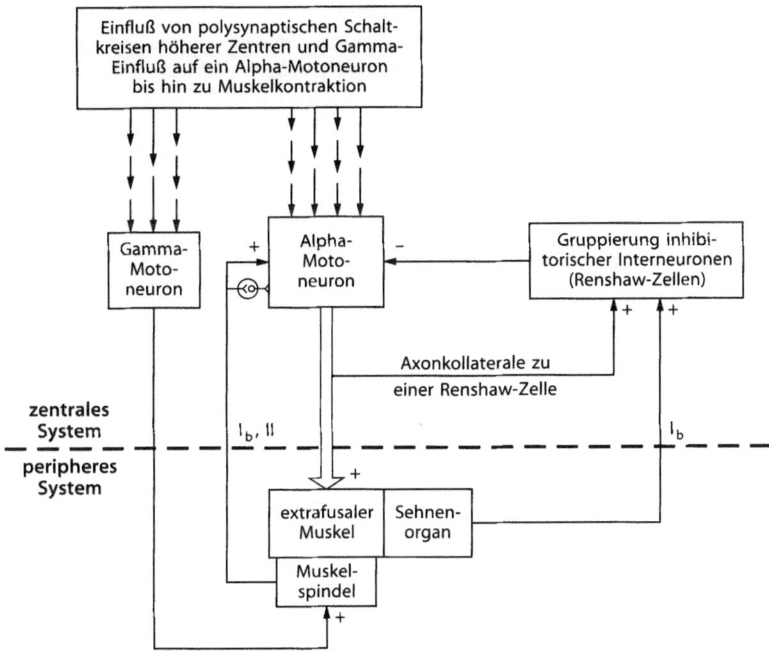

Abb. 5.4. Einflüsse auf das α-Motoneuron. Die Summe aller bahnenden und hemmenden Einflüsse auf das α-Motoneuron bestimmt die Reaktion des Muskels

einen primären Modus sensorischer Stimulation ein. Die unterschiedliche Intensität, Spannungshöhe oder Geschwindigkeit der Reize sowie die ursprüngliche Länge der Muskelfaser vor Setzung des Reizes bestimmt, welcher sensorische Rezeptor in der Spindel zündet. Werden die Ia-phasischen oder -tonischen Rezeptoren erregt, ist eine der Reaktionen auf spinaler Ebene die monosynaptische Fazilitation des Agonisten. Diese wichtige neurologische Verbindung wird als der „monosynaptische Dehnungsreflex" bezeichnet. Gleichzeitig werden polysynaptische lange Schaltkreise aktiviert, die (je nach Intensität und Dauer des Reizes) zu einer Fazilitation agonistischer Muskulatur und einer Hemmung des Antagonisten und antagonistischer Synergien führen können (Abb. 5.5). Die Darstellung beschränkt sich auf die spinale Ebene, um die Komplexität des spinalen Systems zu zeigen. Man erinnere sich: afferente Informationen werden zu vielen Bereichen oberhalb des spinalen Systems weitergeleitet, und schließlich resultiert daraus eine Regulierung oder Modulierung, die sich auf alle Bereiche auswirkt und von allen Bereichen ausgeht, mit entsprechender Wirkung auf die efferente Aktivität (Kandel et al. 1991).

Tabelle 5.2. Propriozeptives Muskelspindelsystem

Rezeptor	Reiz	Art der Reaktion
Ia-tonisch.	Länge.	Monosynaptische und polysynaptische Fazilitation des Agonisten.
Ia-phasisch.	Geschwindigkeit der Längenänderung.	Polysynaptische Hemmung des Antagonisten und der antagonistischen Synergie. Polysynaptische Fazilitation der agonistischen Synergie. Input in Kleinhirn. Input in Scheitellappen der gegenüberliegenden Seite.
II	Länge.	*Spezifische Reaktionen, die Fragen offen lassen:* Monosynaptische Fazilitation des Agonisten. Polysynaptische Fazilitation spezifischer Muskelgruppen, entsprechend der Muskelfunktion des Gewebes, in dem der Rezeptor vom Typ II liegt. Übermittlung von Informationen zu höheren Zentren.

Mögliche Behandlungsalternativen:
Widerstand,
rasche Dehnung des Agonisten,
Tapping: Sehnen und Muskelbauch,
umgekehrtes Tapping: Dehnungen durch die Schwerkraft,
Tapping des Agonisten in verkürzte Stellung hinein,
Positionieren (Bewegungsausmaß),
elektrische Stimulation,
Druck oder anhaltende Dehnung,
Stretch Pressure,
Stretch Release,
Vibration mit fazilitierender Frequenz,
Schwerkraft als gehaltene Dehnung,
aktive Bewegung.

Widerstand

Quergestreifte Muskulatur hat die einzigartige Fähigkeit, sich zu kontrahieren und dabei mechanische Arbeit zu verrichten. Die Physiologie der Muskelkontraktion umfaßt eine komplexe Kette neurologischer, histologischer und chemischer Vorgänge.

Widerstand wird häufig eingesetzt, um intrafusale und extrafusale Muskelkontraktion zu bahnen.

Widerstand kann manuell oder mechanisch gegeben werden oder aufgrund der Wirkung der Schwerkraft bei einer Aktivität vorliegen. Durch Widerstand werden auch mehr motorische Einheiten aktiviert. Obwohl sich Muskeln sowohl isometrisch als auch isotonisch kontrahieren können, stellen die meisten Kontraktionen eine Mischung beider Formen dar. Bestimmte Muskelgruppen wie die Flexoren profitieren sowohl von isometrischen als auch isotonischen und von exzentrischen und konzentrischen Übungen. Unter normalen Umständen werden die Flexoren für repetitive oder rhythmische Aktivitäten genutzt. Die Extensoren hingegen bleiben normalerweise kontrahiert, um so der Schwerkraft entgegenzuarbeiten. Daher profitieren die Extensorengruppen am meisten von isometrischem und exzentrischem Widerstand (Gould 1990).

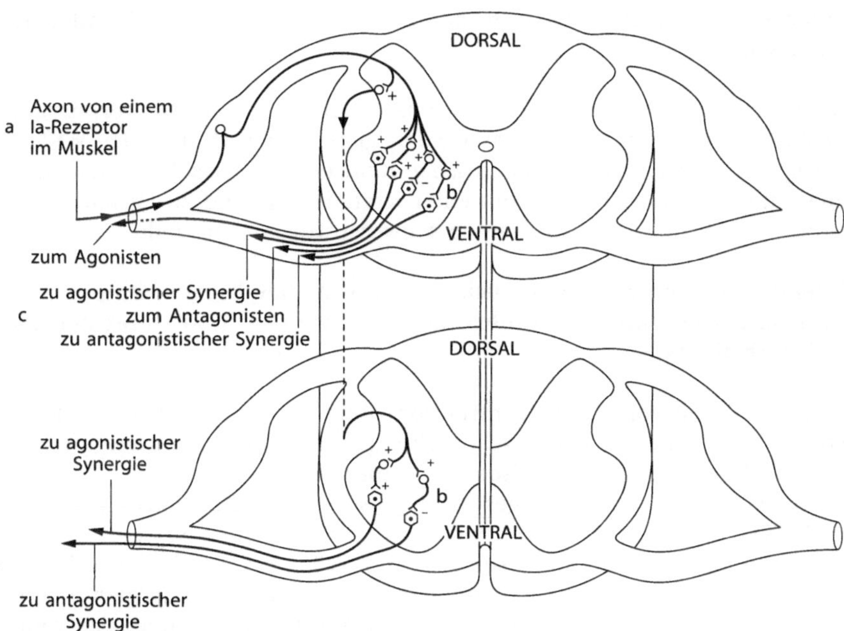

Abb. 5.5 a–c. Myotatischer Dehnungsreflex und Beziehung zu synergistischen Muskeln und Agonisten. **a** Primär sensorisch afferente Fasern vom Typ Ia (tonisch und phasisch) von der Muskelspindel. **b** Interneuronen: + = fazilitierend, – = hemmend. **c** α-Motoneuronen, die zurück zum Muskelgewebe gehen. Erregt das Interneuron an seiner Synapse das α-Motoneuron, wird dadurch dessen Potential für ein Zünden erhöht. Hemmt das Interneuron das α-Motoneuron, wird dadurch dessen Potential für ein Zünden gedämpft. Man beachte, daß die Ia-Faser das α-Motoneuron fazilitiert, welches via Interneuronen zurück zu dem primären Agonist führt. Die Ia-Faser hat das Potential, (1) agonistische Synergien sowohl auf der Ebene, wo sie ins Rückenmark eintritt als auch in anderen Segmenten zu fazilitieren und (2) den Antagonist auf der Ebene, wo sie ins Rückenmark eintritt, zu hemmen und antagonistische Synergien sowohl auf der Eintrittsebene als auch in anderen Segmenten zu hemmen. Man beachte, daß es sich hier nur um eine Aktivität auf spinaler Ebene handelt. Kollaterale Projektionen gibt es von allen hereinkommenden Afferenzen aus, und sie schalten die fragliche Information zu kortikalen und zerebellären neuronalen Netzen weiter

Wird einem Willkürmuskel Widerstand entgegengesetzt, zünden Muskelspindeln und Sehnenorgane proportional zur Höhe des Widerstands. Auch die motorische Reaktion entspricht der zum Ausgleich des Widerstands nötigen Kontraktion. Leichter Widerstand aktiviert eine kleine Anzahl motorischer Einheiten, die eine entsprechend proportionale Muskelspannung entwickeln müssen. Erhöhte Belastung oder erhöhter Widerstand erzeugt größere Spannung, daher muß eine größere Zahl motorischer Einheiten aufgerufen werden, damit mit der entsprechenden Kontraktion reagiert werden kann.

Widerstand fazilitiert einen isometrisch kontrahierten Muskel mehr als einen isotonisch kontrahierten (Ayers 1974). Hält der isometrische Widerstand gegen eine isometrische Kontraktion an, werden weitere motorische Einheiten aktiviert und damit die Stärke der extrafusalen Kontraktion erhöht (Scholz u. Campbell 1981).

Isotonische Muskelkontraktion kann entweder konzentrisch oder exzentrisch sein.

Mit *konzentrischer Muskelkonzentration* bezeichnet man die Verkürzung der Muskelfasern, während sich das Gelenk gegen Schwerkraft oder Widerstand bewegt. Mit *exzentrischer isotonischer Kontraktion* bezeichnet man die Verlängerung der Muskelfasern, um einer Kraft Widerstand zu leisten, z. B. beim Senken des Arms, wenn man einen schweren Gegenstand hält.

Exzentrische Kontraktion braucht weniger metabolischen Output als konzentrische Kontraktion und führt zu Kraftgewinnen in kürzerer Zeit (Scholz u. Campbell 1981).

Aber alle Arten von Muskelkontraktion führen zu einer Zunahme der Kraft. Isokinetik ist eine Art isotonischer Übungen, bei der Bewegungsgeschwindigkeit und Widerstand mechanisch kontrolliert werden.

Widerstand ist ein wichtiges klinisches Behandlungsinstrument (Sullivan et al. 1982; Twomey u. Taylor 1994). Theoretiker haben Widerstand auf verschiedene Weise eingesetzt. Brunnström (1970) nutzt Widerstand in Verbindung mit Traktion und Gelenkkompression, um Muskelsynergien anzuregen. Rood (1962) setzte Widerstand und Gelenkapproximation über das vom Körpergewicht gegebene Maß hinaus ein, um Koinnervation zu fördern. Kabat (Knott u. Voss 1968) nutzte Widerstand und Dehnung, um schwierige willentliche Bewegungsreaktionen zu bahnen.

Tapping

Drei Arten von Tapping werden üblicherweise von Therapeuten verwendet:
- Tapping der Sehnen,
- Tapping des Muskelbauchs,
- umgekehrtes Tapping.

Ein *Tapping der Sehnen* ist ein recht unterschiedsloser Reiz. Die Sehne wird beklopft, und dies führt zu einer Entladung der Ia-phasischen Nervenfaser und dadurch zu einer Reaktion ähnlich der bei rascher Dehnung des ganzen Muskels. Ärzte wenden diese Technik an, um den Grad der Dehnungssensibilität eines Muskels zu bestimmen. Eine normale Reaktion wäre eine rasche Muskelkontraktion. Wegen der Größe des Stimulus und seiner direkten Wirkung auf das α-Motoneuron ist diese Technik nicht besonders wirksam, um einem Klienten Kontrolle oder Abstufung der Muskelkontraktion beizubringen. Ein *Tapping des Muskelbauchs* ist ein Reiz von geringerer Intensität mit befriedigenderen Ergebnissen, denn es erlaubt dem System der Bewegungsprogrammierung, sich an die Situation anzupassen und mit neuen Programmen auf sie zu reagieren. *Umgekehrtes Tapping*, eine seltener beschriebene Technik, wird oft eingesetzt. Die Extremität wird so positioniert, daß eine Dehnung durch die Schwerkraft gefördert wird anstatt durch manuelles Tapping oder eine aktive Dehnung des Muskels seitens des Therapeuten. Reagiert der Muskel, dann wendet der Therapeut Tapping an oder bewegt passiv den Muskel oder einen knöchernen Vorsprung, um dem Muskel bei einer Verkürzung zu helfen.

Der Klient kann knien, und der Therapeut kniet hinter ihm. Anstatt eines Tappings des Glutaeus maximus zur Unterstützung der Hüftstreckung erlaubt der Therapeut dem Klienten, für einen Augenblick aus der vollen Streckung herauszukommen. Die resultierende rasche Verlängerung des Glutaeus maximus wird durch die Schwerkraft verursacht, die den Klienten zu Boden zieht. Dies gibt dem System normalen inhärenten Feedback und hilft den motorischen Bereichen, adäquate Reaktionen zu lernen. Wenn sich der Muskel zu kontrahieren beginnt, kann der Therapeut ein schnelles Tapping des Glutaeus maximus anwenden, um diesem zu helfen, sich wieder zu verkürzen.

Ein anderes Beispiel wäre ein umgekehrtes Tapping des Ellenbogens, wenn der Klient bei gestrecktem Ellenbogen ein Gewicht trägt. Die Schwerkraft verursacht eine rasche Dehnung des Trizeps. Dann beklopft der Therapeut den Ellenbogen, daß er in volle Streckung geht. Dieses Tapping wird üblicherweise am Ellenbogen ausgeübt.

Positionieren (Bewegungsausmaß)

Das Konzept submaximalen und maximalen Bewegungsausmaßes von Muskeln ist für die klinische Anwendung von großer Bedeutung. Bessou u. La-Porte (1962) haben das neuronale Zünden von Muskelspindeln bei verschiedenem Bewegungsausschlag überwacht. Ihre Erkenntnisse trugen dazu bei, zu verstehen, daß eine manuelle Dehnung von Muskeln die Endigungen der Ia-Fasern veranlaßt, sich bei spezifischen submaximalen Bewegungsausschlägen zu entladen. Die sekundären Endigungen beginnen in der Nähe der maximalen physiologischen Länge, sich zu entladen.

Verletzungen der oberen Motoneuronen ändern die Sensibilität der Fasern des Reflexbogens der Spindelafferenzen, indem präsynaptische Inhibition nicht genutzt wird, welche hereinkommende afferente Aktivität normalerweise dämpft (Craik 1991, 1995).

Infolgedessen modulieren die Afferenzen mit ihrer höchsten Frequenz, und der Reflexbogen wird extrem empfindlich gegenüber Dehnung. Daher sollte das Bewegungsausmaß individuell sorgfältig eingeschätzt werden, um zu bestimmen, was für eine bestimmte Person ein maximaler bzw. ein submaximaler Bewegungsausschlag ist.

Beispielsweise geht das normale Bewegungsausmaß eines Ellenbogens bis 1300. Das submaximale Ausmaß läge etwa bei 90° Flexion oder Extension. Die letzten 20° Flexion oder Extension würden das maximale Maß an Dehnung bewirken, und die sekundären afferenten Fasern würden sich zu entladen beginnen. Einem Klienten mit hypertonischer oberer Extremität, die zu einer Flexionskontraktur geführt hat, verbleibt vielleicht nur eine Beweglichkeit von 300. Für diese Person liegt der submaximale Bereich vielleicht bei

10°. Jede Flexion oder Extension von mehr als 100 läge für die Extremität im Maximalbereich und hätte ein Zünden der sekundären Endigung zur Folge. Das wäre für den Versuch, den Tonus des Bizeps zu senken, kontraproduktiv. Eine zusätzliche Stimulation der sekundären Endigungen würde wahrscheinlich zu einer noch stärkeren Kontraktion des Bizeps und damit zu noch eingeschränkterem Bewegungsbereich führen. Stattdessen sollte der Therapeut das Gelenk und den Muskel im submaximalen Bereich positionieren und dann den (die) antagonistischen Muskel(n) stimulieren (Kottke 1982; Loeb u. Hoffer 1981; Urbscheit 1979).

Elektrische Stimulation

Elektrische Stimulation wird nicht generell als Technik zur Fazilitation via Muskelspindeln verstanden. Aber wenn irgendein gemischter Nerv stimuliert wird, wirkt sich das nicht nur auf das a-Motoneuron aus, sondern es werden auch γ-efferente und spindelafferente Neuronen stimuliert. Die afferente Entladung trägt dazu bei, die Sensibilität des a-Motoneurons für weitere Entladungen zu erhöhen. Das γ-efferente System verursacht intrafusale Kontraktion, afferente Entladung und somit eine weiterhin erhöhte Empfänglichkeit („bias") des a-Motoneurons. So kann elektrische Stimulation eine außerordentlich wirksame Technik der Fazilitation via Muskelspindel sein, speziell dann, wenn weitere therapeutische Mittel eingesetzt werden, z. B. Widerstand. Die additive Wirkung dieser Techniken, wenn sie über einen längeren Zeitraum eingesetzt werden, hilft dem motorischen System, zu lernen und sich neu zu programmieren.

Stretch Pressure (Dehnung in Verbindung mit Druck)

Der Muskelbauch ist der Zielpunkt für Reize durch Stretch Pressure. Man benutzt den Daumen, die Fingerspitzen oder die Handfläche. Zuerst wendet man eine rasche Dehnung an, auf die dann ein für kurze Zeit beibehaltener Druck folgt. Damit lassen sich sowohl Ia-phasische als auch Ia-tonische Rezeptoren stimulieren. Wird der Muskel um 30–50° aus seiner Mittelstellung gebracht, sollten sich in einem normalen Muskel auch die Rezeptoren vom Typ II entladen. Die Technik konzentriert sich zuerst auf die Rezeptoren vom Ia-phasischen Typ, bis sich auf spinaler Ebene genügend motorische Aktivität entwickelt hat, um den quergestreiften Muskel zur Kontraktion zu bringen. Natürlich verwendet man diese Technik nicht bei einem hypertonen Muskel, denn sie würde den Tonus erhöhen, man könnte sie aber bei dem antagonistischen Muskel einsetzen, um den hypertonen Agonisten zu hemmen (Farber 1982; Garliner 1976).

Stretch Release (Dehnung zur Auslösung)

Bei dieser Technik werden die Fingerspitzen auf den Bauch größerer Muskeln gelegt und die Finger gespreizt, um so die Haut und den Muskel darunter zu dehnen. Diese Dehnung wird fest genug ausgeführt, um das weiche Gewebe zeitweilig zu deformieren, so daß Hautrezeptoren und Ia-afferente Fasern eine Fazilitation des Zielmuskels bewirken können.

Manueller Druck

Manueller Druck kann fazilitierend sein, wenn er als schnelle Dehnung oder reibungsähnliche Massage auf einen Muskelbauch gegeben wird. Geschwindigkeit und Dauer des manuellen Drucks bestimmen das Ausmaß der Aktivierung durch Rezeptoren. Der willentliche Effekt ermöglicht Bewegungslernen.

Vibration

Bishop (1974, 1975) hat eine Reihe ausgezeichneter Artikel über Neurophysiologie und therapeutische Anwendung von Vibration verfaßt. Hochfrequente Vibration (100–300 Hertz oder Zyklen pro Sekunde), appliziert auf einen Muskel oder eine Sehne, ruft eine Reflexantwort hervor, die man als *tonische Vibrationsreaktion* (*TVR*) bezeichnet. Jeder Vibrationszyklus bewirkt eine Dehnung der Muskelspindel und selektives Zünden der Ia-afferenten Rezeptoren. Die Muskelspannung steigt langsam und stetig während 30–60 Sekunden und bleibt dann für die Dauer des Reizes auf der gleichen Höhe (Maisden et al. 1969). Manche Forscher haben festgestellt, daß die Kontraktilität des Muskels nach Beendigung des Inputs während etwa 3 Minuten erhöht war (Maisden et al. 1969; Verrillo 1979). Nach den Ergebnissen anderer dauerte die Wirkung der Vibration nur so lange, wie der Reiz gesetzt wurde. Diese unterschiedlichen Ergebnisse beruhen vielleicht auf der unterschiedlichen Art, wie Individuen den Input aufnehmen, sowohl im Hinblick auf Bewegungsgeneratoren als auch hinsichtlich einer supraspinalen Modulierung der Bedeutung des Inputs aus Lernvorgängen.

Durch Stimulation der Ia-afferenten Rezeptoren mittels Vibration läßt sich eine Vielzahl verschiedener neurophysiologischer Reaktionen hervorrufen. Bahnung des Agonisten und Hemmung des Antagonisten, auch als reziproke Innervation bezeichnet, ist eine physiologische Reaktion von großer Bedeutung für die klinische Anwendung. Um einen hypotonen Muskel zu fazilitieren, wird zuerst der Muskelbauch gedehnt und dann ein Vibrationsreiz gesetzt (Hagbarth u. Eklund 1966). Um einen hypertonen Muskel zu hemmen, kann man seinen Antagonisten der Vibration aussetzen (Bishop 1974; Hagbarth u. Eklund 1966). Der Einsatzbereich von Vibration läßt sich vergrößern, indem man sie mit weiteren Behandlungsmodalitäten kombiniert, z.B. mit Widerstand, bestimmten Stellungen und visuell gesteuerter Bewegung. Vibration stimuliert auch Hautrezeptoren, insbesondere die Pacini-Körperchen, und läßt sich demzufolge als Technik der exterozeptiven Modalität klassifizieren (Sinclair 1967). Dies gilt besonders für Vibration mit 60 Zyklen pro Sekunde. Da Vibration die Fähigkeit hat, über supraspinale Regulierung die Empfindlichkeit hypersensitiver taktiler Rezeptoren herabzusetzen, wird sie als inhibitorische Technik angesehen. Vibration wird auch in dem Abschnitt über anhaltende Stimulation von Exterozeptoren behandelt (s. Tabelle 5.4).

Farber (1982) gibt eine Zusammenstellung über Einsatzmöglichkeiten von Vibration und nennt auch deutlich die Vorsichtsmaßnahmen, die getroffen werden müssen. Auch er zählt den Gebrauch von Vibration mit einer Frequenz von 100–300 Zyklen pro Sekunde als wirksame Methode auf, um die tonische Vibrationsreaktion hervorzurufen. Nach unseren Beobachtungen ist aber in einem hypertonen Muskel die Ruheschwelle bei Ia-afferenten Fasern niedriger (der Rezeptor ist empfänglicher) und die normalen Inhibitionsmechanismen fehlen ganz. Infolgedessen ist eine Vibration mit 60 Hertz ein adäquater Reiz, um die Kontraktion von oberflächlichen mobilisierenden Muskeln hervorzurufen. Frequenzen über 200 Hertz können die Haut schädigen. Wir haben festgestellt, daß Frequenzen über 150 Hertz Unbehagen und sogar Schmerz erzeugen können. Wir empfehlen deshalb die Verwendung von Vibratoren, die für 100–125 Hertz zugelassen sind. Die meisten batteriegetriebenen Handvibratoren operieren bei 50–90 Hertz (Felton u. Felton 1982). Frequenzen unter 75 Hertz hält man in ihrer Wirkung auf den normalen Muskel für hemmend (Maisden et al. 1969). Daher empfehlen wir, die Batterie zu wechseln, wenn die Frequenz zu sinken beginnt. Oft wird der Fehler gemacht, mit dem Vibrator mehr Druck auf den Muskel zu geben, wenn die Batterie schwächer wird. Dieser zusätzliche Druck erzeugt Widerstand und senkt die Vibrationsfrequenz noch mehr. Man weiß, daß auch Druck auf die Haut hemmend wirkt. Wenn man ihn also mit Vibration kombiniert, kann dies nur verstärkt dazu führen, daß der erwünschte Effekt ausbleibt.

Amplitude oder Ausmaß der Verschiebung müssen ebenfalls bedacht werden, wenn man Vibration als eine Behandlungsmodalität analysiert. Vibration mit hoher Amplitude kann die Haut schädigen. Ein Verständnis verschiedener Reaktionen und deren neurophysiologische Erklärung sollte zum theoretischen Hintergrund eines Therapeuten gehören. Wegen der hohen Wirksamkeit von Vibration als Behandlungstechnik ist von ihrem unterschiedslosen Gebrauch unbedingt abzuraten. *Besondere Vorsicht* ist in folgenden Fällen geboten:

- Bei Klienten mit *zerebellärer Dysfunktion* wurde von einer gegenteiligen Wirkung berichtet (Bishop 1975). Daher sollte man die Reaktionen, unabhängig davon, was man erwartet, immer aufmerksam beobachten.
- Für *kleine Kinder* wird Vibration nicht empfohlen, weil ihr Nervensystem noch nicht vollständig myelinisiert ist. Die Stimulation könnte deshalb zu hoch werden.
- Der Leser sei davor gewarnt, Vibration über Körpergebieten einzusetzen, die wegen der *Gefahr von Blutgerinnseln* in den dort liegenden Gefäßen immobilisiert wurden. Vibration über oder nahe dieser Blutgefäßen könnte einen Thrombus lösen und eine Embolie verursachen.

- Auch auf *Hautbereichen, die ihre Elastizität verloren haben* und sehr dünn sind, muß Vibration vorsichtig angewendet werden, denn schon die Reibung durch die Vibration kann Risse verursachen.
- Vibration über *Akupunkturpunkten* kann örtliche Schmerzsyndrome beeinflussen. Sie scheint Aδ-exterozeptive Fasern zu aktivieren, die dann die Wirkung von C-Fasern dämpfen.

Sehnenorgan

Das ▶ *Sehnenorgan* („tendon organ", TO) ist ein spezialisierter Rezeptor, der sowohl in den proximalen als auch in den distalen Muskelsehnenansätzen liegt.

In Verbindung mit der Muskelspindel spielt das Sehnenorgan eine wichtige Rolle bei der Vermittlung unbewußter Propriozeption (Cohen 1993; Houk u. Hennemou 1967; Moore 1974). Die wesentlichste Aufgabe des Sehnenorgans ist die Überwachung der Muskelspannung, die durch eine Kontraktion extrafusaler Muskeln entsteht. Ursprünglich glaubte man, das Sehnenorgan reagiere mit einer hochschwelligen Empfindlichkeit auf Dehnung und mit einer niederschwelligen auf Kontraktion. Die hochschwelligen Organe liegen normalerweise in den Muskelansätzen. Man glaubt, daß sie einen Schutzmechanismus darstellen, der eine Schädigung der Struktur bei extremer Spannung von Muskeln und Sehnen verhindert. Das Sehnenorgan ist jedoch weit mehr als nur eine Schutzeinrichtung. Neueste Forschungsergebnisse zeigen, daß es äußerst empfindlich für Spannung ist und gemeinsam mit der Muskelspindel agiert, um höhere Zentren laufend über situative Anforderungen zu informieren, die eine Anpassung oder Änderung existierender Pläne verlangen. Diese höheren Zentren regulieren daraufhin den Tonus und die Dehnbarkeit der extrafusalen Muskeln (Cohen 1993; Kandel et al. 1991).

Sehnenorgane werden von afferenten Fasern des Typs Ib innerviert. Da sie sich langsam anpassen, bieten sie laufend Informationen über die Kontraktion extrafusaler Muskeln. Physiologische Untersuchungen haben gezeigt, daß sie sich, wenn sie einmal aktiviert sind, schnell entladen und von da an mit einer Rate zünden, die der Muskelspannung annähernd proportional ist. Sie signalisieren nicht nur die Spannung, sondern auch die Rate der Spannungsänderung und erzeugen die Empfindung von Kraft bei Muskelarbeit (Guyton 1991).

Vielleicht lassen sie sich besser verstehen, wenn sie mit Muskelspindeln verglichen und ihnen gegenübergestellt werden:

- Ein grundlegender Unterschied zwischen den beiden Propriozeptoren liegt darin, daß die Muskelspindel Länge „fühlt", während das Sehnenorgan Spannung und Kraft überwacht.
- Motorisch sind die spinalen Wirkungen von Muskelspindel und Sehnenorgan genau entgegengesetzt (Cohen 1993; Gardner 1975; McCloskey 1978). Die Muskelspindel reguliert reziproke Innervation, und das Sehnenorgan moduliert autogene Hemmung.

Bei Muskeln, die über mehrere Gelenke ziehen (oberflächliche Flexoren und Adduktoren), verringern geringfügige wiederholte Kontraktionen den Hypertonus in hypertonen Muskeln (Downie 1986; Houk u. Hennemou 1967). Dies wird bewirkt durch synaptische Verbindungen zu inhibitorischen Interneuronen im Rückenmark, die die a-Motoneuronen dämpfen, von denen der Reiz ausging. Man nimmt an, daß dies auf der Aktivität von Flexor-Reflex-Afferenzen und einer Anpassung und Modulierung dieser Afferenzen durch höhere Zentren beruht (Craik 1995).

Im klinischen Zusammenhang trifft man dieses Phänomen bei Klienten mit Läsionen oberer Motoneuronen. Normalerweise hat der Patient einen gewissen Hypertonus. Wird die hypertonische Extremität passiv innerhalb des Bewegungsbereichs bewegt, spürt man zunächst Widerstand, der dann plötzlich „schmilzt" und somit mehr Bewegungsfreiheit erlaubt. Wie der Mechanismus genau aussieht, der den Hypertonus dämpft, ist nicht bekannt. Es ist möglich, daß andere Gelenk- und Hautrezeptoren Signale zu supraspinalen Zentren und ebenso zu Sehnenorganen schicken, und höchstwahrscheinlich handelt es sich hier um eine akkumulative Wirkung (Kandel et al. 1991).

Zwischen den inhibitorischen und den exzitatorischen Regelkreisen des fusimotorischen Systems scheint es ein sensibles Gleichgewicht zu geben.

Die inhibitorischen und exzitatorischen Regelkreise des fusimotorischen Systems stellen die Feedback-Kontrollmechanismen bereit, mit denen das ZNS über Länge, Bewegungsgeschwindigkeit und Kontraktion eines bestimmten Muskels informiert wird. Deshalb ist das Gleichgewicht dieser exzitatorischen und inhibitorischen Feedback-Mechanismen grundlegend wichtig zur Kontrolle der Feinmotorik und ebenso zum Entscheiden, wann Feedforward-Pläne verändert werden müssen, damit sie an die Umstände angepaßt sind.

Tabelle 5.3 führt eine Reihe bekannter Behandlungstechniken auf, die das Sehnenorgan einsetzen, um höhere Zentren bezüglich notwendiger Änderungen und Regulierung spinaler Generatoren zu informieren.

Inhibitorischer Druck

Druck wird therapeutisch eingesetzt, um Bewegungsreaktionen zu ändern.

Mechanischer Druck, z.B. durch gepolsterten Gelenkschutz oder die von Blashy u. Fuchs (1959) entwickelte orthokinetische Manschette, liefert andauernden Druck (Kraft). Druck auf Sehnenansätze aktiviert die tiefen Rezeptoren, die als *Pacini-Körperchen* bezeichnet werden und sich sehr schnell anpassen. Vallbo et al. (1979) beschreiben die Pacini-Körperchen als die größten, am besten untersuchten und am stärksten strukturierten Endorgane in Haut- und Sehnengewebe. Man findet sie normalerweise in den tiefen subkutanen Hautschichten der Handfläche, der Fußsohlen, des Mesenteriums, der Knochenhaut, der Sehnenscheiden und des intramuskulären Bindegewebes (Eklund u. Hagbarth 1966). Tuttle u. McClearly (1975) haben die Pacini–Kör-

Tabelle 5.3. Propriozeptive Sehnenorgane und Gelenkrezeptoren

Rezeptor	Fasertyp	Reiz	Reaktion
Sehnenorgan	Ib	Spannung bei extrafusalem Muskel.	Polysynaptische Inhibition des Agonisten, Fazilitation des antagonistischen Schaltkreises auf Rückenmarksebene: supraspinale Regulierung.

Mögliche Behandlungsvorschläge:
extreme Dehnung,
fester Druck auf die Sehne,
passives Positionieren in extrem verlängerte Stellung,
extremer Widerstand: effektiver in verlängerter und verkürzter Stellung,
fester Druck auf den Muskelbauch, um die Sehne zu dehnen,
kleine wiederholte Kontraktionen ohne Einfluß der Schwerkraft.

Gelenkrezeptor	Durchmesser der afferenten Fasern (μm)	Reiz	Reaktion
I	6–9	Statische und dynamische Gelenkspannung: Muskelzug.	?; fazilitiert Wahren der Haltung: Gelenkbewußtsein.
II	9–12	Dynamisch: plötzliche Veränderung der Gelenkspannung.	?; fazilitiert Agonisten und Bewußtheit für Gelenkbewegung: Bewegungsausmaß.
III	13–17	Dynamisch: verbunden mit Zugwirkung auf Golgi-Sehnenorgane; wird aktiviert bei extremem Bewegungsausmaß.	?; hemmt den Agonisten.
IV	0,25≤2	Schmerz.	?; hemmt den Agonisten.

Mögliche Behandlungsalternativen:
manueller Zug (Distraktion) der Gelenkoberflächen, um Gelenkbewegung zu fazilitieren,
manuelle Approximation (Kompression) der Gelenkoberflächen, um Kokontraktion oder
posturales Halten zu fazilitieren,
Positionieren: Schwerkraft wird für Approximation oder Traktion genutzt,
Gewichtgürtel, Gewichtswesten (shoulder harness) und Helme, um Approximation zu vermehren,
Hand- und Fußgelenksmanschetten, um Traktion zu erhöhen,
Zugapparate, Gewichte, manueller Widerstand,
manuelle Therapie (Maitland 1992),
elastische Verbände, um während der Bewegung Kompression auszuüben.

perchen im Mesenterium von Katzen untersucht. Sie stellen fest, ein Pacini-Körperchen sei ein Druckrezeptor, der vasomotorische Haut- und Muskelreflexe auslöse. Pertovaara (1979) fand bei seiner Untersuchung der Veränderung von Schmerzschwellen bei sieben gesunden Erwachsenen, daß die Pacini-Körperchen durch vibrotaktile Stimulation aktiviert wurden, wenn die Personen schmerzhaften elektrischen Reizen ausgesetzt waren. Die Pacini-Körperchen unterdrücken wahrscheinlich andere Empfindungen in ihrem Rezeptorbereich (Verrillo 1979). Dies mag auf spinaler Ebene oder durch Modulierung seitens höherer Zentren geschehen.

Die Technik des inhibitorischen Drucks funktioniert auch, wenn Druck entlang der Längsachse einer Sehne ausgeübt wird. Der Druck wird mit wachsender Intensität entlang der Sehne ausgeübt, bis sich der Muskel entspannt. Auch ein konstanter Druck auf die Sehnen der Flexoren des Handgelenks kann den Hypertonus dämpfen und die enge Faszie über dem Sehnenansatz verlängern.

Druck auf knöcherne Vorsprünge hat modulierende Wirkung. Ein übliches Beispiel hierfür ist Druck auf den medialen Teil des Fersenbeins, der die Aktivität der Sprunggelenksmuskeln dämpft und eine Kontraktion der lateralen Dorsiflektoren zuläßt, während Druck auf die laterale Seite des Fersenbeins ebenfalls die Aktivität der Sprunggelenksmuskulatur dämpft und die Kontraktion der medialen Dorsiflexoren zuläßt (Rood 1962). Örtlicher bilateraler Druck mit den Fingern auf Akupunkturpunkte kann, wie nachgewiesen wurde, Schmerz lindern und Muskeltonus verringern (Melzack et al. 1977; Melzack 1981; Serizawa 1976). Diese Technik hat sich als besonders wirkungsvoll herausgestellt, wenn sie in einer reizarmen Umgebung und in Kombination mit tiefem Atmen durchgeführt wird.

Eine Kombination aus Druck, Anforderungen durch die äußeren Umstände (gering) und parasympathischen Reaktionen (langsames entspanntes Atmen) illustriert, wie verschiedene Systeme zusammenspielen, um die beste motorische Reaktion hervorzurufen. Im täglichen Leben muß ein Klient auf viele verschiedene äußere Umstände reagieren, ob entspannt oder unter Streß. Also muß der Therapeut, sobald ein Klient angepaßte Bewegungsreaktionen zu zeigen beginnt, die Bedingungen und die Belastungsebene ändern, damit der Klient unter variablen Umständen üben kann. Bewegungsfehler, bei denen das gewünschte Ziel dennoch erreicht wird, insbesondere Irrtümer oder Verzerrungen des Plans, gehören zu diesem Üben dazu.

In dem Maße, wie sich der Klient selbst korrigiert, können neue Anforderungen und zusätzliche Variabilität ins Spiel gebracht werden.

Gelenk

Ein ▶ *Gelenk* kann als die gegeneinander beweglichen Oberflächen zweier oder mehrerer Knochen beschrieben werden.

Gelenke werden normalerweise nach dem Grad der Bewegung klassifiziert, die sie zulassen. Auf dieser Grundlage werden *3 Arten von Gelenken* unterschieden (Reith u. Breidenback 1978; Wells 1967):
- Synarthrose,
- Amphiarthrose,
- Diarthrose.

Synarthrotische Gelenke sind relativ unbeweglich und bilden die Suturen des Schädels. *Amphiarthrotische Gelenke* sind teilweise beweglich, da die aneinander angrenzenden Knochen durch eine dicke Schicht Knorpel voneinander getrennt sind – beispielsweise die Zwischenwirbelgelenke und die Schambeinsymphyse des Beckengürtels. Mit *Diarthrose* wird ein Gelenk bezeichnet, bei dem es eine Trennung (einen Hohlraum) zwischen zwei angrenzenden Knochen gibt, was diesen freie Beweglichkeit ermöglicht. Das Gelenk ist von einer bandartigen Kapsel umhüllt. Die innere Schicht der Kapsel ist mit Ausnahme der artikulierenden Oberflächen mit der synovialen Membran ausgekleidet. Diese Membran erzeugt die Synovialflüssigkeit, welche das Gelenk gleitfähig macht und ernährt. Diarthrotische Gelenke werden nach ihrer Form und der Art der Bewegung, die sie ausführen, unterteilt.

Vom neurophysiologischen Standpunkt aus betrachtet versorgt die Gelenkbewegung das Kleinhirn sowie sensorische und motorische Kerne im Kortex mit laufender Information über Stellung und Bewegung des Körpers (de Groot 1991).

Es scheint, als ob die diarthrotischen Gelenke die größte Anzahl an Rezeptoren enthalten, welche auf die geringste Veränderung des Winkels zwischen zwei artikulierenden Knochen reagieren können. Mit anderen Worten: Gelenkrezeptoren sind so angeordnet, daß jede Veränderung des Gelenkwinkels eine maximale Entladung derjenigen Rezeptoren zur Folge hat, deren Aufgabe die Überwachung jenes Winkelbereichs ist. So aktiviert jede Partie einer Bewegung des Gelenkes innerhalb seines Bewegungsbereichs einen Teil der Rezeptoren, die überlappend für bestimmte Zonen der Bewegung empfindlich sind.

> Die Anordnung der in sich überlappenden ▶ *Empfindlichkeitszonen* wird als Bereichsaufteilung („range fractionation") bezeichnet.

Das wichtigste daran ist, daß das ZNS laufend Informationen über noch so kleine Veränderungen der Gelenkstellungen erhält. Es wurde jedoch auch gezeigt, daß Rezeptoren ein gewisses Maß an Spezifität haben. Das heißt, manche Rezeptoren sind spezifisch empfindlich für eine bestimmte Form der Energie.

Die *Rezeptorspezifität* bezieht sich auf die Interaktion mechanischer, chemischer, elektrischer und thermischer Energieumwandlung.

Mit Ausnahme einiger Schmerzrezeptoren sind alle Gelenkrezeptoren Mechanorezeptoren. Sie signalisieren mechanische Verzerrung. Sie geben auch Auskünfte über entgegengesetzte Bewegungsbahnen, z.B. Adduktion und Abduktion, und zwar je nach der Seite des Gelenks, auf der sie liegen.

Zahlreiche physiologische Untersuchungen wurden durchgeführt, um die genauen Funktionen und Schwellenwerte von Gelenkrezeptoren zu bestimmen. Bis heute sind noch viele Fragen offen, aber aus klinischer Sicht bieten sich die Gelenkrezeptoren außerordentlich gut für Behandlungstechniken an (Andrew u. Dodt 1953; Bessou u. LaPorte 1962; Cauna 1965; Eldred 1967; McCloskey 1978; Rood 1962).

Eine Bewußtmachung von Bewegung und Stellung erfordert die Integration vieler Rezeptoren. Jedes Aufspüren einer Gelenkbewegung im Gravitationsfeld verursacht die Entladung von Rezeptoren der somatischen, visuellen und vestibulär afferenten Systeme. Manche Gelenkrezeptoren haben absolute Reizschwellen für bestimmte Bewegungsbereiche, für Bewegungsempfindung und für die Position. Zusätzlich wird die Bewegung von einer Unmenge von peripheren afferenten Fasern aus Haut und Muskeln abgefühlt.

In der Literatur werden 4 wesentliche Arten von Gelenkrezeptoren beschrieben (Burt 1993; Kandel et al. 1991):

- Endigungen vom Golgi-Typ (Rezeptoren vom Typ III),
- Golgi-Mazzoni-Körperchen (Rezeptoren vom Typ II),
- Ruffini-Körperchen (Rezeptoren vom Typ I),
- freie Nervenendigungen.

Anatomisch liegen diese Rezeptoren in den Gelenkkapseln und Bändern.

! Im allgemeinen sind Gelenkrezeptoren langsam-adaptierende Rezeptoren.

Das heißt, sie passen sich nicht völlig an, sondern senden weiter Impulse zum ZNS, solange der Reiz anhält. Mit Ausnahme der freien Nervenendigungen werden die Gelenkrezeptoren durch gut myelinisierte a-Neuronen vom Typ A bedient. Gelenkrezeptoren haben verschiedene Reizschwellen für Bewegungsgeschwindigkeit und Grad der Abwinkelung und haben daher eine Schlüsselrolle bei der Bereitstellung von Informationen über Bewegung und Stellung (Andrew u. Dodt 1953). Diese Impulse werden zu vielen Bereichen weitergeleitet, die mit Körperwahrnehmung im Raum und motorischer Kontrolle des Körpers zu tun haben.

! Feedback zu vielen Bereichen zu haben ist für die Gelenkrezeptoren solange nicht wesentlich, als die tatsächlichen Umstände mit dem vorherbestimmten feedforward-orientierten Bewegungsplan übereinstimmen.

Stimmt der Input mit der bestehenden Erwartung überein, wird er gelöscht. Stimmt er nicht mit dem überein, was von dem vorhergesagten Bewegungsverhalten erwartet wurde, dann bedarf es einer Änderung oder Modifizierung des motorischen Reaktionsmusters oder Plans, um das erwünschte Ziel zu erreichen. Dann ist Feedback entscheidend, und ohne ihn hat der Klient keine adäquaten adaptiven Mechanismen, um auf situative Anforderungen hin rasch etwas zu ändern. Wie sich der Bewegungsprogrammierer anpaßt, lernt und ändert, wird in den Kap. 2–4 diskutiert.

Rezeptoren vom Typ III, Endigungen vom Golgi-Typ, finden sich primär in den Bändern um die Gelenke herum. Sie sind die größten Gelenkrezeptoren und scheinen äußerlich den Sehnenorganen ähnlich. Ihre Lage in den Gelenkbändern ermöglicht, daß sie durch die Geschwindigkeit von Gelenkbewegungen und die Schwerkraft sehr stark stimuliert werden. Infolgedessen zünden die Endigungen vom Golgi-Typ schnell, wenn das Gelenk zuerst bewegt wird, und entladen sich dann mit einer stetigen, geringeren Rate. Diese langsam sich anpassenden Gelenkrezeptoren versorgen vielleicht auch das Gehirn mit Informationen über die Gelenkstellung (Burt 1993; Cohen 1993; McCloskey 1978).

Rezeptoren vom Typ II, Golgi-Mazzoni-Körperchen (paciniforme Körperchen), ähneln in ihrer physischen Erscheinung den Pacini-Körperchen. Sie sind kleine, eingekapselte Rezeptoren, die in geringer Zahl in Sehnenoberflächen und Gelenkkapseln angetroffen werden.

Im Vergleich zu anderen Gelenkrezeptoren sind Golgi-Mazzoni-Körperchen schnell-adaptierend. !

In stärkerer Konzentration hat man sie im Bindegewebe der Hand gefunden. Diese Körperchen sind vor allem für schnelle Bewegungen empfindlich. Man hat auch herausgefunden, daß sie sich bei festem Druck und Vibrationsreiz entladen (Talbot et al. 1968).

Rezeptoren vom Typ I, Ruffini-Körperchen, sind ausschließlich Gelenkrezeptoren, sie liegen in den fibrösen Gelenkkapseln. Diese Rezeptoren reagieren ab einer niedrigeren Schwelle auf Reize als Endigungen vom Golgi-Typ. Beide Rezeptoren reagieren jedoch heftig bei einem Schwall von Impulsen zu Beginn einer Bewegung und lassen dann nach bis zu einem stetigen Zünden bei verschiedenen Winkelstellungen. Die Rezeptoren vom Typ I entladen sich auch bei Berührungsdruck auf die Gelenkoberflächen (Fields 1987; McCloskey 1978; Vallbo et al. 1979).

Die Ruffini-Körperchen überwachen Geschwindigkeit und Richtung der Gelenkbewegung. !

Freie Nervenendigungen findet man weitverbreitet in den Weichteilen des Körpers. Morphologisch sind sie primitiver als die von Kapseln umgebenen Gelenkrezeptoren. Außerdem grenzen sie an unmyelinisierte C-Fasern (oder Fasern der Gruppe IV). Welche Rolle sie wirklich bei der Rezeption von Gelenkbewegungen und -stellungen spielen, wissen wir nicht. Es wurde aber darüber spekuliert, ob sie ein grobes Bewußtsein von anfänglichen Gelenkbewegungen und Signale über Gelenkschmerzen vermitteln (Fields 1987; McCloskey 1978; Vallbo et al. 1979).

Über die spezifische Wirkung dieser afferenten Rezeptoren im Rahmen ihrer Funktion im Körper insgesamt besteht noch Unklarheit. Obgleich freie Nervenendigungen in Laboruntersuchungen isoliert erforscht wurden, wenn sie mit allen anderen Input- und Regulierungssystemen zusammenarbeiten, glaubt man, ihre Wirkung ähnele dem Mitspielen in einem Orchester, und es gebe verschiedene Muster des Zündens, welche durch innere und äußere Mechanismen bestimmt seien. Wenn es also um Behandlung geht, muß der Therapeut dieses System als Teil eines Ganzen begreifen und nicht als isolierte Rezeptoren, deren Entladungsrate er beeinflussen kann.

Man weiß also, daß Gelenkrezeptoren bei der Bewußtheit hinsichtlich Gelenkstellung und -bewegung eine Rolle spielen. Um aber ihre genaue Funktion zu bestimmen, hat man Untersuchungen (Geldard 1972) durchgeführt, in denen man Gelenkrezeptoren selektiv anästhesierte. Es stellte sich heraus, daß es noch nicht identifizierte afferente Fasern von den Muskeln und Hautrezeptoren geben muß, die auch zum Bewegungs- und Lagesinn beitragen

(McCloskey 1978). Es ist also vorsichtiger zu sagen, das somatosensorische System funktioniere als eine kooperative Einheit.

! Gelenkrezeptoren können während einer Gelenkbewegung gedehnt und komprimiert werden. Deshalb sind sie geeignet, Signale bezüglich Gelenkstellung sowie Bewegungsrichtung und -geschwindigkeit zu übermitteln, aber keine Signale über Kraft. Kraftempfindungen scheinen über die Rezeptoren der Muskeln und über Sehnenorgane vermittelt zu werden.

Gelenkrezeptoren lassen sich gut in Behandlungstechniken einsetzen, und wie bereits erwähnt, gibt es unter ihnen langsam und schnell sich anpassende Rezeptoren. Sie üben auf das Bewegungssystem und schließlich auf die Muskulatur einen starken Einfluß aus. Obwohl uns ihre histologischen Eigenschaften nicht vollständig klar sind, rufen bestimmte Techniken vorhersagbare Reaktionen hervor.

! Gelenkrezeptoren reagieren empfindlich auf Bewegung, Stellung, Traktion, Kompression und Palpation.

Weitere Untersuchungen zur genauen Beschreibung der Eigenschaften einzelner Rezeptoren sind vielleicht nicht allzu fruchtbar, da das somatosensorische System als Ganzes arbeitet. Für klinische Zwecke konzentrieren sich eine ganze Reihe von möglichen Behandlungsansätzen auf Gelenkrezeptoren (s. Tabelle 5.3).

Kombinierte propriozeptive Techniken

Viele Techniken sind wegen der kombinierten Wirkungen vielfältigen Inputs wirksam. Folgende Ansätze scheinen zwei oder mehrere propriozeptive Modalitäten zu kombinieren:
1. Jamming,
2. ballistische Bewegungen,
3. Positionieren des ganzen Körpers,
4. Muster propriozeptiver neuromuskulärer Fazilitation (PNF),
5. postexzitatorische Inhibition mit Dehnung, Bewegungsausschlag, Rotation und Schütteln,
6. Schwerarbeitsmuster,
7. Feldenkrais (1977, 1981; Maitland 1992),
8. Manuelle Therapie (Butler 1991; Maitland 1992).

Jamming

Jamming (Stauchen) wird gewöhnlich auf Sprunggelenk und Knie angewendet mit der Absicht, Plantarflexion zu dämpfen und gleichzeitig posturale Kokontraktion um das Sprunggelenk herum zu fazilitieren. Der Klient kann dabei in Seitlage liegen, auf einem Stuhl oder einer Matte sitzen oder auf einer Rolle liegen, mit leichter Beugung in Hüfte und Knien. Diese Flexion dämpft das totale Extensionsmuster, einschließlich der Plantarflexoren. Mit dem Nachlassen der Plantarflexion übt man auf diese Muskeln eine extreme Dehnung aus, um die Modulierung beizubehalten. Zu diesem Zeitpunkt wird zwischen Ferse und Knie intermittierende Gelenkapproximation mit beträchtlicher Kraft ausgeführt. Sitzt der Klient, läßt sich diese Approximation leicht bewerkstelligen, indem man die Ferse auf den Boden abstützt und am Knie Gegendruck gibt. Sowie eine minimale Kokontraktion palpiert wird, sollte der Therapeut ein Bewegungsmuster initiieren, z.B. ein partiell gewichttragendes Muster, um das ZNS zu veranlassen, sich wieder mit posturaler Kontrolle anzupassen. Diese Technik läßt sich auch zur Dämpfung der Dorsiflexion von Handgelenk und Fingern einsetzen, indem man sich dabei auf die entsprechenden Muster der oberen Extremität bezieht, die Aktivität der Flexorreflexafferenzen moduliert und sehr starke Gelenkapproximation zwischen Handballen und Ellenbogen anwendet.

Ballistische Bewegungen

Ballistische Bewegungen oder Pendelübungen sind wegen ihrer kombinierten propriozeptiven Interaktion wirksam. Der Klient wird gebeten, eine Bewegung zu beginnen, beispielsweise Schulterflexion, während er in Bauchlage auf einem Tisch liegt und den Arm an einer Seite herabhängen läßt. Nähert sich der Muskel der verkürzten Stellung, nimmt die dauernde Aktivität der γ-Afferenzen ab. Damit nehmen die Empfänglichkeit („bias") des α-Motoneurons des Agonisten und die Inhibition der Rezeptoren vom Typ Ia und II der antagonistischen α-Motoneuronen ab. Gleichzeitig wird der antagonistische Muskel mehr und mehr gedehnt. Diese Dehnung, zusammen mit der fehlenden Inhibition der antagonistischen α-Motoneuronen, veranlaßt den antagonistischen Muskel, mit einer Kontraktion zu beginnen und das Bewegungsmuster umzukehren. Auch die Sehnenorgane spielen bei der fortgesetzten Hemmung eine wesentliche Rolle. Nähert sich der Muskel der verkürzten Stellung und die Sehnenspannung wird intensiv, dann zündet das Sehnenorgan vermehrt, hemmt damit den agonistischen Muskel in der verkürzten Stellung und fazilitiert den antagonistischen Muskel. Diese Technik ist sehr stark bewegungsorientiert, und der Zug auf das Schultergelenk bei einem Schwingen des Arms bahnt die Bewegung noch weiter. Solche ballistischen Bewegungen sind Teil der Programmgeneratoren im spinalen System und sind sicherlich komplexer als eine Reflexreaktion. Supraspinaler Einfluß auf eine vorprogrammierte Aktivität spielt bei der Wirksamkeit dieser Behandlung auch eine Rolle.

Ein Therapeut, der diese Technik einsetzt, muß vorsichtig sein. Mit einer Pendelbewegung wird leicht das volle Bewegungsausmaß ausgeschöpft.

Gab es eine Bewegungseinschränkung, weil Muskeln mit Bewegungsfunktion oberflächlich blockierten (um gerissene Muskeln zu schützen), wird diese Technik eine Entspannung der ruhigstellenden Muskeln nahelegen. Sie wird durch Traktion die ruhigstellenden Muskeln inhibieren und damit möglicherweise den Riß des Muskels aufgrund von Zug und Gewicht des Arms weiter vergrößern. Infolgedessen muß der Therapeut vor einer Therapie immer die Gründe für bestimmte klinische Zeichen ermitteln und daraufhin entscheiden, ob das gesamte klinische Problem durch eine Aktivität wie eine ballistische Bewegung korrigiert werden kann. Wird nur eine Komponente des Problems auf diese Weise gelindert, z.B. eine Bewegungseinschränkung, während gleichzeitig mangelnder Haltungstonus oder Gelenkstabilität sich verschlechtern, müssen zusätzliche Techniken mit dieser Behandlungsart kombiniert werden. Nehmen wir beispielsweise an, die Muskeln der Rotatorenmanschette seien angerissen und die Schulterbeweger schienten oberflächlich, um so ein weiteres Reißen zu verhindern. Instruiert man den Klienten, den Humerus im Glenohumeralgelenk mit aktiver Kontraktion der Muskeln der Rotatorenmanschette zu halten, fazilitiert dies ein Stabilisieren des Gelenkes und stärkt die gerissenen Muskeln. Läßt man den Klienten gleichzeitig eine ballistische Bewegung mit dem Arm ausführen, fördert das die Schulterbeweglichkeit und verhindert unnötiges Ruhigstellen und eine mögliche Begrenzung des Gelenkausschlags.

Positionieren des ganzen Körpers

Ein Positionieren des ganzen Körpers heißt, *reflexhemmende Haltungen* und die Schwerkraft einzusetzen, um Einwirkungen von Afferenzen auf die α-Motoneuronen zu dämpfen (Payton et al. 1978). Heute denkt man, der Grund, warum nach dieser Behandlung eine Entspannung der quergestreiften Muskulatur eintritt, sei darin zu sehen, daß die Wirkung der Afferenzen des Flexorreflexes durch eine Kombination von Input und interneuronaler Aktivität gedämpft wird.

Entsprechende Veränderungen im Muskeltonus werden sich wieder zum ursprünglichen problematischen Zustand zurückändern, wenn nicht das System gleichzeitig motorisch lernt und sich anpaßt.

Damit also diese Behandlung eine Veränderung bewirkt, muß eine große Zahl sensomotorischer Prozesse ablaufen, z.B. autogene Inhibition, reziproke Innervation, labyrinthische und somatosensorische Einflüsse, und dies alles mit zerebellärer Regulierung (Keshner 1991). Auch eine Veränderung des Grades der Kopfbeugung ändert den vestibulären Input und Zustand des Bewegungsrepertoires („motor pool").

Propriozeptive neuromuskuläre Fazilitationsmuster

Zur Analyse und zum Lernen der Muster und Techniken propriozeptiver neuromuskulärer Fazilitation, also der ganzen Behandlungstechnik, sei auf die Texte von Kottke (1982) und Sullivan et al. (1982) verwiesen. Dieser Ansatz wird ausgiebig bei der Behandlung orthopädischer Probleme eingesetzt, und die Forschung zu dieser Methode hat sich bisher mehr auf Probleme peripherer Motoneuronen und des muskuloskeletalen Systems bezogen als auf Läsionen der oberen Motoneuronen (Butler 1991).

Postexzitatorische Inhibition mit Dehnung, Bewegungsausmaß, Rotation und Schütteln

Das Konzept postexzitatorischer Inhibition (PEI) beruht auf dem Aktionspotential oder elektrischen Reaktionsmuster eines Neurons zum Zeitpunkt seiner Stimulierung und auf der Reaktion während der ganzen Phase, bis das Neuron wieder in den Normalzustand zurückkehrt. Zum Zeitpunkt der Stimulation baut sich das Aktionspotential auf und durchläuft eine exzitatorische Phase. Anschließend durchläuft das Neuron eine inhibitorische Phase oder Refraktärperiode, während derer keine weitere Stimulation möglich ist. Sie wird auch als postexzitatorische Inhibitionsphase oder postsynaptische afferente Depolarisierung (PAD) bezeichnet (Farber 1982). Nach diesem zweiten Stadium folgt eine Erhöhung der Erregung über das Ruheniveau hinaus und dann eine Rückkehr zu normaler neuronaler Aktivität. Diese wechselnden Phasen sind extrem kurz, und beim *normalen Muskel* laufen sie für die vielen neuronalen Zündungen nicht synchron ab.

Bei einem *hypertonen Muskel* gibt es mehr gleichzeitige Zündungen. Bei wachsendem Bewegungsausschlag und infolgedessen vermehrter Spannung entladen sich mehr Fasern. Man nimmt an, daß es zu einer totalen Fazilitation und anschließend, wegen postexzitatorischer Hemmung, zu einer totalen Hemmung kommt, wenn man den hypertonen Muskel bis zum Ende seines spastischen Bewegungsausmaßes bewegt und dann eine rasche Dehnung ausführt und hält. Spürt man die Hemmphase, kann man den spastischen Muskel passiv verlängern, bis die fazilitatorische Phase mit Repolarisierung beginnt. Zu diesem Zeitpunkt hält der Therapeut die verlängerte Stellung. Es kommt zu einer Tonuserhöhung, gefolgt von Hemmung in der noch verlängerter Stellung. Entscheidend ist es, den Bewegungsausschlag beizubehalten (bzw. keine konzentrische Kontraktion während der exzitatorischen Phase zuzulassen). Erlaubt man eine Verkürzung, dann adaptieren sich höhere Zentren an die Anforderungen der Situation, der Muskel paßt sich wieder an die neue Stellung an, und der Therapeut wird feststellen, daß der hypertone Muskel schnell noch stärker hyperton wird. Wird stattdessen der Muskel gehalten, während der Tonus steigt, sind Widerstand und Dehnung dann maximal und werden wahrscheinlich die inhibitorische Phase weiter fazilitieren.

An einem bestimmten Punkt seines Bewegungsbereichs wird der hypertone Muskel gedämpft und der Tonus verschwindet. Man denkt, daß zu diesem Zeitpunkt entweder die Aktivität der Sehnenorgane in den Vordergrund tritt und die Inhibition fortsetzt oder daß die Flexorreflexafferenzen modifiziert werden und so einen inhibitorischen Bewegungsbereich schaffen, in dem antagonistische Muskeln von dem Klienten leichter in Gang gesetzt und kontrolliert werden können. Wenn der Therapeut diese Technik nur auf einer Bewegungsebene einsetzt, wird er feststellen, daß es ein recht zeitraubendes Verfahren ist. Ein größeres Bewegungsausmaß erreicht man leicht, indem man ein paar weitere Techniken hinzunimmt, d.h. indem man rotatorische Bewegungsmuster einbezieht.

Die spastische obere Extremität hat eine Stellung mit Schulteradduktion, Innenrotation, Ellenbogenflexion, Handgelenkspronation und Fingerflexion hervorgerufen. Der Therapeut kann ein genau entgegengesetztes Muster hinzunehmen mit Außenrotation der Schulter und Supination des Handgelenks.

Immer, wenn der Therapeut die spastische Extremität zu verlängern beginnt, sollten diese rotatorischen Muster benutzt werden. Dies sollte sowohl während des anfänglichen Dehnens und Haltens erfolgen als auch während der inhibitorischen Phase.

! Rotation scheint die inhibitorische Phase zu verlängern und vergrößert das Bewegungsausmaß.

Fügt der Therapeut während der inhibitorischen Phase des agonistischen Muskels noch eine rasche Dehnung des Antagonisten hinzu, wird dieser weiter fazilitiert. Da der agonistische Muskel in einer inhibitorischen Phase ist, sollte ihn eine Bewegung in seinem spastischen Bereich und aus ihm heraus nicht betreffen. Aber die Fazilitation des Antagonisten durch rasche Dehnung inhibiert den spastischen agonistischen Muskel und verlängert nochmals die inhibitorische Phase. Dieser Vorgang läuft sehr schnell ab. Ein Beobachter könnte sagen, der Therapeut schüttle die Spastizität aus dem Arm heraus. Der Schüttelvorgang besteht wahrscheinlich aus der raschen Dehnung des Antagonisten und den oszillatorischen Bewegungen im Gelenk.

! Der Erfolg des Verfahrens hängt von der Sensibilität des Therapeuten für Tonusverschiebungen bzw. Phasenänderungen beim Klienten ab. Diese Tonusverschiebungen laufen automatisch ab und unterstehen nicht der bewußten Kontrolle des Klienten.
Die Technik lehrt den Klienten nichts und sollte eingesetzt werden, um Bewegungsausmaß zu erhalten und eine optimale Ausgangssituation zu schaffen, in der der Klient normale antagonistische Kontrolle in Gang setzen kann.

Roods Muster von schwerer Bewegungsarbeit

Dazu wird hier auf Stockmeyers Interpretation von Rood (Stockmeyer 1967) verwiesen. Roods Geschick in ihrer klinischen Tätigkeit ist unbestritten. Ihre Prinzipien bezüglich der Wirksamkeit von Mustern intensiver Muskelarbeit spiegeln das Wissen der 50er Jahre wider. Heute erklären die Konzepte motorischen Lernens deutlicher, warum posturales Halten über einen gewissen Zeitraum und exzentrische Änderung der Muskellänge in die verkürzte Stellung hinein und aus ihr heraus wirksame Behandlungstechniken sind. Wenn Wiederholung in der entsprechenden Umgebung zu motorischem Lernen führt, muß das posturale System Kokontraktion in verkürzter Stellung des Haltungsmusters lernen und das Steuern der Extremitäten bei Aktivitäten sowohl in geschlossener als auch offener Gelenkkette ausführen.

Feldenkrais

Die Konzepte von Feldenkrais (1977, 1981) *sensorischer Bewußtheit durch Bewegung* betonen die Entspannung des Muskels nach Dehnung und den Zug und Druck von Gelenken zur Erreichung sensorischer Bewußtheit. Beide Techniken widerspiegeln eine *Kombination propriozeptiver Techniken*. Das Zurücknehmen einer Muskeldehnung verlangsamt ganz allgemein das Zünden der Efferenzen und damit eine Überladung des ZNS. Druck und Zug von Gelenken fördert spezifischen Input von einem Körperteil und gleichzeitig Input geringerer Intensität von anderen Körpersegmenten.

Der kombinierte propriozeptive Ansatz steigert unter entspannten Umständen die Bewußtheit für das Körperschema. Er integriert auch das Konzept, den Klienten in eigener Vollmacht handeln zu lassen („empowerment"), indem er die bildliche Vorstellung einer Haltung bzw. Bewegung einsetzt und willentliche Steuerung erfordert.

Manuelle Therapie, Maitland-Konzept

„Das periphere und das zentrale Nervensystem müssen als ein System angesehen werden, da sie einen zusammenhängenden Gewebsbereich bilden" (Butler 1991).

Manuelle Therapie oder Mobilisierung von Gelenken oder Weichteilstrukturen sind nicht spezifisch für orthopädische Probleme, ebensowenig wie neurologisch orientierte Behandlungsprinzipien für orthopädische Patienten unwirksam sind.

Unabhängig von der diagnostizierten Ursache einer Gelenksteife können die funktionellen Konsequenzen gleich sein. Bei Bewegungseinschränkung eines Gelenks beginnt der periphere Nerv, seine Fähigkeit zu verlieren, sich mit wechselnder Länge dem Nervenbett anzupassen. Diese veränderte Elastizität schafft dann zusätzliche Probleme bei der Funktion von Bindegewebe, was wiederum die Kontrolle des motorischen Systems über die muskuloskeletale Komponente beeinflußt (Butler 1989, 1991). Schon allein deshalb muß muskuloskeletale Mobilisierung als eine Komponente der Klassifikation in diesen Abschnitt aufgenommen werden.

„Pathologische Prozesse können auf zweierlei Weise interferieren: eine extraneurale pathologische Veränderung wirkt sich auf die Beziehung zwischen Nerv und Schnittstelle aus, und eine intraneurale pathologische Veränderung betrifft die intrinsische Elastizität des Nervensystems" (Butler 1989). Schmerzen, die funktionelle Bewegungen einschränken, sind der Hauptgrund, weshalb Patienten zu einem Therapeuten zur muskuloskeletalen Untersuchung überwiesen werden. Neben subjektiver und beobachtender Untersuchung müssen bei der physischen Untersuchung Spannungstests eingesetzt werden, um:

- Schmerzgrad und Einschränkung der Gelenkbeweglichkeit zu bestimmen,
- zwischen somatischen und radikulären Symptomen zu unterscheiden,
- negative neurophysiologische Veränderungen im peripheren Nervensystem zu identifizieren (Butler 1989).

Erhöhter Muskeltonus wird als Schutzmechanismus für entzündetes Gewebe aufgefaßt (Elvey 1995).

Ein solcher Tonusanstieg ergibt sich vielleicht aus der Dämpfung präsynaptischer Aktivität von Flexorreflexafferenzen durch supraspinale Mechanismen. Dieser Prozeß kann auch durch eine Verletzung des ZNS ausgelöst werden. Der *Unterschied zwischen einem orthopädischen und einem neurologischen Patienten* kann in der zentralnervösen Auslösung bestehen. Bei einer zentralen Läsion sind oft die Bewegungsgeneratoren nach der Verletzung nicht mehr adäquat erhalten, was zu Hypertonus führt. Der Hypertonus erzeugt periphere Instabilität, dehnt peripheres Gewebe und verursacht möglicherweise periphere Schädigungen. Sowohl bei orthopädischen als auch bei neurologischen Problemen kommt es zu peripherer Instabilität, im ersten Fall wegen peripherer Schädigung, im zweiten wegen Hypertonus. Die Reaktion des ZNS auf Instabilität kann dieselbe sein: ein Anstieg des Muskeltonus durch eine Dämpfung präsynaptischer Hemmung. Die Folge abnehmender präsynaptischer Inhibition hereinkommender Afferenzen wäre ein Anstieg der Aktivität spinaler Bewegungsgeneratoren. Bei einem isolierten muskuloskeletalen Problem und *intaktem ZNS* hat das motorische System die Anpassungsfähigkeit und Kontrolle, die spinalen Generatoren zu modulieren und nur jene Komponenten zu isolieren, bei denen ein Tonusanstieg sich direkt auf die Probleme auswirken würde. Der Klient *mit ZNS-Läsion* kann hingegen etwas von der Flexibilität der motorischen Kontrolle über die Mustergeneratoren verlieren, und daher können sich vielleicht synergistische Muster mit hohem Tonus entwickeln.

In beiden Fällen muß das periphere System evaluiert und nötigenfalls behandelt werden. Spannungstests forschen nach „negativen Reaktionen auf physische Untersuchungen neuralen Gewebes. Und zwar negativen Reaktionen in Form eines Anstiegs des Muskeltonus wegen schmerzhafter Provokation der sensibilisierten Nozizeptoren des neuralen Gewebes (der erhöhte Muskeltonus hat also die Funktion, weitere Schmerzen verhindern)" (Elvey 1995). Der zunehmende Schmerz steigert den Tonus und führt zu eingeschränkter passiver Beweglichkeit (Elvey 1995; Kornberg u. McCarthy 1992). Im schmerzfreien Bereich ist das ZNS vermutlich empfindlich für die großen stark myelinisierten a-Fasern. Der schmerzhafte Bereich umfaßt jenen Teil des Bewegungsbereichs des Gelenks, in dem eine primäre Aufmerksamkeit des ZNS den Nozizeptoren zukommt. Man glaubt, daß die Nozizeptoren in entzündetem neuralem Gewebe hochempfindlich werden und somit stärker auf mechanische oder chemische

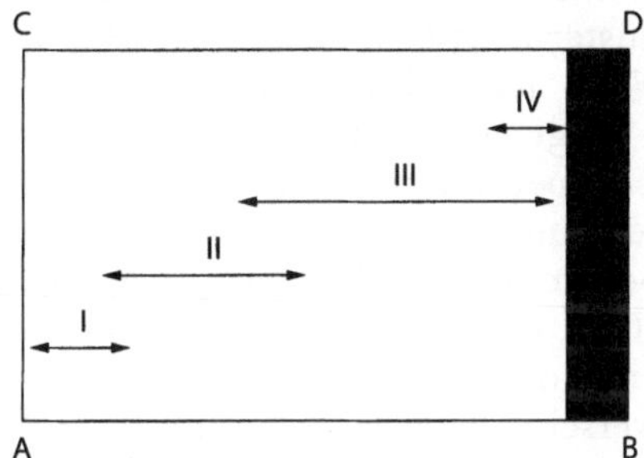

Maitland benutzt jetzt auch seit vielen Jahren Plus (+) und Minus (–)
bei seinen Bewegungsstufen. Dies ermöglicht dem Therapeuten,
besser mit anderen Therapeuten zu kommunizieren und den Patienten
genau und geschickt zu behandeln.

Stufe IV––   den Widerstandsbereich knapp erreichen

Stufe IV–   den Widerstandsbereich berühren

Stufe IV   etwa zu 25 % in den Widerstandsbereich hinein

Stufe IV+   etwa zu 50 % in den Widerstandsbereich hinein

Stufe IV++   etwa zu 75 % in den Widerstandsbereich hinein

Abb. 5.6. Bewegungsstufen, übernommen aus Maitlands Theorie der Gelenk- und Gewebe-mobilisation. (Aus Seivert 1993)

Veränderungen im Gelenk reagieren, daß sie also sehr stark auf Bewegungen am Rande des Bewegungsbereichs reagieren (Butler 1989).

Die Behandlung bezieht sich auf den Grad der Unbeweglichkeit, den Schmerzbereich und den Grad des Schmerzes. Butler (1991) betrachtet nicht nur Gelenkprobleme, sondern nimmt auch an, daß viele Gelenkprobleme eine negative neurale Dynamik haben (Spannung auf das periphere Nervensystem ausüben). Zu einer Behandlung gehören immer noch Maitlands Stufen passiver Mobilisation, die in Abb. 5.6 aufgeführt sind.

Butler (1989) unterteilt die Behandlung von eingeschränkter Gelenkbeweglichkeit, Schmerz und daher negativer mechanischer Spannung in 3 Kategorien:
1. *Selektive Mobilisierung des Nervensystems.* Butler glaubt, der Therapeut müsse das Nervensystem eher mobilisieren als dehnen. Die entsprechenden Techniken können entweder sanft (Stufe I) oder stark sein (Stufe IV),

den ganzen Bewegungsbereich umfassen (Stufen II und III) oder nur den Endbereich (Stufe IV). Verschiedene Störungen (irritabel oder nicht) erfordern verschiedene Behandlungsansätze.

2. *Behandlung durch Ankopplung und Verbindung von Geweben.* Ist die Bewegungseinschränkung eines Gelenks mit Festigkeit von Muskeln und Faszien verbunden, müssen alle Komponenten gleichzeitig behandelt werden. Konzentriert sich die Behandlung auf Gelenk- und Muskelsymptome, ist es entscheidend, laufend die Wirkung auf das Nervensystem im Auge zu behalten. Besonders bei Klienten mit ZNS-Läsionen und peripheren Gelenkschmerzen ist dies wesentlich.

3. *Indirekte Behandlung.* Zu indirekter Behandlung gehört der Einsatz von Bewegungsmustern, insbesondere von Haltungsmustern, als Teil der Behandlung. Wenn jemand irgendwelche Veränderungen seines Nervensystems erlebt, zeigt er oft bestimmte statische und dynamische Haltungsmuster als kompensatorische Reaktionen auf den problematischen Zustand. Schmerzhaltung, Verspannung oder Steifheit infolge längeren Verweilens in bestimmten Stellungen, erzwungene Haltungen aufgrund von Synergiemustern, um nur einige zu nennen, scheinen alle gut auf indirekte Behandlung mit oder ohne passive Mobilisierung des ZNS anzusprechen. Der Einsatz verschiedener Haltungen während funktioneller Aktivitäten ermöglicht auch Variabilität und Wiederholung und sollte daher zu mehr Übertragung („carry-over") bei motorischem Lernen führen.

Viele Ansätze der manuellen Therapie beeinflussen und benutzen das propriozeptive System in Maßnahmen zur Veränderung motorischer Reaktionen.

Das propriozeptive System wirkt auf alle Systeme im ZNS ein und umgekehrt. Das Endergebnis der Interaktionen aller Systeme ist das vom Therapeuten beobachtete Verhalten, wenn der Klient in Reaktion auf funktionelle Ziele Bewegungsstrategien in Gang setzt.

Exterozeptives System

Das somatosensorische System wird normalerweise in 2 Systeme unterteilt:
- lemniskale (epikritische) System,
- spinothalamische (protopathische) System.

Das spinothalamische System ist phylogenetisch älter und von unspezifischer Natur. Das lemniskale System ist phylogenetisch jünger und von spezifischer Funktion.

Das Konzept der dualen Qualität des somatosensorischen Systems wurde zuerst von Head (1920) vorgeschlagen. Er bezeichnete das ältere System als *protopathisch*, insofern als es primitive Reize zur Hervorbringung von Schutzreaktionen vermittelte. Das jüngere System nannte er *epikritisch*, weil es die diskriminativen Aspekte somatischer Sensibilität vermittelte. Weiter erforscht und differenzierter beschrieben wurden diese dualen Systeme von Mountcastle und seinen Mitarbeitern (Mueller 1972). Heute werden sie mit anatomischen Begriffen als das *lemniskale* (epikritische) und *spinothalamische* (protopathische) System bezeichnet, die beide sowohl exterozeptive als auch propriozeptive Informationen verarbeiten (Ayers 1974).

Ein grundlegendes Verständnis der Anatomie und Physiologie dieser dualen sensorischen Systeme ist wichtig, bevor man irgendein therapeutisches Eingreifen unternimmt. In knapper Form sollen sie hier erklärt werden.

Das *lemniskale System* besteht aus anatomisch und neurophysiologisch deutlich identifizierbaren Bahnen. Afferente Signale werden vom Rückenmark und vom Trigeminusnerv zu zwei kortikalen Gebieten im Scheitellappen weitergeleitet. Von der spinalen Ebene aus gehen afferente Impulse durch Hinter- und Vorderseitenstrang, steigen auf durch den Lemniscus medialis zu den ventrobasalen Thalamuskernen und von da zu spezifischen Gebieten des Kortex. Die afferenten Impulse, die über den Trigeminusnerv ins ZNS gelangen, haben synaptische Verbindungen mit Kernen in der Medulla oblongata und gehen von dort weiter durch den Lemniscus medialis und den Thalamus zum parietalen Gebiet des Kortex. Die Fasern des lemniskalen Systems sind groß und gut myelinisiert. Signale werden daher schnell übermittelt, mit einem Minimum von nur drei synaptischen Umschaltungen.

Ein augenfälliges Merkmal des lemniskalen Systems ist seine somatotopische Organisation.

In den Faserbündeln der Hinterstränge und der synaptischen Organisation des Thalamus gibt es eine geordnete räumliche topographische Darstellung der Hautoberfläche. Diese hochentwickelte Organisation sensorischer Schaltstellen erlaubt es dem lemniskalen System, zwischen spezifischen propriozeptiven und taktilen Reizen zu unterscheiden. Dieses System übermittelt bewußte propriozeptive und kinästhetische Informationen wie Berührung, Druck, Lokalisierung, Beschaffenheit der Oberfläche, Qualität und räumliche Einzelheiten mechanischer Reize. Im allgemeinen sind Rezeptoren, die dem lemniskalen System Informationen zutragen, von einer Kapsel umgeben, langsam-adaptierend und verbunden mit Fasern vom Typ I und II (Aα). Viele dieser Rezeptoren liegen in Gelenken, Muskeln und unbehaarten Hautoberflächen (Burt 1993; Young 1973).

Das *spinothalamische System* ist anatomisch viel weniger gut umrissen als das lemniskale. Verschiedene Impulse sind mit diesem System durch die vorderen und seitlichen spinothalamischen Bahnen oder die retikulospinalen Bahnen (Funiculus anterolateralis) verbunden. Aufsteigende Impulse enden entweder in der Formatio reticularis oder senden kollaterale Verbindungen dorthin. Diese Fasern ziehen weiter aufwärts, haben synaptische Verbindungen mit den unspezifischen (medialen) Thalamuskernen und teilen sich dann auf, um Verbindungen zu praktisch allen Bereichen des Kortex herzustellen. Andere Kollateralen dieses Systems gehen zu den Regulatoren des vegetativen (autonomen) Nervensystems, des limbischen Systems und der Hirnstammkerne (Burt 1993; Kandel et al. 1991).

Da das spinothalamische System mit der Formatio reticularis und dem vegetativen Nervensystem synaptisch verbunden ist, dient es vorwiegend als Mechanismus, Energie oder Wachheit hinsichtlich potentiell schädlicher Reize hervorzurufen. Daher hat dieses System mit der Wahrnehmung von Schmerz, leichter Berührung, angenehmer sexueller Empfindungen und unangenehmer Reize sowie mit der Hervorbringung primitiver Orientierungen und schützender Reaktionen zu tun (Brecker 1994; Burt 1993; Roberts 1967).

Die Unterteilung in spinothalamisches und lemniskales System darf nicht dazu verleiten anzunehmen, beide Systeme ließen sich aktiv trennen. Die meisten Reize aktivieren beide Systeme gleichzeitig, z.B. leichte Berührung. Das lemniskale System kann sowohl exterozeptive als auch propriozeptive Reize übertragen. Es ist aber möglich, ein System mehr als das andere zu „laden", indem man selektive Reize schnell oder langsam setzt (Ayers 1974).

Poggio u. Mountcastle (1960) nehmen an, daß das lemniskale System einen inhibierenden Einfluß auf das spinothalamische System haben kann. Ayres (1979) und Wilbarger (1995) haben behauptet, die Dominanz des spinothalamischen (schützenden) Systems über das lemniskale System beruhe wesentlich auf „taktiler Abwehr". Viele der therapeutischen Techniken, die bei sensorisch-integrativer Therapie benutzt werden, sollen das lemniskale System aktivieren und eine bessere Balance zwischen den beiden Systemen herstellen. Zusätzlich empfängt die Gesichtsregion ihre sensorische Innervation vom *Trigeminusnerv*, der als ein *3. somatosensorisches System* angesehen werden kann, da er eine Körperoberfläche versorgt, die außerhalb der vom Rückenmark versorgten dermatomalen Segmente liegt (Mountcastle 1979). Eine sanfte, wenig intensive Stimulation der Gesichtsregion kann eine Entspannungsreaktion hervorrufen, weil die Weichteile auch sehr intensiv vom parasympathischen Nervensystem innerviert werden (Groen 1969; Jacob u. Francone 1974). Wilbarger (1995) behauptet, es komme, wenn das schützende System hypersensitiv wird, zu einer Überaktivität des sympathischen Systems, zu Vermeidungsverhalten aller Art, zur Unfähigkeit, mit äußerem Input umzugehen oder ihn zu dämpfen, und zu potentiell mangelnder Aufmerksamkeit. Desensibilisierung des taktilen Systems mittels anhaltendem festem Bürsten mit einer Bürste von der Art, wie sie Chirurgen zum Desinfizieren ihrer Hände benutzen, dämpft nach Wilbargers Überzeugung das Zünden des Systems, und das diskriminatorische (lemniskale) System kann aktiv werden. Es wird das ältere System weiter überlagern, und in der Folge wird sich die Homöostasis verbessern.

Kutanes exterozeptives System

> ▶ *Exterozeptoren* sind sensorische Endorgane, die in den oberflächlichen Schichten der Haut, den subkutanen Schichten und den äußeren Schleimhäuten liegen (Sinclair 1967).

Manche Autoren zählen die speziellen Sinnesorgane wie Geschmack, Geruch, Sehen und Hören zum exterozeptiven System. Dieser Abschnitt beschreibt nur die nicht von Kapseln umgebenen und die eingekapselten Endorgane, die man in der Haut und um Haare herum findet.

Die Haut ist das Organ der Berührung. Exterozeptoren in der Haut werden durch Reize von außerhalb des Körpers aktiviert.

Die Exterozeptoren informieren das ZNS über Veränderungen, die in der äußeren Umgebung stattfinden.

Diese Rezeptoren sind tendenziell besonders sensibel für spezielle Arten von Energie wie Schmerz, Temperatur, Berührung und Druck. Bevor sich ein Exterozeptor entlädt, muß er die entsprechende Menge von Energie aufnehmen, was man als adäquaten Reiz bezeichnet. Auch die Reizschwellen von Exterozeptoren sind verschieden. Sind die Reize adäquat, erreicht das Neuron sein Aktionspotential und entlädt sich entsprechend der Intensität des Reizes (Granit 1962; Sinclair 1967). Die Dauer der Entladung hängt von der Fähigkeit des Rezeptors zur Anpassung ab. Manche Rezeptoren passen sich schnell an und andere langsam.

Exterozeptoren übermitteln Impulse entlang verschieden dicker Fasern. Dicke Fasern sind stärker myelinisiert und übermitteln Impulse schneller. Dünne Fasern haben wenig oder gar keine Markumhüllung und übermitteln langsamer Bessou et al. 1971; Pertovaara 1979). Exterozeptoren innervieren bestimmte sich überlappende Gebiete der Haut.

> Als ▶ *Rezeptorfeld* wird der Bereich der innervierten Haut bezeichnet.

Die Zahl der Rezeptoren, die ein bestimmtes Hautfeld innervieren, variiert beträchtlich. Allgemein enthält die Handfläche eine größere Anzahl von Rezeptoren mit überlappenden Feldern, weil die Hände zum Greifen und Berühren benutzt werden. Die Schulterregion hingegen hat weniger Rezeptoren mit weniger Überlappungen der zugehörigen Felder und entsprechend geringere Fähigkeit, Reize zu unterscheiden. Beispielsweise haben die Fingerspitzen, die Lippen und die Zungenspitze eine größere Fähigkeit zur Feinunterscheidung von Berührungsreizen. Diese Bereiche enthalten mehr von Kapseln umgebene Rezeptoren sowie mehr afferente Neuronen, und sie übermitteln entlang der dickeren Fasern (Iggo 1967; Zottermann 1976). Sie nehmen auch in der kortikalen Repräsentation mehr Raum ein (Kandel et al. 1991).

Kutanes System

Freie Nervenendigungen

> ▶ *Freie Nervenendigungen* sind phylogenetisch die ältesten, nicht von Kapseln umgebenen Rezeptoren.

Freie Nervenendigungen übermitteln hauptsächlich über dünne Fasern, die als Aδ- (Gruppe III) oder C-Fasern (Gruppe IV) klassifiziert werden (s. Tabelle 5.1). Diese Fasern sind wenig oder gar nicht myelinisiert. Freie Nervenendigungen sind in der Lederhaut des kutanen Bindegewebes und in den Eingeweiden weitverbreitet. In größter Konzentration findet man sie entlang der Körpermittelachse. Beispielsweise hat die Haut rechts und links der Wirbel (Ramus posterior) 5mal mehr freie Nervenendigungen als andere Hautrezeptoren (Granit 1962).

! **Freie Nervenendigungen übermitteln Empfindungen von Schmerz, Temperatur und leichter Berührung.**

Da sie entlang der Körpermittelachse in höherer Konzentration vorkommen, ist die Schmerzempfindlichkeit in der Haut des Unterleibs 20fach so groß wie in der Haut der Fingerspitzen. Das Schmerzbewußtsein der Hornhaut des Auges (Kornea) wird auf 30mal höher eingeschätzt als dasjenige des Unterleibs. Zusätzlich ist die Empfindlichkeit für Kälte entlang der Mittellinie 10mal größer als in den Extremitäten. Ausnahmen zu dieser Mittellinienregel findet man bei Schleimhautauskleidungen und bei der hinteren Zungenoberfläche (Colavita 1978; Kandel et al. 1991).

! **Freie Nervenendigungen scheinen als primitive schützende Rezeptoren zu fungieren, denn sie sind zentral plaziert und warnen den Organismus vor potentiellen Gefahren für lebenswichtige Organe. Die meisten der Impulse, die von freien Nervenendigungen herrühren, werden in den spinothalamischen Bahnen zum ZNS geleitet.**

Haarrezeptoren

> ▶ *Haarfollikel* sind schnell-adaptierende Rezeptoren, die sich entladen, wenn sie aus ihrer Lage gebracht werden.

Bürstet man seine Haare gegen die natürliche Richtung, senden sie Impulse zu den spinothalamischen Bahnen, die viele Kollateralen zum retikulären aktivierenden System haben. Im allgemeinen verursacht das eine exzitatorische Reaktion, da das retikuläre aktivierende System mit dem vegetativen Nervensystem verbunden ist. Stimulation von Haarfollikeln oder der Haut eines Dermatoms auf derselben segmentalen Ebene kann den darunterliegenden Muskel fazilitieren (Eldred 1967; Hagbarth u. Vallbo 1969). Dieser Reiz aktiviert einen kutanen fusimotorischen Reflex. Der Reflex sendet Impulse entlang den Aβ-Fasern (Gruppe II) zu den Interneuronen und α-Motoneuronen, die an der Verbindungsstelle zwischen Nerv und Skelettmuskel enden (Eldred 1967; Hagbarth u. Vallbo 1969). Dadurch wird eine Beziehung zwischen Muskeltonus und Hauttonus hergestellt.

Merkel-Tastscheiben

> ▶ *Merkel-Tastscheiben* sind für Berührung und Druck empfindliche Rezeptoren, die sich in der tiefsten Schicht der Epidermis von vorwiegend unbehaarten Körperoberflächen befinden.

Merkel-Scheiben findet man in der tiefsten Schicht der Epidermis, vor allem in unbehaarter Haut. Die meisten liegen in der volaren Oberfläche der Finger, Lippen und äußeren Genitalien. Als langsam-adaptierende Rezeptoren für Berührungsdruck sprechen sie sehr stark auf langsames Streichen über die Hautoberfläche und auf Druck an. Sie übermitteln Impulse entlang Aβ-Fasern (Gruppe II) und entladen sich über längere Zeit. Diese Rezeptoren sind auch mit Empfindungen von kitzligen oder angenehmen Berührungen in Verbindung gebracht worden (Burt 1993; Cohen 1993).

Meißner-Tastkörperchen

> ▶ *Meißner-Körperchen* sind hochentwickelte, von Kapseln umgebene Rezeptoren, die man üblicherweise in unbehaarter Haut findet.

Am häufigsten kommen sie in der Zungenspitze, den Lippen, den Brustwarzen und den Fußballen vor. Diese Rezeptoren können sehr genau unterscheiden, sie liefern ein augenblickliches Empfinden von Kontakt und flatternder Berührung. Sie werden zur Zwei-Punkt-Unterscheidung und Stereognosie eingesetzt. Histologische Untersuchungen zeigen, daß diese Rezeptoren eine enge Beziehung zur Haut haben. In den Fingerspitzen sind sie entlang den Hautlinien des Fingerabdruckmusters angeordnet. Erforscht man etwas mit den Fingern, sezernieren die benachbarten Schweißdrüsen, und die Flüssigkeit unterstützt diskriminative Berührung. Sehr geschickte Leser der Blindenschrift können 100 Worte pro Minute lesen. Manches weist darauf hin, daß die entsprechenden Sinnesempfindungen älterer Personen aufgrund von fehlender Elastizität der Haut und einem Verlust von Meißner-Körperchen abnehmen (Quillian u. Ridley 1971; Quillian 1975).

Pacini-Körperchen

> ▶ *Pacini-Körperchen* sind die größten von Kapseln umgebenen und die am besten untersuchten Rezeptoren der Haut.

Sie liegen sehr tief in der Lederhaut, in den Eingeweiden, im Mesenterium, in Bändern und in der Nähe der Blutgefäße. Interessanterweise kommen sie am häufigsten in den Fußsohlen vor, wo sie einigen Einfluß auf die Haltung, die Stellung und die Fortbewegung auszuüben scheinen (Quillian u. Ridley 1971). Die Pacini-Körperchen adaptieren sich sehr schnell, und sie werden von festem Druck und rascher Dehnung von Gewebe aktiviert (Eldred 1967). Außerdem reagieren sie auf Vibration und weisen eine maximale Entladung bei Vibration mit 250–300 Hertz auf (LaMotte u. Mountcastle 1975). Es konnte jedoch bisher nicht gezeigt werden, daß sie beim tonischen Vibrationsreflex beteiligt sind (Reith u. Breidenback 1978).

Eine Liste von Behandlungstechniken, die das taktile oder exterozeptive System als primären Input-Modus einbeziehen, befindet sich in Tabelle 5.4.

Behandlungsalternativen

Ein Überblick über exterozeptive Techniken findet sich in Tabelle 5.4.

Die Aufgabe des exterozeptiven Systems ist es, das Nervensystem über die umgebende Welt zu informieren. Das ZNS adaptiert daraufhin das Verhalten, um mit dieser Umgebung zu koexistieren und in ihr zu überleben.

Obgleich viele schützende Reaktionen als Muster im Bewegungssystem vorliegen, können solche *standardisierten Reaktionen („patterned responses")* verändert oder moduliert werden entsprechend der augenblicklich vorliegenden inneren chemischen Verhältnisse, der Einstellung, der Motivation, der wachen Aufmerksamkeit usw.

Das exterozeptive Input-System funktioniert nicht reflexartig, sondern eher informativ und anpassend.

Schnelles phasisches Wegziehen

Der menschliche Organismus reagiert auf schmerzhafte oder schädliche Einflüsse sowohl auf der bewußten als auch auf der unbewußten Ebene. Ist der Reiz kurz und schädlich, ruft er eine schützende Reaktion von kurzer Dauer hervor, die man für einen phasischen Wegziehreflex auf spinaler Ebene hält (Abb. 5.7). Gleichzeitig steigen afferente Impulse zu höheren Zentren auf und rufen dort länger anhaltende emotionale und Verhaltensreaktionen hervor. Solche Reize wie Schmerz, extreme Temperaturen, schnelle Bewegung, leichte Berührung und Verlagerung der Haarwurzeln verursachen diese Reaktion am wahrscheinlichsten durch Aktivierung freier Nervenendigungen. Es scheint, daß diese Reize als potentiell gefährlich wahrgenommen werden, und die meisten der Impulse werden über C-Fasern und $A\delta$-Fasern übermittelt. Obgleich beide sensorischen Systeme aktiviert werden, wird die Mehrzahl der Impulse zum spinothalamischen System geleitet. Dieses System kommuniziert, wie schon erwähnt, direkt mit dem retikulär-aktivierenden System und

Tabelle 5.4. Exterozeptive Input-Techniken

Rezeptoren	Reize	Reaktion
Freie Nervenendigungen: C- und A-Fasern.	Schmerz, Temperatur, Berührung.	Scheint zu schützen und wachzumachen, Temperaturwahrnehmung, schützendes Wegziehen.
Haarfollikel.	Mechanische Verlagerung von Haarrezeptoren.	Erhöhter Muskeltonus unterhalb des Reizortes.
Merkel-Tastscheiben.	Berührung: Druckrezeptoren.	Berührungsidentifikation.
Meissner-Tastkörperchen.	Diskriminative Berührung.	Haltungstonus; Zwei-Punkt-Unterscheidung.
Pacini-Körperchen.	Fester Druck und rasche Dehnung von Gewebe, Vibration.	Lagesinn, Haltungstonus und Bewegung.
Ruffini-Körperchen.	Berührung: Mechanorezeptoren.	Berührung/räumliche Unterscheidung.

Behandlungsverfahren, welche kutane Reize einsetzen:
Rasches phasisches Wegziehen
1. Reize:
    Schmerz,
    Kälte: einmaliges Überstreichen mit Eiswürfel – schnelles Bestreichen mit Eiswürfel nach Rood,
    leichte Berührung: Bürsten (rasches Streichen) mit den Fingern, mit einer Feder.
2. Reaktion:
    Reizung der Oberfläche eines Extensors ruft flektorisches Wegziehen hervor,
    Reizung der Oberfläche eines Flexors kann flektorisches Wegziehen oder ein Zurückziehen vom Reiz in Extension auslösen.

Vorsicht: Wiederholtes Bestreichen mit Eis sollte wegen des Rebound-Effekts vorsichtig angewendet werden.

Längeranhaltende Eisanwendung
1. Reize:
    Eiswürfel,
    Eisstücklein und nasses Handtuch,
    Eimer voll Eiswasser,
    Eispackung,
    Eintauchen eines Körperteils oder des ganzen Körpers.
2. Reaktion: Hemmung der Mukulatur unterhalb der vom Eis berührten Hautpartien.

Neutrale Wärme
1. Reize:
    Luftschienen („air bag splints"),
    Einwickeln des ganzen Körpers oder einzelner Körperteile mit Handtuch,
    enge Kleidung, etwa Strumpfhosen oder ein anliegender Rollkragenpullover,
    lauwarmes Wasser oder Dusche,
2. Reaktion: Hemmung des Körperbereichs unterhalb des Anwendungsgebiets der neutralen Wärme.

Leichte Berührung/schnelles Bestreichen: zur Fazilitation von Muskeln unterhalb des Reizortes.

Anhaltender Druck oder langsames dauerndes Streichen mit Druck.

Reaktion: Anpassung vieler kutaner Rezeptoren an den Reiz, was den exterozeptiven Input, die retikuläre Aktivität und die Fazilitierung der Muskeln unter der stimulierten Haut verringert.

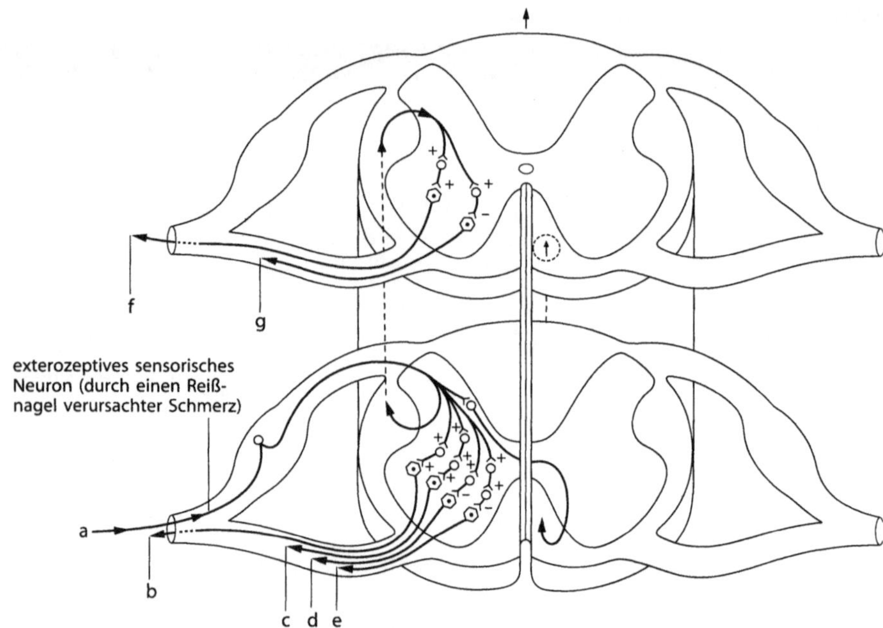

Abb. 5.7 a–g. Beispiel für eine multisegmentale Reaktion flektorischen Wegziehens. **a** Ein exterozeptives sensorisches Neuron wird durch einen Hautreiz aktiviert und ruft den ganzen Ablauf der raschen phasischen schützenden Reaktion hervor. **b** Der primäre Flexormuskel wird innerviert (fazilitiert), den distalen Körperteil vom Reiz wegzuziehen. **c** Die Flexormuskeln in Synergie mit dem primären Flexor werden auf derselben segmentalen Ebene innerviert (fazilitiert). **d** Der Antagonist des primären Flexors wird gehemmt. **e** Die Muskeln in antagonistischer Synergie werden auf derselben segmentalen Ebene innerviert (fazilitiert). **f** Die Muskeln in agonistischer Synergie auf einer anderen segmentalen Ebene werden fazilitiert. **g** Die Muskeln in antagonistischer Synergie auf einer andern segmentalen Ebene werden gehemmt. Dem Auge stellt sich das schnelle phasische Wegziehen als ein flektorisches Wegziehmuster dar, das eine Flexorsynergie fazilitiert. Dies erfordert Aktivierung von Flexor- und Extensormotoneuronen auf der Rückenmarksebene des afferenten Reizes und auf Ebenen anderer Segmente. Entsprechend wird auch die antagonistische Synergie auf vielen segmentalen Ebenen modifiziert. Man beachte, daß diese Illustration einer spinalen neuronalen Vernetzung nur eine vereinfachte Darstellung ist

mit nichtspezifischen Thalamuskernen. Jene Strukturen haben weitverzweigte Verbindungen mit allen Gebieten des zerebralen Kortex, dem vegetativen Nervensystem, dem limbischen System, dem Kleinhirn und den motorischen Zentren im Hirnstamm.

Es gibt für das „Laden" des spinothalamischen Systems durch Reize einige echte therapeutische Grenzen. Ein schmerzhafter Reiz erregt das Nervensystem und ruft nach der Entladung eine länger anhaltende Reaktion hervor. Nach der „Gate-Control"-Theorie (Theorie der „Torkontrolle") von Wall (Fields 1987; Lim 1970; Wall 1978) laufen alle sensorisch afferenten Neuronen im Hinterstrang zusammen und bilden Synapsen in einem Bereich, der Substantia gelatinosa genannt wird. Dicke, gut myelinisierte Fasern vom Typ Aα, Bβ und γ (Gruppen I und II) haben synaptische Verbindungen mit Zellen in der Substantia gelatinosa und hemmen dort Transmissionszellen 2. Ordnung

(T-Zellen). Dadurch wird gemäß Walls Theorie das Tor geschlossen, und eine begrenzte Anzahl von Impulsen kann zu höheren Zentren aufsteigen.

Die dicken Fasern übermitteln Impulse von Rezeptoren in Sehnen, Gelenkkapseln, Muskeln und Rezeptoren für festen Druck (Pacini-Körperchen). Dagegen sind Fasern, welche schmerzhafte Reize übertragen, weniger myelinisiert und dünner. Sie leiten mehr Impulse als die dicken Fasern, aber mit geringerer Geschwindigkeit.

Diese Schmerzfasern haben eine hemmende Wirkung auf die Zellen der Substantia gelatinosa, die daraufhin die Hemmung der Zellen 2. Ordnung, der T-Zellen, verringern, so daß das Tor wieder offen ist und schmerzhafte Reize über die spinothalamischen Bahnen aufsteigen können. Dies Phänomen könnte sich in gewisser Hinsicht positiv auf den Umgang mit Schmerz auswirken, da das „Tor sich nach beiden Seiten öffnen kann".

Merkwürdigerweise gibt es mehr dicke als dünne Fasern (West 1981).

Daher sollten physische Aktivität, häufiges Ändern der Stellung, fester Druck und propriozeptive und kutane Stimulation genügend Impulse erzeugen, die bei den T-Zellen der Substantia gelatinosa zusammenlaufen, wodurch das Tor geschlossen und die Übermittlung von Schmerznachrichten zum Hirn blockiert wird. Neuere Untersuchungen haben gezeigt, daß physische Aktivität (Formen physischer Belastung) die Produktion von Endorphinen anregt, die sich dann an Opiatrezeptoren binden und als körpereigene Morphine fungieren (Booker 1982; Maitland 1992; Marx 1977; Melzack et al. 1969).

Reize wie das Bürsten oder Bestreichen der Haut mit einer weichen Bürste erzeugen Impulse entlang sowohl spinothalamischer als auch lemniskaler Bahnen, denn beide Bahnen übermitteln den Reiz leichter Berührung und rufen auf spinaler Ebene ein Wegziehen hervor. Welches spezifische Wegziehmuster auftritt, hängt von vielen Umständen ab. Wird der *Reiz auf eine Extensoroberfläche* appliziert, dann wird dadurch flektorisches Wegziehen gebahnt. Wird der *Reiz auf eine Flexoroberfläche* gegeben, sind 2 Reaktionen möglich:
1. Der Klient kann sich von dem Reiz zurückziehen und kommt dadurch in ein extensorisches Muster.
2. Der Reiz kann ein flektorisches Wegziehen hervorrufen, der Klient geht also in ein Flexormuster.

Welches Muster auftritt, hängt von der vorliegenden bevorzugten Art der Bewegungsprogrammierung ab, die sich aus der Positionierung des Klienten und der Prädisposition seines ZNS herleitet. Beide Reaktionen werden für normal gehalten. Die Verfassung oder der emotionale Zustand des ZNS bestimmen die Empfindlichkeit der Reaktion, was wiederum die Zusammenhänge innerhalb des Systems verstärkt.
Wird dem Wegziehmuster sofort Widerstand entgegengesetzt, stuft man dies nicht mehr als eine exterozeptive Technik ein, denn nun kommt die Propriozeption von Muskelspindel, Gelenk und Sehne hinzu. Durch das Hinzu-

nehmen eines solchen Verfahrens läßt sich die Zahl negativer Auswirkungen, z. B. eines durch den Wegziehreflex allein verursachten Reboundphänomens, drastisch verringern.

! **Rasche phasische Wegziehreaktionen ruft man am besten hervor, indem man den Reiz innerhalb eines Dermatoms setzt, um dadurch spezifische Zielmuskeln (Myotome) zu aktivieren.**

Ein leichter Berührungsreiz, der sich von der Mittellinie seitwärts *entlang Dermatom T10* bewegt, kann eine schnelle Wegziehreaktion der Hüftflexoren hervorrufen (Farber 1974).

Ein leichter Berührungsreiz *entlang Dermatom C6* auf der Rückseite des Unterarms kann den Extensor carpi radialis fazilitieren und eine Extension im Handgelenk fördern. Die Reaktion tritt auf, weil die leichte Berührung durch einen komplexen kutanen Reflex des fusimotorischen Systems schnelle Veränderungen der Sensibilität der Muskelspindel verursacht (Rood 1962; Stockmeyer 1967).

Wenn man auf einen Reißnagel tritt, wird sehr schnell eine starke, totale flektorische Wegziehreaktion von Fuß und Bein hervorgerufen (s. Abb. 5.7). Dies ist eine Schutzreaktion, die nicht zu wiederholter Bewegung und somit auch nicht zu motorischem Lernen führt.

Deshalb – und auch wegen der gleichzeitigen emotionalen und vegetativen Reaktionen – wird ein phasisches Wegziehen nicht als Behandlungsansatz empfohlen, solange nicht alle anderen Möglichkeiten ausgeschöpft sind.

Wiederholte Eisanwendung

Kälte ist ein weiterer Reiz, den das Nervensystem als potentiell gefährlich wahrnimmt. Schon lange wird eine Stimulation durch Eis als Behandlungstechnik eingesetzt, um erwünschte Bewegungsmuster hervorzurufen – diese Technik wurde von Rood entwickelt. Dabei reibt man mit einem Eiswürfel während 3–5 Sekunden mit Druck über dem Bauch des zu fazilitierenden Muskels oder streicht rasch darüber. Natürlich aktiviert diese Methode sowohl Exterozeptoren als auch Propriozeptoren und verursacht eine kurze Erregung des Kortex. Sie kann aber auch zu unerwarteten Ergebnissen führen. Auf spinaler Ebene ruft sie ein phasisches Wegziehmuster hervor. Aber unmittelbar, nachdem der Reflex abgelaufen ist, unterbricht das „Rebound"-Phänomen (Erregungsrückschlag) die Aktivität des stimulierten Muskel und senkt das Ruhepotential des antagonistischen Muskels (Selbach 1962). Ein 2. Reizen des ursprünglich stimulierten Muskels ruft deshalb unter Umständen keinen Reflex hervor; stattdessen vollführt vielleicht wegen reziproker Innervation der antagonistische Muskel eine Rebound-Bewegung in die entgegengesetzte Richtung. Eisanwendung kann auch nach der Entladung zu einer anhaltenden Reaktion in den Verbindungen zum retikulären, zum limbischen und zum vegetativen System führen. Dadurch wird im vegetativen Nervensystem der sympathische Teil stärker aktiviert. Ein zu hoher sympathischer Tonus verursacht eine Desynchronisation des Kortex (Gelhorn 1967). Zwar wird der Ruhezustand des spinalen Generators kurz verändert, ein anhaltender Zustand erhöhter Aktivierung ist aber vermutlich die Folge von Angst oder sympathischem Overflow. Dieser Zustand destabilisiert das System und führt höchstwahrscheinlich nicht zu irgendwelchen Prozessen motorischen Lernens. Wegen der unvorhersagbaren Reaktionsmuster auf Roods wiederholte Eisanwendung wird diese Technik selten benutzt.

Eis sollte für folgende Körperregion nicht angewendet werden:
- **im Gebiet der Stirn,**
- **an der Rumpfmittellinie,**
- **hinter dem Ohr,**
- **linke Schulter bei Herzerkrankungen.**

Oberhalb der Lippen hat das spinothalamische System ebenfalls 2 afferente Bahnen:
- die trigeminale und
- die spinale.

Der Trigeminusnerv innerviert drei Gebiete des Gesichts, das ophthalmische, das maxilläre und das mandibuläre Gebiet. Er hat einen sehr starken Einfluß auf das somatosensorische System, denn er mündet direkt in die Formatio reticularis. Daher kann eine Eisanwendung *im Gebiet der Stirn* unerwünschte vegetative und Verhaltensreaktionen auslösen. Abzuraten ist auch von einer Eisanwendung an der *Rumpfmittellinie*, da in dieser Körpergegend die meisten C-Fasern liegen (Colavita 1978; Reith u. Breidenback 1978).

Eis sollte nicht *hinter dem Ohr* angewendet werden, da dies zu einer plötzlichen Blutdrucksenkung führen kann (Downie 1986). Der Therapeut sollte auch vermeiden, bei Patienten mit *bestehender Herzerkrankung* Eis im Bereich der linken Schulter anzuwenden, denn ausstrahlender Schmerz nach einer Angina pectoris manifestiert sich im Bereich der linken Schulter, was nahelegt, daß ein Kältereiz eine reflexartige Zusammenziehung der Koronararterien bewirken könnte (Weiss 1986).

Zu beachten ist außerdem, daß die primären Nervenäste, die am *Rücken entlang der Mittellinie* liegen, sympathische Verbindungen zu inneren Organen haben. Ein Kältestimulus hier kann die Organaktivität verändern und vielleicht eine Zusammenziehung der Gefäße verursachen, was zu erhöhtem Blutdruck und verminderter Blutversorgung der Eingeweide führt (Galambos 1956; Normell 1974).

Eine *nützliche Wirkung* kann Eis dann haben, wenn die inhibitorischen Mechanismen des Nervensystems aktiv sind.

Bei Kindern mit Lernstörungen oder verzögerter sensomotorischer Entwicklung kann die Anwendung von Eis auf die Handinnenfläche durch erhöhte Aktivität des retikulär aktivierenden Systems einen Wachzustand auf kortikaler Ebene bewirken. Diese Wachheitsreaktion erzeugt vermutlich eine erhöhte Sekretion des Nebennierenmarks, was zu verschiedenen metabolischen Veränderungen führt.

Die Anwendung von Eis sollte selektiv erfolgen. Für Patienten mit instabilem vegetativem Nervensystem kommt diese Methode als potentielle sensorische Modalität nicht in Frage (Gandhavadi 1982).

Längeranhaltende Eisanwendung

Längeranhaltende Eisanwendung ist Bestandteil vieler verschiedener Ansätze. Der bekannteste ist wohl der Ansatz der propriozeptiven neuromuskulären Fazilitation (Knott u. Voss 1968). Alle diese Methoden haben eine Hemmung von Hypertonus oder Schmerz zum Ziel. Bei längeranhaltender Kälte nimmt die Neurotransmission von Impulsen, afferenten wie efferenten, ab. Gleichzeitig wird auch die Geschwindigkeit der Stoffwechselvorgänge des gekühlten Gewebes herabgesetzt. Auch die längeranhaltende Eisanwendung muß mit Vorsicht eingesetzt werden. Damit wirksame Behandlungsergebnisse zu erwarten sind, sollte der Patient:

1. auf die Modalität ansprechen,
2. den Kältereiz überwachen können – es dürfen also keine sensorischen Defizite bestehen – und
3. ein stabiles vegetatives Nervensystem haben, so daß unnötige negative Auswirkungen von Unterkühlung vermieden werden.

Eismassage ist eine Form längerdauernder Eisanwendung und wird oft zur Behandlung somatischer Schmerzprobleme eingesetzt. Sie wird auch über Muskeln mit hohem Tonus ausgeführt, um Kontraktionen quergestreifter Muskulatur zu dämpfen.

Vorsicht ist geboten, wenn man einen Schmerz beseitigt, ohne das Problem zu beheben, das den Schmerz verursacht.

Bei Muskeltonus und Schmerz, verursacht durch Gelenkinstabilität, kann Eisanwendung den Schmerz beseitigen, aber dabei die Gelenkinstabilität fördern und potentielle Schäden verursachen. Im Endergebnis wäre der Schmerz dann größer, nicht geringer.

Neutrale Wärme

Wie Eisanwendung ändert auch diese Methode den Status der Bewegungsgeneratoren, entweder direkt oder indirekt durch das Bewegungssystem. Nach Farber (1974) liegt der Temperaturbereich zwischen 35 und 37 °C.

Die Dauer der Wärmeanwendung hängt vom Klienten ab.

Ein lauwarmes Bad von 3–4 Minuten Dauer kann dieselbe Wirkung haben wie ein Einpacken des ganzen Körpers während 15 Minuten. Wie bei jedem Input-Verfahren sollten die Wirkungen in die therapeutische Sitzung miteinbezogen werden, um sie so zu maximieren und durch aktive Bewegung im Rahmen funktioneller Aktivitäten ein Lernen des Klienten zu fördern.

Anhaltender Reiz oder Druck

Wegen der schnellen Anpassung vieler Hautrezeptoren wird ein anhaltender Reiz eine wirksame Inhibition verursachen, indem er weitere Reize am Eindringen in das System hindert. Diese Technik wird auf hypersensible Bereiche angewendet, um Hautreaktionen zu normalisieren. Vibration im Wechsel mit gehaltenem Druck kann sehr wirksam sein. Man erinnere sich, daß diese kombinierten Inputs verschiedene neurophysiologische Mechanismen einsetzen. Oft läßt sich beobachten, daß anhaltende niederfrequente Vibration besonders wirksam ist bei Kindern mit Lernstörungen, die aufgrund eines hypersensiblen taktilen Systems ihre Umgebung nicht mit Leichtigkeit erforschen können. Läßt man sie einen Vibrator halten und ihre Extremitäten damit selbst berühren, scheint sich ihr hypersensibles System zu normalisieren und sie werden dafür empfänglich, die Umwelt zu erforschen. Geht diese Erforschung noch zusätzlich mit anhaltendem Druck einher, z.B. beim Graben in einer Sandkiste, scheint die Technik wegen der adaptiven Reaktionen des Nervensystems noch wirksamer zu sein.

Ansätze, die anhaltenden Druck mittels Stützstümpfen, GoreTex-Kleidung und anderer Hilfsmittel einsetzen, lassen sich in das tägliche Leben eines Klienten integrieren, ohne daß er seine Lebensweise verändern muß. Dadurch kann der Klient sein System selbst regulieren, und dies ermöglicht ihm mehr Variabilität im Zurechtkommen mit seiner Umgebung.

Vestibuläres System

Sensorische Rezeptoren und Physiologie

Der vestibuläre Apparat ist ein mechanorezeptorisches Organ (Burt 1993). Funktionell ist er mit der Aufrechterhaltung von Kopf- und Körpergleichgewicht befaßt. Propriozeption informiert das ZNS, wo sich der Körper im

Raum befindet, und das vestibuläre System übermittelt die Stellung des Kopfes im Raum. Da das vestibuläre System eng mit dem auditiven, dem visuellen, dem propriozeptiven und dem motorischen System verbunden ist, arbeitet es bei der Modulierung wichtiger Funktionen mit einer Reihe anderer Systeme zusammen (Crutchfield u. Barnes 1993). Man schreibt ihm eine Beeinflussung des Muskeltonus zu, ein Beibehalten der Blickrichtung, eine Orientierung bezüglich räumlicher Richtungen, eine Orientierung von Kopf und Körper und einen Einfluß auf Lernen und emotionale Entwicklung (Moore 1980; Wilson u. Peterson 1980).

Der vestibuläre Apparat ist eine häutige Struktur in der Schläfengegend des Schädels. Er wird unterteilt in die Schnecke (Cochlea), die vor allem mit Hören zu tun hat, den Vorhof (Vestibulum) und die drei Bogengänge (Canales semicirculares). Phylogenetisch sind die Rezeptoren des Systems jenen ähnlich, die Schall übermitteln. In beiden Fällen sind die Rezeptoren Haarzellen, aber ihre unterschiedliche anatomische Anordnung und ihre unterschiedlichen physiologischen Eigenschaften ermöglichen ihnen die Übermittlung unterschiedlicher sensorischer Modalitäten. Eine weitere Gemeinsamkeit zwischen dem auditiven und dem vestibulären System liegt darin, daß sie dieselbe Hirnnervenwurzel miteinander teilen. Doch ihre Verbindungen zu Kernen des Hirnstamms und zu anderen neurologischen Strukturen sind deutlich verschieden (Clark 1975; Kandel et al. 1991).

Der Vorhof liegt zwischen den Bogengängen und der Schnecke. Oft wird er das statische Labyrinth genannt, denn er bewirkt tonische Reflexe bei Haltungsmuskeln in Reaktion auf veränderte Kopf- und Körperstellungen und Schwerkraft-Einflüsse (Kandel et al. 1991). Er enthält zwei miteinander kommunizierende Kammern, Sacculus und Utriculus. Die Haarzellen in diesen beiden Kammern sind von gleicher Art: jede Kammer enthält einen verdickten Fleck sensorischer Haarzellen, die Macula. Die Haarzellen sind in einer festen Stellung so angeordnet, daß ihre Haarschöpfe in eine Gallertschicht aufragen, die die *Otolithenmembran* genannt wird. In diese Gallertmasse sind kleine Kalziumkarbonatkristalle eingebettet, die man *Otolithen* (Otokonien) nennt. Diese anatomische Anordnung ermöglicht es, daß die Haarzellen sehr stark auf Veränderungen der Kopfstellung reagieren. Wird der Kopf zur Seite geneigt, verlagert die Schwerkraft die otolithische Membran, wodurch die Flimmerhaare der Haarzellen gebeugt werden. Durch die Beugung oder Verschiebung entladen sich die Haarzellen und übermitteln dem ZNS afferente Impulse (Barr u. Kiernan 1990).

> ▶ *Haarzellen* sind tonische Rezeptoren.

Sie entladen sich daher laufend, auch in Neutralstellung. Das Beugen der Flimmerhaare einer einzelnen Haarzelle in eine Richtung verursacht gesteigertes Zünden, Beugung in die andere Richtung bewirkt eine langsamere Entladungsrate (Kandel et al. 1991). Der Mechanismus, der das möglich macht, ist den Flimmerhaaren der Haarzelle inhärent. Die Flimmerhaare sind nach Länge abgestuft angeordnet, zum Ende des Flimmerhaarbündels hin werden sie immer länger. An der Außenseite des Bündels dient ein auffällig langes Flimmerhaar, das *Kinocilium*, als Regulator. Das heißt, wenn sich die Flimmerhaare zum Kinocilium hin beugen, steigt die Zündrate, und sie fällt bei Beugung vom Kinocilium weg (Burt 1993; Kandel et al. 1991).

Der Sacculus liegt zwischen Utriculus und Schneckengang (Ductus cochlearis). Wenn der Kopf sich in einer normalen aufrechten Stellung befindet, liegen die meisten Flimmerhaare im Sacculus auf der Seite. Bewegt sich daher der Kopf in einer senkrechten Ebene mit linearer Beschleunigung oder Verlangsamung, entladen sich die Haarzellen. Jede Auf-und-ab-Bewegung wie das Hüpfen auf einem Trampolin ist für die Flimmerhaare im Sacculus eine entsprechende Stimulation. Im Gegensatz dazu stehen die meisten Flimmerhaare im Utriculus senkrecht, wenn der Kopf sich in aufrechter Stellung befindet. Lineare Beschleunigung oder Verlangsamung in der waagerechten Ebene sind für sie der entsprechende Reiz.

Man stelle sich ein Kind vor, das bäuchlings auf einem Rollbrett eine Schräge hinunterfährt. Wenn es am waagerechten Teil der Bahn angekommen ist, ist sein Kopf aufrecht, die Flimmerhaare biegen sich und die Zellen entladen sich. Auch eine jähe Verlangsamung, z.B. wenn man auf eine am Boden liegende Matte zurennt und dort stoppt, läßt die Flimmerhaare nach vorne schnellen.

In den meisten Fällen sind die Flimmerhaare sowohl in Sacculus als auch in Utriculus für eine ganze Reihe von Reizen empfindlich. Vor- und Rückwärtsbewegungen beispielsweise aktivieren die Flimmerhaare in beiden Kammern.

Die statische Stellung des Kopfes im Raum und eine lineare Beschleunigung oder Verlangsamung in horizontaler und vertikaler Ebene sind Reize für die Flimmerhaare in Utriculus und Sacculus (Vestibulum). Die größten Tonusveränderungen finden bei den Extensorgruppen der Haltungsmuskeln statt. Zusätzlich trägt das Vestibulum zur Aufrechterhaltung von Stellreaktionen und Gleichgewichtsreaktionen bei.

Rood (1962) nahm an, daß die Seitlage des Kopfes nützlich sei, um unerwünschten Extensortonus als Folge schlecht integrierter tonisch-labyrinthischer Information zu verringern. In dieser Stellung wird der symmetrische Input der vestibulären Rezeptoren zu den vestibulären Kernen ausgeschaltet, was den Output der vestibulospinalen Bahn und somit ihren Einfluß auf die posturalen Extensoren modifiziert.

Die Bogengänge bezeichnet man als ▶ *kinetisches Labyrinth*, weil sie auf Bewegungen des Kopfes reagieren.

Sie beeinflussen auch die Glieder und die extraokularen Muskeln der Augen und tragen zu Gleichgewichtsreaktionen und zur Orientierung im Raum bei. Sie stehen etwa im rechten Winkel zueinander, einer für jede Rotationsachse. Der vordere und der hintere Bogengang sind empfindlich für Bewegungen in der Sagittalebene. Der horizontale Bogengang reagiert auf Rotation um die zentrale Körperachse (Kandel et al. 1991; Moore u. Umphred 1993).

Die drei häutigen Bogengänge hängen mit dem Vestibulum zusammen. An der Stelle, wo sie ins Vestibulum einmünden, sind sie erweitert. Diese Erweiterung, als *Ampulla* bezeichnet, enthält neuroepitheliale Rezeptoren ähnlich denen im Vestibulum. Diese Rezeptoren sind Hügel von Flimmerhaaren, die man als *Crista ampullaris* bezeichnet. Eine Crista besteht aus den Haarzellen mit ihren Flimmerhaaren, die fest mit dem Boden der Ampulla verbunden sind. Die Haarbüschel ragen in eine kuppelförmige Gallertmasse hinein, die als *Cupula* bezeichnet wird. Von der otolithischen Membran unterscheidet sie sich insofern, als sie keine Otolithen enthält. Stattdessen sitzt sie auf den Flimmerhaaren wie ein Hut und wird durch die Bewegung der Endolymphe im Bogengang stimuliert. Jede Drehbeschleunigung oder Verlangsamung des Kopfes veranlaßt die Endolymphe, durch die Bogengänge zu fließen, was wiederum die Cupula verlagert und die Haarzellen zu zünden veranlaßt (Barr u. Kiernan 1990; Kandel et al. 1991; Wilsoon u. Peterson 1980).

! Der Cupula-Endolymphe-Mechanismus reagiert nicht auf andauerndes Drehen im Kreis bei gleichmäßiger Geschwindigkeit.

Zahlreiche physiologische Untersuchungen (Barnes u. Forbat 1979; Brookhart et al. 1970; Groen 1961) haben gezeigt, daß die Cupula zu Beginn einer Rotation aus ihrer Ruhelage disloziert wird und die Haarzellen sich verstärkt entladen. Bei fortgesetzter Rotation nimmt die Cupula nach etwa 20 Sekunden allmählich ihre Ruhestellung wieder ein, und das Zünden der Haarzellen geht zurück. Hört die Rotation auf, wird die Cupula wieder disloziert, aber in die entgegengesetzte Richtung, denn die Endolymphe zirkuliert weiter durch die Bogengänge. Die so verursachte Biegung der Flimmerhaare bewirkt verringertes Zünden, bis die Endolymphe zur Ruhe kommt. Nach 10–30 Sekunden hört die Endolymphe auf zu zirkulieren, und die Cupula kehrt in ihre Ruhelage zurück und nimmt ihr tonisches Entladungsniveau wieder auf.

Angesichts solcher Kenntnisse ist ein längeranhaltendes Drehen im Kreis physiologisch unproduktiv. Bekanntlich ist die anfängliche Beschleunigung die Kraft, die die Cupula disloziert und vermehrtes Zünden auslöst. Auch die Bogengänge reagieren am stärksten auf kurze Rotationsbewegungen und nicht auf langanhaltendes Drehen (Crutchfield u. Barnes 1993). Eine gute Formel für die Stimulation der Bogengänge ist es, jemanden während 20 Sekunden etwa 10mal herumzudrehen, dann abrupt innezuhalten, etwa 20 Sekunden zu warten und wieder mit derselben Geschwindigkeit in die entgegengesetzte Richtung zu drehen. Es ist auch nützlich, auf die Position des Kopfes beim Drehen zu achten. Liegt die Person beispielsweise in Seitlage auf einem Drehgerät, wird die Endolymphe sowohl in den vorderen als auch den hinteren Bogengängen zirkulieren, was eine stärkere Reaktion hervorruft.

! Kreiseln sollte nicht ohne die nötigen Vorsichtsmaßnahmen eingesetzt werden. Bei kleinen Kindern oder enthemmten Patienten kann es Anfälle auslösen oder die Atmung unterdrücken.

Am besten erlaubt man den Patienten, die anfängliche Drehgeschwindigkeit oder vestibuläre Stimulation zu kontrollieren, so daß sie sich an den Reiz gewöhnen können.

Wegen seiner weitverzweigten Verbindungen hat der vestibuläre Apparat eine enorme Fähigkeit, elektrische Zustände innerhalb des Nervensystems zu ändern. Generell werden Impulse von den vestibulären Kernen, die an der Verbindungsstelle von Pons und Medulla oblongata liegen, zu den Schlüsselzentren des Nervensystems geschickt. Es gibt beispielsweise ausgiebige Verbindungen zu den Kernen der 12 Hirnnerven (insbesondere zu jenen der Hirnnerven III, IV und VI), zum Kleinhirn (Pars nodulofloccularis), zu den spinalen Bewegungsgeneratoren, zum vegetativen Nervensystem, den motorischen Kernen im Hirnstamm, dem Gyrus postcentralis des Kortex und der Formatio reticularis (Brodal u. Pompliano 1972; Burt 1993).

Die Rezeptoren des Vestibulum (Macula) scheinen mit der statischen Orientierung des Kopfes im Raum und mit Richtungsorientierung befaßt zu sein. In diesem Zusammenhang meint Richtungsorientierung die Fähigkeit, sich von einem Ausgangspunkt A zu einem Zielpunkt B zu bewegen, ohne die Orientierung zu verlieren oder in die falsche Richtung abzudrehen.

Wir verlassen uns auf die Macula, wenn wir unter Wasser schwimmen. Da die Füße den Boden nicht berühren und die Einwirkung der Schwerkraft verändert ist, liefern die Propriozeptoren in Gelenken und Muskeln wenig Informationen über die Lage im Raum. Das Gehirn empfängt also nicht seinen normalen propriozeptiven Input von Beinen und Haltungsmuskulatur. Außerdem hilft auch das Sehen nicht allzu viel, denn um richtig zu arbeiten, muß die Hornhaut des Auges Luft vor sich haben. Wasser verursacht eine andere Lichtbrechung und verzerrt dadurch das Gesehene (Green 1973). Erhielte also der vestibuläre Mechanismus keinen Feedback durch die Einwirkung der Schwerkraft, würde der Unterwasserschwimmer die Orientierung verlieren und die Richtung zur Wasseroberfläche nicht mehr bestimmen können.

Die Bogengänge identifizieren Bewegungen des Kopfes in allen Ebenen und haben mit dem Beibehalten der aufrechten Haltung zu tun. Die Nervenverbindungen der Bogengänge sind äußerst wichtig für Blickrichtung, Augenbewegungen und Ausrichtung von Kopf und Körper in einer Linie. Bogengänge, Otolithen und Gelenkrezeptoren des Halses arbeiten in Verbindung miteinander, um Stellreaktionen von Kopf und Nacken auszuführen (Ayers 1972; Fisher et al. 1991; Moore u. Umphred 1993).

Behandlungsalternativen

Da das vestibuläre System ein einzigartiges Sinnessystem ist und entscheidend für Funktionen, die viele Sinne integrieren, ist es eine brauchbare und potente Input-Modalität für therapeutisches Eingreifen. Tabelle 5.5 listet Rezeptoren, Reize und Reaktionsmuster dieses Systems auf und schlägt darüberhinaus Behandlungsverfahren vor. Da jede statische Position und jedes Bewegungsmuster das labyrinthische System anregt, spielen vestibuläre Funk-

Tabelle 5.5. Vestibuläres System

Rezeptor	Reiz	Reaktion
Statisch Vestibulum (Sacculus, Utriculus).	Druck auf Haarzellen, verursacht durch die Position des Kopfes im Raum (lineare Bewegungen).	Erhöht die Sensibilität der lateralen und medialen vestibulären Kerne in Reaktion auf Kopfstellung und Schwerkraft: Einfluß des ventralen medialen Teils der Bewegungsgeneratoren.
Kinetisch Bogengänge.	Druck auf Haarfollikel, verursacht durch eine Richtungsänderung des Kopfes in verschiedenen Ebenen (Dreh-/Rotationsbewegungen).	Tendenz langsamer Bewegung zur Dämpfung des Muskeltonus. Tendenz schneller Bewegung zur Erhöhung des Muskeltonus. Verbindung zu Raumwahrnehmung und Richtungsorientierung. Verbindung zu Labyrinth-Stellreaktionen, insbesondere zu Aufrichten des Kopfes in Vertikalstellung. Verbindung zu Gleichgewichtsreaktionen. Verbindung zu extraokularen Muskeln zur Kontrolle der Blickrichtung: vestibulookulärer Reflex.

tion bzw. Dysfunktion bei allen therapeutischen Aktivitäten eine Rolle. Wenn man sich unter vestibulärer Stimulation nur ein Drehen im Kreise oder eine Drehbeschleunigung vorstellt, reduziert man damit die therapeutischen Möglichkeiten dieses Systems auf ein Minimum und ignoriert eine ganze Reihe vestibulärer Behandlungstechniken (Farber 1974; Heiniger u. Randolph 1981; Herdmann 1990 a, 1990 b).

Bewegungen in der waagerechten oder senkrechten Ebene und Vorwärts-Rückwärts-Bewegungen kommen schon sehr früh in der Entwicklung vor und sollten als eine brauchbare Behandlungsmodalität angesehen werden. Solche Bewegungen scheinen Bewegungen von einer zur anderen Seite und diagonalen Bewegungen vorauszugehen, auf die dann Bewegungen mit linearer Beschleunigung und schließlich Drehbewegungen folgen. Alle diese Bewegungen kann man den Klienten selbständig oder mit Hilfe in allen entwicklungsneurologischen Mustern durchführen lassen.

Die Geschwindigkeit der vestibulären Stimulation bestimmt die Wirkungen. Gleichmäßiges, langsames Wiegen dämpft tendenziell das motorische System, während schnelles Kreiseln oder schnelle lineare Bewegung tendenziell sowohl größere Wachheit als auch verstärkte Bewegungsreaktionen hervorrufen.

Hier ist das vestibuläre System ebenfalls nur eines unter vielen, die das Bewegungssystem beeinflussen. Daher muß man die Interaktion der Systeme laufend neu einschätzen.

Tabelle 5.5 (Fortsetzung)

Behandlungsvorschläge *

Allgemein entspannende Körperreaktionen
1. langsames Wiegen,
2. langsame Vorwärts-Rückwärts-Bewegungen in der waagerechten oder senkrechten Ebene (Stuhl, Kniekissen, Schaukelnetz, Schaukel, Ball, Rolle, Wägelchen),
3. Wiege oder Schaukelstuhl,
4. langsame lineare Fortbewegung, beispielsweise in einem Wägelchen, Buggy, Rollstuhl oder einem Wagen,
5. therapeutischer Ball und/oder Gymnastikball.

Techniken zur Tonuserhöhung bei posturalen Extensoren
1. Schnelle Vorwärts-Rückwärts-Bewegung oder Drehbeschleunigung:
Rollbrett, gezogen oder eine Schräge hinunterrollen lassen,
bäuchlings auf dem Ball: schnelle Beschleunigung vorwärts,
Plattformschaukel oder Schaukelnetz: Bauchlage,
Rutschbahn.
2. Schnelle Vorwärts-Rückwärts-Bewegungen in Bauchlage, Bewegungsmuster in Belastung wie Wiegen oder Krabbeln bei Unterarmstütz oder Stützen auf die gestreckten Arme.
3. Gewichtsverlagerung im Knien, Halbknien oder Stehen.

Fazilitierende Techniken, die Ganzkörperreaktionen beeinflussen
1. Bewegungsmuster mit bestimmten Abläufen:
Drehen im Liegen,
Unterarmstütz, Stützen mit gestreckten Ellenbogen und Vierfüßlerstand: Bewegung von einer Seite zur anderen, lineare und Drehbewegung.
2. Kreiseln:
Schaukelnetz,
Spielzeug, auf dem man sitzen und sich drehen kann,
Bürostuhl mit Universalgelenk.
3. Jedes Bewegungsprogramm, das den Kopf beschleunigt oder verlangsamt:
Sitzen und nach etwas greifen,
laufen,
rennen,
aus dem Sitzen zum Stand kommen.

Kombinierte fazilitierende und inhibierende Techniken: invertiert tonisch labyrinthisch
1. Halbumgekehrte Stellung im Sitzen,
2. aus der Hocke zum Stand kommen,
3. vollständig umgedrehte vertikale Stellung.

* Man erinnere sich, daß bei allen diesen Behandlungsvorschlägen auch andere als vestibuläre Input-Mechanismen sowie sämtliche Aspekte des Bewegungssystems und seiner Komponenten angesprochen werden.

Allgemeine vestibuläre Behandlungstechniken

Wie schon erwähnt, erzeugen langsame, sich wiederholende Wiegemuster, unabhängig von Bewegungsebene oder -richtung, im allgemeinen eine Hemmung von Bewegungsmustern, die den ganzen Körper erfassen. Aber jeder Reiz kann auch unerwünschte Reaktionen hervorrufen, z.B. erhöhten Tonus. Wenn dies geschieht, sollte das Verfahren beendet und erneut analysiert werden, damit sich der Grund für die beobachtete oder palpierte Reaktion bestimmen läßt.

Ein Klient – z. B. ein Kind mit zerebraler Lähmung, ein Jugendlicher mit Schädeltrauma oder ein Erwachsener mit Anoxie – zeigt in Rückenlage Zeichen einer schweren generalisierten Extensorenspastik. Um die allgemeine motorische Reaktion zu dämpfen, beschließt der Therapeut, ein langsames, sanftes Wiegen in Rückenlage einzusetzen, stellt aber fest, daß die Spastik größer wird. Offensichtlich hat das Verfahren nicht die erwünschte Reaktion gebracht, deshalb wählt er eine andere Behandlung.

Er muß sich aber auch um den Grund für die erhöhte Spastik kümmern. Es kann sein, daß die statische Stellung des vestibulären Systems den ursprünglichen Tonus entspannt und daß zusätzlicher vestibulärer Input auch den Tonus wieder erhöht. Vielleicht hat auch der fazilitierende Input wirklich eine Hemmung bewirkt, aber die Bewegung selbst hat Angst gemacht, was den vorher bestehenden Tonus erhöht und die hemmende Technik überlagert hat. Statt daß der Therapeut eine ganz andere Behandlungsweise wählt, könnte er dasselbe Verfahren in einer für die vestibulären Rezeptoren anderen räumlichen Ebene verwenden, z. B. in Seitlage, Bauchlage oder im Sitzen. Jede Stellung wirkt sich unterschiedlich auf die statische Position des vestibulären Systems aus und kann den bei dem Klienten beobachteten übermäßigen Extensorentonus unterschiedlich beeinflussen. Die vertikale Position im Sitzen bringt zusätzliche Flexion, was den Extensortonus möglicherweise weiter dämpft. Eine solche zusätzliche Hemmung ist vielleicht nötig, um zu bestimmen, ob das langsame Wiegen dem Klienten etwas bringt. Konnte dieses vestibuläre Verfahren den bestehenden Extensortonus nicht modifizieren, ist es selbstverständlich, daß ein starkes Verfahren wie das Kreiseln unangemessen ist.

> **Die Behandlungstechnik sollte entsprechend der Bedürfnisse und Behinderungen des Klienten gewählt werden.**

Klienten mit einem Tumor am Akustiknerv, der in den Hirnstamm perforiert, oder mit einer allgemein entzündlichen Störung des N. acusticus können gegenüber vestibulärer Stimulation überempfindlich sein. Hingegen brauchen andere, z. B. Kinder mit Lernstörungen, vielleicht massiven Input über dieses System. Eine vertiefte Analyse verschiedener vestibulärer Behandlungsprozeduren, die oft in der Klinik eingesetzt werden, findet man bei Heiniger u. Randolph (1981) und bei Farber (1974, 1982). Eine Zusammenfassung der Behandlungsvorschläge bietet Tabelle 5.5.

Allgemein entspannende Körperreaktionen

Jede Technik, die langsam, kontinuierlich und gleichmäßig durchgeführt wird, dämpft das motorische System allgemein (Huss 1971). Bei Handling-Techniken können diese Verfahren mit dem Klienten im Bett, im Liegen auf einer Matte, im Sitzen auf dem Bettrand oder auf einem Stuhl oder im Stehen durchgeführt werden. Die entsprechenden Bewegungen können passiv, also vom Therapeuten erzeugt, oder aktiv, also vom Klienten selbst hervorgebracht, sein. Eine Übertragung in motorisches Lernen wird am besten erreicht, wenn der Klient die Bewegung aktiv ausführt, d.h. ohne Hilfe des Therapeuten. In einer klinischen oder schulischen Situation kann ein Klient, der extrem ängstlich, hyperaktiv oder hypertonisch ist, sich selbst langsam hin- und herwiegen, um so den Tonus zu senken oder sich weniger ängstlich oder hyperaktiv zu fühlen. Eine Verringerung dieser klinischen Symptome erlaubt dem Klienten, mit weniger Anstrengung zu sitzen und aufmerksamer für die Umgebung zu sein, was die Fähigkeit, zu lernen und sich anzupassen, steigert.

Entscheidend ist die Art der Bewegung und nicht die Technik der Ausführung.

Das Konzept langsamer, kontinuierlicher Muster wird bei Brunnstroms Rocking-Patterns (Brunnstrom 1970) beim frühen Sitzen verwendet, bei Programmen propriozeptiver neuromuskulärer Fazilitation auf der Matte und bei Übungen mit dem Gymnastikball. Der Einsatz solcher Programme kann in jeder Klinik beobachtet werden. Obwohl der Therapeut vielleicht nicht merkt, warum Herr S. so entspannt wird, wenn er im Sitzen langsam von einer Seite auf die andere gewiegt wird, ruft dieses Verfahren eine angemessene Reaktion hervor. Die Krankenschwester, die Herrn S. zu einem kleinen Rollstuhlausflug um das Krankenhaus herum mitnimmt, bewirkt vielleicht dasselbe.

Hat erst eine Entspannung oder Inhibition stattgefunden, ist die Grundlage für eine therapeutische Situation gelegt, in der weiteres Lernen gut möglich ist, z.B. ein Erlernen von Fertigkeiten des täglichen Lebens.

Die Technik der entspannenden Körperreaktionen entspannt das Individuum, bewirkt aber keine Veränderung und kein Lernen.
Motorisches Lernen findet statt, wenn sich das motorische System und seine Reaktionen an bestehende Umstände und an funktionelle Ziele anpaßt. In dem Maß, wie der Klient Erfolge zu haben beginnt, ist Wiederholung und Varianz beim Üben entscheidend.

Veränderungen der Umstände, z.B. der Bewegungsgeschwindigkeit, des Winkels der Bewegungsbahn, der Unterstützungsfläche, können stärkere Anforderungen an die vestibuläre Verarbeitung und die Kontrolle des Gleichgewichts durch das motorische System stellen. Indem der Klient das vestibuläre System einsetzt, um die allgemein angeregteren Bewegungsgeneratoren zu dämpfen, sollte es für ihn einfacher sein oder weniger Kontrolle erfordern, Bewegungsmuster während Aktivitäten zu kontrollieren. So können Bewegungen erfolgreich programmiert werden. Erfolg kann mit Fehlern und auch mit der Berichtigung von Fehlern einhergehen, aber er erlaubt dennoch dem Bewegungssystem, verfügbare und nutzbare alternative Muster zu bestimmen. Während der Klient übt, müssen Veränderungen der Anforderungen der Aufgaben dieses Üben begleiten, um eine Streubreite der Bewegungsauswahl zu bieten (Schmidt 1995; Winstein 1991).

Techniken der Beckenmobilisation im Sitzen nutzen oft die durch langsames Wiegen bewirkte Entspannung, um ein fixiertes Becken frei zu machen. Dieses Freiwerden ermöglicht Gelenkmobilität, so daß eine passive Beckenbewegung vom Therapeuten herbeigeführt werden bzw. mit seiner Hilfe zustandekommen oder der Klient aktiv eine Beckenbewegung ausführen kann. Diese Technik kombiniert in vielen Fällen vestibuläre mit propriozeptiven Techniken, z. B. Rotation mit Verlängerung von Muskelgruppen, wodurch bestehende feste Tonusreaktionen mittels motorischer Mechanismen oder der Interaktion von Systemen physiologisch modifiziert werden. Gleichzeitig wird langsames rhythmisches Wiegen, besonders in diagonalen Richtungen, eingesetzt, um alle Bewegungsebenen und damit alle Orte vestibulärer Rezeptoren einzubeziehen und so eine maximal dämpfende Wirkung zu erreichen, sei es direkt über vestibulospinale Bahnen oder indirekt über das Kleinhirn oder über ein anderes motorisches System. Die gleiche Beckenmobilität läßt sich erreichen, indem man den Patienten (Kind oder Erwachsenen) auf einen großen Ball plaziert. Der Ball muß groß genug sein, daß der Patient sich in halber Bauchlage befindet, mit abduzierten und nach außen rotierten Armen und entspannten Beinen (entweder über den Ball hängend oder in den Armen des Therapeuten). Wiederum ermöglicht diese Stellung gehaltene oder langanhaltende Dehnung straffer Muskeln der Extremitäten und des Rumpfes, während der Patient langsam und rhythmisch auf dem Ball gewiegt wird. Oft wird das Becken frei, und der Patient kann von dem großen Ball abrollen und mit einem entspannten Becken stehen, das für Gehaktivitäten bereit ist.

Techniken zur Erhöhung des extensorischen Haltungstonus

Jede Technik, die schnelle Vorwärts-, Rückwärts- oder Drehbeschleunigung von Kopf und Körper einsetzt, während der Klient sich in Bauchlage befindet, wird eine Reaktion extensorischer Haltungsmuskulatur bahnen. Mit einem Rollbrett eine Schräge hinunterfahren, schnelle Beschleunigung nach vorne auf einem Ball oder einer Rolle, bäuchlings eine Rutschbahn hinunterrutschen oder in einer Plattformschaukel oder einem Schaukelnetz geschaukelt werden, alle diese Aktivitäten bahnen eine ähnliche vestibuläre Reaktion, ein Aufrichten des Kopfes mit Ausbreitung der Haltungsreaktion auf Schultergürtel, Rumpf, Hüften und untere Extremitäten. Schnelle Bewegungen bei aufgestützten Unterarmen oder gestützt auf gestreckte Arme oder im Vierfüßlerstand können die gleiche Reaktion bahnen. Je nach Intensität des Reizes fällt die Reaktion verschieden aus. Außerdem kann auch das emotionale Niveau des Klienten, wenn er verschiedenen Reizen ausgesetzt ist, unterschiedliche Tonusmuster verursachen.

Klinische Erfahrung hat gezeigt, daß fazilitierende vestibuläre Stimulation verbale Reaktionen fördert und Mechanismen oraler Bewegungen beeinflußt.

Kinder mit verzögerter Sprachentwicklung sprechen dann spontan und reagieren verbal.

Vestibuläre Stimulation macht den sympathischen Anteil des vegetativen Nervensystems empfänglicher, was zu verminderter Speichelproduktion und einer generalisierten Weckreaktion auf kortikaler Ebene führt. Daher ist die Zeit nach vestibulärer Stimulation geeignet, um einem Klienten adaptive Rehabilitationstechniken beizubringen (Fisher et al. 1991).

Fazilitierende Techniken, die Ganzkörperreaktionen beeinflussen

Ein wesentlicher Grund dafür, daß durch Bewegung motorische Reaktionen ausgelöst werden, liegt darin, daß vestibuläre Einflüsse auf motorische Bahnen den Tonus und Verhaltensmechanismen regulieren.

Tendenziell werden Ganzkörperreaktionen durch Drehen im Liegen oder ein Wiegemuster im Unterarmstütz bzw. gestützt auf gestreckte Arme, entweder in Bauchlage, im Sitzen, Knien oder Stehen, hervorgerufen. Hierbei benutzt man einen erhöhten Tisch – speziell bei schnellen Bewegungen von einer zur anderen Seite, bei linearen Bewegungen und bei Drehbewegungen.

Auch taktile und propriozeptive Inputs tragen zur Regulierung der Reaktionen des Körpers auf Bewegungen bei (Ayers 1974; Farber 1982).

Wird das vestibuläre System mit schnellen, unregelmäßigen oder Drehbewegungen angeregt, z.B. mit Kreiseln, induziert es nicht nur tonische Reaktionen, sondern verursacht auch eine massive retikuläre Aktivität und deren Überfließen in höhere Zentren. In vielen Fällen sind erhöhte Aufmerksamkeit und Wachheit das Ergebnis. Die Bahnen, die vom Rückenmark, Hirnstamm und höheren subkortikalen Strukturen ausgehen, müssen genügend intakt sein, um die gewünschten Reaktionen auf diese Art Input zu ermöglichen. Blockiert eine Läsion im Hirnstamm die Kommunikation höherer Zentren mit dem vestibulären Apparat, kann ein massiver Input einen stark ansteigenden anomalen Tonus bewirken.

Der Therapeut muß genau beobachten, ob die Stimulation quälend wird oder von der Norm abweichende Reaktionen des vegetativen Nervensystems auslöst. !

Ganzkörperentspannung mit anschließender selektiver Fazilitierung der Haltung

Der Gebrauch der invertierten Stellung in der Therapie ist in den vergangenen Jahren immer populärer geworden. Die Labyrintheinflüsse auf Haltung wurden erstmals von Kleijn (de Kleijn u. Magnus 1924) und Magnus (1926) in den 20er Jahren untersucht. In einer Reihe kurzer Publikationen beschrieb Magnus einige Versuche mit dezerebrierten Katzen, zu denen es gehörte, die Stellung der Katze immer weiter zu verändern, bis ihr Kopf sich in der umgekehrten Stellung befand. Magnus entdeckte, daß die umgekehrte Stellung die Flimmerhaare des vestibulären Systems aktivierte, was wiederum ein „Streckmaximum" förderte. Tokizane (zitiert nach Payton et al. 1978) wiederholte die Versuche von Magnus und Kleijn mit Menschen. Er benutzte einen kippbaren Tisch und elektromyographische Aufzeichnungen, um Daten zu sammeln. Zwar gab es Unterschiede bei den von diesen Forschern benutzten Kippwinkeln, aber ihre Nettoergebnisse liefen auf das Gleiche hinaus. Eine totale Umkehrstellung (0°) erzeugte einen maximalen Extensorentonus, und die normale aufrechte Stellung rief einen maximalen Flexortonus hervor (Payton et al. 1978). Über die klinische Wirkung einer Umkehrstellung scheint in der Literatur viel Verwirrung zu herrschen. Kottke (1982) berichtet, der statische Labyrinthreflex sei maximal bei einem in halbliegende Position zurückgebeugtem Kopf, mit einem Winkel von 60° über der Horizontalen. Minimale Stimulation hingegen trete auf, wenn der Kopf nach vorne gebeugt sei, um 60° tiefer als die waagerechte Ebene. Stejskal (1979) untersuchte die Wirkungen der tonisch-labyrinthischen Stellung bei spastischen Patienten. In dieser Untersuchung konnten keine Labyrinthreflexe bei hypertonischen Personen nachgewiesen werden.

Die Erklärung für diese fehlende Übereinstimmung scheint in der Interpretation der Untersuchungsergebnisse zu liegen. Wird eine Person auf einen Kipptisch oder sogar auf ein Rollbrett gelegt, muß dies doch wegen des Körpergewichts, das auf der Unterstützungsfläche aufliegt, die darunterliegenden Exterozeptoren zum Zünden veranlassen und auch potentiell Angst verursachen (Duensing u. Schaefer 1960). Verschiebt sich der Körper und drückt auf die Auflagefläche, beeinflussen die mit der Stellung assoziierten Dehnungsreflexe den Muskeltonus (Young 1973). Außerdem können auch die Propriozeptoren des Halses (tonischer Nackenreflex) bei Beugung des Kopfes nach vorne oder hinten den Muskeltonus der Glieder verändern (Roberts 1967).

Ein weiterer Faktor, der zu Tonusänderungen in den Extremitäten beiträgt, ist der zervikookuläre Reflex (Barnes 1978; Barnes u. Forbat 1979). Reflexbewegungen der Augen, um die Augen zu zentrieren, wenn Körper oder Hals rotieren, beeinflussen auch die Muskeln der Glieder. Da in einer klinischen Situation nicht alle Einflüsse, die von Schwerkraft oder Haltungsmechanismen herrühren, kontrollierbar sind, kann man mit einer umgekehrten Stellung nicht einen reinen tonischen Labyrinthreflex (TLR) hervorrufen. Stattdessen scheint es ein Zusammenspiel von Hautrezeptoren, Propriozeptoren und Tonusveränderungen im Labyrinthsystem zu geben (Parker 1980).

Mehrere sehr anerkannte Therapeuten haben beschrieben, daß sie die umgekehrte Stellung als eine therapeutische Modalität benutzen (Farber 1974; Heiniger u. Randolph 1981; Stockmeyer 1967). Allgemein erzeugt die umgekehrte Stellung 3 wesentliche Veränderungen:

1. Der Karotissinus sendet aufgrund der Schwerkraftauswirkungen auf den Blutkreislauf Nachrichten zur Medulla oblongata und zu kardialen Zentren, wodurch schließlich der *Herzschlag verlangsamt* und *Atmung und Blutdruck* durch periphere Dilatation *gesenkt* werden. Die umgekehrte Stellung kann also kontraindiziert sein bei Patienten mit einer kardiovaskulären Erkrankungen, Glaukom oder Schlaganfall. Klienten mit instabilem intrakraniellem Druck, z. B. nach Schädel-Hirn-Trauma, Koma, Tumor oder Störungen nach Abklingen einer Entzündung und viele Kinder mit angeborener Rückenmarksläsion, würden durch die umgekehrte Stellung ebenfalls einem hohen Risiko ausgesetzt. Mit einigem Erfolg wurde diese Stellung hingegen bei Erwachsenen mit Bluthochdruck eingesetzt.

Blutdruck und andere vegetative Wirkungen sollten vor, während und nach dem Positionieren sorgfältig erfaßt werden.   !

2. Die umgekehrte Stellung bewirkt eine *generalisierte Entspannung*. Farber (1974) empfiehlt ihren Gebrauch als hemmende Technik. Da der Karotissinus das parasympathische System stimuliert, wird das trophotrope System beeinflußt und der Muskeltonus verringert. Dies hat sich für Patienten mit Verletzungen der oberen Motoneuronen und auch für Kinder mit hyperkinetischem Verhalten als nützlich erwiesen. Heininger u. Randolph (1981) berichten, daß sich eine schwere Spastik der oberen Extremitäten nennenswert senken läßt.
3. Als weiterer Vorteil der umgekehrten Stellung ist ein *erhöhter Tonus bestimmter Extensormuskeln* anzusehen. Dies Phänomen ist nicht ausschließlich auf das Labyrinth zurückzuführen, es ist auch die Folge der Aktivierung der Exterozeptoren, die durch den Kontakt des Körpers mit dem Gerät zur Positionierung stimuliert werden (Parker 1980). Therapeuten haben sich diese Reaktion zunutze gemacht, um spezifische Extensormuskeln von Hals, Rumpf und Gliedern zu aktivieren (Kottke 1982; Roberts 1967; Stejskal 1979).

Die umgekehrte Stellung läßt sich auf verschiedene Weise herstellen:
- Ein Kind kann man auf einem Ball oder einer Rolle in die umgekehrte Stellung hinunterlassen.
- Wenn man den Klienten sich hinkauern läßt, kann er seinen Kopf bis unter die Ebene seines Herzens hinabsenken. Diese Stellung verwendet man häufig bei Kindern. Erwachsene sitzen gewöhnlich und beugen sich vor, bis der Kopf sich in einer umgekehrten, semivertikalen Stellung befindet.

Da die umgekehrte Stellung Hypertonus und Hyperaktivität verringert und normale posturale Extensormuster bahnt, sollten die Reaktionen auf diese Technik in Aktivitäten eingebaut werden. Wenn der Therapeut z.B. die totale Umkehrstellung auf einem Ball einsetzt, sollte er als nächstes das extensorische Halten von Kopf, Rumpf, Schultergürtel und Hüften fazilitieren. Weitere Fazilitierungstechniken wie Vibration oder Tapping könnten die Reaktion noch steigern. Am Schluß stände das Ziel, dem Muster in einer funktionellen oder spielerischen Aktivität Widerstand entgegenzusetzen. Wendet man die Technik der umgekehrten Stellung im Hocken an, wäre wahrscheinlich ein vorrangiges Ziel, aus der Hocke gegen Widerstand aufzustehen. Dies kann der Therapeut erreichen, indem er seinen Körper hinter und über das Kind plaziert – nicht nur, um es anfangs in die umgekehrte Stellung zu lenken, sondern auch, um ihm Widerstand zu bieten, wenn es sich zum Stand aufrichtet. Wird die umgekehrte Stellung im Sitzen angewendet, liegt das Hauptgewicht nach den anfänglichen Reaktionen auf Aktivitäten von Hals, Rumpf und oberen Extremitäten.

Da die umgekehrte Stellung sowohl labyrinthische als auch vegetative Reaktionen hervorruft, muß diese Technik im Klassifikationsschema mit Querverweisen eingeordnet werden. Wegen ihrer vegetativen Einflußkomponente müssen alle Klienten, auf die die Technik angewandt wird, unbedingt genau überwacht werden. Wie alle das Labyrinth ansprechenden Behandlungstechniken wird dieser Ansatz, der als normale inhärente menschliche Reaktion zu verstehen ist, auch außerhalb des therapeutischen Rahmens verwendet. Beispielsweise bewirkt der Kopfstand bei einer Yoga-Übung denselben physiologischen Zustand, der auch im klinischen Zusammenhang zu beobachten war. Und in mancher Hinsicht wird die Yoga-Stellung auch aus den gleichen Gründen eingenommen: um einen Hypertonus zu verringern (der im allgemeinen aufgrund von Spannungen entstanden ist), um zu entspannen und um den Haltungstonus zu erhöhen und einen veränderten Bewußtseinszustand zu erreichen. Man kann den Klienten sicher beibringen, ihre eigene vegetative Aktivität und erhöhte Muskelspannung zu kontrollieren, indem sie ihre Hände zwischen ihre Beine legen, wenn sie eine allgemein dämpfende Einwirkung auf die Bewegungsgeneratoren brauchen.

Zusammenfassung

In dem Abschnitt „Vestibuläres System" wurden Verfahren beschrieben, die das vestibuläre System als eine primäre Input-Modalität zur Änderung des Zentralnervensystems eines Klienten einsetzen. Ist das vestibuläre System des Klienten selbst in seiner Funktion gestört, kann es potentiell den funktionellen Zustand des Bewegungssystems verändern.

Hypovestibuläres Problem: peripheres vestibuläres Ungleichgewicht

Eine Vielzahl von klinischen Symptomen werden mit einseitiger und beidseitiger vestibulärer Dysfunktion in Zusammenhang gebracht. Bei einseitigen Problemen zeigt sich Schwindel, Übelkeit, Benommenheit und Haltungsunsicherheit, bei bilateralen Problemen treten neben den erwähnten Symptomen noch verschwommene Sicht, Oszillopsie und Gangataxie auf (Horak et al. 1988, 1992). Bei andauernden klinischen Symptome, scheint vestibuläre Therapie ein wirksamer Behandlungsansatz zu sein. Sie muß aber patientenspezifisch sein und sich daran orientieren, ob die Funktion des vestibulären Systems eingeschränkt ist oder ganz fehlt (Gill-Body et al. 1994; Horak et al. 1992).

! **Bei *totalem vestibulärem Verlust* lehren Behandlungsansätze den Klienten
• einen Ersatz auf der Grundlage von Propriozeption und Sehen und bei *verminderter vestibulärer Funktion* eine Kombination aus Ersatz und Anpassung.**

Eine Reihe von Forschern haben gezeigt, daß ein therapeutisches Eingreifen für die meisten Betroffenen die wirksamste Lösung ist (Gill-Body et al. 1994; Horak et al. 1988, 1992; Shumway-Cook 1990). Eine *Anpassungsbehandlung* umfaßt besonders (wenn auch nicht ausschließlich):
• Kopfbewegungen in vielen Richtungen und mit verschiedener Geschwindigkeit. Hierbei durchlebt der Klient Phasen von Übelkeit und Schwindel.

Er kann sich daran anpassen, auf Fehlersignale korrigierend antworten und muß sich nicht mehr an realen oder imaginären Zielen orientieren. Er ist nicht mehr auf die willentliche Kontrolle des vestibulookulären Reflexes (VOR) angewiesen,

- extraokulare Augenmuskelbewegungen (mit selbstgewählten Geschwindigkeiten),
- statisches oder ruhiges Stehen (mit offenen und geschlossenen Augen),
- Gehen mit unterschiedlicher Schrittlänge, mit Betonung einer Verkürzung der Schrittlänge,
- Gehen auf der Stelle,
- aktive Halsbewegungen in allen Richtungen im vollen Bewegungsbereich.

Beim Substitutionsansatz werden das visuelle und das somatosensorische System zum Kern der Behandlung. Übungen, die eine Kompensation des vestibulookulären Reflexes fördern, beinhalten aktive Augen-Hand-Koordination, während die Augen sich von einem gewählten Ziel zum nächsten bewegen, das Anschauen imaginärer Zielpunkte vor dem Klienten, während der Klient sich dabei visuell an einem Ziel „festhält", und das Beibehalten der Ausrichtung des Kopfes während der Rumpf sich vorwärts, rückwärts und seitwärts verdreht. Folgendes Beispiel zeigt, wie sich verschiedene Formen des Stillstehens und Gehens üben und dabei visuelle und propriozeptive Hinweise ersatzweise zur Verbesserung Haltungsstabilität einzusetzen lassen.

Der Klient steht mit geschlossenen Füßen, stützt sich mit den Händen an einer Wand und benötigt immer weniger Zeit, um den Oberkörper zu halten.

Diese Übung wird mit verschiedenen Stellungen des Kopfes im Raum durchgeführt, mit geschlossenen Augen, dann im Gehen und auch mit kleiner werdender Stützfläche, mit Drehen des Kopfes nach beiden Seiten und schließlich mit Umdrehen während des Gehens (Gill-Body 1994; Herdman 1990 a, 1990 b; Horak et al. 1992; Shumway-Cook 1990).

Normaler vestibulärer Input bei zentraler Verarbeitungsstörung

Bei Tests mancher Kinder und Erwachsener, die klinisch Zeichen vestibulärer Störungen aufwiesen, stellten Horak et al. und Shumway-Cook (1989) fest, daß es sich hier gar nicht wirklich um vestibuläre Defizite handelte, sondern um Haltungsreaktionen in Fällen sensorischen Konflikts zwischen visuellem, vestibulärem und somatosensorischem System. Sie folgerten, daß diese Patienten eine zentrale Verarbeitungsstörung aufwiesen, und empfahlen eine Behandlung, die alle sensomotorischen Systeme einbezog. Solche Ansätze wie sensorisch-integrative Therapie (Montgomery 1991), Feldenkrais (Zemack-Bersin 1990) oder entwicklungsneurologische Therapie („neurodevelopmental therapy", NDT; Montgomery 1991) wären hier mögliche Behandlungsansätze. Entscheidend wäre es, alle Behandlungsaktivitäten in normale Aktivitäten zu integrieren, so daß der Klient motiviert wäre, jederzeit selbst zu üben.

Vegetatives (autonomes) Nervensystem

Das vegetative Nervensystem („autonomic nerve system", ANS) ist ins Zentrum klinischen Interesses gerückt (Heiniger u. Randolph 1981). Es reguliert und koordiniert viszerale Aktivitäten und stellt sie richtig ein. Es kontrolliert viele Aspekte emotionalen Verhaltens und primitiver Triebe (Gandhavadi 1982; Noback et al. 1991; Normell 1974). Die Aufrechterhaltung der Homöostasis innerhalb der internen Umgebung des Körpers ist entscheidend, da die Reaktion des ZNS auf die Außenwelt hierdurch stark beeinflußt wird. Die komplizierten Verbindungen zwischen vegetativem Nervensystem und ZNS brachten Therapeuten dazu, brauchbare Behandlungsansätze zu finden, die auf beiden Systemen beruhen (Farber 1974; Heiniger u. Randolph 1981). Input zu Rückenmark, Hirnstamm, Kleinhirn, Thalamus und limbischem System kann sowohl das somatische als auch das viszerale System beeinflussen. Viele Bahnen, z. B. die retikulospinale Bahn, sind beiden Systemen gemeinsam (Kandel et al. 1991). Die Wichtigkeit solcher Verbindungen liegt auf der Hand. Bedroht die Außenwelt den Organismus, müssen sowohl somatisches als auch viszerales System Reaktionen modifizieren, um ihn optimal schützen zu können.

Wenn Ihr visuelles System bei einem Spaziergang durch den Wald einen zornigen Bären bemerkt, der Sie angreifen will, sind sowohl vegetative als auch somatische Reaktionen gefragt. Ihr somatisches System muß Ihr neuromuskuläres System zum sofortigen Handeln bereitmachen. Ihr vegetatives System muß Herz und Atmung auf erhöhte Aktivität einstellen, so daß genügend Sauerstoff und damit Nährstoffe für die Muskulatur bei erhöhtem Stoffwechsel bereitgestellt wird. Ihr emotionales System muß geweckt werden, damit es auf die Krise aufmerksam wird und wirksam damit umgeht.

Alle Systeme müssen gleichzeitig und mit angemessener Intensität reagieren, um den Organismus vor der drohenden Gefahr zu schützen.

Funktioniert irgendein System schlecht und erzeugt zu wenig oder zu viel Output, ergeben sich Ungleichgewicht und Unwirksamkeit. Ihre Flexibilität und Ihre Fähigkeit, das Problem zu lösen und sich aus der Gefahrenzone zu entfernen, werden dadurch veringert (Weiss 1986) (s. Kap. 4).

Input- und Verarbeitungssystem und ebenso das vegetative Nervensystem selbst sind bei Patienten mit Hirnschädigung oft betroffen. Dies kann zu vegetativen Reaktionen führen, die nicht immer der Situation angemessen sind. Will man sich einen Begriff davon machen, was der Klient insgesamt braucht, ist es wichtig, das komplizierte Gleichgewicht sympathischer und parasympathischer Reaktionen des vegetativen Nervensystems und deren Wirkung auf funktionellen Output zu verstehen. Nimmt eine Person unmittelbare Gefahr wahr, ob real oder eingebildet, ändern sich alle ihre Systeme. Der Therapeut bemerkt diese veränderten Reaktionen auf die Situation beispielsweise während einer Gangschulung oder beim Üben von Alltagsfertigkeiten. Er kann die vegetative Reaktion an dem Niveau der Angst, an emotionalen Reaktionen, erhöhtem Blutdruck, Herzschlag, Atmung, Muskeltonus und Hyperaktivität ablesen, um nur einige Zeichen zu nennen. Sie sollten ihn aufmerksam machen und über die Ursachen der Veränderung orientieren. Oft genügen geringfügige Veränderungen der äußeren Umstände, um homöostatische Reaktionen hervorzurufen. Hat z. B. ein kniender Klient das Gefühl, nach vorne zu fallen, ist es wichtig, seine Wahrnehmung zu überprüfen, selbst wenn der Therapeut glaubt, der Klient irre sich. Ist die Wahrnehmung falsch, muß der Therapeut dem Klienten helfen, die Wahrnehmung der Senkrechten neu zu lernen. Ist die Wahrnehmung richtig, war die Reaktion des Klienten angemessen und hat ihm wichtigen inneren Feedback geliefert. Was noch wichtiger ist: der Therapeut hat das Urteil des Klienten respektiert und darauf reagiert. Auf solchen Grundlagen wachsen Vertrauen und gegenseitiger Respekt, wesentliche klinische Mittel zur Beeinflussung der vegetativen Reaktionen des Klienten in neuen Situationen (Cherney 1989; Gandhavadi 1982).

Bei der Beurteilung einer Situation kommt es darauf an, emotional bedingten Tonus von einem Tonus zu unterscheiden, der durch ZNS-Schädigung hervorgerufen wird.

Emotionaler Tonus läßt sich reduzieren, wenn Streß, Angst und die Furcht vor Unbekanntem verringert werden können. Dies gilt für alle Menschen. Der Klient mit Hirnschädigung ist hier keine Ausnahme. Die folgende Liste führt 7 Behandlungsmodalitäten auf, die normalerweise parasympathische Reaktionen hervorrufen:
1. langsames, kontinuierliches Streichen über den paravertebralen Bereich der Wirbelsäule während 3–5 Minuten,
2. invertierte Position, was den Karotissinusreflex und eine tonisch-labyrinthische Reaktion hervorruft,
3. langsame, sanfte, passive und aktive Hilfsbewegungen im schmerzfreien Bereich (Maitlands Bewegungen der Stufe II) (Maitland 1992),
4. anhaltender fester Druck auf den Unterleib, die Handflächen, die Fußsohlen, die Wade und die Haut vorn an der Oberlippe,
5. tiefe Atemübungen,
6. progressive Muskelentspannung,
7. kraniosakrale Manipulation (Upledger 1986).

Wird sowohl auf die vordere als auch auf die hintere Körperoberfläche Druck gegeben, lassen sich meßbare Verringerungen bei Puls, Stoffwechselaktivität, Sauerstoffverbrauch und Muskeltonus verzeichnen (Takagi u. Kobagasi 1956; Tappan 1988).

Diese Drucktechniken sind Bestandteil vieler Ansätze, z. B. therapeutische Berührung (Quinn 1988; Weiss 1986), Feldenkrais (1977, 1981; Jackson 1987; Zemack-Bersin et al. 1990), Maitland (1992), Rolfing und „Myofascial Release" (osteopathische Faszienlösung) (Barnes 1987; Bertoti 1988; Melzack 1981; Taylor 1986; Travell 1983). Auch in anderen Techniken wird, wenn auch nicht verbal explizit, großer Wert auf die Reaktion des Patienten auf Berührung durch den Therapeuten gelegt, z.B. entwicklungsneurologische Therapie, NDT (Bobath 1985; Brooker 1982), Rood (Farber 1982; Heiniger u. Randolph 1981; Stockmeyer 1967), Brunnström (1970) und propriozeptive neuromuskuläre Fazilitation, PNF (Sullivan et al. 1982).

Behandlungsalternativen

Langsames Streichen

Langsames Streichen über die Bereiche neben der Wirbelsäule, von den Halswirbeln bis zu den Lendenwirbeln, wirkt hemmend.

Es wird ausgeübt, während der Klient in Bauchlage liegt. Der Therapeut beginnt, über die zervikalen paravertebralen Bereiche thorakalwärts, mit langsamen, kontinuierlichen Bewegungen einer Hand zu streichen. Normalerweise wird ein Gleitmittel auf die Haut aufgetragen, und Zeige- und Mittelfinger werden benutzt, um gleichzeitig rechts und links der Wirbel entlang zu streichen. Hat die Hand das Ende des Lendenwirbelbereichs erreicht, beginnt die zweite Hand im Zervikalbereich mit Abwärtsstreichen. Dadurch gibt es während des Verfahrens immer mindestens einen Kontakt mit der Haut des Klienten. Die Technik wird 3–5 Minuten lang angewendet – und nicht länger – wegen ihres Potentials, eine massive Inhibition oder einen vegetativen Rebound-Effekt auszulösen (Farber 1974; Huss 1971). Es wird auch empfohlen, daß der Therapeut am Ende des letzten Abwärtsstreichens den Druck für ein paar Sekunden beibehält, um damit sowohl dem somatischen als auch dem viszeralen System zu signalisieren, daß das Verfahren beendet ist. In östlicher Medizin wird die Rolle des vegetativen Körpersystems bei der Regulierung des ganzen Körpers stärker anerkannt als in westlicher Medizin. Die Konzepte von Meridianen und Akupressur-/Akupunkturpunkten sind eng mit dem vegetativen Nervensystem verflochten. Deshalb steht eine Technik wie das langsame Streichen möglicherweise in Zusammenhang mit dem Konzept von Meridianen, mit der Reihe von Akupunkten, die als „*shu*-Punkte" bezeichnet werden, und mit viszeralen Reflexen, welche glatte Muskulatur mit bestimmten Organsystemen verbinden. Man nimmt an, daß das kontinuierliche langsame Abwärtsstreichen den sympathischen Output moduliert und eine Verschiebung hin zu parasympathischen Reaktionen oder Entspannung bewirkt. Ob als Folge des Drucks auf den Grenzstrang des Sympathikus, eines Energiedrucks auf Meridianpunkte, einer angenehmen Empfindung oder irgendeiner uns unbekannten Wirkung, langsames Streichen ruft jedenfalls Entspannung und Beruhigung hervor (Farber 1982; Heiniger u. Randolph 1981).

Für Klienten mit stark behaartem Körper oder Haarwirbeln eignet sich dieses Verfahren nicht wegen der Irritation, die ein Streichen gegen die Wachstumsrichtung bewirkt, und wegen der Empfindlichkeit der Haarfollikel.

Umgekehrt tonisch labyrinthische Therapie

Siehe Abschnitt über vestibuläre Verfahren (s. S. 243 und folgende).

Langsame passive Bewegungen im schmerzfreien Bereich

Oft stoßen Therapeuten auf das Dilemma, bei Patienten mit neurologischer Schädigung die Beweglichkeit schmerzender Gelenke vergrößern zu müssen. Wir haben festgestellt, daß eine Reihe von Verhaltensweisen auftreten, wenn man den Klienten bittet, sofort mitzuteilen, ab wann eine Bewegung schmerzhaft wird, und dann das Glied langsam und gleichmäßig auf den Schmerzbereich zubewegt. Erstens zeigt der Klient den Schmerz normalerweise mit Worten oder Gesten etwa 10–15° vor dem vermutlich wirklich schmerzhaften Bewegungsbereich an. Wir denken, dies liegt daran, daß bei früheren Gelegenheiten ein Therapeut auf die Schmerzbekundung des Klienten geantwortet hat: „Bewegen wir gerade noch ein bißchen weiter!" Dieses „bißchen" liegt normalerweise bei 10–15°. Wir haben festgestellt, daß der Klient, wenn wir da aufhören zu bewegen, wo er Schmerz bekundet, dann in den schmerzfreien Bereich zurückgehen und uns schließlich nochmals nähern, vielleicht mit leicht variierter Rotationsrichtung, den Sicherheitsbereich aufgibt, so daß man ein wahres Bild der Schmerzsituation erhält. Desweiteren zeigte sich, daß in vielen Fällen ein großer Teil des Bereiches, der anfangs schmerzte, schmerzfrei wird, wenn die Bewegung langsam, gleichmäßig und kontinuierlich erfolgt.

Unsere Hypothese lautet, daß langsame, kontinuierliche Bewegung ein entscheidender Feedback für das vegetative System ist, um unmittelbar drohendes Unbehagen zu bewältigen.

Das langsame Muster gibt dem vegetativen Nervensystem Zeit, Endorphine freizusetzen und damit die Schmerzwahrnehmung zu modifizieren und größere Beweglichkeit zu ermöglichen. Wenn der Therapeut das schmerzende Gelenk stabilisiert und so ausschließt, daß es in den Schmerzbereich hineinbewegt wird, können oft schnelle oszillierende Bewegungen im schmerzfreien Bereich gemacht werden. Damit wird Gelenkbeweglichkeit erhalten, und letztlich vergrößert sich in vielen Fällen dabei der schmerzfreie Bereich. Diese Technik ist nicht auf die Behandlung von Klienten mit neurologischen Problemen beschränkt, sie wird oft im Rahmen manueller Therapie eingesetzt (Fields 1987; McCormack 1988; Melzack et al. 1969).

In der Theorie der manuellen Therapie (Maitland 1992; Twomey u. Taylor 1994) werden Schmerz und Gelenkveränderungen auf Gelenkebene beschrieben. In dem Maße, wie Orthopädie und Neurologie Gemeinsamkeiten aufweisen (Butler 1991), wobei das Gehirn das Organ ist, welches das ganze System und seine Komponenten kontrolliert, wird es allmählich unbedeutender, festzulegen, ob die Verringerung des Schmerzes zentral oder peripher ausgelöst wird. Wahrscheinlich gilt beides.

Anhaltender Druck

Farber (1974) diskutiert eine Reihe von Techniken, die Muskeltonus oder Hyperaktivität verringern können. Druck auf die Handfläche oder Fußsohle, auf den höchsten Punkt der Oberlippe oder auf den Unterleib scheinen dies zu bewirken. Der Druck muß nicht stark sein, aber er sollte fest und anhaltend sein. Man nimmt an, daß einige, wenn nicht alle erfolgenden Reaktionen parasympathisch sind (Gerhart et al. 1981).

Progressive Muskelentspannung

Progressive Muskelentspannung wird sowohl bei Meditationen als auch bei Behandlungsansätzen wie Feldenkrais praktiziert (Jackson 1987, 1991; Zemack-Bersin et al. 1990). Bei diesen Entspannungsmethoden werden tendenziell parasympathische Reaktionen ausgelöst, welche dann ihrerseits den Herzschlag verlangsamen, den Blutdruck senken und langsames, tiefes Atmen fördern. Da viele Klienten mit neurologischen Verletzungen unter Ateminsuffizienz leiden, ist es wichtig, in irgendeiner Form auf den Sauerstoffaustausch zu achten, der durch die metabolischen Anforderungen von Übungen bedingt ist.

Kraniosakrale Manipulation

Eine Zusammenfassung der komplexen kraniosakralen Theorie führt über den Rahmen dieses Buches hinaus. Der Leser sei für ein umfassendes Verständnis der Interaktionen bei einer Behandlung mit kraniosakraler Therapie und der vegetativen Reaktionen auf kraniale Therapie auf die Literaturliste verwiesen (Barnes 1990; Upledger 1986).

Olfaktorisches System: Geruch

Den Geruchssinn verstehen wir von allen Sinnen am wenigsten. Da die olfaktorischen Rezeptoren schwer zugänglich sind, sind sie bis heute noch wenig erforscht. Unglücklicherweise gibt es darüber, wie wir Gerüche sinnlich aufnehmen, mehr Theorien als Fakten (Jacob u. Francone 1974).

!   **Olfaktion bzw. der Geruchssinn ist ein chemischer Vorgang.**

Geruchsrezeptoren liegen im olfaktorischen Epithel oben in der Nasenhöhle, zwischen der Nasenscheidewand und der oberen Nasenmuschel. Das olfaktorische Epithel hat eine gelblich-braune Farbe und enthält 3 Arten von Zellen:
- Rezeptorzellen,
- Stützzellen,
- Basalzellen.

Verstreut zwischen diesen liegen winzige Gänge der Bowman-Drüse, die eine muköse Substanz auf die Zellen absondern und bei der Auflösung geruchverströmender Materialien helfen.

Die olfaktorischen Rezeptorzellen sind bipolare sensorische Zellen. Jede Zelle hat einen einzigen, ähnlich wie eine Krone geformten Dendriten, der sich bis zur Oberfläche des Epithels erstreckt. Das distale Ende dieses Dendriten enthält 10–20 Flimmerhaare. Diese Flimmerhaare sind in Wirklichkeit feine haarähnliche Nervenendigungen. Abgesehen von einer dünnen Schleimschicht sind diese Nervenendigungen praktisch unbedeckt und sind damit im ganzen Körper am exponiertesten (Kandel et al. 1991). Obgleich das olfaktorische Epithel nur etwa die Fläche einer kleinen Münze einnimmt, enthält es schätzungsweise 100 Millionen Rezeptorzellen (Burt 1993). Diese haben eine gleiche Anzahl von Fasern, von denen aber je etwa 1000 bei einem Hauptneuron zusammenlaufen.

Wie die Rezeptorzellen Gerüche in bedeutungsvolle Geruchswahrnehmung umsetzen, ist noch nicht geklärt. Die stereochemische Theorie nimmt an, daß primäre Gerüche spezifische molekulare Formen haben. Diese Formen entsprechen, so nimmt die Theorie weiter an, molekularen Konfigurationen bestimmter Rezeptoren. Rezeptoren akzeptieren also bestimmte Moleküle wie Schlösser bestimmte Schlüssel (Colavita 1978). Für diese Theorie sprechen Resultate von Untersuchungen von Aktionspotentialen, die gezeigt haben, daß bestimmte Gerüche selektiv manche Rezeptoren aktivieren und andere nicht (Shepard 1972). Andere Theorien nehmen an, daß geruchtragende Moleküle einfach die Natriumpermeabilität der Rezeptormembran ändern und Enzyme in ihrer Aktivität stoppen, wodurch chemische Reaktionen und elektrische Zustände der Membran geändert werden.

Es wurden mehrere Versuche gemacht, Gerüche zu klassifizieren. 1895 gruppierte man die Gerüche in neun Klassen, von denen jede zwei- oder mehrfach unterteilt war (Zwaardemaker 1895).

Heutige Erkenntnisse belegen, daß Menschen zwischen 2000 und 4000 verschiedenen Gerüchen unterscheiden können.

Verschiedene Individuen nehmen denselben Geruch sehr unterschiedlich wahr: wovon dem einen übel wird, erscheint dem anderen als Wohlgeruch (Farber 1974).

Geruchsrezeptoren adaptieren sich ziemlich schnell an einen konstanten Reiz. Physiologische Untersuchungen zeigen, daß sie sich innerhalb der ersten paar stimulierenden Sekunden bis zu 50% anpassen (Cain 1974; Roberts 1967). Die Stärke des Geruchs muß sich um etwa 30% ändern, bevor die Rezeptoren wieder aktiviert werden. Einiges spricht auch dafür, daß ein Teil der Adaptation im ZNS stattfindet.

Die Impulse, die in der olfaktorischen Schleimhaut entstehen, laufen entlang von Axonen, die durch die Siebplatte des Siebbeins gehen, und von dort aus in die Schädelhöhle. Dort haben sie synaptische Verbindungen mit primären Neuronen (mitraförmige und büschelförmige Zellen) im Bulbus olfactorius. Die Axone des Bulbus olfactorius bilden den Tractus olfactorius (Hirnnerv I) und den Hirnnerv V. Dieses Faserband verläuft in posteriore

Richtung und fächert aus am Trigonum olfactorium. Manche der Fasern enden dort, andere bilden drei auseinanderlaufende Streifen, einen lateralen, einen medialen und einen dazwischen. Der laterale Streifen führt zum Schläfenlappen des Kortex (Uncus, Hippokampus). Die Fasern gehen weiter in rostraler Richtung zum präfrontalen Kortex. Der mediale Streifen geht zu Kernen im Septum pellucidum unter dem Corpus callosum. Der mittlere Streifen endet in der vorderen Substantia perforata. Mittlerer und medialer Streifen sind beim Menschen nicht sehr gut entwickelt (Cain 1974; Kandel et al. 1991).

Es gibt auch eine Reihe sekundärer Assoziationsfasern, die zu wichtigen subkortikalen Kernen ziehen. Beispielsweise werden Impulse zu den vegetativen Kernen des Hypothalamus übermittelt. Diese Verbindung ist noch nicht gut erforscht; es konnte aber gezeigt werden, daß sie bei Säugetieren mit der Fortpflanzung zu tun hat (Moulton u. Beidler 1967; Moulton et al. 1975). Es wurde auch gezeigt, daß der Geruchssinn nicht ausschließlich vom N. olfactorius vermittelt wird. Der Bereich der Nase wird auch von Zweigen des N. trigeminus sensorisch innerviert. Experimentell konnte nachgewiesen werden, daß Fasern des Trigeminus auf Brandgeruch reagieren und auch allgemein zum Geruchssinn beitragen. Bei manchen schweren Kopfverletzungen kommt es zu Rissen der Siebplatte und des olfaktorischen Epithels. Zwar ist dann der Geruchssinn schwer gefährdet, aber über die Fasern des N. trigeminus können manche Geruchsempfindungen erhalten bleiben (Guyton 1991; Kandel et al. 1991).

Eines der bemerkenswertesten Kennzeichen des olfaktorischen Systems ist der Verlauf mancher Impulse von den Rezeptoren über alternative Bahnen und Synapsen zum Schläfenlappen, ohne durch den Thalamus zu laufen. Alle anderen großen Sinnessysteme passieren auf ihrem Weg zum Kortex eine Umschaltstelle im Thalamus.

Das primäre olfaktorische Rindenfeld (Schläfenlappen) sendet efferente Impulse zu kortikalen und subkortikalen Strukturen. Der Output zu Thalamus, Hypothalamus und limbischem System beeinflußt vermutlich Verhalten und Emotionen:

- *Angenehme Gerüche*, z.B. Vanille oder ein Parfum, können starke Gefühle hervorrufen.
- *Unangenehme Gerüche* können primitive Schutzreflexe wie das Niesen oder Würgen bahnen.
- *Scharfriechende Substanzen* wie Ammoniak können eine reflexartige Atemunterbrechung bewirken (Moore 1980).

Weil Gerüche die Aufmerksamkeit wachrufen, Schutzreflexe auslösen und die Stimmung ändern, werden sie auch als Behandlungsmodalität eingesetzt, besonders bei Eßtherapie. Der Duft von Vanille und Banane wurde zur Bahnung von Saug- und Leckbewegungen benutzt (Steiner 1974). Ammoniak und Essig wurden klinisch verwendet, um bei semikomatösen Patienten Wegziehreflexe hervorzurufen und die Wachheit zu erhöhen (Huss 1980).

Wenn man Gerüche als Stimulans einsetzt, muß man auf alle Verhaltensänderungen des Klienten achten. Wachheit, Bewußtseinsebene, tonische Muster, Reflexverhalten und emotionale Ebene können durch Gerüche beeinflußt werden.

Da der olfaktorische Bereich erst in begrenztem Maß erforscht ist, ist gegenüber einem unterschiedslosen Einsatz des olfaktorischen Systems Vorsicht geboten. Gerüche wie Körpergeruch, Parfums, Haarspray und Urin können das Verhalten eines Klienten beeinflussen, auch wenn dies nicht therapeutisch beabsichtigt war. Manche Klienten, besonders solche mit Schädel-Hirn-Trauma oder entzündlichen Störungen des ZNS, scheinen oft überempfindlich gegenüber Geruch zu sein. In diesen Fällen muß der Therapeut sich der äußeren olfaktorischen Umgebung des Klienten bewußt sein und sicherstellen, daß die vorkommenden Gerüche die erwünschten Reaktionsmuster bahnen oder doch zumindest nicht behindern (Eklund u. Hagbarth 1966).

Zum Gebrauch von Geruch als therapeutischer Modalität erheben sich viele klinische Fragen. Bezüglich der Wahl angenehmer im Unterschied zu schädlichen Gerüchen gilt theoretisch, daß ein angenehmer Geruch als erfreulich, entspannend und daher tonussenkend wahrgenommen wird. Schädliche Gerüche hingegen führen wahrscheinlich zu sympathischen Reaktionen, und obwohl sie wach und aufmerksam machen, könnten sie auch eine innere Kampf- und Fluchtreaktion verursachen, die sich, wenn dies häufig wiederholt wird, negativ auf die Wahrnehmung des Klienten von der Welt auswirkt. Seine Gefühle gegenüber dem Therapeuten und der therapeutischen Situation können dadurch massiv beeinflußt werden. Beobachten läßt sich dies aber unter Umständen erst dann, wenn der Klient ein Niveau von Bewußtsein oder motorischen Fähigkeiten erreicht hat, das ihm die Fähigkeit zu reagieren gibt.

Gustatorisches System: Geschmack

> Der ▶ *Geschmackssinn* ist ein chemischer Sinn, der nicht nur die Rezeptoren der Zunge einbezieht, sondern auch olfaktorische und taktile Rezeptoren.

Der Begriff *Geschmack* umfaßt daher nicht nur gustatorische Empfindungen durch die Nahrung, die man zu sich nimmt, sondern auch deren Geruch, Temperatur und Materialbeschaffenheit (Case 1966).

Geschmacksrezeptoren befinden sich in der Zunge, im weichen Gaumen, und am Beginn des Rachens. Es handelt sich um komplizierte Endorgane des Neuroepithels, die im allgemeinen als Geschmacksknospen bezeichnet werden. Die meisten der Geschmacksknospen, die auf der Zunge liegen, sind in klaren Mustern angeordnet. Sie sind von erhöhten Strukturen umgeben, die Papillen genannt werden. Diese Papillen sind auf der Oberfläche der Zunge sichtbar und verleihen ihr das rauhe Erscheinungsbild. Papillen sind von unterschiedlicher

Größe und Form, und jede Papille ist von einer kleinen Vertiefung umgeben. Geschmacksknospen liegen auf der Spitze von Papillen, aber noch häufiger in den Vertiefungen. Papillen findet man an 3 verschiedenen Orten:

- Am Zungengrund gibt es 7–12 *Wallpapillen*, die in einer V-Figur angeordnet sind.
- Über den ganzen Zungenrücken verstreut liegen kleine *Pilzpapillen*.
- Dicht gepackt an den Seiten der Zunge liegen die *Blattpapillen* (Hodgson 1961). Bei Kindern sind sie gut ausgebildet, bei Erwachsenen nimmt ihre Zahl ab (Burt 1993).

Jede Geschmacksknospe besteht aus zirka 50 Rezeptorzellen. Außer den Rezeptorzellen enthält sie Stütz- und Basalzellen. Die Rezeptorzellen haben haarähnliche Fortsätze (Mikrovilli), die in die Porenöffnung des Epithels hineinragen. Diese Mikrovilli vergrößern die Zungenoberfläche und helfen wahrscheinlich, Moleküle zu fangen, die in dem Graben um die Papille herumschwimmen (Cohen 1993).

Die *Physiologie des Geschmacks* ist ziemlich kompliziert. Da Geschmack ein chemischer Sinn ist, kann man nur Substanzen schmecken, die in Wasser oder Speichel löslich sind. Ist eine wasserlösliche Substanz in Flüssigkeit aufgeweicht, kann sie durch die Geschmackspore diffundieren und mit den Mikrovilli der Rezeptorzellen in Kontakt kommen. Dieser Mechanismus ist noch nicht sehr gut erforscht, aber es scheint, als ob der Kontakt Rezeptorpotentiale hervorruft, und daraufhin Aktionspotentiale in den Nervenendigungen entstehen (Farber 1982; Oakley u. Benjamin 1966; Pfaffman 1964).

Es lassen sich 4 primäre Geschmacksempfindungen unterscheiden:

- salzig,
- sauer,
- bitter,
- süß.

Man nimmt an, daß diese primären Geschmacksqualitäten sich in verschiedenen Kombinationen mischen, um so zusätzliche Geschmacksqualitäten zu bilden, ähnlich, wie sich aus gelber und blauer Farbe die Farbe Grün mischen läßt. Histologisch scheinen Geschmacksknospen untereinander gleich, aber sie neigen dazu, selektiv auf spezifische Reize zu reagieren. Untersuchungen von Aktionspotentialen haben gezeigt, daß jede Geschmacksknospe auf alle vier primären Geschmacksqualitäten reagiert (Groër u. Shekleton 1983). Quantitativ gehen die Reaktionen aber beträchtlich auseinander, so daß manche Geschmacksknospen heftiger auf bittere, andere auf saure, süße oder salzige Reize reagieren können.

Einzelne Bereiche der menschlichen Zunge sind unterschiedlich empfindlich für die 4 primären Geschmacksqualitäten. Der hintere Teil der Zunge nimmt am besten das Bittere auf, die seitlichen Oberflächen der Zunge das Saure, die Zungenspitze das Süße, während Salz auf der ganzen Länge der Zunge geschmeckt wird. Die Fähigkeit der Geschmacksknospen, sich ändernde Konzentrationen zu unterscheiden, ist relativ grob; es bedarf eines Konzentrationsunterschiedes von 30%, bevor ein Unterschied der Geschmacksintensität festgestellt wird (Oakley u. Benjamin 1966).

Die *Anzahl der Geschmacksknospen* vorne, hinten und an den Seiten der Zunge variiert zwischen 500 und 1200 (Cohen 1993). Geschmacksknospen haben eine enorme Fähigkeit zur Reproduktion. Ihre durchschnittliche Lebenszeit beträgt 7–10 Tage. Jede Anhäufung von Geschmacksknospen (etwa 20) enthält reife und junge Zellen; die reifen liegen näher zum Zentrum der Anhäufung hin (Geldard 1972).

Eine *afferente Impulsübermittlung* von Geschmacksrezeptoren zum ZNS kann über drei Hirnnerven erfolgen. Geschmacksempfindungen vom Zungengrund werden über den N. glossopharyngeus (Hirnnerv IX) geleitet, solche von den Seiten der Zunge und der Zungenspitze über den N. vagus (Hirnnerv X) und den N. facialis (Hirnnerv VII). Die Zungenoberseite wird vom laryngealen Ast des N. vagus (Hirnnerv X) innerviert.

Geschmacksknospen beginnen im 5. Lebensjahrzehnt zu degenerieren, so daß die Geschmacksempfindungen älterer Leute abnehmen (Cohen 1993; Colavita 1978).

Geschmacksempfindung paßt sich rasch an. Untersuchungen von Aktionspotentialen haben gezeigt, daß Geschmacksknospen, wenn sie zum ersten Mal stimuliert werden, eine Salve von Impulsen zünden und sich nur teilweise adaptieren. Wie beim olfaktorischen System kommt auch hier vermutlich die zusätzliche Adaptation vom ZNS (Kandel et al. 1991; Moulton et al. 1975).

Afferente Geschmacksimpulse, die von der Zunge und der Rachengegend übermittelt werden, verlaufen durch Zweige der jeweiligen Hirnnerven (Facialis, Glossopharyngeus und Vagus) zum Tractus solitarius des Hirnstamms. Die Fasern des Neurons erster Ordnung enden bei Teilen des Nucleus solitarius. Neuronen 2. Ordnung senden eine Reihe von Kollateralen zu retikulären Kernen, bevor sie zur anderen Seite des Hirnstamms ziehen und von da zum ventralen posteromedialen Thalamuskern. Andere Kollateralen gehen, bevor sie den Thalamus erreichen, zu Kernen, die mit Reflexaktivität in Zusammenhang stehen. Neuronen 3. Ordnung übermitteln Signale zur somatästhetischen Region des Scheitellappens (Burt 1993; Fitzgerald 1992; Kandel et al. 1991).

Gustatorischer Input wird im allgemeinen bei Aktivitäten verwendet, die das Essen trainieren oder darauf vorbereiten. Wie schon gesagt, ist die orale Gegend nicht nur empfindlich für Geschmack, sondern auch für Druck, Beschaffenheit und Temperatur. Deshalb muß Eßtherapie als eine multisensorische Technik klassifiziert werden, die gustatorischen Input als eine ihrer Input-Modalitäten nutzt. Spezifische Input-Modalitäten beruhen auf einem Muster kombinierter Geschmacks-, Beschaffenheits-, Temperatur- und affektiver Reaktionen.

Ein Apfel und eine Banane sind zwar beide süß, ihre Beschaffenheit ist aber äußerst verschieden. Als Mus haben zwar beide etwa die gleiche Beschaffenheit, aber die emotionale Reaktion des Klienten auf beide kann verschieden sein. Wenn er den Geschmack von Bananen nicht mag, den von Äpfeln aber gern hat, kann das zu verblüffenden Unterschieden in seiner Reaktion auf verschiedene Empfindungen führen.

! **Die Sensibilität des Therapeuten für die Reaktionsmuster des Klienten ist innerhalb jeder einzelnen sensorischen Modalität wichtig (Farber 1982).**

Auditives System

Das auditive System ist wesentlich für das Überleben und auch für menschliche Kommunikation.

! **Sehen und Hören ermöglichen es dem Menschen, in der äußeren Welt Ereignisse wahrzunehmen, die in gewisser Entfernung vom Körper stattfinden, und die genaue Position eines Tons im Raum zu lokalisieren (Burt 1993).**

Der Hörnerv teilt mit dem vestibulären System einen gemeinsamen Hirnnerv (Hirnnerv VIII), wodurch eine enge anatomische und physiologische Beziehung zwischen diesen beiden Sinnen hergestellt wird (Fitzgerald 1992; Moore 1973). So können Personen mit Hörverlust gleichzeitig vestibuläre Ungleichgewichte aufweisen. Etwa 10% der Erwachsenen leiden in irgendeinem Ausmaß an Hörverlust.

! **Therapeuten müssen mit ihren Klienten besprechen, ob sie Schwierigkeiten haben, bestimmte Töne oder Frequenzen zu hören.**

Klienten mit auditiven Figur-Grund-Problemen haben Schwierigkeiten, in lärmenden Umgebungen zu hören, so daß man vielleicht kompensatorische Arten der Kommunikation benutzen muß.

Anatomie und Physiologie des Ohres werden in diesem Kapitel nur kurz beschrieben, stattdessen wird den Hörrezeptoren mehr Aufmerksamkeit gewidmet. Das *Hörorgan* besteht aus 3 Komponenten:
- dem Außenohr,
- dem Mittelohr,
- dem Innenohr.

Das Ohr empfängt Schallwellen, die von einer Schallquelle in der äußeren Umgebung ausgehen. Schallwellen werden vom Außenohr gerichtet, laufen durch den Gehörgang, treffen dann auf das Trommelfell (Membrana tympani) und versetzen es in Schwingung. Diese Schwingungen bewegen drei kleine gelenkig verbundene Knöchelchen, Hammer, Amboß und Steigbügel (Malleus, Incus, Stapes), die sich vom Trommelfell zum Innenohr erstrecken. Die Kette dieser drei Knöchelchen ist an zwei Muskeln befestigt, dem Musculus tensor tympani und dem Musculus stapedius. Diese winzigen Muskeln dienen bei extremer Stimulation als Schutzmechanismus (tympanischer Reflex). Starke Schallwellen bewirken eine Kontraktion des Musculus tensor tympani, so daß das Trommelfell vermehrt gespannt wird (Burt 1993; Kandel et al. 1991).

Die *Gehörknöchelchen* dienen als mechanischer Rezeptor, der Schallwellen in Flüssigkeitsbewegung in der Schnecke umwandelt. Die Flüssigkeitsbewegung verursacht Druckwellen, welche Rezeptorzellen stimulieren, und der Reiz wird nochmals umgewandelt, diesmal in einen elektrochemischen Impuls (Case 1966; Cauna 1965).

Das Hörorgan liegt in der Cochlea (Schnecke), welche eine mit Flüssigkeit gefüllte Röhre ist, die einer kleinen Schnecke mit zweieinhalb Spiralwindungen ähnelt. Der Raum im knöchernen Kanal der Cochlea ist durch die Membrana vestibularis und die Membrana basilaris in 3 Abteile unterteilt:

1. Das obere Abteil wird als Vorhoftreppe (Scala vestibuli) bezeichnet. Die Scala vestibuli endet am ovalen Fenster (Fenestra vestibuli ovalis) und setzt die kolbenartige Aktion des Steigbügels (Stapes) in Druckwellen in der Perilymphe um.
2. Das untere Abteil, die Paukentreppe (Scala tympani), endet am runden Fenster (Fenestra rotunda cochleae). Das runde Fenster dient als Mechnismus zur Dämpfung der Druckwellen. Die Scala vestibuli und die Scala tympani sind an der Spitze der Schneckenwindung miteinander verbunden, und beide enthalten Perilymphe.
3. Das 3. Abteil, die Scala media oder der Ductus cochlearis, wird durch die beiden Membranen, Membrana vestibularis und Membrana basilaris begrenzt. Auf der Membrana basilaris des Ductus cochlearis liegt eine komplexe Struktur, die aus zahlreichen Rezeptorzellen besteht. Dies ist das Corti-Organ, der sensorische Hörmechanismus.

Das *Corti-Organ* besteht aus Sinneszellen mit Flimmerhaaren, Gruppen von Stützzellen und Fasern von bipolaren Neuronen, die vom Ganglion spirale cochleae herkommen. Die Rezeptorzellen sind Haarzellen und ähneln den Rezeptorzellen des vestibulären Systems – es gibt etwa 23000 Haarzellen auf der Membrana basilaris jeder Schnecke (Case 1966; Kandel et al. 1991).

Die Rezeptorzellen des Corti-Organs haben einige spezifische Merkmale:
- Sie haben keine Axone.
- Sie übermitteln direkt zu den Dendriten der bipolaren Zellen im Ganglion spirale.
- Mit den inneren Flimmerhaaren verbindet sich vielleicht nur ein Dendrit, während die äußeren Flimmerhaare synaptischen Input von vielen bipolaren Ganglionzellen empfangen.

Die Flimmerhaare sind so unter der Membrana tectoria angeordnet, daß eine Bewegung der Membrana basilaris bewirkt, daß sie sich unter der Membrana tectoria beugen müssen. Wenn also ein Ton das Ohr erreicht, gehen Schwingungen vom Trommelfell zu den Gehörknöchelchen, durch die sie in hydrodynamische Wellen in der Schnecke umgewandelt werden. Die Membrana basilaris vibriert in Reaktion auf die Frequenz des Tons auf und ab. Die dadurch erfolgende mechanische Beugung der Flimmerhaare setzt chemische Transmitter in ihren Zellen frei. Darin besteht der adäquate Reiz, und die Aktionspotentiale in den bipolaren Zellen verursachen eine neuronale Transmission (Kandel et al. 1991).

Die auditive Bahn zum ZNS verläuft über viele verschiedene Zweige. Impulse gehen von den Rezeptoren über Nervenfasern des Ganglion spirale bis zu deren Synapsen mit Neuronen in den Nuclei cochleares dorsalis und ventralis im oberen Bereich der Medulla oblongata. Die Neuronen 2. Ordnung ziehen hauptsächlich zur gegenüberliegenden Seite des Hirnstamms und enden im oberen Nucleus olivaris. Manche der Neuronen 2. Ordnung kreuzen aber nicht und steigen auf zum oberen Nucleus olivaris derselben Seite. Andere Kollateralen gehen direkt zum retikulär-aktivierenden System weiter. Es gibt auch wichtige Verbindungen zum Kleinhirn, besonders bei plötzlich auftretendem Lärm (Burt 1993; Kandel et al. 1991).

Die Mehrheit der Impulse, die den oberen Nucleus olivaris erreichen, steigen über den Lemniscus lateralis auf, der zum Colliculus inferior weiterzieht. Die Neuronen der nächsten Gruppe führen weiter aufwärts bis zu ihren Synapsen im Corpus geniculatum mediale, einem sensorischen Kern des Thalamus. Von dieser Stelle aus fächern sich die Impulse auf entlang der Radiatio acustica, um das Hörzentrum des Kortex am oberen Gyrus temporalis (Area 41) zu erreichen. In diesem sehr kleinen Rindenfeld „hört" man einen Ton, ein genaueres Erkennen erfordert aber Verbindungen zu weiteren auditiven Assoziationszentren (Cohen 1993; Kandel et al. 1991).

Die unteren Olivenkerne werden von absteigenden und Feedback-Bahnen des auditiven Systems reguliert und sind mit dem oberen Olivenkomplex verbunden. Efferente Neuronen aus dem lateralen Olivenkern gehen beidseitig via N. cochleae zu den inneren und äußeren Haarzellen der Schnecke. Die Efferenzen sind wichtig für auditive Empfindlichkeit und für eine selektive Einstimmung der Schnecke. Mit dieser efferenten Kontrolle über auditive Afferenzen hat der Kortex eine Möglichkeit, sich auf bestimmten Schall zu konzentrieren und anderen zu ignorieren (Burt 1993). Dies mag der Mechanismus für ein selektives oder Figur-Grund-Hören sein.

Behandlungsalternativen

Wegen der Komplexität des auditiven Systems gibt es eine große Zahl möglicher Input-Modalitäten. Obgleich manche von ihnen vielleicht nicht als traditionelle therapeutische Mittel angesehen werden, sind sie doch Techniken, die das ZNS beeinflussen. Behandlungsalternativen konzentrieren sich auf:
- Stimmqualität (Tonhöhe und Klang),
- Stimmvolumen (Stimmstärke und -intensität),
- Affekt der Stimme (emotionale Untertöne),
- Fremdgeräusche (Schall),
- auditiven Bio-Feedback,
- Sprache.

Stimmqualität, Stimmvolumen und Affekt der Stimme

Die Stimme des Therapeuten kann als eines der wirkungsvollsten therapeutischen Instrumente angesehen werden (Dobkin 1993).

Ein gleichmäßiger, anhaltender Klang kann eine Anpassung des auditiven Systems und damit eine Hemmung auditiver Empfindlichkeit bewirken (Butler 1973). Entsprechend kann intermittierender, wechselnder oder zufälliger Input die auditive Sensibilität steigern (Gardner 1975). Aufgrund der Verbindungen des auditiven Systems kann eine Steigerung oder Abnahme anfänglichen Inputs bzw. auditiver Sensibilität viele andere Bereiche des ZNS drastisch beeinflussen (Dwyer 1987). Über die Verbindungen zum Kleinhirn kann die Regulierung des Muskeltonus betroffen sein. Die Kollateralen, die in die Formatio reticularis ziehen, bewirken vielleicht außer ihrem Einfluß auf den Muskeltonus einen Zustand von Wachheit und Aufmerksamkeit. Seit Jahrzehnten wissen Kollegen, wie wichtig die Stimmhöhe ist, wenn sie einen Klienten ermutigen wollen, sein Bestes zu geben.

Die Stimmhöhe spielt eine entscheidende Rolle beim Ansatz der propriozeptiven neuromuskulären Fazilitation (Gandhavadi et al. 1982; Sullivan et al. 1982).

Aber Volumen oder Intensität der Stimme der Stimme eines Therapeuten ist nur ein Aspekt dieses wichtigen klinischen Mittels. Durch klinische Beobachtung haben wir festgestellt, daß Klienten auf verschiedene Tonhöhen verschieden reagieren. Reaktionsmuster und der spezifische Bereich angenehmer Töne scheinen klientenabhängig zu sein. Ein Komponist und Musiker (Brewer 1983) hat die These aufgestellt, für jeden Menschen gebe es vielleicht einen Bereich der Tonleiter oder sogar eine spezifische Note, die optimal für die Funktion seines Biorhythmus seien. Dieses Konzept muß durch Forschung noch bewiesen werden, aber vielleicht stellt sich eines Tages heraus, daß jene angeborenen Talente, die manche begabten Therapeuten von anderen Kollegen unterscheiden, hiermit zusammenhängen.

Die emotionale Modulation der Stimme des Therapeuten kann selbstverständlich die Reaktion des Klienten beeinflussen. Nehmen Sie beispielsweise an, daß der Therapeut ein Kind mit zerebraler Lähmung auffordert, zu gehen. Die Reaktion des Kindes fällt dann wohl verschieden aus, je nachdem ob in der Stimme des Therapeuten Ärger, Frustration, Ermutigung, Abneigung, Verständnis oder Empathie mitschwingt. Das Wissen, welcher emotionale Tonfall am besten mit den besonderen Bedürfnissen eines Klienten zu einem bestimmten Zeitpunkt zusammenpaßt, kommt vielleicht mit der Erfahrung oder auch mit einer Empfindlichkeit für die spezifischen Bedürfnisse anderer.

Fremdgeräusche

Der variierende Lärmpegel in einer klinischen Umgebung kann zuweilen gewaltig sein. Fußstützen klappen herunter, Durchsagen kommen über den Lautsprecher, Leute reden miteinander, man hört Schreibmaschinen und Telefone, ein Stöhnen, draußen vor der Klinik einen Preßlufthammer, irgendwo läuft Wasser in einen Behälter, ein Wasserhahn tropft, das Wasser in einem Whirlpool wird bewegt, ein Patient mit Verbrennungen schreit, ein Kind weint – all das trifft man in einer Klinik an, vielleicht sogar gleichzeitig. Ein Therapeut, dessen ZNS intakt ist, kann normalerweise den größten Teil der irrelevanten Geräusche ausblenden. Einem Klienten mit ZNS-Schädigung hingegen fehlt vielleicht diese Fähigkeit, die dazwischenkommenden Geräuschempfindungen zu filtern. Jedenfalls kann infolge seiner schützenden Alarmreaktionen auf diese Geräusche sein Tonus steigen, seine Aufmerksamkeit für die eigentliche Aufgabe blockiert sein, seine Reizbarkeit erhöht und ganz generell seine Erfolgsmöglichkeiten während der Therapiestunde zerstört.

Die Aufmerksamkeit des Therapeuten auf die geräuschvolle Umgebung ist nicht nur für die Behandlungsmodalitäten wichtig, sie ist auch für den Prozeß des Problemlösens entscheidend.

Wenn sich die akustischen Ablenkungen oder plötzlichen Geräusche verringern lassen, kann das die Fähigkeit des Klienten, sich auf eine Aufgabe zu konzentrieren und/oder eine gewünschte Bewegung erfolgreich auszuführen, drastisch verbessern (Gladsone 1992). Der Therapeut darf aber nicht vergessen, daß ein Klient noch keine Selbständigkeit bei einer bestimmten funktionellen Fertigkeit erreicht hat, wenn er soweit gekommen ist, diese Aufgabe in einer äußerlich angepaßten Umgebung erfolgreich durchzuführen.

Die Geräusche der Außenwelt müssen irgendwann wieder zum Reaktionsrepertoire des Klienten hinzugenommen werden, damit dieser sich jeder akustischen Umgebung, mit der ihn die Welt konfrontieren könnte, gewachsen fühlt.

Musik zur Therapie hinzuzunehmen, wurde als ein brauchbarer Weg vorgeschlagen, um Klienten bei zeitlicher Koordination und Rhythmus eines Bewegungsablaufes zu helfen. Übereinstimmende Schallwellen und Tempi, wie bei sanfter Musik, ermöglichen es dem Patienten, ein neuronales Modell oder Engramm eines Reizes zu entwickeln. Der Einsatz von Hintergrundmusik während Therapiestunden erlaubt dem Patienten, etwas mit den Klängen zu assoziieren, wodurch als Reaktion auf ein bestimmtes Musikstück eine vegetativ eingeleitete Entspannungsreaktion auftreten kann (Cook 1981).

Musik wird nicht nur benutzt, um motorische Funktionen zu fördern, sondern auch Gedächtnis (Prickett u. Moore 1991) und Sozialisation (Olderog Millard u. Smith 1989). Rhythmische Klänge, die als eine erfreuliche Empfindung wahrgenommen werden, können ganz sicher als Reaktion auf ihren Rhythmus Bewegungsmuster hervorrufen. Junge und Alte klopfen den Beat eines Musikstücks mit Fingern oder Füßen. Gehören Worte dazu, dann singen die Leute oft mit, weil sie sich an die Worte erinnern. Bewegung, Erinnerung und die Bereitschaft, zu interagieren, sind entscheidende Aspekte der therapeutischen Umgebung (Aitkin 1989). Wenn man Klienten zweimal am Tag mit jemand anderem, der ihnen nicht gleichgültig ist, zu Musik tanzen läßt, die sie in der Vergangenheit mochten, fördert das die physische Funktion, aber auch die soziale Bindung, die für Lebensqualität so wichtig ist (Allensworth 1993).

Musik beeinflußt Herzschlag, Blutdruck und Atmung. Man hat sogar vermutet, leicht anzuhörende Musik könne das Immunsystem stärken (Cherney 1989; Frank et al. 1991; Smith et al. 1985).

Auditives Bio-Feedback

Bei auditivem Bio-Feedback denkt man im allgemeinen an Verfahren, bei denen Klänge genutzt werden, um einen Klienten über spezifische Muskelaktivität zu informieren. Die Tonhöhe kann im Verhältnis zur Stärke der Muskelkontraktion oder der Aktivität spezifischer Muskelgruppen variieren. Aber zu auditivem Bio-Feedback gehört auch so einfacher Feedback wie das Geräusch eines Fußtrittes, das mitteilt, daß der Fuß des Klienten auf dem Boden angekommen ist, oder verbales Lob nach einer erfolgreichen Therapiestunde.

Das auditive Feedback-Systems hat Bedeutung als Regulierungsmechanismus zwischen innerer und äußerer Homöostasis.

Der Therapeut darf nur nicht selbstverständlich davon ausgehen, daß dieses System intakt ist und sich bei Klienten mit ZNS-Schädigung automatisch als ein normaler Feedback-Mechanismus einsetzen läßt (Aitkin 1989; Greenberg et al. 1981).

Sprache

Obwohl die meisten Therapeuten die Komplexität von Sprache als Ganzes sehr wohl sehen, haben sie wenig oder gar keine vertieften Hintergrundkenntnisse, um jene Komponenten oder Sequenzen verstehen zu können, die zu Sprachentwicklung führen (Buttram u. Brown 1977). Daher sind viele Therapeuten äußerst frustriert, wenn sie Klienten gegenüberstehen, deren Wahrnehmungs- oder Kognitionsstörungen auch die Verarbeitung auditiven Inputs betreffen.

Schwierigkeiten im Sprachverständnis bei Erwachsenen mit anderer Muttersprache und bei jungen Kindern mit mangelnder Spracherfahrung werden leicht festgestellt. Klienten können aber auch eine Dysfunktion bei der Sprachverarbeitung aufweisen, die zu Kommunikationsschwierigkeiten führt, sowohl beim Aufnehmen als auch bei dem Problem, sich richtig auszudrükken. Ältere Menschen können oft einer Unterhaltung in einem ruhigen Raum folgen, haben aber Schwierigkeiten damit in lauten Räumen (Dwyer 1987). Die Umgebung, in der eine Kommunikation stattfindet, kann sowohl das Verstehen als auch die Fähigkeit, der Welt innere Gefühle und Gedanken auszudrücken, drastisch beeinflussen (Cherney 1989). Schafft man eine Umgebung, die einem solchen Austausch dienlich ist, wirkt sich dies dramatisch auf Motivation und Antrieb eines Klienten im therapeutischen Zusammenhang aus (Frank et al. 1991).

Visuelles System

Das Sehen wird als der wichtigste Sinn verstanden und als derjenige, auf den man sich am meisten verläßt. Das Auge ist auch das komplexeste aller Sinnesorgane in unserem Körper. Seine Einzigartigkeit liegt in dem biochemischen oder biophysischen Mechanismus, der einen Lichtreiz in ein neurologisches Aktionspotential verwandelt. Hier soll nicht die Anatomie des Auges in allen Einzelheiten erörtert werden, vielmehr konzentrieren wir uns darauf, den Weg eines Lichtreizes durch das Auge zu verfolgen und manche der wesentlichen Vorgänge zu beschreiben, die auf dem Weg zu visueller Wahrnehmung stattfinden.

Gereizt wird das Sehen durch Licht. Licht ist elektromagnetische Energie, die sich über Wellen mit einer Geschwindigkeit von ca. 300000 km/sec ausbreitet. Licht, das auf das Auge trifft, geht zuerst durch die Hornhaut (Cornea) und dann durch eine klare viskose Flüssigkeit, die Augenkammerwasser (Humor aqueus) genannt wird. Als nächstes passiert das Licht eine Öffnung in der Regenbogenhaut (Iris), die als Pupille bekannt ist. Die Menge des Lichtes, das hier durchgelassen wird, wird durch den Pupillendurchmesser reguliert. Dann geht das Licht durch die Linse (Lens) und die Flüssigkeit des Glaskörpers (Humor vitreus), eine gallertige Substanz, und erreicht die Netzhaut (Retina), wo Lichtenergie in neuronale elektrische Impulse transformiert wird (Burt 1993; Kandel et al. 1991; Noback et al. 1991).

Die Retina kleidet den größten Teil des Augeninneren aus. Sie besteht aus drei unterscheidbaren Zellschichten, der Schicht der Photorezeptoren, der Schicht der bipolaren Zellen und den Ganglionzellen. Um die sensorischen Photorezeptoren zu erreichen, muß das Licht zuerst die Ganglion- und bipolaren Zellen passieren.

Es gibt zwei Arten von *Photorezeptoren*:
- die Stäbchen und
- die Zapfen.

Die Stäbchen – von denen es etwa 120 Millionen gibt – reagieren auf Lichtintensität, d.h. auf Grauschattierungen. Sie können nicht verschiedene Farben unterscheiden, man sagt, sie ermöglichten „Nachtsicht". Die Zapfen – etwa 6 Millionen – sind zuständig für Farbsehen und brauchen mehr Lichtenergie, um aktiviert zu werden. Stäbchen und Zapfen sind recht gleichmäßig auf der Retina verteilt. Ein zentraler Teil der Retina, die *Fovea* in der Mitte des gelben Flecks (Macula lutea), liegt in einer Linie mit Linse und Hornhaut. Wenn wir ein Objekt betrachten, wird dessen Bild seitenverkehrt und mit vertauschtem oberem und unterem Ende auf die Fovea projiziert (Hubel u. Weisel 1979; Kandel et al. 1991).

Stäbchen und Zapfen sind einzigartige sensorische Rezeptoren. Wenn Licht auf das Auge trifft, gelangt es zu den Stäbchen- und Zapfenzellen und wird durch Photopigmente absorbiert, die in jenen Zellen enthalten sind. Dieser Reiz bewirkt eine chemische Reaktion, die zu einer veränderten Bewegung der Ionen durch die Zellmembranen der bipolaren Zellen führt. Die Ionenbewegung erzeugt ein Aktionspotential in den afferenten Axonen der bipolaren Zellen. Synaptische Aktivität findet zwischen den bipolaren und den Ganglionzellen statt. Die Axone der Ganglionzellen ziehen in posteriore Richtung und verlassen das Auge an einer Stelle, die blinder Fleck (Discus nervi optici) genannt wird. Hier verbinden sie sich zum N. opticus (Groër u. Shekleton 1983; Kandel et al. 1991; Schraidt 1978).

Stäbchen und Zapfen brauchen eine reiche Blutversorgung, um ihren Stoffwechsel aufrechterhalten zu können. Das meiste Blut erhalten sie von der Aderhaut (Choroidea), einer Schicht zwischen Netzhaut und Lederhaut (Sclera). Die Aderhaut hat eine pigmentierte Schicht, die Licht absorbiert, welches nicht von Stäbchen und Zapfen umgewandelt wurde. Zusätzlich ist sie ein Speicher für Vitamin A, einem zur Reproduktion jener visuellen Pigmente notwendigen Stoff, die Stäbchen und Zapfen zur Absorption von Lichtenergie brauchen.

Die visuelle Bahn beginnt am Sehnervenloch (Foramen opticum). Jeder N. opticus besteht aus etwa einer Million Nervenfasern. Die 2 Millionen Nervenfasern beider Sehnerven zusammen stellen etwa 38% aller sensorischen und motorischen Fasern dar, die vom und zum ZNS verlaufen (Kandel et al. 1991).

Der *N. opticus* enthält zwei Arten von Fasern: große, schnell leitende Fasern, die mit visueller Wahrnehmung befaßt sind, und kleine, langsamer leitende Fasern, die mit Reflexaktivität zu tun haben. Die Fasern des N. opticus entspringen in den nasalen und temporalen Teilen der Retina, welche direkt zur Sehnervenkreuzung (Chiasma opticum) unmittelbar vor der Hypophyse ziehen. An dieser Verbindungsstelle gehen sie zum Teil zur anderen Seite über. Fasern, die in der nasalen Hälfte der Retina entspringen, kreuzen hier. Fasern aus der temporalen Hälfte kreuzen nicht. Mit den Fasern der temporalen Seite verlaufen auch die Fasern aus der Fovea, wo die visuelle Schärfe am größten ist (Hubel u. Weisel 1979; Kandel et al. 1991).

Nachdem der N. opticus das Chiasma opticum passiert hat, wird er Tractus opticus genannt. Die beiden optischen Bahnen verlaufen ohne Unterbrechung zum rechten und linken Corpus geniculatum laterale des Thalamus und zu Zentren des Mittelhirns (Colliculus superior und Area praetectalis). Fasern, die in den Corpora geniculata laterales enden, setzen sich in der Radiatio optica fort. Deren Fasern verteilen sich auf ihrem nach hinten abbiegenden Weg zum Hinterhauptslappen (Lobus occipitalis) des Kortex. Der Hauptort des visuell rezeptiven Kortex ist das Gebiet um den Sulcus calcarinus herum, zu dem die Brodmann-Areale 17, 18 und 19 gehören. Area 17 ist der Ort, an dem die Radiatio optica endet. Funktionell steht dieses Rindenfeld vermutlich im Zusammenhang mit bewußtem, aber nicht mit interpretierendem Sehen. Area 18 und 19 werden mit assoziativen Aspekten visueller Wahrnehmung in Verbindung gebracht (Hubel u. Weisel 1979).

Das visuelle System hilft Ärzten und medizinischem Personal sehr stark bei der Diagnose von Störungen des ZNS. Das Auge ist ein Fenster, durch das ein Arzt die Intaktheit von Blutgefäßen und Nervengewebe untersuchen kann.

Da das visuelle System sich so weit in subkortikale und kortikale Gebiete des Hirns erstreckt, manifestieren sich viele Störungen auch als visuelle Störungen. Abgesehen von den offensichtlicheren Problemen des Sehfeldes können Störungen des Nervensystems auch Unterbrechungen visueller Reflexe hervorrufen oder Augenbewegungen behindern. Subkortikale und kortikale Ebene können bei *Augenbewegungen* involviert sein. Area 18 und 19 des Hinterhauptlappens erzeugen reflexbedingtes Verfolgen eines visuellen Reizes. Willkürliche Augenbewegungen auf Anweisung hin kommen von Neuronen im Frontallappen des Kortex (Area 8). Schutzreflexe wie Blinzeln und schnelles Hinwenden von Augen, Kopf und Hals zu einem erschreckenden Reiz werden durch das retinotektale System (Colliculus superior) vermittelt. Reflexaugenbewegungen aufgrund von Rotationsbewegungen des Kopfes werden auf Hirnstammebene durch das vestibuläre System vermittelt.

Die *Größe von Pupille und Linse* wird reflexartig auf der Basis von Lichtreizen gesteuert. Praetektale Gebiete wie der Edinger-Westphal-Kern des Hirnnerven III wirken auf den Schließmuskel der Iris und den Musculus ciliaris. Psychosoziale Forschung hat gezeigt, daß die Pupillen sich erweitern und zusammenziehen als Reaktion auf emotionale Empfindungen, die durch einen visuellen Reiz hervorgerufen werden (Colavita 1978). Gegenstände, die dem Auge gefallen, verursachen eine Pupillenerweiterung, wogegen abstoßende visuelle Reize die Pupillen zum Zusammenziehen veranlassen. Die kortikalen Assoziationsbahnen auf höherer Ebene sind sehr komplex, und langsam wächst unser Wissen über sie (Kandel et al. 1991).

Untersuchungen über kindliche Entwicklung lassen vermuten, daß die Effizienz, mit der ein kleines Kind seine Augen benutzt, ein starker Hinweis auf seine verbalen Fähigkeiten und seine Leistungen in Intelligenztests ist (Borenstein u. Sigman 1987). Ein Therapeut sollte das Verfolgen mit den Augen verstärken, indem er auf Dinge in der Umgebung zeigt und die Hand ermutigt, dem Auge zu dem Objekt hin zu folgen. Stejskal (1979) meint, der Kopf habe eine natürliche Tendenz, dem Auge zu folgen, und Rotationsbewegungen des Halses lösten eine ganze Serie neuromuskulärer Ereignisse aus, die den oberen Extremitäten solche Aufgaben wie das Greifen nach etwas erleichterten. Programmgeneratoren sind weit mehr als bloße Reflexhandlungen, sie zeigen motorische Reaktionen von großer Anpassungsfähigkeit und Variabilität unter verschiedenen Umständen.

Wegen der Komplexität des visuellen Systems können Behandlungsverfahren sehr einfach, aber auch sehr komplex sein. An einfache Behandlungsarten wie Farben oder Art der Beleuchtung denken Therapeuten oft nicht, und doch können Reaktionen von Klienten durch solche Aspekte verändert werden. Auch komplexe Behandlungsverfahren werden von Therapeuten oft ignoriert, weil das visuelle System zu wenig verstanden wird und seine Komplexität frustriert. Wir wollen hier nicht vorschlagen, alle Therapeuten sollten Spezialisten in visueller Verarbeitung und visuellem Training werden. Aber Therapeuten sollten aufmerksamer auf dieses System sein, auf seine reichen Möglichkeiten als Behandlungsmodalität und auf die verheerenden Auswirkungen seiner Schädigung auf normale Reaktionsmuster.

Behandlungsalternativen

Es folgt eine Reihe von Behandlungsaspekten (zu denen je ein ganzes Spektrum von Behandlungsmöglichkeiten gehört), um dem Therapeuten ein besseres Bild der verschiedenen Behandlungen zu geben:
1. *Farben* (von Räumen, Kleidern, Gegenständen):
   - Farbtöne: Helligkeit macht das ZNS normalerweise wach und erhöht den Tonus, während dunkle Farben den Muskeltonus senken (Farber 1982),
   - Farben und Farbschattierungen, beispielsweise Rosa- gegen Blautöne.
2. *Arten der Beleuchtung*:
   - Neonbeleuchtung, Glühbirne,
   - Sonnenlicht.
3. Grad der visuellen Komplexität der Umgebung:
   - isolierter Raum, leere Wände und eine Matte auf dem Boden,
   - geschäftige Klinik mit Tisch in der Mitte des Raums.
4. Kognitiv-perzeptive sequentielle Aspekte:
   - Figur-Grund,
   - Tiefe,
   - visuelle Objektpermanenz,
   - visuelle Position im Raum,
   - räumliche Beziehungen.
5. Kompensation von Defiziten in anderen sensorischen Systemen,
6. interne Visualisierung.

> ▶ *Licht* ist ein adäquater Reiz für den Sehsinn. Deshalb hat jedes Licht, unabhängig vom Grad der Komplexität, das Potential, das ZNS des Klienten zu beeinflussen.

Ein solcher Input gelangt nicht nur zum optischen Kortex, wo Gesehenes erkannt und verarbeitet wird, er zieht auch über die tektozerebelläre Bahn weiter zum Kleinhirn und beeinflußt das retikulär-aktivierende und das limbische System über die interneuronale Bahn. Er hat sogar über die tektospinale Bahn Einfluß auf zervikale spinale Generatoren (Burt 1993; Felton u. Felton 1982). So kann Licht, solange es als Reiz in das ZNS des Klienten gelangt, Reaktionsmuster direkt ändern – über das tektospinale System oder das kortikospinale System via okzipitofrontale Fasern – oder indirekt durch emotional bedingten Einfluß des vegetativen Nervensystems und des limbischen Systems auf den Muskeltonus (Debenham 1994).

Die sechs Behandlungsaspekte auf der Grundlage des visuellen Systems sollten nicht als feststehend, allumfassend oder überschneidungslos aufgefaßt werden. Die ersten drei unter ihnen (Farbe, Beleuchtung und visuelle Komplexität) beschreiben alltägliche visuelle Reize. Aus Kombinationen von ihnen besteht die visuelle Welt.

Farbe

Variiert man Farben oder ändert man Ton oder Art der Beleuchtung und die Komplexität der Gesamtheit der visuellen Stimuli, ändert dies die Behandlungsmodalität und die Art, wie das ZNS etwas verarbeitet (Gimbel 1980; Treisman u. Gormican 1988; Van Houton u. Rolider 1990). Da das visuelle System dazu neigt, sich an anhaltende, wiederholte, gleichförmige Muster anzupassen, sollte jeder Input bezüglich eines dieser Parameter visuelle Anpassung hervorrufen (Geldard 1972; Kandel et al. 1991; Pribram 1971). Diese adaptive Reaktion führt zu verringertem Zünden sensorisch afferenter Fasern und senkt in der Gesamtwirkung das Erregungsniveau des ZNS. Ein Therapeut würde einen sichtbar oder tastbar nachlassenden Muskeltonus beim Klienten erwarten, eine Beruhigung der affektiven Stimmung des Klienten und eine generalisierte inhibitorische hemmende Wirkung.

Kühle Farben, ein abgedunkelter Raum, monotone Farbgebung scheinen hemmende Wirkung zu haben.

Im Gegensatz dazu scheinen intermittierende visuelle Reize, helle Farben, helles Licht und zufällige Farbzusammenstellungen das ZNS zu wecken und eine allgemein bahnende Wirkung zu haben (Cooper et al. 1993).

Neue Forschungsergebnisse auf dem Gebiet der Kriminologie legen nahe, daß bestimmte Farbtöne eine beruhigte Reaktion hervorrufen können (z. B. bestimmte Rosatöne) oder einen allgemeinen Wachzustand (bestimmte Blautöne) (Ninth National Conference on Juvenile Justice 1982). Zwar bedarf es noch enorm vieler Forschungsarbeit, um diese Aussagen so zu untermauern, daß ein Therapeut sich auf sie verlassen kann, aber die Forschung beginnt doch schon, zu zeigen, daß bestimmte Farbschattierungen und -töne die generelle Reaktion eines Klienten auf die Welt und seine spezifische Reaktion auf eine Therapiestunde drastisch beeinflussen können (Valdez 1993). In den nächsten Jahren werden vielleicht viele Tatsachen über die Reaktion des ZNS auf spezifische visuelle Reize aufgedeckt, und Therapeuten werden dafür verantwortlich sein, diese neuen Informationen in das bestehende Kategoriensystem zu integrieren (Roitman 1993). Im Institut de Hartenbuer in Holland wurden Spielzimmer in verschiedenen Farben entworfen (Flynn 1986). Abgesehen von der Farbe sind alle Räume genau gleich und gehen von einem Mittelpunkt oder Kernraum aus (Flynn 1986). Die Kinder können wählen, in welchem Raum sie spielen oder behandelt werden wollen. Sie scheinen den Raum herauszusuchen, der am besten zu ihrer Stimmung oder Wachheit paßt und der eine Umgebung bietet, in der sie lernen können (Flynn 1986).

Beleuchtung

Zwei Arten von Beleuchtung findet man in klinischer Umgebung. *Fluoreszierendes* oder *lumineszierendes Licht* kommt aus nichtthermischen, kalten Lichtquellen. Diese Art Licht wird im allgemeinen von einem hochfrequenten Puls emittiert. Umphred (1994) fand, daß viele Personen in einer normalen

Bevölkerung darüber klagen, daß dieses hochfrequente Flattern irritiert und ablenkt. Deshalb wird empfohlen, daß jeder Therapeut die Reaktionen des Klienten auf verschiedene Arten von Beleuchtung beobachtet, um festzustellen, ob fluoreszierende visuelle Reize unerwünschten Output bewirken. Dies gilt insbesondere für Klienten, deren ZNS bereits Irritationen ausgesetzt ist, z. B. Klienten mit entzündlichen Störungen des ZNS oder Schädel-Hirn-Trauma. Der Therapeut sollte auch daran denken, daß Klienten oft auf dem Rücken liegen und direkt in die Deckenbeleuchtung schauen, während er selbst auf den Klienten schaut und sich dieses bestimmten Reizes nicht bewußt ist.

Glühlampenlicht kommt von heißen Lichtquellen, die ein konstantes Licht ohne Frequenz emittieren. Die Helligkeit dieses Typs von Beleuchtung kann ZNS-Reaktionen ändern. Das visuelle System reagiert auf helles Licht schnell mit einer Kontraktion der Pupillen. Wird es über längere Zeit einer hellen Umgebung ausgesetzt, paßt es sich an und wird immer weniger empfindlich dafür (Geldard 1972; Kandel et al. 1991). Entsprechend wird die Retina in der Dunkelheit empfindlicher für geringe Mengen Licht. Wegen der Reaktion des visuellen Systems auf Glühlampenlicht wird empfohlen, daß der Therapeut die Helligkeit der Beleuchtung überwacht, besonders vor jeder Art visuell-perzeptiven Trainings oder visuell gesteuerter Bewegungen.

Obwohl die *Sonne* eine natürliche Lichtquelle ist, ist sie im allgemeinen nicht die primäre Lichtquelle im klinischen Rahmen. Die Sonne kann wirksam als indirektes Licht eingesetzt werden, wodurch sich die von künstlichem Licht hervorgerufenen Probleme beseitigen lassen. Sonnenlicht wird auch psychologisch besser aufgenommen. Manche Kliniken haben daher ihre Gebäude so entworfen, daß sie eine maximale Nutzung natürlichen Lichts zulassen (Fisher et al. 1991).

Visuelle Komplexität

Das visuelle System ist der primäre räumliche Sinn zur Überwachung von Bewegungen und feststehenden Objekten im Raum (Henderson 1973). Ein kleines Kind verfeinert laufend seine Fähigkeit, Objekte in der Umwelt zu unterscheiden, bis es spezifische Objekte inmitten einer komplexen Anordnung erkennen und zuordnen kann (Pribram 1971). Nach Hirnschädigungen kann diese Fähigkeit, Objekte zu identifizieren, sie im Raum zu lokalisieren, sie aus anderen Dingen herauszufinden und sich an ihre Gegenwart anzupassen, drastisch verringert sein (Ayers 1979).

Sehr leicht ablenkbaren Patienten kann es helfen, mit den Reizen zurechtzukommen, auf die sie sich zu konzentrieren versuchen, wenn man die visuellen Reize in ihrer äußeren Umgebung reduziert.

Wenn man sich in Räumen aufhält, in denen sich keine Möbel oder Bilder mehr befinden, kann das nicht allein die Ablenkbarkeit senken, sondern auch Hyperaktivität und emotionalen Tonus. Setzt ein Therapeut diese Methode der Reizverminderung ein, muß er daran denken, daß dieses Verfahren eine sequentielle Komponente hat. Der Klient muß sich eines Tages wieder an äußere visuelle Reize gewöhnen. Daher muß der Therapeut die visuelle Umgebung überwachen und in dem Maße verändern, wie sich die Fähigkeiten des Klienten, eine Aufgabe zu bewältigen, verbessern. Er kann die Menge des visuellen Inputs entsprechend der Reaktionsmuster des Klienten überwachen, aber er muß den Klienten rechtzeitig wieder in alltäglichen Umgebungen zurechtkommen und Anpassung üben lassen.

Kognitiv-perzeptive sequentielle Behandlungsmethoden auf der Basis des visuellen Systems

Diese große Kategorie ist für viele Therapeuten zum Mittelpunkt ihrer gesamten beruflichen Laufbahn geworden. Bei sehenden Wesen ist das visuelle System wichtig für die Integration vieler Bereiche der Wahrnehmungsentwicklung, z.B. Körperschema, Körperbild, Stellung im Raum und räumliche Beziehungen (Ayers 1979). Der Sehsinn als ein Verarbeitungssystem ist so hochentwickelt und mit anderen Sinnessystemen verflochten, daß er, wenn er intakt ist, bei der Integration anderer Systeme hilfreich sein kann (Heinsen 1973). Und umgekehrt kann das visuelle System Probleme bei der Verarbeitung in anderen Systemen hervorrufen, wenn es neurologisch geschädigt ist.

Stellen wir uns ein Kind vor, das gebeten wurde, über einen Schwebebalken zu laufen und dabei mit den Augen einen Zielpunkt zu fixieren. Es fällt herunter. Als erste Einschätzung vermutet der Therapeut vestibulär-propriozeptive Ursachen. Bei folgenden Versuchen entdeckt er vielleicht, daß das Kind sein dominantes Auge zugleich mit dem Bein wechselt. Beim Wechsel von rechtem zu linkem Auge scheint der Zielpunkt sich zu bewegen. Weil das Kind ja weiß, daß die Wand feststeht, nimmt es an, die wahrgenommene Bewegung sei die Folge einer Schwankung seines Körpers. Es macht eine Gegenbewegung und fällt vom Schwebebalken.

Das Problem ist eine fehlende bilaterale Integration des visuellen Systems in ihrem Verhältnis zu anderen Sinnesmodalitäten. Das defizitäre visuelle System überlagert normalen propriozeptiv-vestibulären Input, um eine Konfusion des ZNS zu vermeiden. Unglücklicherweise verläßt sich also der Klient auf ein defizitäres System und ignoriert Systeme, die intakt sind. Dieser visuelle Konflikt überlagert die normale Verarbeitung intakter Systeme.

Dasselbe Problem – das visuelle System überlagert anderen Input – findet man oft, wenn Klienten versuchen, das Konzept der Senkrechten neu zu lernen. Ein Beispiel sind hemiplegische Klienten mit „Pusher"-Syndrom. Da das intakte visuelle System oft dazu beitragen kann, andere sensorische Systeme wieder zu integrieren, sollte auch das Umgekehrte möglich sein. Wenn man Klienten beibringt, auf vestibulär-propriozeptive Hinweise zu achten, während Sehen ausgeklammert bleibt oder visuelle Reize weitgehend verringert sind, hilft ihnen das, sich an intakten Systemen zu orientieren. Ist die Orientierung erst einmal wiedergewonnen, wird oft auch visueller Input normaler wahrgenommen.

Vertrautheit mit dem visuell-perzeptiven System und seinen Beziehungen zu allen Aspekten der therapeutischen Umgebung ist entscheidend, wenn der Therapeut sich ein wirkliches Bild von dem Problem des Klienten machen will.

Kompensatorische Behandlungsmöglichkeiten

Das visuelle System läßt sich wirksam als kompensatorisches Input-System einsetzen, wenn die sensorische Komponente des taktilen, propriozeptiven oder vestibulären Systems verloren oder schwer beschädigt ist. Man sollte nicht versuchen, den Sehsinn kompensatorisch einzusetzen. solange man nicht überzeugt ist, daß die entsprechenden primären Systeme den nötigen Input für normale Verarbeitung nicht wiedergewinnen können. Der Sehsinn kann zwar viele Aspekte einer Bewegung steuern und kontrollieren, aber er ist nicht übermäßig effizient, er scheint eine enorme Menge kortikaler Konzentration und Anstrengung zu beanspruchen (Umphred 1984, 1994) Der Sehsinn soll eigentlich Bewegungsabläufe leiten (Henderson 1973; Stejskal 1979). Wird er eingesetzt, um jeden Aspekt einer Bewegung zu modifizieren, kann er das ZNS nicht warnen oder informieren, was zu erwarten ist, wenn zum nächsten Bewegungsablauf übergegangen wird. Nutzt man also den Sehsinn zur Kompensation, beseitigt man zwar ein Problem, zieht den Sehsinn aber gleichzeitig von seiner eigentlichen Funktion ab.

Einem Hemiplegiker wird beigebracht, über das Sehen den Ort seines Stockes und seiner Füße zu kennen, damit er auf propriozeptive Hinweise nicht mehr so stark achten muß. Wenn er wieder umhergehen kann und z. B. eine Straße überquert, gerät er damit in ein Dilemma. Achtet er beim Überqueren der Straße auf den Lastwagen, der schnell die Straße entlangkommt, dann weiß er nicht, wo sein Stock oder sein Fuß sich befindet; er wird ängstlich und kann fallen. Paßt er aber auf Fuß und Stock auf, dann bemerkt er den Lastwagen nicht, der ihn überfahren wird. Das kann seinen emotionalen Tonus erhöhen und es ihm erschweren, sich zu bewegen. Könnten normale sensorische Mechanismen wieder integriert werden, könnte dieser Klient flexibel auf die Situation reagieren.

Deshalb sollte man den automatischen Einsatz dieses hochrangigen Systems zur Kompensation scheinbar unterdrückter oder defizitärer Systeme nur mit Vorsicht betreiben.

Visueller Input sollte dazu genutzt werden, Fehler aufzudecken oder zu korrigieren, wenn andere Systeme nicht verfügbar sind.

Bewegung sollte in einem Feedforward-Modus programmiert werden, solange keine Änderung angezeigt ist. Oft ist es der Sehsinn, der die Notwendigkeit einer solchen Änderung erkennt. Bringt man dem Klienten eine Bewegungsstrategie bei, bei der das Sehen als Feedback zur Steuerung jeder Komponente des Musters eingesetzt wird, wird das Muster selbst im allgemeinen unwirksam und desorganisiert werden, es wird ihm die automatische Qualität feedforward-orientierter prozeduraler Bewegungspläne fehlen. Ist der Klient zu ängstlich, um den Vorgang physisch zu üben, ohne dazu seinen Sehsinn einzusetzen, kann man visuelles mentales Üben beginnen.

Interne visuelle Verarbeitung

Sich irgendwelche *Aspekte körperlicher Funktion bildlich vorzustellen* ist eine Technik, die in vielen Therapieformen genutzt wurde und wird (Brecker 1994). Es ist gezeigt worden, daß Menschen ihre Immunreaktionen durch Visualisierung modulieren können (Smith et al. 1985). Smith et al. (1985) haben nachgewiesen, daß manche Menschen durch ihre Gedanken und durch Visualisierung manche inneren Prozesse kontrollieren konnten, von denen man annahm, sie liefen ohne Beteiligung des Geistes ab. Trainer von Athleten nutzen mentale Bilder seit Jahren, damit ihre Schützlinge besser wissen, worauf es bei den Bewegungsmustern ankommt, die in einer bestimmten Situation programmiert werden müssen. Auch therapeutisch wurden diese Techniken eingesetzt, aber normalerweise dann, wenn der Klient ruht oder völlig entspannt ist (Feldenkrais 1977, 1981; Zemack-Bersin et al. 1990).

Heute kann man diese Konzepte auf vielfältige Weise in aktive Behandlungen integrieren. Bevor ein Klient einen Bewegungsplan in Gang setzt, kann der Therapeut ihn bitten, die Augen zu schließen und sich die Bewegung vorzustellen und sich auch vorzustellen, wie sie sich in jener bestimmten funktionellen Aktivität vor der ZNS-Verletzung anfühlte. Auf diese Weise nutzt der Klient frühere Erinnerungen und Visualisierung für einen Zugang zum Bewegungssystem und kann dadurch, so hofft man, bessere Bewegungspläne anbahnen. Entsprechend kann der Therapeut, wenn während eines Bewegungsplans der Zustand der Bewegungsgeneratoren ein solches Niveau annimmt, daß der Klient während eines funktionellen Trainings unangemessen zu handeln beginnt, die Bewegung anhalten und den Klienten bitten, sich einen ruhigen Ort bildlich vorzustellen. Wenn sich dann der Tonus verringert hat oder nicht zugehörige Muster abgeklungen sind, kann man fortfahren.

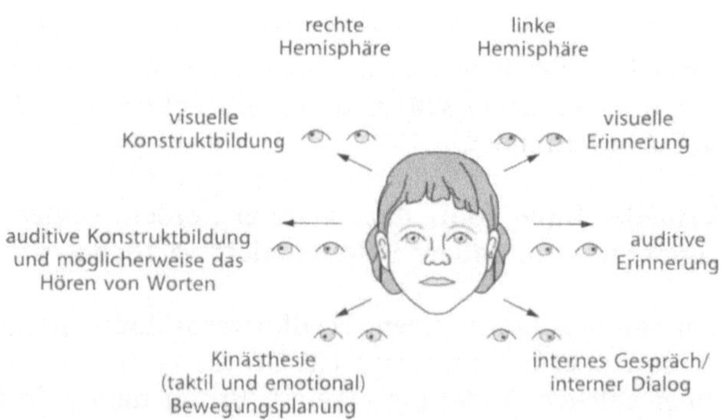

Abb. 5.8. Blickrichtung der Augen: Zusammenhang mit der Verarbeitung in Hirnlappen und Hirnhälften bei Rechtshändern. (Übernommen aus den Unterlagen zu: New Learning Pathways, Denver 1988, Illustration von Ben Burton)

Ein anderer Weg, das visuelle System für einen Zugang zu den Verarbeitungsstrategien des Klienten zu nutzen, ist die *Beobachtung seiner Blickrichtung*. Die neurolinguistische Theorie behauptet, daß die Augen in die Richtung der Verarbeitung im Hirn schauen (Bandler u. Grindler 1975; Knowles 1983). Abbildung 5.8 stellt die Blickrichtung zusammen mit der angenommenen Verarbeitungsaktivität dar.

Beispielsweise wird ein Klient, der auf Bewegungspläne zugreifen und sie via Frontallappen verarbeiten will, nach unten schauen. Ein Klient, der sich eine visuelle Vorstellung von etwas Neuem konstruieren will, schaut nach rechts oben. Verschiedene Lappen des Kortex und verschiedene Hemisphären dienen spezifischen globalen Verarbeitungsfunktionen. Es gibt viele Arten, diese Theorie zu interpretieren und anzuwenden.

Indem der Therapeut die Blickrichtung des Patienten beobachtet, kann er feststellen, ob an der Stelle, die er für den passenden Bereich hält, eine Verarbeitung stattfindet.
Noch wichtiger im klinischen Sinn ist es zu beobachten, wohin die Augen vor und während erfolgreich durchgeführten funktionellen Aktivitäten schauen.

Es kann sein, daß das Gebiet, das einmal zur Verarbeitung benutzt wurde, zur Durchführung der Funktion nicht mehr verfügbar ist. Wenn eine Augenstellung nach rechts unten immer zu erfolgreichen Bewegungen führt, kann der Therapeut den Klienten in die Lage versetzen, vor dem Anziehen oder einem Lagewechsel nach rechts unten zu blicken. Entsprechend ist der Grund, warum ein Patient beim Gehen immer auf seine Füße schaut, vielleicht nicht das „Auf-die-Füße-Schauen", sondern ein Zugriff auf den motorischen Kortex, um bessere Bewegungsfunktionen zu erzielen. Bittet man den Klienten, die Bewegung vor und während der Aktivität zu visualisieren, kommt sein Kopf oft in eine haltungsmäßig richtige Stellung, weil die Augen nach oben, zum Hinterhauptslappen, gerichtet sind. Bittet man den Klienten zu gehen, während er sich die Bewegung vorstellt, findet der Therapeut vielleicht wieder ein aufrechteres, haltungsmäßig wirksameres Muster vor. Ist einmal das Programm fertig und mit dem Üben begonnen worden, muß der Patient vielleicht nicht mehr nach unten und in den Frontallappen schauen. So hat er in diesem Fall nicht nur den Vorgang gelernt, sondern hat auch vermieden, eine die Haltung betreffende fehlerhafte Gehstrategie zu üben und zu lernen.

5.2 Klassifikation multisensorischer Behandlungstechniken

Obwohl alle Techniken potentiell multisensorisch sein können, kann doch ein bestimmter Zugangsmodus das Schwergewicht auf ein sensorisches System legen, wie eben beschrieben, oder er kann sich auf zwei oder mehrere Input-

Tabelle 5.6. Kombinierte sensorische Input-Systeme: Behandlungsmodalitäten

Technik	Propriozeptiv: Gelenk, Sehne, Muskelspindel	Exterozeptiv	Vestibulär	Gustatorisch	Olfaktorisch	Auditiv	Visuell	Vegetatives Nervensystem	Inhärente Reaktion Benannt	Nicht benannt
Sweep Tapping (Farber 1974)	X	X								
Brunnstrom-Rolling (Hand) (Brunnstrom 1970)	X	X							Automatische Extension der Hand	
Raimiste-Zeichen (Brunnstrom 1970)	X	X								?
Stretch Pressure (Farber 1974)	X	X								
Graben in Sand etc.	X	X					?			
Sanftes Schütteln (Farber 1974)	X		X							
Aktivitäten in Bauchlage auf dem Therapieball (Buttram u. Brown 1977; Farber 1974)	X	X	X				X		Automatisches Aufrichten des Kopfes (tektospinal/vestibulospinal)	
Aktivitäten im Sitzen auf dem Therapieball (Buttram u. Brown 1977)	X	?	X				X	X	Optische Labyrinthstellreaktion und Gleichgewicht (alle Systeme)	
Aktivitäten auf der Matte	X	X	X			?	?			
Übungen gegen Widerstand	X	X								

Technik										
1. Drehen im Liegen gegen Widerstand	X	X	X			Bei verbaler Anweisung X	Bei visuellen Leitlinien X			Rotatorische Integration
2. Widerstandsmuster: propriozeptive neuromuskuläre Fazilitation (PNF) (Knott u. Voss 1968; Sullivan et al. 1982)	X	X	Hängt vom Muster ab			X	X			
3. Gehen gegen Widerstand	X	?	Hängt vom Muster ab			Bei verbaler Anweisung	X			
4. Isokinetik	X	Manche					X			
5. Zugapparate	X		X (falls in Körperrotation durchgeführt				X (falls auf ein Ziel zu orientiert)			
6. Rudern (Brunnstrom 1970)	X	?	X			Bei verbaler Anweisung	X			Körperrotation
Eßtherapie (Buttram u. Brown 1977; Farber 1974; Mueller 1972)										
1. Anhaltender Druck: nach hinten auf der Zunge fortschreitend	X	X		?	?					
2. Saugen gegen Widerstand										
a. Trinkhalm	X	X		?	?					
b. Eis am Stiel	X	X		X	X				X	
3. Verschiedene Beschaffenheit	X	X		X	X				X	
a. Erdnußbutter										
b. Apfelmus										
4. Anhaltender Druck auf die Oberlippe	X	X						X		Automatischer Mundschluß

Tabelle 5.6 (Fortsetzung)

Technik	Propriozeptiv: Gelenk, Sehne, Muskelspindel	Exterozeptiv	Vestibulär	Gustatorisch	Olfaktorisch	Auditiv	Visuell	Vegetatives Nervensystem	Inhärente Reaktion Benannt	Nicht benannt
Umgekehrter TLR (Farber 1974; Heiniger u. Randolph 1981)	X		X			?	X	X		
Bombardierung durch Berührung (Farber 1974)	X	X	X					X	Weniger hypersensitives taktiles System und daher weniger starkes Wegziehmuster: Stereognosie	
1. Taktile Unterscheidung in Sand etc. 2. Schwimmbadtherapie										
Gelenkkompression über das Körpergewicht hinaus (Maitland 1992; Marx 1977)	X	X								
Werfen und Fangen 1. Ballon	?	X						X	?	? (Wegziehen bei leichter Berührung)
2. Schwerer Ball	X	?						X	Ergebnis leichter Berührung	

Bewegungsvarianz						
1. Schnelles visuell gesteuertes Handeln	X	X			X	
2. Posturale Aktivitäten vor dem Spiegel	X	?			X	
3. Therapeut setzt gesprochene Anweisungen ein, um Klienten bei Bewegung zu helfen	X	X	X			
Bewegung auf hohem Niveau						
1. Laufen auf Schwebebalken	X	X	?	? wenn visuell gesteuert	X	Labyrinthstellreaktionen und Gleichgewicht; mögliche optische Labyrinthstellreaktion
2. Aktivitäten auf Trampolin	X	X		Wenn visuell gesteuert	X	Optische Labyrinthstellreaktion und Gleichgewicht
3. Rennen, Springen, Hüpfen	X	X				

Modalitäten stützen. Tabelle 5.6 kategorisiert eine Vielzahl von Techniken, die ganz klar multisensorisch sind. Da täglich neue Behandlungsmethoden entdeckt werden, ist diese Tabelle keineswegs abschließend, aber sie ermöglicht dem Therapeuten, bekannte Techniken und ihre multisensorischen Input-Kanäle zu identifizieren.

Wenn der Therapeut analysiert, wie die summierte Wirkung des kombinierten Inputs die Leistung des Klienten beeinflußt, gibt ihm das Leitlinien, um beim Problemlösungsprozeß Behandlungsergebnisse vorherzusagen.

Da die potentiellen Kombinationen in einer multisensorischen Klassifikation enorm sind, werden nur ein paar Beispiele von Kombinationen in den Text aufgenommen, um zu illustrieren, wie ein Therapeut vorgehen wird, wenn er eine neue Technik klassifizieren will.

Viele therapeutische Techniken, die eingesetzt werden, um einem Klienten beim Lernen zu helfen, sind spezifisch dafür ausgedacht und müssen irgendwann wieder fallengelassen werden, wenn der Klient bei einer funktionellen Aktivität wirklich selbständig sein will. Die klinische Entscheidung darüber, welche Technik zuerst wieder aufgegeben werden sollte, muß darauf beruhen, was für den Klienten notwendig ist. Aber eine einfache Regel, nach der sich ein Therapeut richten kann, besagt, die am wenigsten natürliche Technik, also die künstlichste oder am speziellsten ausgedachte, zuerst fallenzulassen.

BEISPIEL

Ein Therapeut könnte einem Klienten beibringen, mit einer Ellenbogenflexion beim Essen zu helfen, indem er:
1. Vibration,
2. ein rasches Tapping auf den Bizeps anwendet oder
3. den Bizeps rasch ein wenig über seine mittlere Länge hinaus dehnt unter Einbeziehung der Schwerkraft.

Die erste Option wäre am wenigsten natürlich und ganz offensichtlich an einer Dinnerparty am wenigsten sozial akzeptabel. Die 3. Option ist die natürlichste und am nächsten an der realen Umgebung, in der der Klient zurechtkommen muß.

Die speziell ausgedachten Techniken sind wichtig, um Klienten zu helfen, die:
- **eine bestimmte Bewegungsstrategie oder funktionelle Aktivität nicht ohne Hilfe ausführen können oder**
- **Lernen möchten, ihre motorische Kontrolle zum Zwecke größerer funktioneller Anpassungsfähigkeit und Selbständigkeit zu modulieren.**

Kombinierte Ansätze

Propriozeptiv-taktile Integration

Sweep Tapping

Viele isolierte Techniken, z.B. Sweep-Tapping (Farber 1982) oder Rolling (Brunnstrom 1992), müßte man im Hinblick auf ihren sensorischen Input als primär propriozeptiv-taktil ansehen. Beim *Sweep-Tapping* streicht der Therapeut zuerst mit leichter Berührung über den Rücken der Finger einer Hand des Klienten. Dieser Reiz wird rasch auf das Gebiet des ganzen Dermatoms angewendet und innerviert die Muskeln, die der Klient kontrahieren soll. Zweitens wendet der Therapeut Tapping über dem Bauch des hypotonen Muskels an. Die erste Technik ist taktil, man nimmt an, sie stimuliere den Reflexmechanismus im Rückenmark, um Bewegungsgeneratoren zu aktivieren und das Potential für Muskelkontraktion zu erhöhen. Der 2. Aspekt, das Tapping, ist ein propriozeptiver Reiz, der benutzt wird, um afferente Aktivität in der Muskelspindel zu stimulieren, was die Möglichkeiten des Klienten zur Muskelkontraktion weiter erhöht. Zur selben Zeit wird der Klient gebeten, sich willentlich zu bewegen, um so das ganze Bewegungssystem zu aktivieren.

Rolling der Hand

Bevor Brunnstroms Rolling-Pattern durchgeführt wird, wird die obere Extremität des Klienten in eine Stellung über 90° gebracht, um so ein Soques-Zeichen hervorzurufen, was den anomal starken Tonus in Arm, Handgelenk und Hand senkt (Brunnstrom 1992). Dieses Phänomen ist wohl eine propriozeptive Reaktion von Gelenken und Muskeln. Die Rolling-Technik besteht aus zwei abwechselnden Reizmustern. Die Extensoren von Handgelenk und Fingern werden gedehnt. Die ulnare Seite der Handinnenfläche ist Ziel des Reizes. Der Hypothenarteil wird mit leichter Berührung überstrichen, was eine automatische Öffnung der Hand hervorrufen kann, angefangen beim kleinen Finger (Brunnstrom 1970). Unmittelbar anschließend an die leichte Berührung folgt eine rasche Dehnung von Handgelenks- und Fingerextensoren. Diese beiden Techniken werden schnell und wiederholt angewendet, wobei visuell der Eindruck entsteht, daß der Therapeut seine Hand über den ulnaren Teil des Handrückens des Klienten rollt. In Wirklichkeit werden taktile und propriozeptive Reize wirksam kombiniert, um die Motoneuronen der Extensoren anzuregen, die zu Handgelenk und Fingern führen. Da der Tonus in den Extensoren des Klienten gefühlt werden kann und eine Entspannung der spastischen Flexoren einleitet, kann der Therapeut leicht die Hand des Klienten öffnen. In dem Maße, wie der Klient willentliche Kontrolle gewinnt, kann der Therapeut etwas Widerstand geben, um Handgelenks- und Fingerstreckung weiter zu fazilitieren. Einem hemiplegischen Klienten kann man auch beibringen, diesen kombinierten Ansatz selbst anzuwenden und damit die Hand zu öffnen und ihr ein größeres Bewegungsausmaß zu geben. Diese Technik ist ein einfach anzuwendender, entspannender Ansatz zur Öffnung der in Handgelenk- und Fingerhypertonus blockierten Hand. Die Technik selbst scheint spinale Generatormuster auszulösen, welche das existierende neuronale Netzwerk dämpfen. Sie lehrt den Patienten nichts, es sei denn, er beginne, mitzuhelfen oder die Kontrolle über das Extensormuster zu übernehmen. Wenn dies geschieht, fühlt der Therapeut gewöhnlich zuerst, wie sich die Flexoren entspannen, wenn der Patient versucht, Handgelenk und Finger zu strecken, selbst wenn keine extensorische Aktivität palpiert werden kann. An dieser Stelle ist es sehr wichtig, den Patienten darin zu bestärken, daß er richtig denkt und weiterüben soll.

Wegziehen gegen Widerstand

Man könnte die Technik des Hervorrufens einer Wegziehreaktion mit Widerstand gegen das Wegziehmuster kombinieren. Dies kann ein wirksamer Weg sein, spastischen Tonus zu senken, insbesondere in den unteren Extremitäten. Das Wegziehen läßt sich mit dem Daumennagel, mit einem scharfen Instrument, einem Stück Eis oder jeglichem passenden leichten Berührungsreiz auf die Fußsohle hervorrufen. Sobald der Flexor-Wegzieh-Reflex in Gang gesetzt ist, muß der Therapeut dem ganzen Muster Widerstand entgegensetzen. Wird Widerstand gegeben, dann läuft der Input nicht mehr über dasselbe neuronale Netzwerk, das Flexormuster wird aufgrund von propriozeptivem Input beibehalten. Die Schwierigkeit bei dieser Technik liegt in der Anwendung von Widerstand. Das Wegziehmuster beeinflußt direkt a-Motoneuronen, die jene Muskeln innervieren, welche im Flexormuster reagieren, und gleichzeitig unterdrückt es a-Motoneuronen, die zu den antagonistischen Muskeln gehen. Sind die antagonistischen Muskeln spastisch, dann wird anfangs die Spastizität unterdrückt. Durch das Muster selbst wird aber, sobald die Flexorreaktion beginnt, eine sehr intensive rasche Dehnung der Extensoren bewirkt. Wird den Flexoren kein Widerstand entgegengesetzt, um die Inhibition der antagonistischen Muskeln beizubehalten, werden die Extensoren auf die Dehnung reagieren. Der Klient wird sehr schnell zu dem vorgegebenen spastischen Muster zurückkehren und sogar einen Anstieg des anomalen Tonus aufweisen. Diese Extensorantwort ist eine komplexe Reaktion in den spinalen Generatoren. Der Therapeut sollte den Patienten auffordern, bei dem Flexormuster zu helfen, um andere Komponenten des Bewegungssystems heranzuziehen, die die Modulierung der spinalen Generatoren durch das System fördern.

Modifizierung eines hypersensiblen Berührungssystems

Ein weiteres Beispiel einer propriozeptiv-taktilen Behandlungstechnik ist die Modifizierung eines hypersensitiven Berührungssystems durch den Ansatz einer *Bombardierung mit Berührung*. Das Ziel dieses Ansatzes ist es, das taktile System mit kontinuierlichem Input zu bombardieren, um *sensorische Adaptation* oder Desensibilisierung gegen leichte Berührung hervorzurufen. Fester Druck wird dabei gleichzeitig angewendet, um propriozeptiven Input und Bewußtheit zu fördern. Man glaubt, daß propriozeptive Diskrimination und Sensibilität gegenüber taktilem Druck entscheidend sind für taktile Diskriminierung und Stereognosie auf hohem Niveau. Ein gegen leichte Berührung hypersensibles System ruft ein schützendes, änderndes Wegziehmuster hervor, das die Entwicklung dieses Unterscheidungsvermögens und seine Integration zum Gebrauch in höheren Systemen verhindert. Man kann eine entsprechende Behandlung realisieren, indem man die betroffene Person in Sand oder Reis graben läßt. Der kontinuierliche Druck erzwingt eine Anpassung des Berührungssystems, und der Widerstand und feste Druck fördern das propriozeptiv-diskriminatorische System in einem sehr komplexen Anpassungsprozeß, der höchstwahrscheinlich alle bei leichter und diskriminativer Berührung beteiligten Bereiche beeinflußt und ebenso die komplexe Interaktion aller Komponenten des Bewegungssystems.

Schwimmbadtherapie läßt sich wirksam zum selben Zweck einsetzen, mit dem zusätzlichen Vorteil der neutralen Wärme. Jeder Klient, der Berührung als schädlich, gefährlich und sogar lebensbedrohlich empfindet, wird nicht allzu viel haben von einer Therapiestunde, die Berührung als eine Behandlungskomponente hat. Zu Berührung gehört auch der Kontakt des Fußes mit dem Boden, das Greifen nach und Festhalten an Barrenholmen und der Kontakt mit der Matte. Vielleicht reagiert der Klient darauf nicht verbal, mit Sätzen wie: „Faß mich nicht an!" oder „Wenn ich den Boden berühre, tut das weh.". Stattdessen begegnet man Tonuserhöhung, emotionalen oder Einstellungsveränderungen und Vermeidungsreaktionen. Und doch hat dieser Behandlungsansatz Anwendungsmöglichkeiten in vielen Bereichen therapeutischen Eingreifens bei Klienten mit neurologischen Defiziten. Angemerkt sei zu dieser Methode, daß ein Therapeut den Klienten, wenn er mit ihm in Kontakt ist, nur mit Vorsicht leicht berühren soll. Fester Druck oder festes Halten bewirken für den Klienten eine erwünschtere Reaktion, selbst wenn sein System leichter Berührung funktional arbeitet (Gerhart et al. 1981; Tappan 1988). Der Gebrauch von GoreTex-Material als Kleidungsstoff kann die Fähigkeit des Klienten sehr fördern, seine Außenwelt zu tolerieren, in der sich Begegnungen mit leichter Berührung nicht vermeiden lassen.

Der Therapeut kann auch systematische Desensibilisierung als Strategie erwägen, das Berührungssystem zu integrieren. Erlaubt man den Patienten, die Reize selbst zu setzen, können sie das Maß, das sie ertragen können, abstufen. Sie werden befähigt, ihre eigene Umwelt zu kontrollieren („empowerment"). Sie können Anpassung in vielen Situationen üben. Wenn die Umwelt zu viel für sie scheint, haben sie Techniken gelernt, um den Input zu dämpfen, sowohl innerhalb ihres eigenen Systems als auch durch Kontrolle der Außenwelt. Beispielsweise kann der Therapeut eine Schachtel mit Gegenständen von verschiedener Beschaffenheit vor den Klienten hinstellen und ihn ermutigen, explorativ und mit aktiver Beteiligung zu lernen, welche Texturen ihm annehmbar und welche zuwider sind. Setzt der Klient sich allmählich immer mehr den unangenehmen Reizen aus, wird das auch die Schwelle der Mechanorezeptoren in seiner Haut heraufsetzen. Ein weiterer Vorteil liegt darin, daß er den Reiz kontrolliert und sich des Behandlungsziels bewußt ist. Zusätzlich bieten Vibrationsreize durch ein gefaltetes Handtuch propriozeptiven Input, um das Berührungssystem zu desensibilisieren (Ayers 1979; Gerhart et al. 1981; Verrillo 1079). Soll sich normale Stereognosie entwickeln können, ist es wichtig, das Berührungssystem gegen den Zwang zum schützenden Wegziehen zu desensibilisieren.

Orthokinetische Manschette

Der Gebrauch einer *orthokinetischen Manschette* ist ein weiteres Beispiel eines propriozeptiv-taktilen Behandlungsansatzes. Das Konzept der Orthokinetik geht auf Julius Fuchs (Blashy u. Fuchs 1959) zurück, einen orthopädischen Chirurgen, der mit den „üblichen statischen Apparaturen" zur Korrektur von dislozierten Frakturen und von Skoliose unzufrieden war (Bessou u. LaPorte 1962).

> Der Begriff ▶ *Orthokinetik* kommt aus dem Griechischen. Er läßt sich mit „Richten der Bewegung" übersetzen.

Fuchs hatte die Probleme langewährender Immobilisation beobachtet und wollte ein dynamisches Gerät entwerfen, das taktile und propriozeptive Stimulation einsetzt.

Heute wird die orthokinetische Manschette aus einer mit Gummi verstärkten elastischen Binde hergestellt. Die Hälfte der bandartigen Manschette ist elastisch und dehnt sich; sie heißt das *aktive Feld*. Die andere Hälfte ist mit Zickzacknähten so zusammengenäht, daß ihre Dehnbarkeit verringert ist; sie heißt das *inaktive Feld*. Das aktive Feld der Manschette trägt man über dem Bauch des zu aktivierenden Muskels und das inaktive Feld über dem Antagonisten. Der Klient trägt die Manschette bei therapeutischen Übungen oder in manchen Fällen bei Aktivitäten des täglichen Lebens.

Es wird berichtet, daß orthokinetische Orthesen sowohl Bewegungsstörungen als auch Schmerz heilen können (Barnes 1978; Neeman 1985; Neeman u. Numan 1986a, 1986b; Neeman et al. 1986). Whelan (1964) führte eine Untersuchung über den Einsatz orthokinetischer Maßnahmen an oberen Extremitäten erwachsener Hemiplegiepatienten durch. Sie stellte signifikante Verringerungen von Spastizität und vergrößertes aktives Bewegungsausmaß fest. Blashy u. Fuchs (1959) berichten von erfolgreicher Anwendung bei 81 von 100 Patienten über einen Zeitraum von 4 Jahren.

Die neurophysiologische Grundlage für die orthokinetische Manschette ist noch nicht ganz geklärt. Es wurden aber einige wichtige Variablen identifiziert:

1. Die besten Resultate werden erzielt, wenn die *Manschette an den Extremitäten* getragen wird. Die posturalen Muskeln scheinen sich aufgrund ihrer mehr haltenden Funktion für Orthokinetik nicht anzubieten. Die sensorischen Rezeptoren in der Muskulatur der Extremitäten neigen zur Anpassung, die Rezeptoren in Haltungsmuskeln hingegen adaptieren sich nicht sehr bereitwillig (Eldred 1967).

2. Die Manschette sollte *eng anliegen* – nicht so eng, daß dies den Blutkreislauf blockiert, aber eng genug, um rundherum Druck auszuüben. Diese kutane Stimulation aktiviert die Exterozeptoren der Haut und die afferenten Neuronen der Muskelspindel. Das aktive Feld der Manschette bietet al-

so Berührungsdruck und einen einengenden Reiz. Theoretisch erzeugt das aktive Feld Aktionspotentiale sowohl in Exterozeptoren als auch in Propriozeptoren, was sich verstärkt modulierend auf die Bewegungsgeneratoren auswirkt und letztlich zu Aktivität der Motoneuronen führt. Das inaktive Feld scheint anhaltenden festen Druck zu bieten, wodurch eine dämpfende Reaktion hervorgerufen wird. Was die Forschung bisher herausgefunden hat, bestätigt die Notwendigkeit einer Kombination aktiver und inaktiver kinetischer Felder, damit die Manschette wirksam ist. Welches Feld aber den stärksten Einfluß auf das Nervensystem hat, konnte noch nicht nachgewiesen werden (Campbell 1992; Gerhart et al. 1981; Neeman u. Numan 1986a). Ob das Bewegungssystem fähig ist, sich intern selbst zu regulieren, hängt von seiner Plastizität und dem Grad seiner Schädigung ab.

3. Die letzte und offensichtlichste Variable ist die *Plazierung der Manschette.* Bei Patienten mit aktiver Spastik sollte das aktive (elastische) Feld über die schwächeren Muskeln plaziert werden, weil diese Fazilitation brauchen, während das inaktive (inhibitorische) Feld die hypertonen Muskeln bedecken sollte (Neeman et al 1986).

Eine weiter wichtige Komponente von Orthokinetik ist der *Einsatz therapeutischer Übungen.* Nimmt man aktive Übungen gegen Widerstand hinzu, wozu sich Schulterrad („shoulder wheel"), Zugapparat, sonstige Maschinen, Gewichte, das stationäre Fahrrad usw. verwenden lassen, sollte das anhaltenden Widerstand bieten, welcher Bewegungslernen und langfristige motorische Anpassungsfähigkeit fördert (Blashy u. Fuchs 1959; Sinclair 1967).

Das Konzept der Orthokinetik hat zur Entwicklung dynamischer Schienen für hypertone obere Extremitäten geführt. Mehrere dynamische orthokinetische Schienen und Schlingen wurden in den letzten Jahren entwickelt, und sie scheinen erfolgreicher zu sein, als frühere Versuche der statischen Schienung. Die meisten beruhen auf Variationen der orthokinetischen Prinzipien.

Taping-Verfahren, die bei orthopädischen Ungleichgewichten peripherer Muskeln und bei Schmerzen eingesetzt werden, bieten für Patienten mit neurologischen Problemen die gleichen Möglichkeiten. Eine solche Anpassung wäre eine Modifizierung von Schienen und Schlingen.

Propriozeptiver, taktiler und gustatorischer Input

Die Komplexität kombinierten propriozeptiv-taktilen Inputs wird gesteigert, wenn man noch einen weiteren sensorischen Input hinzunimmt, z.B. Geschmack. Führt man eines der zahlreichen Verfahren der Eßtherapie durch, wird die Komplexität des gesamten Input-Systems klar. Wird Geschmack einbezogen, kann Geruch als potentieller Input nicht ausgeschlossen werden und Sehen ebenfalls nicht, falls der Klient sich visuell auf das Essen bezieht. Die folgende Erläuterung von Techniken der Eßtherapie wird hier aufgeführt, um den Leser zu ermutigen, den sensorischen Input, die Verarbeitung und die Muster von Bewegungsreaktionen zu analysieren, die nötig sind, um diese Fertigkeit des alltäglichen Lebens zu bewältigen. Die Komplexität der Interaktion aller verschiedenen Systeme im ZNS ist gewaltig, aber wenn eine für den Klienten und die Umgebung funktionelle, mühelose und akzeptable motorische Reaktion es erlaubt, sollte die Anpassung an diese Aufgabe gefördert werden.

Mehrere Techniken der Nahrungsaufnahme wurden von Knickerbocker (1980), Mueller (1972), Farber (1982), Rood (1962) und Huss (1971) entwickelt. Bei diese Techniken ist es nicht leicht, allein auf der Grundlage von Gelesenem zu lernen oder zu verstehen. Kompetenz entwickelt man hier am besten durch Erfahrung unter der Anleitung eines geschickten Lehrers. Die folgenden Techniken sind eine Auswahl und so dargestellt, daß ein grundlegendes Verständnis möglich wird.

Orale motorische Fazilitation

Die Gesichts- und Mundregion spielt beim Überleben eine wichtige Rolle. Faziale Stimulation kann die Rooting-Reaktion (Einstell- oder Suchreflex) hervorrufen. Orale Stimulation bahnt Reflexverhalten wie Saugen und Schlucken. Festere Stimulation der Zunge auf der Mittellinie verursacht einen Würgereflex. Diese Reaktionen und Reflexe sind für ein neugeborenes Kind normale Muster. Sind sie unterdrückt oder hyperaktiv, ist therapeutisches Eingreifen nötig. Orale Fazilitation ist eine wichtige Behandlungsmodalität für Säuglinge und Kinder mit ZNS-Dysfunktion.

! **Therapeutisches Eingreifen während der frühen Stadien der Myelinisierung kann für die Entwicklung normalerer Eß- und Sprachmuster entscheidend sein.**

Auch Erwachsene haben nach einer neurologischen Schädigung oft Schwierigkeiten mit der Integration von Mundbewegungen. Probleme mit Schlukken, Zungenkontrolle, hypersensiblen oder unempfindlichen Bereichen in der Mundhöhle und Probleme mit Mundschluß und Kauen findet man häufig bei Erwachsenen mit ZNS-Schädigung.

Bevor wir hier grundlegende Techniken der Eßtherapie beschreiben, seien ein paar wesentliche neurologische Fakten aufgeführt. Die Innervation der Gesichts- und Mundmuskulatur ist komplex. Daher stellen wir nur die für Eßtherapie wichtigsten Aspekte dar.

Faziale Empfindungen werden über den Hirnnerv V, den N. trigeminus, übermittelt. Die Fasern des Trigeminus gehören zu jenen, die als erste myelinisiert werden. Dieser Nerv hat sowohl sensorische als auch motorische Komponenten. Die *sensorische Wurzel* des Trigeminus enthält 2 Arten von Fasern:
- exterozeptive und
- propriozeptive.

Die *exterozeptiven Fasern* entspringen an Hautrezeptoren von Gesicht und Kopf und kommen in 3 Ästen zum Ganglion trigeminale:
- dem N. ophthalmicus,
- dem N. maxillaris und
- dem N. mandibularis (Burt 1993; Kandel et al. 1991).

N. ophthalmicus und N. maxillaris sind rein sensorische Fasern, der N. mandibularis enthält sensorische und motorische Fasern. Nachdem die drei Faserstränge im Ganglion trigeminale zusammengekommen sind, gehen sie zum Hirnstamm auf der Höhe des Pons und enden in einem von zwei Kernen. Manche Fasern steigen ab und werden zum Tractus spinalis nervi trigemini und senden Kollateralen zum Nucleus spinalis nervi trigemini. Diese absteigenden Fasern vermitteln Schmerz- und Temperaturempfindung und haben teil an einer Vielzahl vorprogrammierter Muster von Bewegungsverhalten, die sich als stereotype Reaktionen zeigen, wenn sie nicht entsprechend von Kleinhirn und kortikalen Strukturen moduliert werden (Cohen 1993). Andere Fasern steigen auf und enden im Nucleus sensorius principalis nervi trigemini. Diese Fasern vermitteln Zwei-Punkt-Diskriminierung, Druck und Berührung. Hautinnervation der Hinterhauptsregion der Kopfhaut und der Haut des oberen Nakkens kommt von den spinalen Wurzeln C2 und C3 (Willis u. Grossman 1981).

Propriozeptive Fasern kommen aus tiefliegenden Strukturen, z. B. den Kaumuskeln, dem Kiefergelenk und Bändern und Faszien der mimischen Muskulatur. Die propriozeptiven Fasern haben ihre Zellkörper im Nucleus mesencephalicus nervi trigemini im kaudalen Teil des Mittelhirns. Dies sind die einzigen Zellkörper von Neuronen erster Ordnung, die im Gehirn liegen. Die Bahnen vom Nucleus mesencephalicus aus versteht man noch nicht gut, aber man nimmt an, daß dieser Kern Verbindungen zum Kleinhirn hat, zu motorischen Kernen im Hirnstamm, zur Formatio reticularis und zum Thalamus (Ekelund 1969; Guyton 1991).

Der *motorische Ast* des Trigeminus kontrolliert die Kaumuskulatur. Dazu gehören der M. masseter, der M. temporalis und die M. pterygoidei medialis und lateralis. Die Integrität der Kaumuskeln evaluiert man, indem man den Klienten den Unterkiefer auf beide Seiten bewegen oder ihn auf einen Zungenspatel beißen läßt (Farber 1982).

Kauen ist ein komplizierter Bewegungsablauf, der Bewegungen in vier Richtungen erfordert. Diese werden durch das Kiefergelenk möglich. Zusammen mit seinen stützenden Bändern liefert es den propriozeptiven Feedback über Kieferstellung und Kraft des Bisses. Die richtige Stellung dieses Gelenks ist sehr entscheidend. Ein leichter Fehlbiß wurde mit chronischen Schmerzen und Kopfweh in Zusammenhang gebracht. Andere Zweige der motorischen Wurzel des Trigeminus kontrollieren die Mm. tensor tympani, tensor veli palatini, mylohyoideus und den vorderen Bauch des M. digastricus (Farber 1974).

Die *mimische Muskulatur* wird vom N. facialis (Hirnnerv VII) innerviert. Sensorische Äste übermitteln propriozeptiven Input von der mimischen Muskulatur, exterozeptiven Input vom Außenohr und Geschmacksempfindungen von den vorderen zwei Dritteln der Zunge. Der Fazialis hat auch eine motorische Komponente zu den Mm. stylohyoideus und digastricus, zum M. stapedius des Ohres und zu verschiedenen sekretorischen Drüsen von Auge und Mund. Bestimmte Muskeln des weichen Gaumens und der Zunge werden von Ästen der Nn. trigeminus, facialis, hypoglossus, glossopharyngeus und vagus innerviert.

Die *Zunge* ist ein vielseitiges Organ mit enormer Beweglichkeit. Sie spielt eine Rolle bei Geschmacksempfindung, Kauen, Schlucken und sprachlicher Artikulation. Sie ist auch ein differenzierter taktiler Rezeptor. Die genaueste

Zwei-Punkt-Unterscheidung des ganzen Körpers findet man an der Zungenspitze. Die Zunge enthält auch Muskelspindeln. Propriozeption und Bewegung der Zunge werden vom N. hypoglossus (Hirnnerv XII) kontrolliert (Grollman 1970; Kandel et al. 1991).

! Einer Eßtherapie gehen Beobachtung und Einschätzung der Situation voran.

Bei einem Kind sollte der Therapeut auf dessen Atemmuster beim Essen achten, um festzustellen, ob es durch die Nase atmen kann, während es an einer Saugflasche saugt. Außerdem sollten seine Lippen den Sauger eng umschließen. Zur formalen Befunderhebung sollten funktionelle Einschätzungen gehören sowie Einschätzungen von Entwicklungsstufen und Verhaltensmanifestationen. Krankenblätter und Resultate neurologischer Untersuchungen sollten als Basisdaten herangezogen werden.

Haltungsgewohnheiten können Eß- und Sprachmuster bei Patienten mit neurologischer Dysfunktion beeinflussen (Roberts 1967; Stockmeyer 1967). Ein Klient mit einem starken Extensormuster muß vielleicht in eine seitliche, flektierte Lage gebracht werden, damit die Kräfte des TLR-Musters gehemmt werden. Das ideale Muster zum Essen ist die flektierte Position, die Saugen und orale Aktivität fördert. Basale Reflexe wie Rooting, Saugen, Schlucken und Beiß- und Würgreaktionen sollten bei Kindern hervorgerufen und eingestuft und bei Erwachsenen untersucht werden.

! Wie bereits erwähnt, haben Gesichts- und Mundregion eine außergewöhnliche Anordnung sensorischer Innervation. Orale Techniken müssen daher mit äußerster Vorsicht eingesetzt werden.

Jeder, der je beim Zahnarzt war, kennt das Gefühl störenden Eindringens, wenn fremdartige Objekte in den Mund plaziert werden. Dies vor Augen, sollte der Therapeut jede Behandlung damit beginnen, das vegetative Kontinuum in Richtung auf seinen parasympathischen Teil zu verschieben. Eine Aktivierung des parasympathischen Systems sollte den Blutdruck senken, den Puls verlangsamen und, noch wichtiger, die Aktivität des gastrointestinalen Systems steigern. Neutrale Wärme, die umgekehrte Stellung und eine langsame vestibuläre Stimulation sollten zu einer parasympathischen „Aufladung" beitragen. Ein anderer Ansatz bei Eßtherapie ist die Anwendung eines anhaltenden festen Drucks auf die Oberlippe. Ein wirksames hemmendes Gerät ist ein Schnuller mit einer Plastikmundplatte, die fest auf die Lippen drückt. Erwachsene können mit einem Trinkhalm und einer Plastikmundplatte Saugmuster gegen Widerstand erwerben und erzielen damit dieselben Resultate.

Manchmal arbeiten Kinder oder Erwachsene nicht mit und öffnen ihren Mund nicht. Anstatt den Mund aufzusperren, schließen sie den Kiefer und halten ihn einige Sekunden fest zu. Läßt der Druck wieder nach, entspannt sich auch reflexiv der Kiefer. An dieser Reaktion könnten die Rezeptoren im Kiefergelenk und in den Zahnalveolen beteiligt sein.

N. facialis und N. trigeminus arbeiten gemeinsam bei der Verstärkung der Reflexe der Kaumuskeln. Ein übliches Problem, das man bei neurologisch geschädigten kleinen Kindern und Erwachsenen mit Schädel-Hirn-Trauma findet, ist die „hyperaktive Zunge", die oft mit einem hyperaktiven Würgereflex einhergeht. Um dieses Problem zu erleichtern, müssen die Rezeptoren systematisch desensibilisiert werden. Eine entsprechende Technik, das *Zungenlaufen*, hat klinische Erfolge aufzuweisen (Farber 1974; Heiniger u. Randolph 1981). Hierzu nimmt der Therapeut ein Rührstäbchen oder einen Zungenspatel und drückt mit diesem fest auf die Zungenmittellinie. Man beginnt bei der Zungenspitze und „läuft" in kleinen Schritten immer weiter nach hinten. Erreicht man das hintere Ende der Zunge, löst dieser Reiz eine automatische Schluckreaktion aus. Das Instrument wird im selben Augenblick, in dem das Schlucken ausgelöst ist, zurückgezogen. Diese Technik wird während einer Behandlungsstunde 5- bis 30mal wiederholt, je nach individueller Reaktion.

Eine andere Technik, die man als *festes Streichen* bezeichnen könnte, wird angewendet, um den Würgereflex entweder hervorzurufen oder zu desensibilisieren. Auch hier wird wieder ein Instrument wie ein Rührstäbchen benutzt, um mit leichtem Streichen den hinteren Bogen des Mundes zu reizen. Das Instrument sollte die seitlichen Wände des vorderen Gaumenbogens des Halszäpfchens (Arcus palatoglossus) leicht dehnen. Normalerweise hebt der M. palatoglossus die Zunge und verengt den Schlund (die Öffnung zwischen Mund und Rachen). Genau hinter dem vorderen Gaumenbogen liegt der hintere Gaumenbogen (Arcus palatopharyngeus). Normalerweise hebt diese Struktur den Rachen, schließt den Nasenrachenraum (Nasopharynx) und hilft beim Schlukken. Berührungsdruck auf irgendeinen der beiden Bögen erregt den Würgereflex. Dieser Berührungsdruck sollte sorgfältig dosiert werden. Ein hyperaktiver Würgereflex läßt sich am besten durch längeranhaltenden Druck auf die Bögen verringern, während ein leichtes, kontinuierliches Streichen eher einen hypoaktiven Würgereflex bahnt. Ein Kind oder ein Erwachsener, der längere Zeit über eine Sonde ernährt wurde, zeigt in vielen Fällen sowohl hypersensitive Reaktionen an verschiedenen Stellen der Mundhöhle als auch hyposensitive Bereiche an anderen Stellen. Dies muß man einschätzen, um ein vollständiges Bild der Schwierigkeiten des Klienten zeichnen zu können.

Die Wirkung von Vibration auf die Kaumuskeln scheint physiologisch erwiesen. Man hat Muskelspindeln im M. masseter und im M. temporalis gefunden (Cooper 1953). Selektive Vibration über der Kaumuskulatur fördert die Stabilität des Kiefergelenks und den Rückzug des Kiefers. Um die Kieferbewegung nach vorne zu bahnen, wird die Mandibula mit der Hand geschoben (Farber 1982; Hagbarth u. Wohlfart 1952).

Manche Therapeuten benutzen manuelle, mit den Fingern ausgeführte Vibration abwärts entlang dem M. laryngopharyngicus, gefolgt von Stretch Pressure (Dehnung in Verbindung mit Druck), um das Schlucken zu fördern. Eis ist nützlich, um kurz den ventralen Teil des Halses oder die Grube zwischen Schlüsselbeinen und Brustbein (Incisura jugularis sterni) zu reizen. Außerdem bedeutet das Kauen auf Eisstücklein einen thermalen Reiz für die Mundhöhle und einen propriozeptiven Reiz für Kiefer und Zähne. Es erhöht auch die zum Schlucken notwendige Speichelbildung.

Bestimmte Speisen werden eingesetzt, um die *Speichelbildung* zu erhöhen. Der Anblick saurer Gurken stimuliert bei manchen Menschen die Speichelbildung. Nimmt man Milch zu sich, verdickt das tendenziell den Speichel, während warme Fleischbrühe den Speichel verdünnt. Speisen mit süßem Geschmack werden generell akzeptiert, und die Speichelbildung verstärkt sich mit abnehmenden Geschmackskonzentrationen.

! **Damit ein Unterschied in der Geschmackskonzentration verspürt werden kann, muß diese um 30% verändert werden.**

Es ist leicht erkennbar, daß Essen als propriozeptive, taktile und gustatorische Input-Modalität extrem komplex ist und oft noch andere sensorische Systeme miteinbezieht. Für den Therapeuten ist es hilfreich, jede Komponente zu kategorisieren, wenn er seinen therapeutischen Ansatz in begrenzte Techniken zerlegt und diese nachher wieder zu einem Ganzen zusammenfügt. Diese Aufgabe wird aber um so schwieriger, je größer die Zahl der beteiligten Input-Systeme ist (Weiss 1986).

Propriozeptiver und vestibulärer Input

Eine Kombination von propriozeptivem und vestibulärem Input gehört zu den meistgenutzten therapeutischen Ansätzen. Tatsächlich hängt der Erfolg der Klienten bei fast allen therapeutischen Aufgaben vom koordinierten Input dieser beiden Sinnesmodalitäten ab.

Bewegungen von Kopf und Körper im Raum

Bewegt sich der Kopf im Raum und die Schwerkraft ist nicht ausgeschaltet, zünden vestibuläre und propriozeptive Rezeptoren, um das ZNS zu informieren, ob es sein feedforward-orientiertes Muster fortsetzen oder den Plan anpassen soll, weil die Umstände der programmierten Bewegung nicht mehr entsprechen.

! **Je nach Richtung der Kopfbewegung und der Art, wie die Schwerkraft sich auf Gelenke, Sehnen und Muskeln auswirkt, variiert die spezifische körperliche Reaktion entsprechend dem Flexibilitätsgrad des Bewegungssystems.**

Diese beiden Modalitäten werden immer benötigt, z.B. für die Mobilität im Bett, für Lagewechsel, für Aktivitäten auf der Matte oder zum Gehen. Obwohl alle derartigen funktionellen Bewegungen sich auch ohne jene beiden Feedback-Mechanismen durchführen lassen, kann sich das ZNS ohne deren Input nicht wirksam an wechselnde Umstände anpassen. Schon deshalb scheint eine gründliche Einschätzung der Vollständigkeit beider Systeme und der Wirkung ihres kombinierten Inputs entscheidend, wenn man sich irgendeine Aktivität des täglichen Lebens als Behandlungsziel setzt.

Der Gebrauch eines großen Balls oder eines Gymnastikballs läßt sich in die Kategorie vestibulär-propriozeptiven Inputs einordnen.

! **Auf einem Ball können viele Aktivitäten zum motorischen Lernen eingeleitet werden.**

Liegt ein Kind (oder ein Erwachsener) mit dem Bauch auf einem Ball, kann oft ein Aufrichtreaktion des Kopfes provoziert werden, indem der Therapeut das Kind schnell nach vorne schiebt, während er es an Füßen, Knien oder Hüften hält. In dem Maße, wie der Kopf sich aufrichtet, kann eine Approximation des Halses dazugenommen werden. Auch eine Vibration der paravertebralen Muskeln kann unterstützend wirken. Wiegt oder schubst man einen Klienten, der im Unterarmstütz oder gestützt auf seine gestreckten Arme Gewicht trägt, nach vorne, fazilitiert dies über die beiden fraglichen sensorischen Input-Systeme Haltungs- und Stützmuster. Läßt man einen Klienten auf einem Gymnastikball sitzen, braucht er für so ziemlich jede Übung vestibulären und propriozeptiven Feedback, um adäquat und angepaßt reagieren zu können. Die Kombination jener beiden Systeme scheint bei der Aufrechterhaltung normaler Stell- und Gleichgewichtsreaktionen, die für funktionelle Selbständigkeit so wichtig sind, eine empfindliche Rolle zu spielen.

Ein Trampolin, ein Balancierbrett oder ähnliche Geräte können dem ZNS des Klienten eine große Menge vestibulär-propriozeptiven Inputs zuführen. In der Tat ist ein Trampolin so wirksam, daß es den Klienten oft überstimuliert und Erregung oder erhöhte Wachheit in dessen ZNS hervorruft.

Trampolin und Balancierbretter werden oft benutzt, um Gleichgewichtsreaktionen zu verbessern, den Klienten bezüglich seiner Stellung im Raum und der Vertikalen zu orientieren und seinen posturalen Tonus zu erhöhen.

Ein Klient mit schlechtem Gleichgewicht, geringem Haltungstonus oder unangemessener Wahrnehmung seiner Stellung im Raum und der Vertikalen mag sich zu Recht vor diesen beiden Geräten fürchten, denn zur Bewältigung irgendwelcher Aufgaben im Zusammenhang mit ihnen sind Geschwindigkeit, Intensität und Geschicklichkeit nötig. Furcht erzeugt Muskelspannung, und diese Spannung kann der Bewegungsreaktion des Klienten im Wege stehen. Daher ist bei diesen beiden Modalitäten Vorsicht geboten.

Sanftes Schütteln

Eine spezifische Technik des sanften Schüttelns kann in die Kategorie der kombinierten Inputs von Vestibulum, Muskelspindeln und Sehnen eingeordnet werden. Man führt sie bei einem auf dem Rücken liegenden Klienten durch, dessen Kopf in der Mittellinie ausgerichtet und ventral flektiert ist. Der Flexionswinkel beträgt 35–40°, um so den Einfluß von Otolithen und eventuellem unnötigem Extensortonus via vestibulospinaler Bahn zu verringern. Diese flektierte Stellung sollte während des ganzen Verfahrens beibehalten werden. Der Therapeut plaziert eine Hand unter das Hinterhaupt des Klienten und die andere auf seine Stirn. Dann werden die Halswirbel leicht komprimiert. Diese Technik aktiviert die tiefen Gelenkrezeptoren (C1–C3) und Muskelspindeln im Hals zusammen mit dem vestibulären Mechanismus, der wiederum die Verbindung zu Kleinhirn und den motorischen Kernen im Hirnstamm herstellt. Wird die Technik langsam und kontinuierlich in rhythmischer Bewegung durchgeführt, ist eine Inhibition des ganzen Körpers die Folge. Ist das Muster unregelmäßig und schnell, läßt sich Fazilitation der spinalen Bewegungsgeneratoren beobachten.

Zusammenfassung

Jede dieser Techniken kann als brauchbarer Behandlungsansatz herangezogen werden, wenn man vestibulär-propriozeptiven Stimulus erwägt. Die Auswahl eines Ansatzes oder einer Methode hängt von den Präferenzen des Klienten ab, von dessen Reaktionen, den Fertigkeiten des Therapeuten und der Notwendigkeit therapeutischer Hilfe.

Modalitäten: auditiv, visuell, vestibulär, taktil und propriozeptiv

Die meisten, wenn nicht alle therapeutischen Aktivitäten aktivieren 5 *sensorische Modalitäten*:
- auditive,
- visuelle,
- vestibuläre,
- taktile,
- propriozeptive.

Auditiver und visueller Input ist gegeben, wenn der Therapeut mit dem Klienten spricht und verschiedene Bewegungs- oder Reaktionsmuster vorführt, die während einer Aktivität bewerkstelligt werden müssen. Bewegt sich der Klient, zünden vestibuläre, taktile und propriozeptive Rezeptoren. Dann ist die Komplexität jeglicher Aktivität hinsichtlich der Analyse ihrer primären Input-Systeme enorm. Sogar eine sitzende Aktivität wie Kartenspielen erfordert ein gewisses Maß an Propriozeption für Hintergrundanpassungen der Haltung, taktilen Input von stützenden Körperteilen und Gliedern und visuellen Input für Wahrnehmung und Kognition.

Die taktile und propriozeptive sensorische Information wird normalerweise von der Formatio reticularis gefiltert, damit der Kortex „sensitiv" für diese Reize sein kann. Gleichzeitig formuliert visueller Input von den auf die Netzhaut (Retina) projizierten Bildern Wahrnehmungen höherer Ordnung. Ein Drehen des Kopfes, posturale Kontrolle und ein rasches Verfolgen mit den Augen bringen den vestibulären Mechanismus mit ins Spiel.

Wenn der Therapeut eine Technik kategorisieren will, z.B. langsame Umkehr im Rahmen propriozeptiver neuromuskulärer Fazilitation (Knott u. Voss 1968), Marking Time nach Brunnström (1970), Marking Time mit Musik (Allensworth 1993; Cook 1981), sensorische Bewußtheit durch Bewegung nach Feldenkrais (1977; 1981), entwicklungsneurologische Therapien (Bobath 1985; Campbell 1992), Mobilität aufgebaut auf Stabilität nach Rood (1962; Stockmeyer 1967), oder eine Aktivität auf der Matte oder Fertigkeit des täglichen Lebens, muß er beobachten, wie das sensorische System während der Aktivität bombardiert wird. Hat er bestimmt, welche sensorischen Systeme intakt, welche unterdrückt sind und welche anscheinend fehlerhafte Daten liefern, dann schaffen die Veränderung von Dauer und Intensität der Reize, die über irgendeines dieser Systeme laufen, und der kombinierte Input, der über alle Modalitäten läuft, eine ungeheure Flexibilität in der klinischen Lernsituation.

Begabte Therapeuten scheinen instinktiv zu wissen, welches Input-System sie einsetzen sollen. Sie erspüren gleichzeitig Menge und Dauer kombinierten Inputs, die den Bedürfnissen des Klienten am besten entsprechen. Sie scheinen auch zu wissen, wann sie mit äußerer Kontrolle nachlassen und den Klienten zum Gebrauch seiner normalen inhärenten Überwachungssysteme bei der Anpassung an wechselnde Umstände ermutigen können. Der Schlüssel zur Übertragung ist die Beherrschung des eigenen Bewegungssystems und das Maß an Übung, Selbstüberwachung und Anpassung, die dem Klienten zur Verfügung stehen. Viele Therapeuten können vielleicht durch Analyse und Kategorisierung von Input und Patientenreaktionen Geschicklichkeiten entwickeln, die sie anfangs für außerhalb ihrer Reichweite hielten.

5.3 Angeborene ZNS-Programme

> Die Reaktionen des ▶ *peripheren und des zentralen Nervensystems* auf verschiedene äußere Reize bestimmen die Individualität eines Organismus und sein Überlebenspotential in seiner Umwelt.

Je komplexer Organismen werden, um so komplexer wird auch die Art der äußeren Reize und der inneren Mechanismen, die mit solchem Input umgehen müssen. Es scheint erwiesen, daß sich in dem Maße, wie sich das ZNS strukturell und funktionell entwickelt, auch eine inhärente Kontrolle über bestimmte äußere Reize und eigene Reaktionen auf solche Reize entwickeln. Verschiedene Bereiche des Bewegungssystems spielen verschiedene Rollen bei der Regulierung motorischen Outputs. Kein Bereich dominiert über irgendeinen anderen. Jeder Bereich hängt sowohl vom Input aus der Umwelt als auch von den intrinsischen Mechanismen und Funktionen des Nervensystems ab.

Wie schon erwähnt, ist das periphere Nervensystem auf komplizierte Weise mit dem zentralen Nervensystem verbunden und umgekehrt. Eine Schädigung eines der beiden kann die neuronalen Bahnen, ihre Funktionen und letzlich das Verhalten an irgendeiner Stelle entlang der dynamischen Regelkreise ändern. Forscher betonen heute die dynamische Interaktion aller Komponenten (II STEP- und APTA-Konferenz), und doch beobachten Therapeuten seit Jahrzehnten spezifische unterschiedliche Bewegungsprobleme bei Schädigung bestimmter verschiedener Bereiche des Gehirns. Wenn wir also neurologische Schäden erörtern, scheint es ganz wesentlich, inhärente Synergiemuster zu identifizieren, die Menschen zur Verfügung stehen, besonders wenn diese Muster stereotyp werden und die Fähigkeit des Kienten zur Anpassung an wechselnde Umstände beschränken (Carr u. Sheperd 1987b; Crutchfield 1993; Fiorentino 1972, 1981; Heiniger u. Randolph 1981; Jackson 1991; Michels 1965).

Die Autorin will damit den Gebrauch irgendeiner stereotypen oder nach einem Muster ablaufenden Reaktion als Behandlungsverfahren weder empfehlen noch davon abraten. Sie stellt nur deren Vorhandensein fest und betont die Wichtigkeit zu wissen, wie diese Bewegungsprogramme Reaktionen von Klienten beeinflussen. Ohne eine solche Kenntnis haben Therapeuten, die mit Kindern oder Erwachsenen mit ZNS-Dysfunktion arbeiten, ein beschränktes Verständnis des normalen ZNS, der normalen Bewegungskontrollmechanismen und ihrer Komponenten und der interaktiven Wirkung aller Systeme; sie sehen nur das Endergebnis: eine motorische Reaktion auf ein Verhaltensziel.

Überblick über Reaktionsmuster

Jahrzehntelang nahm man allgemein an, Reaktionen, die nach einem Muster ablaufen, seien „festverdrahtet" und nach einer Verletzung verliefen sie unter Umständen unkontrolliert und zeigten sich als Reflex oder stereotypes Verhalten (Craik 1991). Diese Annahme hatte ihren Platz in einem hierarchischen Konzept, in dem das spinale System auf unterster Ebene rangierte und der Kortex die oberste Kontrollfunktion innehatte. Auch erneutes Lernen dachte man sich als einen Vorgang auf der Grundlage von Entwicklung in aufeinander aufbauenden Schritten.

Therapeuten beobachten seit Jahren anhand des Verhaltens von Klienten Unbeständigkeit dieses hierarchischen/entwicklungsneurologischen Modells. Beispielsweise kann ein Klient Gleichgewichtsmuster aufweisen, die man für kortikal hält, während er immer noch Extensorreflexmuster zeigt, die man dem Rückenmark oder unteren Hirnstamm zuordnet. Derselbe Klient kann vielleicht laufen, aber nicht im Liegen auf die Seite drehen. Solche Unbeständigkeiten werden erklärbar, wenn man sich auf ein systemisches Modell bezieht. Der Leser sei auf Kap. 2 und 3 verwiesen, wo er eine vertiefte Analyse motorischer Entwicklung, den Gebrauch von Theorien motorischer Kontrolle und Lerntheorien und Untersuchungsverfahren zur Differenzierung der Komponenten motorischer Kontrolle dargestellt findet. Das vorliegende Kapitel konzentriert sich auf die Klassifikation verschiedener Methoden, die *neuronale Netzwerke aktivieren* oder bei deren Aktivierung helfen, wodurch der Klient unterstützt wird, gewünschte Reaktionen hervozubringen.

Will sich der Leser ein systemisches Modell vorstellen, muß er das hypothetische Reiz-Reaktions-Konzept von Reflexen durch ein Konzept von neuronalen Netzwerken ersetzen, welche mehr oder weniger empfänglich für Einflüsse aus inneren und äußeren Umständen sind. Ihre Sensitivität und ebenso die interne molekulare Sensitivität der Neuronen selbst wird gemäß diesem Konzept durch eine große Zahl untereinander verbundener Systeme im ganzen ZNS moduliert. Spezifische Muster scheinen auf verschiedenen Ebenen oder in verschiedenen Bereichen im ZNS organisiert oder programmiert zu werden. Diese Synergien oder nach Mustern ablaufenden Reaktionen begrenzen, wie man annimmt, die Freiheitsgrade, die den Programmierzentren zur Verfügung stehen, z. B. den Basalganglien oder dem Kleinhirn (Crutchfield u. Barnes 1993; Keshner 1991), und ermöglichen eine größere Kontrolle über den ganzen Körper.

Den organisierenden Systemen ermöglicht die Tatsache, daß sie „nicht fest-verdrahtete“, vorprogrammierte, nach Mustern ablaufende Reaktionen zur Verfügung haben, einerseits ganze Abläufe von Plänen zu aktivieren und andererseits irgendwelche Komponenten im gesamten Plan zu modifizieren. Mit Modifizierung und Anpassung auf sowohl interne als auch externe ziel-orientierte Aktivitäten zu reagieren wird damit zum Ziel oder zur Funktion des Bewegungssystems.

In bezug auf die konkrete Lokalisierung solcher „nicht festverdrahteter“ Programme sowie auf die Komplexität des Programmierens auf irgendeiner Ebene im ZNS liegen noch gegensätzliche Meinungen vor. Die folgende Diskussion identifiziert Bewegungsmuster, die bei Menschen beobachtet wurden, und mögliche Ebenen der Organisation ihrer Programmierung.

Anerkennt man, daß es diese *neuronalen Netzwerke* gibt, unabhängig von äußeren Einflüssen, dann heißt das, daß sich Muster auch ohne feststellbaren Reiz zeigen können und auch zeigen werden. In der Vergangenheit bezeich-nete man ein identifizierbares stereotypes Bewegungsmuster, das nicht mit einem äußeren Einfluß in Verbindung gebracht werden konnte, als Synergie. Ließe sich ein Reiz festmachen, dann wurde der ganze Regelkreis als Reflex bezeichnet. Reflexe und vorprogrammierte, „nicht festverdrahtete“ neuronale Netzwerke, z.B. das Gehen, sind interaktiv oder überlagern einander, um die Hintergrundkombinationen für komplexere Programminteraktionen zu bil-den. Ein solches Netzwerk sich überlagernder Muster kann spinale und su-praspinale Aktivität beinhalten, was es sehr schwer macht, eine bestimmte Verarbeitungsebene zu spezifizieren. Die genauen Kontrollmechanismen, die ein bestimmtes resultierendes Muster regulieren, können auch wieder unter die gemeinsame Verantwortung verschiedener Bereiche im Nervensystem fal-len; und auf diese Weise ließe sich die *Plastizität* erklären, die man beobach-tet, wenn Krankheit, Trauma oder äußere Umstände die Anpassung vorhan-dener Pläne erzwingen. Folgendes Beispiel soll es Ihnen erleichtern, das *kom-plexe neuronale Netzwerk* besser zu verstehen:

Stellen Sie sich ein Telefonsystem vor, das Ihre Wohnung mit jeder anderen Wohnung in jeder Stadt in jedem Land auf der Erde verbindet. Gibt es in der Schaltung zwischen Ihnen in Kalifornien und einem Freund in New York eine Störung, kann sich das System selbst korrigieren, die Schaltung auf ei-nem anderen Weg herstellen oder sogar drahtlos, z.B. über Satellit, die Ver-bindung herstellen. Optionen gibt es in unbegrenzter Zahl, aber es gibt auch Prioritäten bezüglich Effizienz und Anpassungsfähigkeit, beim Telefonnetz wie im Gehirn. Sind die Telefonleitungen zu Ihrem Haus unterbrochen, läutet das Telefon nicht. Ist Ihr peripherer Nerv unterbrochen oder das α-Motoneu-ron geschädigt, kontrahiert sich der Muskel nicht. Haben die Umschaltstatio-nen am Ende ihres Wohnblocks einen Kurzschluß und arbeiten nicht richtig, kann durchaus Ihr Telefon und das Ihrer Nachbarn noch funktionieren, aber nicht mehr problemlos in der vorgesehenen Weise. Beispielsweise ruft je-mand Ihren Nachbarn an, aber sowohl sein als auch Ihr Telefon klingeln.

Ähnlich kann ein Problem mit spinaler Beteiligung aussehen. Die Muskeln werden innerviert, der Input aus interner und externer Umgebung ist genau und richtig, aber das neuronale Netzwerk ist fehlerhaft.

Bei der Regulierung oder Modulierung einer Aufgabe wird das neuronale Netzwerk alle verfügbaren Ressourcen einsetzen, um auf Anforderungen aus der inneren und äußeren Umgebung zu reagieren.

Diese Regel scheint beständig im ganzen Nervensystem zu gelten, und der Grad der Plastizität ist ungeheuer (Dobkin 1993).

Beobachtet der Therapeut eine spezifische nach Mustern ablaufende Reaktion, muß er immer gleichzeitig die Interaktion aller anderen Möglichkeiten der Bewegungsprogrammierung vor Augen haben. Auf diese Weise kann er sich leicht die Variationsbreite einer Reaktion vorstellen und den Grund, warum das Muster der Bewegungsreaktion unter verschiedenen inneren und äußeren Randbedingungen starke Variationen innerhalb desselben allgemeinen Plans aufweisen kann. Es kann auch sein, daß er eine erwartete Bewegungsreaktion nicht beobachten kann, obwohl sie passend schiene und antizipiert werden könnte. Dann muß er sich erinnern, daß mit wachsender Komplexität einer Handlung (beispielsweise Überrollen im Vergleich zu Anziehen im Vergleich zu Hockeyspielen) die Notwendigkeit einer Integration und Koordination von Mustergeneratoren zunimmt. Und je komplexer die gewünschte Handlung (speziell, wenn sie neu gelernt wird), um so größer auch die Möglichkeit, daß perzeptiv/kognitive und affektive Interaktionen nötig werden, um so größer aber auch die Möglichkeit der Genugtuung oder des Scheiterns.

Bestimmte nach Mustern ablaufende Reaktionen oder neuronale Netzwerke kann man sich vielleicht als von einfacherer oder schützender Funktion vorstellen. Früher hielt man diese Muster für „festverdrahtete" spinale Reflexe. Heute weiß man, daß sie, ebenso wie hochkomplexe Mustergeneratoren, auf der Ebene des Rückenmarks existieren und daß ihre Reaktionen zu Aktionen in Hirnstamm, Kleinhirn oder Kortex führen. Umgekehrt beeinflussen jene Zentren wiederum die genaue Ausprägung der Reaktionen der spinalen neuronalen Netzwerke.

Bei Klienten mit geringer funktioneller Kontrolle der motorischen Netzwerke auf Rückenmarks- oder Hirnstammebene ist es wichtig festzustellen, welche Muster es gibt, welche Muster optional sind, um auf Umgebungsanforderungen zu reagieren, und welche Muster zwingend sind und vom Klienten nicht willentlich kontrolliert werden können. Dies einzuschätzen ist entscheidend, bevor man Ziele setzt oder eine Behandlung plant.

Spinales neuronales Netzwerk

Das spinale neuronale Netzwerk scheint viele vorprogrammierte komplexe innere Verbindungen zu haben. Sie werden im Körper durch Programmgeneratoren aktiviert, welche aus dem Netzwerk selbst heraus und von ventral-medialen und lateralen Bewegungsgeneratorsystemen im Hirnstamm sowie von zerebellären und kortikalen Neuromechanismen moduliert werden können (Burt 1993; Kandel et al. 1991). Über diese Mechanismen versuchen Therapeuten bestehende Zustände spinaler Generatoren zu ändern.

Letztlich aktiviert der Therapeut Systeme im ZNS, die normalerweise Aktivität auf spinaler Ebene modulieren und die sich selbst korrigieren, um innere Homöostasis und Kontrolle zu erreichen.

Manche der identifizierten Muster, die man für spinal reguliert hielt, werden in Tabelle 5.7 aufgelistet. Dasjenige Input-System mit der stärksten äußeren Wirkung auf die spinale Modulierung dieser Muster wird ebenfalls aufgeführt. Der Therapeut muß immer die allgemeinen ZNS-Reaktionen des Klienten auf jeden Input überwachen.

Der Therapeut wendet eine Dehnung an, dies macht den Klienten ärgerlich. Der Therapeut nimmt dann vielleicht von vornherein an, die extensorische Haltungsreaktion sei eine Folge der Dehnung. In Wirklichkeit ist sie aber auf die limbische neurochemische Reaktion wegen des Ärgers zurückzuführen.

Was der Therapeut zu lehren versucht und was der Klient lernt, kann weit auseinanderfallen, und die modulatorische Kontrolle, die der Klient nach Hoffnung des Therapeuten erreichen wird, kommt so nicht zustande. Abbildung 5.9 illustriert, was möglicherweise bei einem reziproken multisegmentalen organisatorischen neuronalen Netzwerk des Musters der gekreuzten Streckung abläuft. Mit dieser Abbildung soll etwas von der Komplexität der spinalen Mustergeneratoren illustriert werden. Macht sich der Studierende klar, daß es Hunderttausende interneuronaler Verbindungen auf spinaler Ebene gibt und daß sich diese Zahl verhundertfacht, wenn man noch supraspinale

Tabelle 5.7. Spinale Reflexe

Mustergeneratoren (bekannt als)	Input-System, durch das moduliert wird
Myotatischer oder Dehnungsreflex	Propriozeptiv: Muskelspindel
Inverser myotatischer Reflex	Propriozeptiv: Sehnenorgan
Wegziehreflex	Jeder schädliche exterozeptive Reiz
Extensorstoß	Exterozeptiv: leichte Berührung
Gekreuzter Streckreflex	Exterozeptiv auf einer Seite mit Kontrolle bei Reaktion
Schreitreflex	Exterozeptiv und propriozeptiv am Fuß
Greifreflex	Exterozeptiv oder propriozeptiv an der Handfläche
Automatische Streckung von Handgelenk und Fingern	Exterozeptiv oder propriozeptiv an Hypothenar und Extensor-Oberfläche
Galant-Reflex oder Krümmung des Rumpfes	Exterozeptiv am Rumpf
Automatische Rumpfextension	Propriozeptiv: Gelenkrezeptoren und Muskelspindeln: Druck auf die Hüften

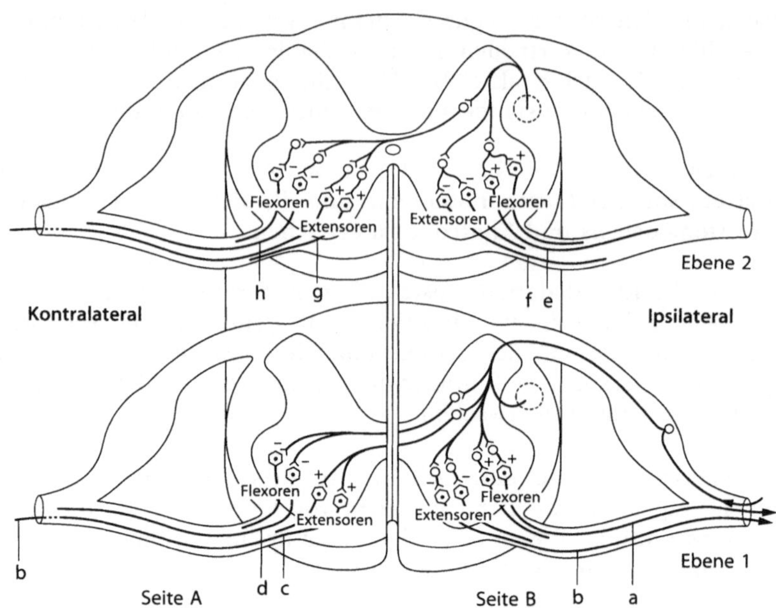

Abb. 5.9 a–h. Schematische Darstellung des neuronalen Netzwerks beim gekreuzten Streckreflex. Der Reiz kommt an auf Ebene 1 und ruft motorische Reaktionen auf derselben und auf der gegenüberliegenden Seite hervor, sowohl auf seiner segmentalen Eintrittsebene als auch auf anderen segmentalen Ebenen im Rückenmark. Im einzelnen gibt es folgende Reaktionen: **a** Ipsilaterale Fazilitation der Flexormotoneuronen auf derselben segmentalen Ebene (Ebene 1) zurück zum Bein; **b** ipsilaterale Hemmung der Extensormotoneuronen auf derselben segmentalen Ebene (Ebene 1) zurück zur stimulierten Extremität; **c** kontralaterale Fazilitation der Extensormotoneuronen auf derselben segmentalen Ebene (Ebene 1) zum anderen Bein; **d** kontralaterale Hemmung der Flexormotoneuronen auf derselben segmentalen Ebene (Ebene 1) zum anderen Bein; **e** Fazilitation der ipsilateralen Flexormotoneuronen auf anderen segmentalen Ebenen (Ebene 2), die das ipsilaterale Bein innervieren; **f** Hemmung der ipsilateralen Extensormotoneuronen auf anderen segmentalen Ebenen (Ebene 2); **g** Fazilitation kontralateraler Extensormotoneuronen auf andern segmentalen Ebenen (Ebene 2) und **h** Hemmung kontralateraler Flexormotoneuronen auf anderen segmentalen Ebenen (Ebene 2)

Regelkreise bedenkt, wird es verständlich, warum die Steuerung von Systemen über Muster bewerkstelligt werden muß und nicht über einzelne Verbindungen zu Motoneuronen.

Die spezifische Reaktion der Bewegungsgeneratoren hängt vom vorher bestehenden Zustand des Bewegungsrepertoires („motor pool") ab zu dem Zeitpunkt, wo der Input (entweder von peripheren Afferenzen oder von dem supraspinalen Mechanismus) an der synaptischen Verbindungsstelle ankommt. Eine periphere Muskeldehnung wird, wie an früherer Stelle beschrieben (s. Kap. 4), den Agonisten und die agonistischen Mustergeneratoren aktivieren und die antagonistischen Synergien dämpfen. Das Sehnenorgan wird sich umgekehrt auswirken. Bei Bewegung und beim Wahren einer Haltung kommt es vom peripheren System aus zu Spannung und Dehnung. Daher werden beide Input-Systeme Informationen supraspinalwärts senden, während sie dazu beitragen, spinale Bewegungsgeneratoren zu modulieren. Das automatische Greifmuster und die automatische Extension der Hand stehen zueinander auch in dieser reziproken Beziehung. Diese Muster haben eine reziproke Beziehung innerhalb eines Gliedes. Flektorisches Wegziehen und gekreuzte Streckung sind zwar auch reziprok, weisen aber eine Synergie zwischen verschiedenen Gliedern auf, die selbst innerhalb der spinalen Generatoren in ein grobes Gehmuster moduliert werden kann. Der Galant-Reflex moduliert laterale Flexion, automatische Streckung des Rumpfs hilft, die posturale Extension zu modulieren, und Berührung des Unterleibs erhöht das Ruheniveau der Rumpfflexoren. Diese drei Muster zusammen zeigen ein grobes neuronales Netzwerk eines Totalmusters für die Bewegungsfunktion des Rumpfs. Viele supraspinale Kontrollzentren geben diesem Muster Flexibilität und Variabilität; mit spezifischer Neuromodulation können sie bestehende Muster neu kombinieren, um dadurch neue Muster des Bewegungsverhaltens zu modulieren.

Das Erkennen spezifischer Muster und das Wissen, wie diese Muster funktionelle Bewegungen oder Stellungsmuster beeinflussen können, hat klinische Bedeutung.

Ein Kind mit spastischer Zerebralparese zeigt z.B. Extension und ein Überkreuzen der Beine, wenn die Fußballen stimuliert werden. Manchmal ist das Extensionsmuster so stark, daß das Kind sich nach hinten biegt. Gehaltene Stellungen, die pathologischen Mustern entgegenstehen, bewirken, so nimmt man an, eine autogene Inhibition. Auch Kontraktions-Entspannungs-Techniken wirken nach dem Prinzip autogener Inhibition (Knott u. Voss 1968).

So wie afferenter Input benutzt werden kann, um den Tonus zu ändern und Bewegungen hervorzurufen, kann er auch zum Hindernis werden, wenn der Therapeut versucht, komplexe Bewegungsmuster zu koordinieren. Ein persistierender Greifreflex ist bei Kindern und Erwachsenen mit ZNS-Verletzung häufig anzutreffen. Dieses dominante Greifen wird oft durch die eigenen Finger des Klienten verstärkt und verhindert einen funktionellen Gebrauch der Hand. Wenn jede Berührung eines Klienten ein Wegziehmuster hervorruft, ist der Klient nicht nur außerstande, die Umgebung durch seine taktil-propriozeptiven Systeme zu erforschen, er wird auch durch den Einfluß des kutanen Systems auf das retikulär-aktivierende System in einen Zustand erhöhter Wachsamkeit versetzt. Ein wahrscheinliches Verhaltensergebnis aus einem solchen persistierenden Reflex wird starke Erregung sein.

Bei jedem Behandlungsverfahren sollte der Therapeut bestimmen, ob die von ihm ausgewählte Technik dem Klienten helfen wird, bestimmte Funktionen zu verbessern.

Im Falle spinaler Muster, die in sich selbst und untereinander für Bewegungen adäquat sein können (s. Kap. 2), wird fehlende Kontrolle oder Regulierung den Erwerb funktioneller Fertigkeiten verhindern. Es lehrt den Klienten also gar nichts, wenn man immer wieder eine Wegziehreaktion hervorruft, um eine Auswärtsdrehung des Fußgelenks zu bekommen. Wirksam ist dies nur, wenn es in eine höherrangige Aktivität eingebunden wird. Wenn man beispielsweise auf ein anfängliches Wegziehen, das die Auswärtsdrehung hervorbringt, sofort Widerstand folgen läßt, kommt es zu einer spinalen Reaktion, die von Systemen höherer Ordnung moduliert wird. Sobald der Widerstand angewendet wird, hat sich das Reaktionsmuster des neuronalen Netzwerks geändert.

Der Therapeut muß nicht nur lernen, spezifische Muster, sondern auch Kombinationen von Reaktionen von Mustergeneratoren zu erkennen. Legt man beispielsweise die Abb. 5.5, 5.7 und 5.9 übereinander, kann man eine kombinierte Reaktion auf multiplen Input betrachten. Das neuronale Netzwerk multiplen Inputs kann ungeheuer komplex sein, sogar auf spinaler Ebene.

! Während einer Behandlungsstunde muß ein Therapeut immer auf die spezifischen Verhaltensreaktionen und Verhaltensänderungen von einem Augenblick zum anderen achten, auch wenn er die genaue neuronale Vernetzung nicht versteht.

Neuronales Netzwerk im Hirnstamm

Der untere Hirnstamm umfaßt das obere Rückenmark, die Medulla oblongata, die Brücke und deren Unterstrukturen, insbesondere (für unsere Zwecke) den fazilitierenden Teil der Formatio reticularis und einige vestibuläre Kerne (Kandel et al. 1991).

Muster, die auf dieser Ebene über eine große Zahl verschiedener motorischer Kerne vermittelt werden, ändern Bewegungsgeneratoren auf spinaler Ebene und können damit auch überall im Körper den Muskeltonus ändern (Tabelle 5.8). Der hauptsächliche motorische Einfluß, der über die Bewegungsgeneratoren im ventralen medialen Hirnstamm läuft, gilt den Haltungsmuskeln und der Muskulatur, welche der Schwerkraft entgegenarbeitet. Afferenzen, die auf diese spinalen und Hirnstammkerne eine gewisse modulierende Wirkung haben, kommen hauptsächlich von Gelenk- und Muskelrezeptoren des Halses (C1–C3), den Otolithen und Cristae des Labyrinths.

Tabelle 5.8. Mustergeneratoren, die in oberen zervikalen und niedrigeren Hirnstammbereichen ihren Ursprung haben

Muster	Afferenter Einfluß
Tonische Labyrinthreflexe (TLR)	Statische Position des Labyrinths
Tonische Nackenreflexe	Propriozeptoren des Halses
Symmetrischer (STNR)	
Asymmetrischer (ATNR)	
Positive Unterstützungsreaktion	Propriozeptoren der Hände und Füße
Tonischer Lendenreflex (lokalisiert im ZNS?)	Lumbale Propriozeptoren
Assoziierte Reaktionen	Propriozeptoren und Exterozeptoren
Shifting-Reaktion	Propriozeptoren und Labyrinth
Landau-Reaktion	Propriozeptoren und Labyrinth

Die langsame Anpassung und somit das wiederholte Zünden dieser Rezeptoren trägt dazu bei, daß über bestimmte motorische Kerne, die bestimmte spinale Generatoren aktivieren können, Muskeltonus erhöht wird. Dadurch kann es wiederum dazu kommen, daß Körperteile länger in statischen Stellungen verbleiben. Genaue Beschreibungen dieser Reflexe und ihrer Wirkungen auf Tonusmuster bei Klienten mit ZNS-Dysfunktion findet man an vielen Stellen in der Literatur (Bobath 1978; Fiorentino 1972, 1981; Gilfoyle et al. 1981; Peiper 1963). Bei einem sich normal entwickelnden ZNS kann das Zusammenwirken aller dieser „nicht festverdrahteten" Programme die Grundlage sein für eine Integration folgender Fähigkeiten:

- nach etwas zu greifen,
- etwas visuell zu fixieren,
- ein Gleichgewicht von Flexoren und Extensoren herzustellen und zu bewahren,
- Kopf und Körper zu drehen,
- die Glieder zur Mittellinie und darüber zu bewegen,
- Integration einer Unzahl anderer entscheidender Komponenten, die zu Stellungen und Bewegungen auf höherem Niveau führen (Farber 1967).

Gegensätzliche Meinungen bestehen darüber, ob man solche Hirnstammuster oder Synergien als Behandlungsverfahren bereitwillig oder eher so selten wie möglich anwenden sollte.

Befürworter ihres Einsatzes betonen die Bedeutung dieser Verhaltensweisen in der Entwicklung normaler Reaktionsmuster (Brunnstrom 1970). Gegner heben die Schwierigkeiten hervor, die Klienten damit haben, sich bei jedem Reiz nach dem Muster verhalten zu müssen (Bobath 1978). Beide Parteien analysieren ein ähnliches System. Vielleicht sehen beide nur die Hälfte des Ganzen. Keine Seite wünscht einen in der willkürlichen Kontrolle von Bewegungen stark eingeschränkten Klienten. Und keine Seite will auch dem Klienten den Gebrauch stereotyper Muster beibringen, welche funktionelle Bewegungen einschränken. Eine Partei lehrt den Klienten, diese Muster zu nutzen, um antagonistische Funktionen zu modifizieren und zu kontrollieren, was zu einer flexibleren dynamischen Interaktion von Muskelgruppen führt und funktionelle Kontrolle bei Bewegungen fördert. Die andere Partei würde nie einen Klienten lehren, diese Muster zu benutzen. Die Therapeuten dieser Fraktion setzen solche Muster nur ein, wenn der Klient sie in funktionellen, zielgerichteten Aktivitäten wirksam kontrollieren kann. Obgleich diese beiden Beschreibungen sehr entgegengesetzt wirken, könnte eine Betrachtung von Therapeutenverhalten und Klientenreaktion doch manchen Beobachter zu dem Gedanken veranlassen, Therapeuten in beiden Gruppen wendeten dieselben Verfahren an.

Der Therapeut muß beobachten, ob eine bestimmte nach einem Muster ablaufende Reaktion:

1. durch afferenten Input ausgelöst wurde,
2. willentlich beabsichtigt war oder
3. ohne Beteiligung von Input aus der Umgebung oder kortikale Absicht durch Hirnstammkerne aktiviert wurde.

Tabelle 5.9. Reaktionen auf der Ebene von Pons, Mittelhirn und Zwischenhirn (Dienzephalon)

Reaktion	Reiz
Nackenstellreaktion	Propriozeptoren der Halsrotation
Körper-auf-Kopf-Stellreaktion	Propriozeptoren der Halsrotation
Körper-auf-Körper-Stellreaktion	Propriozeptoren der Rumpfrotation
Körper-auf-Körper-auf Kopf-Stellreaktion	Propriozeptoren der Rumpf- und Halsrotation
Labyrinthstellreaktion	Einfluß der Schwerkraft auf das Labyrinth, vestibuläre Rezeptoren und Propriozeptoren
Moro-Reflex	Propriozeptoren des Halses
Emotionaler Tonus	Reaktion des vegetativen Nervensystems auf einen beliebigen erregenden Reiz

Im 3. Fall muß das ganze zerebelläre synergistische System evaluiert werden, um zu bestimmen, welcher Teil wohl das beobachtbare Verhalten moduliert. Eine Unterscheidung dieser motorischen Komponenten hilft, passende Ziele und Behandlungsverfahren festzulegen.

Eine andere Gruppe von Reaktionen, die nach Mustern ablaufen, wird vielleicht in der Mitte des oberen Hirnstamms (Pons, Mittelhirn) und im Zwischenhirn (Thalamus und Hypothalamus) programmiert (Kandel et al. 1991). Bei diesen Mustern (Tabelle 5.9) scheint die Gesamtwirkung des spinalen Bewegungsrepertoires („motor pool") die zu sein, Kopf und Körper immer in einer symmetrischen Linie zu stellen, den Kopf senkrecht auszurichten und die Haltung zu regulieren und einzustellen. Zu solchen komplexen Ausrichtungen gehört ein Zusammenspiel von Flexion und Extension und ebenfalls Rotation während einer automatischen oder willentlichen Einleitung der Reaktion. Man nimmt an, daß die tektospinalen Bahnen bei der Regulierung mittels Kopf- und Nackenstellreaktionen zur Orientierung des Kopfes im Raum eine Schlüsselrolle innehaben (Moore u. Umphred 1993). Diese Orientierung kann durch vestibuläre, visuelle oder auditive Reize ausgelöst werden oder willentlich durch den Klienten (Burt 1993; Moore u. Umphred 1993). Zu den Körperreaktionen gehören auch Flexion, Extension und Rotation, was eine Modulierung über die lateralen und ventral-medialen im Hirnstamm entspringenden und im neuronalen Netzwerk des spinalen Systems endenden Systeme (Kandel et al. 1991) vermuten läßt.

! **Das spinale System hat einen ungeheuer starken Einfluß auf den Hirnstamm. Deshalb ist der Begriff *Modulierung* zutreffender als der Begriff *Kontrolle*.**

Stellreaktionen

Traditionell wurden die wesentlichen Reaktionen oder Muster, die im oberen Hirnstamm erzeugt werden, *Stellreaktionen* genannt (Kottke 1982). Man nutzt diese Reaktionen:

1. auf künstliche Weise, indem der Therapeut einen Patient führt oder ihn so handhabt, daß die Reaktionen hervorgerufen werden können, wenn der Patient selbst dies nicht willentlich herbeiführen kann,
2. auf künstliche Weise, indem der Therapeut einen Klienten führt, der willentlich hilft, oder
3. auf funktionelle, unabhängige Weise, indem der Klient die Aktivität selbständig einleitet und ausführt.

Viele verfügbare Behandlungsalternativen machen sich die beiden allgemeinen Funktionen der Stellreaktionen zunutze:
- Rotation um die Körperachse, um Körperteile wieder in eine Linie zu bringen,
- ein Aufrichten des Kopfes in die Senkrechte.

Rotation um die Körperachse. Die erste Funktion, die Körperpartien in einer Linie übereinander zu halten, benötigt Rotation zusammen mit Flexion oder Extension. Rotation in der Rumpfachse oder zwischen Kopf und Rumpf ruft eine Vielzahl *angeborener Reaktionen* hervor:
- die Nackenstellreaktion,
- die Stellreaktionen des Körpers auf den Kopf, des Körpers auf den Körper und des Körpers auf den Körper auf den Kopf.

Therapeuten haben unabhängig von ihrer theoretischen Orientierung entdeckt, daß eine Rotation in der Körperachse des Klienten exzessiven Tonus in Rumpf, Schultern, Hüften und oft bis in die Extremitäten dämpft. Im einzelnen hängt das Nachlassen des Tonus von der Stellung des Klienten ab, von der Richtung des Rotationsmusters und vom individuellen Klienten. Brunnstroms Rudertechnik im Sitzen beinhaltet sehr viel Rumpfrotation (Brunnstrom 1970). Dieses Rudern senkt übermäßigen Tonus in Rumpf, Schultern, Hüften und oft in der oberen Extremität. Die aktive Bewegung des Kopfes im Raum bewirkt außerdem über die optische Labyrinthstellreaktion (OLR) eine Ausrichtung des Kopfes in der Senkrechten. Dies ruft tendenziell ein Haltungsmuster in Hals, Oberkörper und Schultergürtel hervor.

Bei Aktivitäten propriozeptiver neuromuskulärer Fazilitation ist Rotation immer ein entscheidendes Element zur Fazilitation normaler Bewegungsmuster (Knott u. Voss 1968).

Bobath und entwicklungsneurologische Therapeuten, die Handling-Techniken anwenden, um Stellreaktionen hervorzurufen, betonen Rotation als ein entscheidendes Element zur Erzielung normaler koordinierter Bewegungen (Bobath u. Bobath 1972). Am meisten Übertragung oder Lernen findet wohl statt, wenn der Klient einen Vorgang aktiv oder willentlich einleitet und die Bewegungsmuster in vielen verschiedenen funktionellen Aktivitäten und unter vielen verschiedenen Umständen kontrolliert (Craik 1991; Winstein 1991).

Rotation als Behandlungstechnik ist nicht nur bei Bewegungen in der Rumpfachse wichtig. Unterarmrotation, gewöhnlich in Supination gegen hypertone Pronatoren, führt oft zur Öffnung der Hand und einer Entspannung von Ellenbogen- und Handflexoren. Auch der Tonus der Flexoren, Innenrotatoren und Adduktoren in der Schulter wird oft verringert (Bobath 1978).

Wird ein Klient hyperton in der Innenrotation von Schulter oder Hüfte, scheint Außenrotation ein Schlüssel zu sein, um ganze hypertone Muster im jeweiligen Glied zu entspannen. Warum die propriozeptiven Reize von Rotation, welche offensichtlich afferente Fasern von Muskelspindeln, Gelenken und Sehnen stimulieren, auf einen anomal hohen Tonus eine solch starke Wirkung haben, wissen wir nicht. Aber die klinische Erfahrung durch Beobachtung bekräftigt auf jeden Fall die Anwendung von Rotation als sehr wirksames therapeutisches Mittel. Für den Therapeuten ist es nicht so entscheidend wie für den Forscher, ob diese Reaktionen im Rückenmarks-, Hirnstamm- oder im Kleinhirnsystem moduliert werden. Wichtiger ist, ob der Klient die Kontrolle über funktionelle Bewegungsmuster als prozedurale Programme wiedergewinnt.

Aufrichten des Kopfes in die Senkrechte. Die 2. Funktion der Stellreaktionen ist es, den Kopf zu orientieren, damit er aufrecht und vertikal ist – bei der optischen Labyrinthstellreaktion (OLR) in Bauchlage, indem der Hals gestreckt wird, um den Kopf in die Senkrechte zu orientieren, und bei OLR in Rückenlage, indem die Flexoren fazilitiert werden. Sitzt der Klient, sollte sich der Kopf in die Vertikale aufrichten, unabhängig davon in welcher schrägen Ebene sich der Körper befindet. Zu den Techniken, die automatisches Aufrichten des Kopfes fazilitieren, gehören:

- der Gebrauch von Rollbrettern, Gleichgewichtsbrettern und des Therapieballs, auf dem sich der Klient in Bauchlage befindet und horizontal beschleunigt wird,
- die 2. Phase der umgekehrten tonisch labyrinthischen Technik, die eine extensorische Haltung und ein Aufrichten des Kopfes hervorruft,
- ein Schubsen aus der Senkrechten im Sitzen.

Vertikale Muster können anfangs einfacher sein, weil weniger Kraft benötigt wird, um den Kopf gegen die Schwerkraft zu halten. Diese Aufrichtreaktionen erzeugen oft komplexe Bewegungsmuster. Der spezifische Reiz, das Ausmaß der Rotation oder der Winkel, mit dem der Kopf aus der Vertikalen geneigt ist, bestimmen die Reaktion des Klienten. Entsprechend der Varianz eines bestimmten Reizes variiert auch die zugehörige Reaktion.

Therapeuten müssen den spezifischen afferenten Input und die spezifische Bewegungsprogrammierreaktion des Klienten genau beobachten, um Aufrichtreaktionen flexibel als eine Behandlungsmodalität einsetzen zu können.

Kleinhirn (Zerebellum)

Das ▶ *Kleinhirn* ist ein primärer Bewegungsprogrammierer im motorischen System.

Man kann es als den primären Modulator desjenigen unbewußt arbeitenden synergistischen Systems ansehen, welches sowohl willkürliche als auch automatische motorische Aktivität reguliert (Kandel et al. 1991; Moore u. Umphred 1993).

Im allgemeinen regulieren das Kleinhirn und seine Verbindungen den Muskeltonus. Im Bereich bestimmter Parameter überwacht das Kleinhirn Ausmaß, Geschwindigkeit, Kraft und Richtung willkürlicher Bewegungen. Es korrigiert Fehler bei Bewegungen, indem es dem Kortex die aktuelle Länge und Spannung der Skelettmuskeln angibt.

Zerebelläre Läsionen beeinflussen die ipsilaterale Körperseite. Betroffene Personen ermüden leicht und zeigen Ataxie, Dysmetrie, Dysdiadochokinese, Asynergie und Intentionstremor. Die Pars nodulofloccularis des Kleinhirns arbeitet eng mit den vestibulären Kernen zusammen, um bestimmte Gleichgewichtsreaktionen und Richtungsorientierungen abzustimmen (Duncan 1989; Kandel et al. 1991).

Um den Tonus für Haltung und willkürliche Bewegungen zu modulieren, verläßt sich das Kleinhirn auf Input von propriozeptiven und vestibulären Mechanismen und von Regulationsmechanismen höherer Zentren. Fehlt dieser Feedback von höheren Zentren oder der periphere Input, betrifft dies die Funktionsfähigkeit des Kleinhirns sehr. Die Behandlungsarten können entsprechend der Integration des Kleinhirns zwei Bereichen zugeordnet werden: Der erste betrifft das sensorische Input-System, der 2. Ausmaß, Richtung und Intensität der Reize.

Nehmen Sie an, es sei ein propriozeptiver Input durch Widerstand gegeben. Die Intensität oder Menge des Widerstandes bestimmt die Bewegungsgeschwindigkeit. Wird der Widerstand verstärkt und die Geschwindigkeit verringert, hat das Kleinhirn mehr Zeit, sich einzustellen und einen angemessenen Basistonus einzurichten. Daher muß in einem Klassifikationssystem für zerebelläre Behandlungen der Input mit Geschwindigkeit, Intensität und Dauer in Bezug gesetzt werden.

Im aufgeführten Beispiel würde eine optimale Fazilitation mit einem hohen Grad an Widerstand am besten entsprechen. Mit abnehmendem Widerstand nimmt auch die Fazilitation ab.

Ein anderer propriozeptiver Input wäre Traktion und Approximation der Gelenke.

Nehmen Sie an, die Traktion (Zug) und Approximation würden mit einer Gewichtsmanschette um das Sprunggelenk bzw. mit einem Gewichtsgürtel um die Taille durchgeführt. Beide Techniken würden den Gelenkinput vermehren und die zerebelläre Funktion erhöhen. Wegen des zusätzlichen Gewichts würden beide Verfahren die Bewegung oder ihre Geschwindigkeitskomponente verlangsamen und so dem Kleinhirn zusätzliche Zeit geben, den Tonus zu regulieren. Aber Traktion stimmt mit Bewegung überein, Approximation för-

BEISPIEL

dert die Kokontraktion der Gelenkbeweger. Zug sendet dem Kleinhirn Input, der im Widerspruch zu einer erwünschten Kokontraktion oder einer Verlangsamung der Bewegung steht. Das Gewicht verlangsamt und kontrolliert die Bewegung, aber der Zug steigert sie. Druck mit Widerstand andererseits summiert übereinstimmende afferente Informationen und sollte das System in Richtung auf eine erwünschtere Reaktion bewegen; er fördert Mitaktivierung zur weiteren Kontrolle der Bewegung. Wurde das Problem schon als geschwindigkeitsbezogen definiert – die einzelnen Bewegungsmuster folgen zu schnell aufeinander – dann wäre Approximation als Behandlungsverfahren einer Traktion vorzuziehen.

> **Die Wahl der spezifischen Technik der Approximation – manuell oder mit Hilfe eines Gerätes – obliegt dem Therapeuten.**

Kortex und Basalganglien

Über die Schaltverbindungen zwischen Kortex, Kleinhirn und Basalganglien ist ausgiebig geforscht worden (mehr über Basalganglien findet man in Kap. 2). Es gibt komplexe Schaltkreise zwischen Basalganglien und kortikalen Strukturen. Der motorische Schaltkreis, der Basalganglien und Frontallappen verbindet, verläuft in einer Schleife vom sekundären motorischen Rindenfeld zu Putamen, Globus pallidus, Thalamus und zurück zum prämotorischen Kortex (Burt 1993; Kandel et al. 1991). Dieser motorische Schaltkreis benutzt direkte und indirekte Schaltungen innerhalb der Basalganglien. Über ihn läuft die Modulierung von Programmgeneratoren in Hirnstamm und Rückenmark anhand von Aktivitäten im Frontallappen und die Kommunikation mit dem Kleinhirn (Kandel et al. 1991). Viele andere Schaltkreise innerhalb der Basalganglien sind direkter mit kognitiven und Augenfunktionen befaßt sowie mit der emotionalen Kontrolle von Bewegungen (Burt 1993; Kandel et al. 1991).

Was die Bewegungsfunktion angeht, hat man den Basalganglien die Verfeinerung von Bewegungen durch Stellungsänderung zugeschrieben, die Vermittlung rhythmischer automatischer Bewegungsmuster und assoziierter Bewegungen und die Regulierung des Haltungstonus derjenigen Muskeln, die der Schwerkraft entgegenarbeiten (Kandel et al. 1991).

> **Verletzungen der Basalganglien resultieren in Störungen des Muskeltonus und der unwillkürlichen Bewegungen. Die Klienten zeigen Ruhetremor, Hemiballismus, Athetose oder choreaartige Bewegungen (Hyperkinesie oder Hypokinesie) (Burt 1993; Levitt 1977).**

Der Kortex unterhält mit Basalganglien und Kleinhirn eine „Beratungs- und Zustimmungsbeziehung". Die drei Strukturen interagieren kooperativ, um willkürliche Bewegungen zu ergänzen und zu modulieren (s. Kap. 2). Die zusätzliche Dimension des motorischen Kortex ermöglicht es dem Individuum, während der Durchführung einer Aufgabe die Bewegung auf einen Muskel oder eine Muskelgruppe zu beschränken. Bei schnellen und geschickten Bewegungen kann der primäre motorische Kortex die distale Funktion steuern, aber Basalganglien und Kleinhirn spielen die erste Rolle bei der Abstimmung des Gesamtplans (Cohen 1993).

Der Kortex ist wesentlich beteiligt an erlernten Fertigkeiten. Die Planung von Bewegungen hat eine sensorische Planungskomponente, bei der aufgrund peripheren Inputs genaue und richtige Entscheidungen getroffen werden. Ist der Plan einmal erlernt, mag dieser Feedback nicht mehr so ausschlaggebend sein; er wird aber immer noch genutzt, um Feedforward-Pläne mit äußeren Rahmenbedingungen und Anforderungen zu vergleichen.

Früher nahm man an, daß Gleichgewichtsreaktionen völlig unter kortikaler Kontrolle ablaufen (Weisz 1978). Heute versteht man die Komplexität des Gleichgewichts viel besser (Duncan 1989). Damit das ZNS mit der begrenzten Sensitivität reagieren kann, die für ein normales Gleichgewicht nötig ist, bedarf es der Integration von Bereichen des Rückenmarks, des Hirnstamms, des Kleinhirns und der Basalganglien. Wird ein Klient von anomalen Tonus- oder Bewegungsreaktionen beherrscht, sind Verzerrungen oder ein Fehlen normaler Gleichgewichtsreaktionen zu erwarten.

Ein Therapeut muß einschätzen, welches zentralnervöse Integrationspotential ein Klient hat, bevor er die Normalisierung des Gleichgewichts als Ziel setzt.

Wegen der Komplexität von Gleichgewichtsreaktionen läßt sich nahezu jede Kombination synergistischer Muskelaktion hervorrufen. Man hat beobachtet, daß sich die Freiheit des Klienten in allen räumlichen Ebenen und somit die Kontrolle funktioneller Aktivitäten enorm verbessert, wenn erst Gleichgewichtsreaktionen gebahnt werden können. Diese Verbesserung scheint gleichermaßen das Vertrauen des Klienten zu stärken und eine vegetative Entspannungsreaktion hervorzurufen, die auch den unerwünschten emotionalen Tonus senkt (mehr darüber in den Kap. 4).

Eine kortikale Funktion mit intakten oder angemessen funktionierenden Systemen innerhalb der Mechnismen von Basalganglien, Kleinhirn, Hirnstamm und Rückenmark ist sicher letztlich das Ziel aller Klienten. Die spezifischen Beziehungen zwischen den verschiedenen Bereichen und ihr funktioneller Einsatz hängen vom individuellen Klienten und der Fähigkeit des Therapeuten ab, dem Klienten bei deren Reintegration zu helfen. Selbstverständlich variieren die dazu verwendeten Methoden wieder von Klient zu Klient und von Therapeut zu Therapeut.

Flexibilität und die Bereitschaft, sich vom Klienten lehren zu lassen, welche Verfahren sich für dessen ZNS am besten eignen, sind wahrscheinlich die wichtigsten therapeutischen Mittel und Wege, die dem Therapeuten zur Verfügung stehen.

Unglücklicherweise kann man solche Mittel nicht in ein bestimmtes Schema einordnen, denn sie betreffen alle sensorischen Systeme, sind entscheidend auf allen Ebenen des ZNS, sowohl beim Therapeuten als auch beim Klienten, und beruhen auf der Neuroplastizität des Klienten (Dobkin 1993; Moore 1987).

Zusammenfassung

Es liegt auf der Hand, wie wichtig ein Verständnis der verschiedenen Muster und synergistischen Reaktionen ist, die im ZNS programmiert werden. Ihre Interaktion beeinflußt, wie Bewegungsreaktionen letztlich ausfallen. Früher dachte man, das ZNS arbeite völlig hierarchisch und beim Lernen oder erneuten Lernen verfahre es nach einer Art Blockdiagramm. Heute hat die Forschung gezeigt, daß eine Vielzahl von Systemen die motorische Kontrolle beeinflußt (s. Kap. 2 und 4). Über jedes System kann man sich dem ZNS nähern. In dem Maße, wie kreative und visuell kluge Kollegen ihre klinische Erfahrung einmal zurückstellen und ihren Patienten erlauben, ihnen alternative Behandlungswege zu zeigen, wird es neue Theorien und Behandlungsansätze geben. Jeder Therapeut muß offen sein für neue Schritte, aber gleichzeitig muß er gegenüber solchen Techniken analytisch vorgehen und vorsichtig bleiben, solange sie nicht durch wissenschaftliche oder verhaltensorientierte Forschung oder Grundprinzipien belegt sind.

5.4 Holistische Behandlungstechniken auf der Grundlage multisensorischen Inputs

Wie bereits in diesem und in Kap. 1 erwähnt, gibt es viele verschiedene Behandlungsmethoden (Ayres 1972; Bertoti 1988; Bobath u. Bobath 1972; Brunnstrom 1970; Carr u. Sheperd 1987a, 1987b; Colavita 1978; Crutchfield u. Barnes 1993; Fisher et al. 1991; Flynn 1986; Freeman 1984; Gelb 1981; Knott u. Voss 1968; Maitland 1992; Michels 1965; Mills u. Cohen 1979; Quinn 1988; Seivert 1993; Seufert-Jeffer u. Jeffer 1982; Shumway-Cook 1989; Stockmeyer 1967; Sullivan et al. 1982). Jeder Ansatz konzentriert sich auf multisensorischen Input, der dem Klienten in kontrollierten und klar definierten Sequenzen zugeführt wird. Diese Sequenzen beruhen auf der inhärenten Natur synergistischer Muster (Ayres 1972; Noback et al. 1991) und den Mustern, die man bei Menschen (Ayres 1972; Bobath u. Bobath 1972; Seufert-Jeffer u. Jeffer 1982) und bei Tieren niedrigerer Ordnung (Fay 1978) oder bei einer Kombination beider (Knott u. Voss 1968; Stockmeyer 1967) beobachtet.

> Jede ▶ *Methode* konzentriert sich auf den ganzen Klienten, auf die spezifischen klinischen Probleme und auf alternative Behandlungsansätze, die innerhalb jedes etablierten Rahmens verfügbar sind.

Bestimmte Methoden beziehen sich traditionellerweise vorwiegend auf bestimmte neurologische Störungen. Am häufigsten sind dies zerebrale Paresen bei Kindern (Bertoti 1988; Bobath u. Bobath 1972; Page 1967; Stockmeyer 1967) und Hemiplegie bei Erwachsenen (Bobath 1978; Brunnstrom 1970; Carr u. Sheperd 1987a; Michels 1965). In den letzten beiden Jahrzehnten wurde Kindern mit Lernschwierigkeiten sehr viel Aufmerksamkeit gewidmet

(Ayres 1974; Fisher et al. 1991). Aber angewendet wurden die spezifischen Konzepte und Behandlungsverfahren aller Techniken auf nahezu alle neurologischen Störungen, die im klinischen Rahmen anzutreffen sind. Die Ausdehnung des Gebrauchs jeder Methode auf andere Bereiche scheint wegen der Struktur und Funktion des ZNS und der Gemeinsamkeiten klinischer Zeichen, die sich nach ZNS-Insult zeigen, eine natürliche Entwicklung zu sein.

Und doch gibt es immer noch einen Dogmatismus hinsichtlich territorialer Begrenzung des Einsatzes bestimmter Methoden. Es bleibt zu fragen, ob diese Grenzen sich klar abzeichnen oder ob sie künstlich errichtet wurden.

Es scheint, als gebe es zwischen verschiedenen Ansätzen weit mehr Gemeinsamkeiten als Unterschiede.

Nehmen wir den Fall eines hemiplegischen Patienten mit einem hypertonen Muster der oberen Extremität mit Adduktion und Innenrotation der Schulter, Ellenbogenflexion, Pronation des Unterarms und Flexion von Handgelenk und Fingern. Brunnstrom (1970) würde in diesem Muster die stärkere ihrer beiden Synergien der oberen Extremität erkennen. Michels (1965) würde das Muster ähnlich wie Brunnstrom erklären und beschreiben, aber noch zusätzliche Synergien der oberen Extremität erarbeiten und hinzunehmen. Bobath (1978) würde sagen, der Klient sei verhaftet in einem Muster von Massenbewegungen, das aus anomaler posturaler Reflexaktivität herrühre.

Die Art, wie ein Problem begrifflich gefaßt wird, bestimmt zwar durchaus den Behandlungsablauf, aber dennoch würden alle 3 Therapeuten auf ein Muster mit Schulterabduktion und -außenrotation, Ellenbogenstreckung, Supination des Unterarms und Streckung von Handgelenk und Fingern hinarbeiten. Therapeuten, die sich an der Theorie motorischer Kontrolle orientieren, würden auf dasselbe Muster zuarbeiten, aber sie würden versuchen, dieses Muster während einer funktionellen Bewegung einzuleiten, die zu einem bestimmten Ziel führt (Craik 1991). Wieder andere würden das Muster vielleicht als reflexhemmende Stellung beschreiben. Die eine Beschreibung identifiziert vielleicht die schwächste Komponente der verschiedenen Synergien, während eine andere die extreme Dehnung und das rotatorische Element feststellt, das reziprok das spastische Muster hemmt. Wie ein Therapeut seine Behandlung aufbaut, vom ursprünglichen hypertonen Muster zum Zielmuster, wird wiederum unterschiedlich sein. Folgende Muster können das funktionelle Muster hervorrufen und das hypertone Muster modifizieren:
- Stoß-Zug-Muster in Rückenlage,
- Seitlage und im Rollen,
- Stützmuster im Sitzen,
- Stützmuster in Bauchlage, auf einem Ball oder einer Rolle oder im Halbkniestand.

Vielleicht stimmt es, daß eine Methode sich besser eignet als andere. Eine solche Wahrheit ist aber nicht in der Methode selbst begründet, sondern in bevorzugten Neigungen des ZNS des Klienten und in der unterschiedlichen Geschicklichkeit des Therapeuten bei der Anwendung von Methoden.

! Unabhängig von der gewählten Behandlungsmethode konzentrieren sich alle Techniken auf ein aktives Lernen des Klienten. *Der Klient ist niemals ein passiver Teilnehmer,* selbst wenn sein Bewußtseinsniveau als vegetativ angesehen wird.

Mit einem multisensorischen Input, der eine motorische Reaktion erfordert – sei es eine Tonuserhöhung oder -senkung, eine Bewegung oder posturales Halten – wird das ZNS des Klienten aufgefordert, zu arbeiten und auf vielen segmentalen Ebenen auf die Außenwelt zu reagieren. Diese Reaktion muß nicht kortikal sein, aber erfolgen muß sie. Man hofft, daß so mit der Zeit das innere Antriebssystem des Klienten die *Modulierung* dieses sehr *anpassungsfähigen* und dynamischen motorischen Systems selbst zu regulieren und abzustimmen beginnt.

Wegen der sich überschneidenden Behandlungsmethoden und der Tatsache, daß überall da, wo eine neurologische Dysfunktion auftritt, auch therapeutisch eingegriffen wird, wurden in den letzten Jahren verschiedene multisensorische Modelle entwickelt (Carr u. Sheperd 1987 b; Farber 1982; Fisher et al. 1991; Gilfoyle et al. 1981; Grollman 1970; Heiniger u. Randolph 1981). Ursprünglich wollten diese Modelle zwar bestehende Techniken integrieren, in Wirklichkeit haben sie aber möglicherweise eine Reihe neuer, ganzheitlicher Behandlungsansätze geschaffen.

! Das Ziel der verschiedenen multisensorischen Modelle ist die Entwicklung einer umfassenden Methodik, die dem Therapeuten die Freiheit gibt, jedes Verfahren zu benutzen, das sich für die individuellen Bedürfnisse und den individuellen Lernstil des Klienten eignet. Es soll auch den Eigenheiten des Therapeuten entgegenkommen.

Ein solcher Ansatz existiert zwar noch nicht, aber seine Entwicklung stellt für zukünftige Therapeuten eine Herausforderung dar.

5.5 Ein klinisches Beispiel: Wie benutzt man ein Klassifikationsschema?

Klinisches Problem: fehlende Kopfkontrolle

Nach jeder schweren Verletzung des ZNS kann es zu fehlender Kopfkontrolle kommen. Deshalb handelt es sich hier um ein übliches klinisches Problem. Außerdem sind wegen der Bedeutung von Kopf- und Halskontrolle praktisch alle funktionellen Aktivitäten von deren Fehlen betroffen.

Bevor wir ein Klassifikationsschema diskutieren, müssen wir das klinische Problem analysieren und jene sensorischen und inhärenten Systeme identifizieren, die fazilitiert werden sollen. Nehmen wir bei der Betrachtung des spezifischen Problems fehlender Kopfkontrolle den Fall des 16jährigen Timothy, der vor 3 Monaten ein geschlossenes Schädel-Hirn-Trauma mit Läsion des ZNS erlitten hat. Bezüglich Kopfkontrolle weist er folgende Symptome auf:

- In Rückenlage zeigt sich ein leichter Extensorenhypertonus, und Timothy kann seinen Kopf nicht von der Matte heben und drehen.
- In Bauchlage gibt es keinen Hypertonus der Extensoren, ein Hypotonus herrscht vor. Timothy kann seinen Kopf kurz von der Matte in einem Hyperextensionsmuster abheben. Leichte Tonusverschiebungen zeigen sich, wenn der Kopf nach einer Seite gedreht und wenn er symmetrisch flektiert oder extendiert wird.
- Timothy kann nicht zur Seite rollen oder irgendeine funktionelle Aktivität in der horizontalen Ebene ausführen.
- Wird er in den Langsitz gebracht, kann er die Stellung nicht beibehalten oder mit gebeugten Hüften und gestreckten Knien sitzen. Sein Kopf bleibt in totaler Flexionsstellung, mit dem Kinn auf der Brust.
- Wenn er auf einem Hocker sitzt, kann er seine Stellung nicht beibehalten. Ein genereller Hypotonus herrscht vor, obwohl etwas mehr Flexion palpierbar ist. Sein Kopf bleibt flektiert. Wird er gebeten, seinen Kopf hochzunehmen, streckt er sich in ein Hyperextensionsmuster, gefolgt von einer Entspannung der Extensoren und Flexoren. Er kann den Kopf nicht in einer vertikalen Stellung halten.
- Es macht Timothy nichts aus, berührt zu werden, und auf Handling-Techniken spricht er gut an.

Aufgrund der Analyse dieser klinischen Zeichen kommen wir zu folgenden *klinischen Interpretationen*:

1. In horizontaler Lage liegt ein tonischer Labyrinthreflex vor. Bei Timothy ist dieses Muster extensor-dominant. In Rückenlage herrscht Extension vor. In Bauchlage ist die Extension gehemmt, obwohl der Flexortonus nicht überwiegt. Die vorliegende Hyperaktivität der Bewegungsgeneratoren der Extensoren verhindert die Fähigkeit, mittels der Nackenstellreaktion ein Drehen zur Seitlage einzuleiten. Ein leichter ATNR (asymmetrisch tonischer Nackenreflex) nach beiden Seiten und ein STNR (symmetrisch tonischer Nackenreflex) wurden festgestellt. Timothy scheint diese beiden stereotypen Muster willentlich einzusetzen, um bei seiner Instabilität und seinem niedrigen Tonus eine gewisse Kontrolle über seine Bewegungsmuster zu gewinnen. In Bauchlage kann er sich in eine Halsstreckung oder ein OLR (optisches Labyrinthreflex)-Muster hineinbewegen, kann diese Stellung aber nicht beibehalten. Die Bewegung ist also möglich und das Bewegungsausmaß gegeben, aber die Fähigkeit zum Wahren der Haltung fehlt.

2. Als Resultat der Ventroflexion des Kopfes im Sitzen wird der vestibuläre Apparat in eine ähnliche Position gebracht wie bei Bauchlage. In gleicher Weise stimmen auch die Gesamtmuster recht stark überein. Der gesteigerte Flexortonus kommt vielleicht von der Stellung der gebeugten Hüften und Knie und der Kyphose. Die Unfähigkeit, die Hüften bei gestrecktem Knie zu beugen, legt nahe, daß totale tonische Muster oder Synergien vorherrschen. Timothy kann aus diesen dominanten Mustern nicht ausbrechen. Ein dominanter OLR liegt nicht vor.

3. Timothy führt eine Anweisung entsprechend seiner motorischen Fähigkeiten so gut wie möglich aus. Das legt nahe, daß irgendwelche Abläufe verbaler Verarbeitung und die Übersetzung in entsprechende Bewegungshandlungen intakt sind. Und ebenso nimmt Timothy seinen Kopf hoch, wenn man ihn darum bittet, was auf eine gewisse perzeptive Integrität bezüglich Körperbild, Körperschema und Stellung im Raum schließen läßt. Daß er weiß, wo sich sein Kopf im Raum befindet und in welche Stellung er ihn bringen soll, legt nahe, daß irgendwelcher propriozeptiv-vestibulärer Input vorliegt und verarbeitet wird.

4. Timothys Freude daran, mit Handling-Techniken im Raum bewegt zu werden, läßt wiederum propriozeptiv-vestibuläre Integrität vermuten. Auch seine taktilen Systeme scheinen diskriminativ zu funktionieren und negative Reaktionen des Wegziehens und der Erregung zu modulieren. Um Genaueres über bestimmte Bereiche taktiler Wahrnehmung zu sagen, müßte man sehr viel mehr Tests machen.

Behandlungsablauf: Entwicklung der Kopfkontrolle

Nun ist das klinische Problem analysiert und das Ziel einer Entwicklung der Kopfkontrolle definiert; jetzt muß also ein Behandlungsablauf festgelegt werden. Timothy fehlt die Kopfkontrolle in allen Ebenen und bei allen Bewegungsmustern. Das bedeutet, daß Flexoren und Extensoren fazilitiert werden müssen, um eine dynamische Koaktivierung oder ein posturales Haltungsmuster des Halses zu entwickeln. Hier kann das Klassifikationsschema hilfreich sein. Der Therapeut kann sich fragen: „Gibt es irgendwelche inhärenten Mechanismen, die Flexoren und Extensoren in einem Haltemuster anregen?" Der OLR sollte die erwünschte Reaktion hervorrufen. Entsprechend kann der Therapeut fragen: „Gibt es irgendwelche inhärenten Prozesse, die vielleicht verhindern, daß der Kopf sich aufrichtet und so einem vertikalen OLR unterliegt?" Der tonische Labyrinthreflex blockiert oder modifiziert die Bahnung des optischen Labyrinthreflexes. Hier ist es von klinischer Bedeutung zu wissen, daß der TLR am dominantesten in der Horizontalen ist und am wenigsten dominant (falls überhaupt) in der Vertikalen. Ebenso ist es wichtig zu wissen, daß der OLR am häufigsten in einer vertikalen Stellung getestet wird und in dieser Stellung am aktivsten zu sein scheint. Weitere Hinweise für eine Behandlung gewinnt man, wenn man merkt, daß Timothy empfindlich ist für totale Muster (z.B. Flexion fazilitiert Flexion und Extension fazilitiert Extension).

Nachdem alle diese Informationen zusammengetragen und aneinander angepaßt wurden, könnte man das folgende *Behandlungsschema* festlegen:

1. Um die Halsflexoren anzuregen, bringt man den Klienten in eine total flektierte Position in der Vertikalen, mit Kopf in Neutralstellung. Man wiegt ihn nach hinten, zur Rückenlage hin, wobei die Schwerkraft die Flexoren rasch dehnen kann (Abb. 5.10a). Sobald die Halsflexoren gedehnt sind, sollte der Kopf durch Tapping nach vorne gebracht werden, zurück

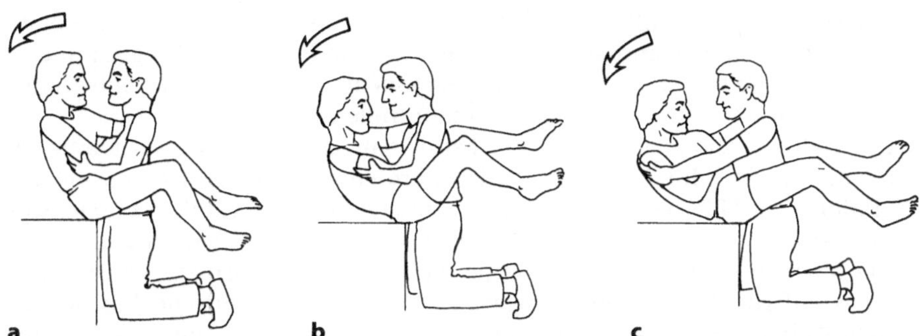

Abb. 5.10 a–c. Entwicklung des Flexoraspektes der Kopfkontrolle. **a** Vertikale Position: Kopf in Mittellinie und mittlere Stellung (Ganzkörperflexion), um die Halsflexoren optimal zu fazilitieren; **b** Fazilitation der symmetrischen Halsflexion unter Ausnutzung von Stellung, Schwerkraft und den Positionen der Flexoren; **c** Fazilitation von Flexion und Rotation, um ein für die Nacken-Stellreaktion nötiges Muster zu entwickeln

in die Vertikale, aber nicht weiter. Dadurch wird Hyperextension, die Auswirkung extremer Dehnung auf die Propriozeptoren und die horizontale Lage der Labyrinthe vermieden, welche alle die Flexoren dämpfen und die Extensoren fazilitieren. Die rasche Dehnung und die Position selbst sollten den OLR optimal bahnen, was die Halsflexoren aktivieren sollte. Entsprechend fazilitiert auch die totale Flexion des Körpers die Halsflexoren. Reagieren die Halsflexoren, kann man Timothy weiter und weiter nach hinten wiegen, wobei er seinen Kopf in der Senkrechten hält bzw. ventroflektiert (Abb. 5.10b). Kann er erst von der Vertikalen bis zur Horizontalen gewiegt werden und dabei eine gute Flexorkontrolle behalten, hat sein ZNS inhärente Kontrolle und Modifikation der stereotypen Muster – z. B. des TLR in Rückenlage bezüglich seines Einflusses auf die Halsmuskulatur – gezeigt. Dieses Wiegemanöver kann man auch in diagonalen Richtungen ausführen, um Flexion und Rotation zu üben (Abb. 5.10c). Flexion und Rotation sind ausschlaggebend für die Nackenstellreaktion, das Rollmuster aus der Rücken- in die Bauchlage. Auch das totale Flexionsmuster läßt sich verändern, indem man mehr und mehr Extension der Extremitäten hinzunimmt. Dies verringert die externe Fazilitation der Flexoren und erfordert, daß Timothys ZNS immer mehr Kontrolle übernimmt (interne Regulierung). Zusätzliche Behandlungsverfahren kann man aus verschiedenen sensorischen Kategorien nehmen. Um weiteren propriozeptiven Input hinzuzunehmen, kann irgendeine der aufgelisteten Techniken benutzt werden. Die Rotation und die Geschwindigkeit des Wiegemusters beeinflussen den vestibulären Mechanismus.

– Auditive und visuelle Reize lassen sich wirksam einsetzen. Nimmt der Therapeut eine Stellung leicht unterhalb der Augenhöhe des Klienten ein, dann muß jener, um den Therapeuten anzuschauen, nach unten blicken und seinen Kopf beugen, was das gewünschte Muster fördert. Jede Art visuellen oder auditiven Reizes, welche den Klienten in das gewünschte Muster dirigiert, wäre passend.

 – Der Therapeut muß daran denken, daß Halsflexion das Ziel war. Rotation wurde hinzugenommen, um das Feld für inhärentes Programmieren zu bereiten. Da die Extensorkomponente immer noch Integration braucht, ist noch keine totale Kopfkontrolle erreicht.
2. Um Halsextension zu fazilitieren, kann man ein ähnliches Verfahren wie für die Flexion durchführen. Wieder wäre eine vertikale Stellung, die den Einfluß des TLR beseitigt, die Ausgangsstellung der Wahl. Da Extension Extension fazilitiert, sollte der Klient in eine Stellung mit so viel Extension wie möglich gebracht werden, ohne daß dabei ein übermäßiger Extensortonus auftritt. Sowohl eine umgekehrt tonisch-labyrinthische Position als auch Knien wären brauchbare räumliche Muster zur Bahnung des OLR des Kopfes mit Schwerpunkt auf Aktivierung einer extensorischen Haltung. Dann kann man in seinem Klassifikationsschema die sensorische Kategorie des vestibulären Systems daraufhin durchsehen, welches Behandlungsverfahren sich bei umgekehrtem TLR (tonischem Labyrinthreflex) eignet.
 – Der Kniestand bringt den Klienten in eine senkrechte Stellung mit Extension von Hüfte und Rumpf. Der Kniestand wird anstelle des Stehens benutzt wegen des Einflusses der positiven Stützreaktion beim Stehen und der massiven Fazilitation totaler Extension. Der Kniestand vermeidet die totale Extension und behält gleichzeitig ein dominantes Extensormuster bei. Als Ergebnis der Zugwirkung der Schwerkraft auf den Körper wird auf die Gelenke dauernd der Druck des Körpergewichts ausgeübt, was die extensorische Haltung fazilitiert. Die oberen Extremitäten können in eine Stellung mit Schulterabduktion und Außenrotation gebracht werden, wodurch tendenziell ein anomaler Flexortonus der oberen Extremität gehemmt und ein Haltungstonus in der Schulter fazilitiert wird. Dieser Extensortonus kann über assoziierte spinale Reaktionen Hals- und Rumpfextension fazilitieren. Die Arme können in dieser Stellung auf eine Rolle oder einen Ball plaziert oder vom Therapeuten hinter dem Klienten gehandhabt werden (Abb. 5.11 a). Der Kopf befindet sich anfangs wieder in Neutralstellung. Der Klient wird nach vorne

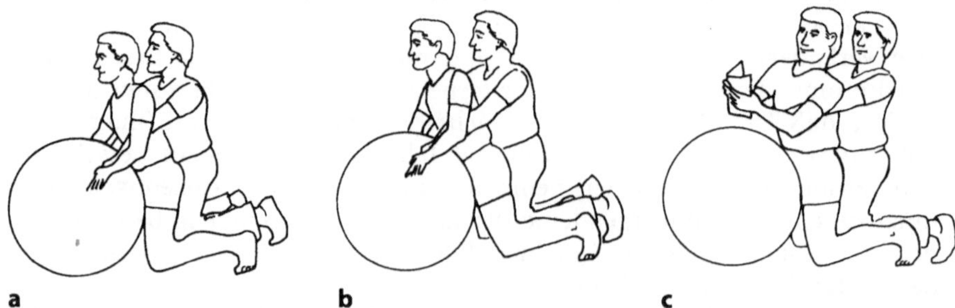

a **b** **c**

Abb. 5.11 a–c. Entwicklung des Extensoraspektes der Kopfkontrolle. **a** Vertikale Position: Kopf in Mittellinie und langer Extensor in mittlerer Stellung und extensorische Haltungsmuskulatur in verkürzter Stellung, Körper in einem Haltungsmuster in Belastung; **b** Fazilitation der symmetrischen Extension des Kopfes, des Rumpfes und der Hüften bei Hemmung eines anomalen Tonus der oberen Extremität; **c** Fazilitation der Extension und Rotation von Kopf und Rumpf, um ein Muster für die Nackenstellreaktion zu bahnen; der Klient greift nach einem Objekt, welches er dann auf der anderen Seite wieder ablegt

gewiegt (Abb. 5.11b), um den OLR des Kopfes zu bahnen und eine rasche Dehnung auf den Extensor auszuüben. Beginnt der Kopf nach vorne zu fallen, kann der Therapeut unmittelbar anschließend an die rasche Dehnung ein Tapping der Stirn des Klienten ausführen. Hierbei handelt es sich um das umgekehrte Tapping, das in der Kategorie propriozeptiv/Muskelspindel beschrieben wurde. Das Tapping wird ausgeführt, um passiv den Kopf in die Vertikale zurückzubewegen. Viele weitere Verfahren lassen sich leicht kombinieren, um so die Fazilitation der Extensoren noch zu steigern. Tapping, Vibration und Approximation der Schultern durch Druck auf den Kopf sind nur einige der propriozeptiven Modalitäten. Alle wirken fazilitorisch. Verschiedene auditive und visuelle Reize lassen sich verwenden, um den Klienten über seine Stellung im Raum zu orientieren und daher ein Aufrichten des Kopfes zu fördern. Techniken, die bei exterozeptivem und vestibulärem System aufgeführt sind, könnten auch Teil des Behandlungsablaufs werden.

- Der Therapeut will den Klienten soweit bringen, daß er ihn zur Bauchlage hin bewegen kann, während dessen Kopf in einem vertikalen Haltungsmuster verbleibt. Wenn er ihn wieder in Richtung auf die Bauchlage wiegt, sollte er eine rotatorische Komponente hinzunehmen (Abb. 5.11c). Der Klient streckt und dreht sich, um diese Bewegung auszubalancieren, und darin ist das Nackenstellreaktionsmuster von Extension und Rotation enthalten, welches nötig ist, um von der Bauchlage in die Rückenlage zu kommen. Widerstand gegen die Extension des Halses mit oder ohne Rotation ist ein wichtiges Element bei der Zurückgewinnung normaler funktioneller Kontrolle.

- Ist der Klient wach und kann Arme oder Beine in gewissem Ausmaß funktionell gebrauchen, kann dieses Wiegemuster im Kniestand in eine funktionelle Aktivität eingebaut werden. Der Therapeut sagt dem Klienten, er solle mit einer oberen Extremität nach einem Objekt greifen. Dabei kann der Therapeut den Klienten führen, nach vorne, seitwärts oder über die Mittellinie. Er kann den Klienten wiegen, während dieser greift, und so einen OLR hervorrufen. Das Einbauen einer Aktivität in die Behandlung zur Erreichung der Kopfkontrolle unterhält den Klienten nicht nur, es lenkt auch seine Aufmerksamkeit auf die Aufgabe und weg vom Aufrechthalten des Kopfes. Auf diese Weise wird automatische Kopfkontrolle gebahnt, und oft folgen Haltungsmuster nach. Im Halbkniestand kann man den Klienten Stück um Stück bis zum Aufstützen mit den Ellenbogen auf einem Polster, einem Ball oder einem Stuhl bringen. Der Ablauf sollte dabei von der Vertikalen zur Bauchlage gehen, um so eine totale Integration des TLR in Bauchlage und eine optimale Integration des OLR zu gewährleisten und den Klienten die Kontrolle verschiedener Bewegungsstrategien unter vielen verschiedenen Umständen erfahren zu lassen.

Hat der Klient eine gute Kontrolle über Flexor-, Extensor- und Rotationskomponenten der Kopfkontrolle erreicht, sollte die Aktivität, wenn möglich, mit geschlossenen Augen geübt werden. Kann der Klient dabei den Kopf immer noch kontrollieren, ist die Labyrinthstellreaktion so weit angemessen, daß sie sich für irgendeine funktionelle Aktivität nutzen läßt. Verliert der Klient dabei seine Kopfkontrolle, dann ist weitere labyrinthische Bahnung angebracht. Benutzt ein Klient nur das Sehen, um den Kopf auszurichten, kann er die Kopfkontrolle jedesmal verlieren, wenn er das Sehen zur Steuerung anderer Aktivitäten braucht.

! **Symmetrische vestibuläre Stimulation spielt eine Schlüsselrolle bei der Aktivierung der Halsmuskulatur zur Aufrechthaltung des Kopfes. Sie ist auch ein Schlüsselelement für die Wahrnehmung der Vertikalen und für alle richtungsbezogenen Aktivitäten, die auf dem Konzept der Vertikalen aufbauen.**

Kopfkontrolle ist eine komplexe motorische Reaktion. Ein Therapeut kann inhärente Mechanismen bahnen, um dem Klienten bei der Wiedergewinnung funktioneller Fähigkeiten zu helfen. Er kann dem Klienten dazu mit äußerem Input zusätzliche Informationen geben, und dies mit vielerlei Techniken, die nach sensorischer Modalität oder kombinierten Modalitäten klassifiziert sind. Kennt er eine Technik und kann sie entsprechend einordnen, ermöglicht ihm das, sehr einfach viele weitere Ansätze zu identifizieren und einzusetzen. Er muß immer im Auge behalten, daß der Klient das betreffende Verhalten (hier: Kopfkontrolle) in vielen verschiedenen räumlichen Stellungen und bei vielen verschiedenen funktionellen Aktivitäten üben muß. Dieses Üben muß funktionell ablaufen und nicht mehr im Rahmen eigens ausgedachter künstlicher Übungen.

Zusammenfassung

Es gibt Behandlungstechniken die universell anwendbar sind, bei ganz jungen Menschen und auch bei den Alten. Das ZNS befindet sich während des ganzen Lebens in einem Zustand dauernder Entwicklung. Das Gehirn jedes Menschen ist einzigartig. Es hat seine Idiosynkrasien, aber es zeigt auch eine große Zahl vorhersagbarer Reaktionsweisen. Da diese Faktoren Erfolg oder Mißerfolg einer Interaktion zwischen Klient und Therapeut beeinflussen, ist ein Klassifikationsschema nur ein Weg unter vielen, mit denen ein Therapeut sein Repertoire vergrößern kann, während er gleichzeitig mehr klinische Sachkenntnis entwickelt. Beides scheint für Wachstum und Langlebigkeit unserer Berufe wichtig zu sein. Hoffentlich erweist sich dieses Kapitel für Ihre Praxis als nützlich.

Literatur

Aitkin LM: The auditory system. In Bjorklund A, Hokfeld T, and Swanson LW, editors: Handbook of chemical neuroanatomy, vol 7: Integrated Systems of the CNS Part II, New York, 1989, Elsevier

Alexander FM: The use of the self, Palo Alto, Calif, 1985, Centerline Press

Allensworth A: A practical guide to the use of music with geriatrics, Aging to Perfections 16(1):9, 1993

Andrew BL, Dodt E: The development of sensory nerve endings at the knee joint in a cat, Acta Physiol Scand 28:287–296, 1953

Ayres AJ: Sensory integration and learning disabilities, Los Angeles, 1972, Western Psychological Services

Ayres AJ: The development of sensory integrative theory and practice, Dubuque, Iowa, 1974, Kendall/Hunt Publishing Co

Ayres AJ: Sensory integration and the child, Los Angeles, 1979, Western Psychological Services

Bandler R, Grindler J: The structure of magic, Palo Alto, Calif, 1975. Science and Behavior Books

Barnes GR: Head-eye coordination in normals and in patients with vestibular disorders, Proceedings of the Barany Society, Uppsala, Sweden. In Adc Otorhinolaryngol (Basel) 25:15, 1978

Barnes CR, Forbat LN: Cervical and vestibular afferent control of oculomotor response in man, Acta Otolaryngol (Stockh) 88:79–87, 1979

Barnes IF: The body is a self-correting mechanism. Phys Ther Forum 6:8–10, 1987

Barnes IF: Myofascial release, ed 3, Paoli, Pa. 1990, Rehabilitation Service

Barr ML, Kiernan JA, editors: The human nervous system: an anatomical viewpoint. ed 6. Philadelphia, 1990, JB Lippincott

Bertoti DB: Effect of therapeutic horseback riding on posture in children with cerebral palsy. Phys Ther Forum 68(10):1505–1512, 1988

Bessou P et al.: Dynamic properties of mechanoreceptors with unmyelinated (C) fibers, J Neurophysiol 34:116–131, 1971

Bessou P, LaPorte Y: Responses from primary and secondary endings of the same neuromuscular spindle of the tenesmus muscle of the cat. In Barker D, editor: Symposium of muscle receptors, Hong Kong, 1962. Hong Kong University Press

Bishop B: Vibration stimulation. I. Neurophysiology of motor responses evoked by vibratory stimulation. Phys Ther 54:1273–1281, 1974

Bishop B: Vibratory stimulation. II. Vibratory stimulation as an evaluation tool, Phys Ther 55:29–33, 1975

Blashy MRM, Fuchs R: Orthokinetics: a new receptor facilitation method, Am J Ther 8:5, 1959

Babath B: Abnormal postural reflex activity caused by brain lesion, London, 1978. William Heineman Medical Books, Ltd

Bobath B: Adult hemiplegia: evaluation and treatment, ed 2. London, 1978. William Heinemann Medical Books, Ltd

Bobath K, Bobath B: Cerebral palsy. In Pearson PH and Williams CE, editors: Physical therapy services in developmental disabilities, Springfield, Ill, 1972, Charles C Thomas

Bobath B: Abnormal postural reflex activity caused by brain lesions, ed 3, Frederick, Md, 1985, Aspen Publications

Booker J: Pain: it's all in your patient's head (or is it?), Nursing 82:47–51, 1982

Borenstein M, Sigman M: Infant intelligence quotient predictable by gaze, Child Dev 57:251–274, 1987

Brecker LR: Imagery and ROM Combine to Create, Adv Phys Ther 5(2):18–19, 1994

Brewer S: Personal correspondence with composer, pianist, and theoretician in use of sound in harmony with body rhythms, Aug 1983

Brodal A, Pompliano V: Basic aspects of central vestibular mechanisms, Amsterdam, 1972, Elsevier/North Holland Biomedical Press

Broakhart JM, Mari S, Reynolds PJ: Postural reactions to two directions of displacement in dogs, Am J Physiol 218:719, 1970

Brunnstrom S: Movement therapy in hemiplegia, ed 2, 1992 Philadelphia, Pa, 1970, JB Lippincott

Burt AM: Textbook of neuroanatomy, Philadelphia, Pa, 1993, WB Saunders

Butler DS: Adverse mechanical tension in the nervous system: a model for assessment and treatment, Aust J Physiother 35(4):227–238, 1989

Butler DS: Mobilization of the nervous system. New York, 1991, Churchill Livingstone

Butler RA: The cumulative effects of differential stimulus repetition rates on the auditory evoked response in man, Electroencephalogr Clin Neurophysiol 35:337–345, 1973

Buttram B, Brown G: Developmental physical management for the multi-disabled child, Tuscaloosa, 1977, University of Alabama Press

Cain WS, editor: Odors, evaluation utilization and control, Ann NY Acad Sci 2371:439, 1974

Campbell S: Clinics in physical therapy; ed 2. vol 5, New York, 1992, Churchill-Livingstone

Carr JH, Sheperd RB: A motor relearning for stroke, Frederick, Md, 1987 a, Aspen Publishers

Carr JH, Sheperd RB: Movement science-foundations for physical therapy in rehabilitation, Frederick. Md, 1987 b, Aspen Publishers

Case J: Sensory mechanisms: current concepts in biology, New York, 1966, Macmillan

Cauna N: The effects of aging on the receptor organs of the human dermis. In Montagna W, editor: Advances in biology of skin, vol 6, Aging, New York, 1965, Pergamon Press

Cherney L: Aging and communication. In Lewis C, editor: Aging: the health care challenge, Philadelphia. 1989. FA Davis

Clark R: Clinical neuroanatomy and neurophysiology, ed 5, Philadelphia, 1975, FA Davis Co

Cohen H, editor: Neuroscience rehabilitation, Philadelphia, 1993, JB Lippincott

Colavita F: Sensory changes in the elderly, Springfield, Ill, 1978, Charles C Thomas

Caok J: The therapeutic use of music: a literature review, Nurs Forum 20(3):252–256, 1981

Cooper BA, Letts L, Rigby P: Exploring the use of color cueing an assistive device in the home: six case studies, Phys Occup Ther Geriatr 11(4):47, 1993

Cooper S: Muscle spindles in the intrinsic muscles af the human tongue, J Physiol 122:193, 1953

Craik R: Abnormalities of motor behavior. In Lister MJ, editor: Contemporary management of motor control problems, Norman, Okla, 1991, Foundation for Physical Therapy

Craik R: Spasticity revisited. In APTA Combined Section Meetings, New Orleans, Louisiana, 1995

Craik RL: Recovery processes: maximizing function. In Lister MJ, editor: Contemporary management of motor control problems. Norman. Okla, 1991. Foundation for Physical Therapy

Crosby EC, Humphrey F, Laver EW: Correlative anatomy of the nervous system. New York. 1962. Macmillan

Crutchfield CA, Bames MR, editors: Motor control and motor learning in rehabilitation, ed 2, Atlanta, 1993, Stokesville Publications Co

de Groot J: Correlative neuroanatomy, ed 21. San Mateo, Calif, 1991, Lange Medical Publications

de Kleijn A and Magnus R: Körperstellung (body posture), Berlin, 1924, Julius Springer

Debenham G: The healing art, Canad Med Assoc J 149(12):1994, 1993

Dobkin B: Neuroplasticity: key to recovery after CNS injury, West JMed 159:56–60, 1993

Downie RA: Cash's textbook of neurology for physiotherapists. Philadelphia, 1986, JB Lippincott

Duensing F, Schaefer KP: The activity of various neurons of the reticular formation of the unfettered rabbit during head turning and vestibular stimulation, Arch Psychiatr Nervenkr 201:97–122, 1960. (Ger)

Duncan PW. editor: Balance proceedings of the APTA Forum, Alexandria. Va. 1989. APTA

Dwyer B: Detecting hearing loss and improving communication in elderly persons. Focus Geriatr Care Rehabil 1(16):3–4, 1987

Ekelund LG: Exercise. including weightlessness. Annu Rev Physiol 31:85–116. 1969

Eklund G, Hagbarth KE: Normal variability of tonic vibration reflexes in man, Exp Neurol 16:80–92, 1966

Eldred E: Peripheral receptors: their excitation and relation to reflex patterns Am J Phys Med 46(1):69–72, 1967

Elvey RL: Physical evaluation and treatment of neural tissues in disorders of the neuromusculoskeletal system: neural and brachial plexus tension. Course handout. San Jose. Calif. 1995. Northeast Seminars

Farber S: Sensorimotor evaluation and treatment procedures, ed 2. Indianapolis. 1974. Indiana University – Purdue University at Indianapolis Medical Center

Farber S: A multisensory approach to neurorehabilitation. In Farber S, editor: Neurorehabilitation: a multisensory approach, Philadelphia, 1982. WB Saunders

Fay T: The neurophysical aspects of therapy in cerebral palsy. In Payton OP, Hirt S, and Newton RA: Neurophysiologic approach to therapeutic exercise. Philadelphia, 1978, FA Davis

Feldenkrais M: Awareness through movement, New York, 1977. Harper & Row

Feldenkrais M: The exclusive obvious, Cupertino. Calif, 1981. Meta Publication

Felton DL, Felton SY: A regional and systemic overview of functional neuroanatomy. In Farber SA, editor: Neororehabilitation: a multisensory approach, Philadelphia. 1982, WB Saunders

Fields HL: Pain, New York. 1987, McGraw-Hill

Fiorentino MR: Normal and abnormal development: the influence of primitive reflexes on motor development, Springfield, Ill, 1972. Charles C Thomas

Fiorentino MR: A basis for sensorimotor development – normal and abnormal. Springfield. Ill, 1981, Charles C Thomas

Fisher AG, Murray EA, Bundy AC: Sensory integration: theory & practice, Philadelphia, 1991, FA Davis

Fitzgerald MJT: Neuroanatomy: basic and clinical. ed 2, Philadelphia. 1992, WB Saunders

Flynn J: „Snoezelen" Hartenberg, Ede, Holland, 1986, unpublished description of Institute de Hartenberg

Frank A, Maurer P, Shepherd J: Light and sound environment: a survey of neonatal intensive care units. Phys Occup Ther Pediatr 11(2):27–45, 1991

Freeman G: Hippotherapy/therapeutic horseback riding, Clin Man Phys Ther 4(3):20–25, 1984

Galambos R: Suppression of auditory nerve activity by stimulation of efferent fibers to cochlea, J Neurophysiol 19:424–437, 1956

Gandhavadi B et al.: Autonomic pain: features and methods of assessment, Pain 71(1):85–90, 1982

Gardner E: Fundamentals of neurology, Philadelphia, 1975, WB Saunders

Garliner D: Myofunctional therapy, Philadelphia, 1976. WB Saunders

Gelb M: Body learning – an introduction to the Alexander technique, London, 1981, Auburn Press

Geldard FA: The human senses. ed 2, New York, 1972, John Wiley & Sons

Gelhorn E: Principles of autonomic-somatic integration: physiological basis and psychological and clinical implications, Minneapolis, 1967, University of Minnesota Press

Gerhart KD et al.: Inhibitory receptive fields of primitive spinothalamic tract cells, J Neurophysiol 46:1309–1325, 1981

Gilfoyle EM, Grady AB, Moore JC: Children adapt, Thorofare, NJ, 1981, Charles B Slack

Gill-Body KM et al.: Physical therapy management of peripheral vestibular dysfunction: two clinical case reports, Phys Ther 74:130–142, 1994

Gimbel T: Healing through calour, Suffron Halden. England, 1980, CW Daniel

Gladsone VS: Hearing loss in the elderly, Am J Phys Occup Tiler Geriatr 2:5–20, 1992

Granit R: Receptors and sensory perception, New Haven, Conn, 1962, Yale University Press

Green JH: Basic clinical physiology, Oxford, 1973, Oxford University Press

Greenberg JH et al.: Metabolic mapping of functional activity in human subjects with the fluorodeoxglucose technique, Science 212:678–680, 1981

Groen JJ: Vestibular stimulation and its effects from the point of view of theoretical physics. Neurology 21:380, 1961

Groër MW, Shekleton ME: Basic pathophysiology, ed 2, St Louis 1983, Mosby

Grollman S: The human body – its structure and physiology, ed 2, New York, 1970. Macmillan

Guyton A: Basic neuroscience: anatomy and physiology, Philadelphia, 1991, WB Saunders

Hagbarth KE, Eklund G: Tonic vibration reflexes in spasticity, Brain Res 2:201–203, 1966

Hagbarth KE, Vallbo AB: Single unit recordings from muscle nerves in human subjects. Acta Physiol Scand 76:321–334, 1969

Hagbarth KE, Wohlfart G: The number of muscle in cat in relation to the composition of the muscle nerves. Acta Anat 15:85, 1952

Head H: Studies in neurology, vol 2. Oxford, 1920. Oxford University Press

Heiniger MC and Randolph SL: Neurophysiological concepts in human behavior, St Louis, 1981. Mosby

Heinsen A: Visual motor development. Palo Alto, Calif, 1973, Learning Opportunities: Stanford Professional Center,

Henderson A: Body schema and the visual guidance of movement. In Henderson A and Coryell J: The body senses and perceptual deficit. Boston, 1973, Boston University Press

Herdman SJ: Assessment and treatment of balance disorders in the vestibular-deficient patient. In Duncan PW, editor: Balance, Alexandria. Va. 1990 a, APTA

Herdman SJ: Exercise strategies in vestibular disorders. Ear Nase Throat 68:961–964, 1990 b

Herdman SJ: Treatment of benign positional vertigo, Phys Ther 70(3):381–388, 1990 c

Hochreiter N et al.: Effect of vibration an tactile sensitivity. Phys Ther 63:934–937, 1983

Hodgson ES: Taste receptors, Sci Am 204(5):135, 1961

Horak FB et al.: Effects of vestibular rehabilitation on dizziness and imbalance, Otolaryngol Head Neck Surg 106:175–180, 1992

Horak FB et al.: Vestibular function and motor proficiency in children with impaired hearing, or with learning disability and motor impairment, Dev Med Child Neurol 30:64–79, 1988

Houk J, Hennemou E: Responses of Golgi tendon organs, J Neurophysiol 30:466–489, 1967

Hubel D, Weisel T: Brain mechanisms of vision, Sci Am 241(3):130–162, 1979

Huss J: Sensorimotor treatment approaches in occupational therapy, Philadelphia, 1971, JB Lippincott Co

Huss J: Workshop, San Jose State University, Neurophysiological approaches to treatment, Unpublished class notes, 1980

Iggo A: A single unit analysis of cutaneous receptor with C afferent fibers, CIBA foundation groups, Springfield, Ill, 1967, Charles C Thomas, Publisher

Jackson O: The Feldenkrais method: a personalized learning model. In Lister MJ, editor: Contemporary management of motor control problems, Norman, Okla, 1991, Foundation for Physical Therapy

Jackson O: Therapeutic considerations for the elderly, vol 14, Clinics in physical therapy, New York. 1987, Churchill Livingstone

Jacob S, Francone C: Structure and function in man, ed 3, Philadelphia, 1974, WB Saunders

Kandel ER, Schwartz JH, Jessell TM: Principles of neural science, ed 3. New York, 1991, Elsevier Medical Science Publishing Co

Gould JA: Orthopaedic and Sports Physical Therapy, St. Louis, 1990, Mosby

Keshner EA: How theoretical framework biases evaluation and treatment. In Lister MJ, editor: Contemporary management of motor problems, Norman, Okla, 1991, Foundation for Physical Therapy

Knickerbocker H: A holistic approach to the treatment of learning disorders, Thorofare, NJ, 1980, Charles B Slack

Knott M and Voss DE: Proprioceptive neuromuscular facilitation. New York, 1968, Harper & Row

Kottke F: The neurophysiology of motor function. In Kottke F Stillwell K, and Lehmann J, editors: Handbook of physical medicine and rehabilitation, ed 3, Philadelphia, 1982, WB Saunders

Knowles R: Through neurolinguistic programming, Am J Nurs 83:1010, 1983

Kornberg C, McCarthy T: The effect of neural stretching techniques on sympathetic outflow to the lower limbs, J Orthop Sports Phys Ther 16(6):269–274. 1992

LaMotte RH, Mountcastle VB: Capacities of humans and monkeys to discriminate vibratory stimuli of different frequency and amplitude: a correlation between neural events and psychological measurements, J Neurophysiol 38:539–559, 1975

Levitt S: Treatment of cerebral palsy and motor delay, Oxford, 1977, Blackwell Scientific Publications

Lim RK: Pain, Annu Rev Physiol 32:269, 1970

Loeb GE, Hoffer JA: Muscle spindle function. In Taylor A and Prochazka A, editors: Muscle receptors in movement control, 1981, MacMillan

Magnus R: Cameron prize lectures on some results of studies in physiology and posture, Lancet 2:531–536, 1926

Maisden DC, Meadows JC, Hodgson HJ: Observations on the reflex response to muscle vibration in man and its voluntary control, Brain 42:829–846, 1969

Maitland GD: Peripheral manipulation, ed 3, Boston, 1992, Butterworths

Marx J: Analgesia: how the body inhibits pain perception, Science 195:471–473, 1977

McCloskey DI: Kinesthetic sensibility, Physiol Rev 58(4):763–813, 1978

McCormack GL: Pain management: a role for occupational therapists, Am J Occup Ther 43:4,1988

Melzack R: Myofascial trigger points: relations to acupuncture and mechanisms of pain, Arch Phys Med Rehabil 62:47–50, 1981

Melzack R, Stillwell DM, Fox EJ: Trigger points and acupuncture points for pain: correlations and implication, Pain 1:3–23, 1977

Melzack R, Konrad KW, and Dubrobsky B: Prolonged changes in the nervous system activity produced by somatic and reticular stimulation, Exp Neurol 25:46–428, 1969

Michels E: Motor behavior in hemiplegia, Phys Ther 45:759–767, 1965

Milis M, Cohen BB: Developmental movement therapy. Amherst, Mass, 1979, The School for Body/Mind Centering

Montgomery PC: Neurodevelopmental treatment and sensory integrative theory. In Lister MJ, editor: Contemporary management of motor control problems, Norman, Okla, 1991, Foundation for Physical Therapy

Moore JC: Cranial nerves and their importance in current rehabilitation techniques. In Henderson A and Coryell J, editors: The body senses and perceptual deficit, Boston, 1973, Boston University Press

Moore JC: The Golgi tendon organ and the muscle spindle, Am J Occup Ther 28(7):415–420, 1974

Moore JC: The limbic system, Class notes from Bay Area Sensory Symposium, San Francisco. Calif, Feb 1980

Moore JC: Recovery potentials following CNS lesions: a brief historical perspective in relation to modern research data on neuroplasticity, Am J Occup Ther 40(7):459–462, 1987

Moore JC, Umphred DA: The vestibular-visual-cervical triad: foundations for balance, posture, position sense and movement and treatment implications, San Francisco, 1993

Moulton DG, Beidler LM: Structure and function in the peripheral olfactory system, Physiol Rev 47:1, 1967

Moulton DG, Turk A, Johnston JW, editors: Methods in olfactory research, London, 1975, Academic Press

Mountcastle VB, editor: Sensory receptor and neural encoding: introduction to sensory processes. In Medical physiology, vol 2, ed 14, St Louis, 1979, Mosby

Mueller HA: Facilitating feeding and prespeech. In Pearson PH and Williams CE, editors: Physical therapy services in the developmental disabilities, Springfield, Ill, 1972. Charles C Thomas

Neeman RL: Burn injury rehabilitation – hand dyskinesia and finger pain-treatment by orthokinetic orthoses, J Born Care Rehabil 6:495–500, 1985

Neeman RL, Numan M: Treatment of dyskinesia and pain by orthokineted orthoses in geriatric practice, Occup Ther Forum 2(15):19–21, 1986a

Neeman RL, Numan M: Treatment of pain by orthokinetic orthosis (cuffs), Occup Ther Forum 2(1): 18–19, 1986, (northeast edition) and Occup Ther Forum 2(2):18–19, 1986b

Neeman RL, Numan HJ, Numan M: A single-subject study of clinical utility and social validity of orthokinetics treatment for upper extremity dyskinesia in a subject with spastic quadriplegia, unpublished manuscript, 1986

Ninth National Conference on Juvenile Justice: Open forum discussion, Atlanta, Ga, March 1982

Noback CR, Strominger NL, Demarest RJ: The human nervous system: introduction and review, ed 4, Philadelphia, 1991, Lea & Febiger

Normell LA: The cutaneous thermoregulatory vasomotor response in health subjects and paraplegic men, Scand J Clin Invest 4(33): 133–138, 1974

Oakley B, Benjamin RM: Neurological mechanisms of taste, Physiol Rev 46:173, 1966

Olderog Millard KA, Smith JM: The influence of group singing on the behavior of Alzheimer's disease patients, J Music Ther 26(2):58–70, 1989

Ottoson D: Experiments and concepts in olfactory physiology, Progr Brain Res 23:83–138, 1967

Page D: Neuromuscular reflex therapy as an approach to patient care, Am J Phys Med 46(I):816–837, 1967

Parker DE: The vestibular apparatus, Sei Am 243(11):118–130, 1980

Payton OP, Hirt S, Newton RA: Scientific bases for neurophysiologic approaches to therapeutic exercise: an anthology, Philadelphia. 1978, FA Davis

Peiper A: Cerebral function in infancy und childhood, New York, 1963, Consultants Bureau

Pertovaara A: Modification of human pain threshold by specific tactile receptors, Aera Physiol Scand 107(4):339–341, 1979

Pfaffman C: Taste, its sensory and motivating properties. Am Sci 52:187–206, 1964

Phelps ME, Kahl DE, Mazziotta JC: Metabolic mapping of the brain's response to visual stimulation: studies in humans. Science 211:1445–1448, 1981

Poggio GF, Mountcastle VB: A study of the functional contributions of the lemniscal and spinothalamic systems to somatic sensibility, Bull Johns Hopkins Hosp 106:266–316, 1960

Pollack NJ, Namazi KH: The effect of music participation on the social behavior of Alzheimer's disease patients. J Musle Ther 29(1):54–67, 1992

Pribram KH: Languages of the brain: experimental paradoxes und principles in neuropsychology, Englewood Cliffs. NJ, 1971, PrenticeHall

Prickett CA, Moore RS: The use of music to aid in the memory of Alzheimer's patients, J Music Ther 28(2): 101–110, 1991

Quillian TA: Neuro-cutaneous relationships in fingerprint skin. In Koruhuber H, editor: The somatosensory system, Sachs. Germany, 1975. Thiene Publisher

Quillian TA, Ridley A: The receptors community in the fingertip. J Physiol 216:15–17, 1971

Quinn JF: Building a body of knowledge-research on therapeutic touch, 1974–1986. J Holistle Nurs 6(1):37–45, 1988

Reith E, Breidenback B: Textbook of anatomy und physiology, ed New York. 1978. McGraw-Hill

Roberts TDM: Neurophysiology of postural mechanisms, New York, 1967. Plenum

Roitman DM: Age associated perceptual changes and the physical environment: perspectives on environmental adaptation. Isr J Occup Ther 2(1):14–27, 1993

Rood M: The use of sensory receptors to activate, facilitate und inhibit motor response, autonomic und somatic in developmental sequence. In Scattely C, editor: Approaches to treatment of patients with neuromuscular dysfunction. Third International Congress. World Federation of Occupational Therapists, Dubuque, Iowa, 1962, William Brown Group

Schmidt RA: Motor learning principles for physical therapy. In Lister MJ, editor: Contemporary management of motor control problems. Norman, Okla. 1995. Foundation for Physical Therapy

Schraidt R: Fundamentals of sensory physiology. Berlin, 1978. Springer-Verlag

Scholz J, Campbell S: Muscle spindles und the regulation of movement, Phys Ther 60(11):1416–1424, 1981

Seivert J: Manual Therapy: Maitland's concepts. Vorlesungsskript für Diplomkurs in manueller Therapie (1990), Curtin University of Technology, Perth, WA 1993

Selbach H: The principle of relaxation occillation as a special instance of the law of initial value in cybernetic functions, Ann NY Acad Sci 98:1221–1228, 1962

Serizawa K: TsuboL – vital points for oriental therapy, Tokyo, 1976. Japan Publishing

Seufert-Jeffer U, Jeffer EK: An introduction to the VOJTA Method, (Clin Man Phys Ther 2(4):26–29. 1982

Shepard GM: Synaptic organization of the mammalian olfactory bulb Physiol Rev 52:864–917, 1972

Shumway-Cook A: Equilibrium deficits in children. In Woolcott MH und Shumway-Cook A, editors: Development of posture and gait across the lifespan Columbia, SC, 1989. University of South Carolina

Shumway-Cook A, Horak FB: Rehabilitation strategies for patients with vestibular deficits. Neurol Clin 8:441–457, 1990

Sinclair D: Cutaneous sensation, London, 1967. Oxford University Press

Smith GR et al.: Psychological modulation of the human immune response to varicela zoster, Areh Intern Med 145:2110–2112, 1985

Steiner JE: Innate discriminative human facial expressions to taste und smell stimulations. Ann NY Acad Sci 237:229–233, 1974

Stejskal L: Postural reflexes in man, Am J Phys Med 58(1):1–24, 1979

Stockmeyer SA: An interpretation of the approach of Rood to the treatment of neuromuscular dysfunction, Am J Phys Med 46:900–961, 1967

Sullivan PE, Markos PD, Minor MA: An integrated approach to therapeutic exercise, Reston. Va, 1982, The Reston Publishing Co

Takagi K, Kobagasi S: Skin pressure reflex, Acta Med Biol 4:31–37, 1956

Talbut WH et al.: The sense of flutter-vibration: companion of the human copacity with response patterns of mechanoreceptive afferents, J Neurophysiol 31:301–334, 1968

Tappan FM: Healing massage techniques holistic, classic und emerging methods. ed 2. Norwalk. Conn, 1988, Appelton & Lange

Taylor TC: Myofascial release techniques, Phys Ther Forum 5(23):2–4, 1986

Travell J: Myofascial pain and dyfunction, Baltimore, 1983. Williams & Wilkins

Treisman A, Gormican S: Feature analysis in early vision: evidence from seareh asymmetries. Psychol Rev 95:15–48, 1988

Tuttle R, McClearly J: Mesenteric baroreceptors, Am J Physiol 229(6):1514–1519, 1975

Twomey LT, Taylor JR: Physical therapy of the low back, ed 2, New York. 1994. Churchill Livingstone

Umphred DA: Clinical observations, 1967–1994

Umphred DA: Integrated approach to treatment of the pediatric neurologic patient. In Campbell SK: Clinetics in physical therapy: pediatric neurológic disorders, New York, 1984, Churchill Livingstone

Upledger J: Cranisosacral therapy ed 5. Seattle, 1986. Eastman Press

Urbscheit N: Reflexes evoked by group II afferent fibers from the muscle spindle, Phys Ther 59:1083–1087, 1979

Valdez P: Emotion responses to color, Doctoral dissertation, UCLA, 1993

Vallbo AB et al.: Somatosensory, proprioceptive, und sympathetic activity in human peripheral nerves. Physiol Rev 59(4):919–951, 1979

Van Houten R, Rolider A: The use of color mediation techniques to teach number identification und single digit multiplication problems to children with learning disability, Educ Treut Child 13(3):216, 1990

Venrillo R: Change in vibrotactile thresholds as a function of age, Sens Processes 3:49–59, 1979

Wall P: The gate control theory of pain mechanisms, Brain 101:1, March 1978

Weiss SJ: Psychophysiologic effects of caregiver touch on incidence of cardiac dysrhythmia. Heart Lung 15(5):495–502, 1986

Weiss S: Studies in equilibrium reaction. In Payton OD and others: Neurophysiologic approaches to therapeutic exercise, Philadelphia, 1978. FA Davis

Wells K: Kinesiology, ed 4. Philadelphia, 1967. WB Saunders

West A: Understanding endorphins: our natural pain relief system, Nursing 2:50–53, 1981

Whelan JK: Effect of orthokinetics on upper extremity function of the adult hemiplegic patient. Am J Occup Ther 18(4):141–143, 1964

Wilbarger P: Advanced course for treatment of sensory defensiveness. In Symposium on intervention for persons with mild to severe dysfunction, Minneapolis, Minn, 1995

Willis WD, Grossman RG: Medical neurobiology, ed 3, St Louis, 1981, Mosby

Wilson V, Peterson B: The role of the vestibular system in posture and movement. In Mountcastle VB, editor: Medical physiology, vol 2, ed 14, St Louis, 1980, Mosby

Winstein CJ: Designing practice for motor learning: clinical implications. In Lister MJ, editor: Contemporary management of motor control problems, Norman, Okla, 1991, APTA

Young RR: The clinical significance of exteroceptive reflexes. In Desurdet JE, editor: New developments in electromyography and clinical neurophysiology, vol 3, Basel, 1973, Karger

Zemack-Bersin D, Zemach-Bersin K, Resse M: Relaxercise: the easy new way to health and fitness, New York, 1990, Harper & Row

Zotterman Y: Sensory functions of the skin in primates, Oxford, 1976, Pergamon Press

Zwaardemaker H: Physiology of smell, London, 1895, Collier Macmillan

Psychosoziale Aspekte: Anpassung und Neuorientierung während verschiedener Phasen neurologischer Behinderung

6

G. U. Burton

Inhalt

- Umstellung,
- Anpassung,
- Verlust und Trauer,
- Zurechtkommen,
- Unterstützungssysteme,
- kognitives Alter,
- familiäres Netz,
- Bindung,
- Sexualität,
- Sinnlichkeit,
- Problemlösen.

> Die Lektüre dieses Kapitels ermöglicht es dem Lernenden oder Therapeuten:
> 1. Anpassung und Umstellung als einen flexiblen und fließenden Prozeß und nicht als statischen Zustand zu beschreiben,
> 2. Elemente des Trauerprozesses zu beschreiben, die mit Alter, Kognition und Entwicklungsniveau zu tun haben,
> 3. Aspekte von Sinnlichkeit und Sexualität zu respektieren und sie bei der Behandlung des Klienten zu bedenken,
> 4. die Familie des Klienten und seine Art, Probleme zu bewältigen, in therapeutische Behandlungsstrategien in der Klinik zu integrieren,
> 5. Problemlösen, Verlust, kognitive Funktionen, Zurechtkommen, Sinnlichkeit sowie die Bewältigungsstrategien und Lernstile anderer Menschen, die für den Klienten wichtig sind, als Elemente in den Behandlungsprozeß zu integrieren, um so Anpassung zu fördern.

6.1 Überblick

Psychische *Umstellung* ist schwer zu fassen, denn sie ist ein fließender Prozeß: alle Menschen ändern sich ständig. Dies gilt besonders für Leute, die erst vor kurzem eine physische Behinderung erlitten haben. Sie erreichen nicht irgendwann einen bestimmten Zustand der Umstellung, bei dem sie bleiben, sondern sie durchlaufen eine Reihe von *Anpassungsschritten*.

Therapeuten begegnen üblicherweise Klienten in einem Krisenzustand und sehen deren Umstellungsmuster daher von diesem Bezugsrahmen aus (Flagg-Williams 1991).

Wie gut sich der Klient auf eine Krise einstellt, sagt aber nicht notwendig etwas darüber, wie gut er sich auf alle Aspekte der Behinderung einstellen wird, oder über die Geschwindigkeit des Fortschreitens von einem Anpassungsschritt zu einem nächsten (Asarnow et al. 1991; Brooks 1991; McCubbin u. McCubbin 1991; Vander Kolk 1991).

! **Behinderungen bedeuten eine massive Verletzung der Selbstwahrnehmung einer Person (Baxter 1989; Braithwaite 1990; Bukowski u. Hoza 1989; Parker u. Asher 1987).**

Ein Monat oder sogar ein Jahr reichen u. U. nicht, um die Behinderung in die richtige Perspektive zu rücken (Baxter 1989; Brooks 1991; Fleming u. Mass 1994; Koscuilek et al. 1993; Krause u. Crewe 1991).

Die meisten Leute erleben die Entwicklung vom Schock über eine Verletzung bis zum Akzeptieren einer Behinderung und der späteren Anpassung an sie als einen Vorgang mit vielen Höhen und Tiefen. Mehrere Autoren haben die möglichen Stadien von Umstellung und Trauer diskutiert (Pedretti 1995; Rodrigue 1985; Vander Kolk 1991). Die Forschungsergebnisse von Kübler-Ross (1969) zu Tod und Sterben lassen sich auf dieses Thema der Umstellung auf eine Behinderung anwenden. Sie diskutiert *Verlust und Trauer* bezogen auf das Leben. Der Verlust einer Funktion mag eine ebenso schwerwiegende Reaktion auslösen. Peretz (1970) diskutiert den Trauerprozeß bezogen auf den Verlust einer Rolle oder einer Körperfunktion. Um diese Verluste muß getrauert werden, bevor der Klient von einer Therapie profitieren oder sich auf ein verändertes Leben und einen veränderten Körper einstellen kann. Therapeuten müssen sich der Tatsache bewußt sein, daß der Klient mit dem Tod bestimmter funktioneller Fähigkeiten umgehen kann und muß.

Das Konzept der Stadien der Umstellung ist in Frage gestellt worden (Flagg-Williams 1991), und der Ruf nach gründlicherer empirischer Erforschung von Anpassung und Umstellung wurde laut (Cairns u. Baker 1993; Krause u. Crewe 1990). Mehrere Untersuchungen haben diesem Punkt eine gewisse Aufmerksamkeit gewidmet, es müssen jedoch noch weitere Forschungen darüber erfolgen (Burton u. Volpe 1993; Fleming u. Mass 1994; Koscuilek et al. 1993; Livneh u. Antonak 1990; McCubbin u. McCubbin 1991; Revenson u. Felton 1989; Vander Kolk 1991)

Die Komponenten erfolgreicher psychischer Umstellung auf eine physische Behinderung sind vielfältig. Um einen Klienten zu einem Funktionsniveau zu bringen, das für diesen Menschen von größtmöglicher Qualität ist, muß ein Therapeut die psychosozialen Aspekte und die damit verbundenen Umstellungsprozesse holistisch betrachten, jede Komponente beurteilen und die Prozesse in das therapeutische Milieu integrieren, um so ein Wachstum auf allen Gebieten zu fördern. Bei Befunderhebung und Behandlung geht es um mehr als nur um die physische Komponente. Geist und Körper beeinflussen sich gegenseitig, und beide müssen einzeln und als Ganzes verstanden, untersucht und behandelt werden (Asarnow et al. 1991; Belgrave 1991; Boreing u. Adler 1982; Brooks 1991; Coffman 1992; Daniels 1981; Fleming u. Mass 1994; Group for the Advancement of Psychiatry 1993; Gender 1992; Hammond 1977; Humphry et al. 1993).

Dieses Kapitel ergründet die Prozesse von Umstellung und Anpassung sowie die Einflüsse von Kultur und gesellschaftlichen Werten in ihrer Auswirkung auf die physisch behinderte Person. Es untersucht die Bedeutung von Verlust als einem psychischen Phänomen mit Bezug zum Körper, zur Sexualität, zur Persönlichkeit und zur Familie. Auch Alter wird als ein Faktor bei der Umstellung auf Behinderung diskutiert. Schließlich wird erörtert, wie wichtig es ist, sich auf die Stärken des Klienten zu beziehen, auf seine Familie und auf sein Unterstützungssystem anstatt auf seine Schwächen aufgrund der Behinderung.

Der Therapeut sollte den Klienten als ganze Person sehen und nicht als einen diagnostizierten Fall, den man auf irgendeine vorgeschriebene Weise behandeln muß. Klient und Therapeut stehen sich im Rehabilitationsprozeß als Mitmenschen gegenüber.

Stadienkonzept des Umstellungsprozesses

Sequentieller Ablauf

Jede Person hat ihren eigenen Stil, mit Schwierigkeiten *zurechtzukommen*, und diese Einzigartigkeit sollte auch bei der Therapie bestehen dürfen. Kerr (1961) beschreibt 5 Stadien der Umstellung:
1. *Schock*: „Das kann doch nicht wirklich mir passieren!"
2. *Erwartung der Genesung*: „Bald wird es mir wieder gut gehen."
3. *Klagen*: „Es gibt keine Hoffnung."
4. *Abwehr*:
   - „Ich werde mit diesem Hindernis leben und mich nicht unterkriegen lassen" (gesunde Haltung).
   - „Ich habe mich umgestellt, ihr seht es nur nicht" (neurotische Haltung).
5. *Umstellung*: „Dies gehört nun zu mir, und es ist nicht unbedingt nur schlecht."

Der Therapeut muß sich klarmachen, daß die Stadien nicht geordnet in dieser Reihenfolge von dem Klienten durchlebt werden. Man muß sie sich vielmehr als Konzepte vorstellen, die zum Verständnis üblicher Reaktionen aller Menschen beitragen (Livneh u. Antonak 1990).

Schock

Der Klient im Schock erkennt nicht, daß irgendetwas wirklich nicht stimmt. Unter Umständen weigert er sich vollständig, die Diagnose zu akzeptieren. Vielleicht lacht er sogar über die Besorgnis anderer. Dieses Stadium ändert sich, wenn die Person die Möglichkeit hat, die Wirklichkeit zu prüfen, und feststellt, daß die physische Kondition tatsächlich eingeschränkt ist. Hält dieses Stadium an, kann das entweder fehlende geistige Gesundheit bedeuten oder die Unfähigkeit, die Situation kognitiv zu realisieren.

Erwartung der Genesung

In diesem Stadium ist der Klient sich bewußt, daß er „krank" ist, glaubt aber auch, daß er bald und vollständig genesen wird. Vielleicht hält er nach einer „Wunderkur" Ausschau und macht Zukunftspläne, die eine vollständige Wiederkehr ausgefallener Funktionen voraussetzen. Für ihn ist vollständige Genesung das einzige Ziel, selbst wenn dies viel Zeit und Anstrengung erfordern sollte. Kennzeichnend für dieses Stadium ist Unmut gegenüber dem Funktionsverlust und das Gefühl, für alles, was sich überhaupt zu tun lohne, sei der ganze Körper nötig.

Das Klinikpersonal kann einen Wechsel dieses Stadiums erreichen, indem es dem Klienten klarmacht, daß seine Schädigung bleibend ist, indem es ihn nach Hause entläßt oder in die Rehabilitationsabteilung verlegt oder indem die Therapie nicht fortgesetzt wird. Alle diese Maßnahmen können den Klienten das Bleibende seiner Behinderung erkennen lassen.

Klagen

Während des Stadiums des Klagens meint der Mensch, alles sei verloren, er werde nie im Leben wieder irgendetwas erreichen. Oft wird Selbstmord erwogen. Die Person meint vielleicht, Züge ihrer Persönlichkeit seien ebenfalls verloren (z. B. Mut oder Kampfgeist) und auch darum müsse sie trauern. Dadurch fehlt vielleicht die Motivation, mit der Therapie weiterzumachen oder an Verbesserungen zu arbeiten. Die Vorstellung völliger Genesung kann nicht länger aufrechterhalten werden, aber gleichzeitig scheint es keine akzeptable Alternative zu geben. Dieses Gefühl der Verzweiflung drückt sich möglicherweise als Feindseligkeit aus, und von den Therapeuten wird die Person daraufhin als „Problempatient" betrachtet. Es kann sein, daß ein Klient in diesem Stadium verharrt, mit Gefühlen der Unzulänglichkeit, Abhängigkeit und Feindseligkeit. Es ist aber auch möglich, daß der Übergang zum nächsten Stadium durch therapeutisches Eingreifen gebahnt wird, indem Situationen geschaffen werden, in denen der Klient spüren kann, daß „normale" Absichten und Ziele verwirklicht werden können. Unter diesen Umständen werden als „normal" nicht solche elementaren Aktivitäten wie Anziehen oder Laufen verstanden – Aktivitäten, die vor der Verletzung für selbstverständlich gehalten wurden, – sondern z. B. die erlernte Berufstätigkeit. Auch das Spielen mit einem Kind oder die Sorge für ein Kind oder eine Familie gehört dazu. Dies würde als Selbstverwirklichung im Sinne von Maslow angesehen (1970).

Abwehr

Das Abwehrstadium hat zwei Komponenten. Die erste ist ein *gesundes Selbstbewußtsein*, bei dem der Klient wirklich beginnt, sich mit der Behinderung zurechtzufinden. Er kann stolz über seine Erfolge werden und daran arbeiten, seine Unabhängigkeit zu verbessern und so normal wie möglich zu leben. Er empfindet noch sehr deutlich, daß es Barrieren zu normalem funktionellem Zurechtkommen gibt, und das beunruhigt ihn, aber er stellt auch fest, daß manche Hindernisse sich umgehen lassen. Dieses gesunde abwehrende Stadium kann abgebaut und vielleicht sogar zerstört werden durch wohlmeinende Familienmitglieder, Freunde und Therapeuten, die den Menschen ermutigen, nur die positiven Aspekte zu sehen und ihm nicht ermöglichen, Gefühle zu den Einschränkungen und Hindernissen seiner Situation an sich herankommen zu lassen.

Das abschließende Stadium der Umstellung ist erreicht, wenn der Klient realisiert, daß er nicht den ganzen Körper braucht, um seine Lebensziele zu verwirklichen, oder wenn er feststellt, daß sich die Bedürfnisse hinter den Zielen auf andere Weise verwirklichen lassen.

Ein Therapeut sollte die Augen offenhalten für Gelegenheiten, diesen Übergang zu erleichtern.

Die *negative Alternative* in diesem Stadium ist die neurotisch abwehrende Haltung. Sie ist dadurch gekennzeichnet, daß der Klient sich weigert zu erkennen, daß die Erreichung normaler Ziele immerhin teilweise eingeschränkt ist. Vielleicht versucht er, jedermann zu überzeugen, er habe sich umgestellt.

Umstellung

Im letzten Stadium, der neuen Einstellung, sieht die Person ihre Behinderung weder als positiv noch als negativ, sondern als einen Aspekt ihrer selbst, z. B. wie eine lange Nase oder große Füße. Die Behinderung ist nichts, das man überwinden muß, für das man sich entschuldigen muß oder gegen das man sich wehren muß. Kerr (1961) nennt zwei Aspekte oder Ziele dieses Stadiums:
1. Die Person sollte nicht mit ihrem Schicksal hadern. Sie empfindet ihre Lage nicht so, als ob sie gestraft oder geprüft werde.
2. Die Person sollte sich nicht als Mensch 2. Klasse fühlen.

Kerr (1977) meint, es sei wesentlich, daß Wege zu diesen „abstrakteren Zielen" strukturiert werden, wenn sich die Person tatsächlich umstellen soll. Sie denkt auch, es sei Aufgabe der Gesundheitsberufe, diese Strukturierung anzubieten.

Akzeptanz oder Umstellung ist im Leben der behinderten Person mindestens so schwer zu erreichen wie Glück und Harmonie im Leben Gesunder.

Umstellung bedeutet, sich die Behinderung wirklich zu vergegenwärtigen, sie als eine vieler Charakteristika der betreffenden Person anzusehen. Es heißt nicht, zu bestreiten, daß es die Behinderung gibt oder sich auf sie zu konzentrieren.

> ▶ *Erfolgreiche Umstellung* ist ein fortgesetzter Prozeß, in dem sich die Person auf befriedigende und wirksame Weise an die Umstände anpaßt.

Dies gilt für alle Menschen, Behinderte und Gesunde. Bei dem Versuch, ein glückliches und erfolgreiches Leben zu führen, sind immer Hindernisse zu überwinden (Braithwaite 1990; Cairns u. Baker 1993; Kasowski 1994).

Menschen und Umstände ändern sich. Es ist nicht leicht, eine ausgeglichene Einstellung beizubehalten, besonders nicht für eine behinderte Person.

Ich erinnere mich an eine Frau, die einen stabilen Zustand der Akzeptanz ihrer Quadriplegie erreicht hatte. Eines Tages rief sie mich in Panik an, denn sie war in ihren Augen „nicht mehr auf ihre Situation eingestellt". Sie war in einen Schlafsaal in ihrem College gekommen und wollte mit ihren neuen Freunden zu einem Fußballfreundschaftsspiel gehen, als sie plötzlich bemerkte, wie behindert sie war. Sie war in einem Hospital aufgewachsen und dieser Situation bisher noch nie begegnet. Nachdem dies besprochen war, konnte sie sich ihre wirkliche Situation vor Augen führen und über ihre Gefühle der Isolation gegenüber ihren Freunden reden, welche ohne Zögern das Spiel so änderten, daß sie sie einbeziehen konnten.

Eine ausgeglichene Perspektive zu behalten ist schwer in einer Welt, die sich dauernd ändert.

White (1971) sagt, ohne irgendwelche Leistung lasse sich die Umwelt nicht beeinflussen und daher könne es ohne sie auch keine Selbstzufriedenheit geben. Fine (1991) und King (1978) beschreiben, daß ohne Befriedigung aufgrund einer Einwirkung auf die Umwelt ein Verhalten nicht so weit bestärkt wird, daß man es fortführen wollte. Also wird es gelöscht. Befriedigung und Leistung müssen daher verknüpft sein. Hat sich aber der Patient nicht auf seinen neuen Körper eingestellt, kann er aus Alltagsaktivitäten wie Gehen, Essen oder sich im Bett auf die andere Seite drehen nur wenig Befriedigung ziehen (Rodrigue 1985). Definiert man Umstellung auf einer reinen Leistungsbasis, riskiert man, eine „mechanische Person" zu schaffen, die vielleicht physisch rehabilitiert ist, aber nach ihrer Entlassung feststellt, daß ihr Befriedigung, Antrieb und Sinn fehlen.

Der psychische Zustand des Klienten macht durch die Umstellung Selbstzufriedenheit möglich.

Anpassungsprozeß

Der Therapeut kann das Konzept des Anpassungsprozesses einsetzen, um Therapiestunden zu organisieren, die den Umstellungsprozeß fördern und gleichzeitig physische Ziele erreichen. Dabei fördert und lehrt er Leistung und arbeitet auf das eigentliche Ziel, eine Zufriedenheit des Klienten, hin.

King (1978) beschreibt 4 Merkmale des Anpassungsprozesses:
- aktive Reaktion,
- Einbeziehung der Umwelt,
- subkortikal organisierte Reaktion,
- selbstverstärkende Anpassung.

Man kann seine Arbeit auf je eines von ihnen oder auf alle gemeinsam ausrichten, und man kann sie als Mittel auffassen, um das Ziel einer abschließend bewerkstelligten Umstellung – letztes Stadium nach Kerr (1977) – zu
erreichen.

Aktive Reaktion

Therapie im allgemeinen ermutigt eine aktive Reaktion des Klienten auf die
Umwelt. Man erwartet von dem Klienten, daß er etwas unternimmt, um Verbesserungen zu erzielen. Eine Interaktion mit Umweltfaktoren findet man
selbst bei geringen funktionellen Fähigkeiten, z. B. bei dem stark quadriplegi-
schen Klienten, dessen hauptsächliche Interaktionsmöglichkeit im Verbalen
liegt, der aber damit die Umwelt durchaus beeinflussen kann.

Einbezug der Umwelt

Ein weiteres Merkmal des Anpassungsprozesses ist der Einsatz der Umwelt
zur Stimulation adaptiver Reaktionen. Beispielsweise kann man ein abgestuf-
tes Gehprogramm festlegen, bei dem der Klient zuerst auf glatter Oberfläche
übt zu gehen, dann auf einem Teppich und schließlich auf Gras und steini-
gem Boden. Der Anpassungsprozeß wäre vorangekommen, wenn der Klient
zum Zeitpunkt seiner Entlassung nicht nur fähig, sondern auch selbstsicher
genug wäre, über den Rasen zu gehen, um vom Gartenzaun aus sein Haus zu
erreichen.

Subkortikal organisierte Reaktion

King (1978) ist überzeugt, eine unbewußt organisierte Reaktion ließe sich am
wirksamsten erreichen, indem die bewußte Aufmerksamkeit des Klienten auf
eine Aufgabe oder einen Gegenstand gelenkt wird, während den unbewußten
Zentren die Möglichkeit gegeben wird, die Reaktion zu integrieren. Dieses
Merkmal läßt sich anhand des Beispiels im vorigen Abschnitt illustrieren.
Das Ziel des Klienten (Bewußtsein) mag sein, über den Rasen zu seinem
Haus zu gehen, das Ziel des Therapeuten hingegen ist es, automatische
Gleichgewichtsreaktionen auf unbewußter Ebene zu stimulieren. Unbewußte
adaptive Reaktionen lassen sich auf andere Situationen leichter verallgemei-
nern als kognitiv gelernte „Splitterfertigkeiten". Sobald der Klient kortikal auf
Gleichgewicht achtet, gehen die automatischen Haltungsänderungen verloren.

**Bei einer prozeduralen Aufgabe muß die Aufmerksamkeit des Klienten auf
irgendetwas anderes gerichtet sein, während er die Aktivität übt.**

Selbstverstärkende Anpassung

Jede erfolgreiche Anpassung stimuliert den nächsten, komplexeren Schritt. Es ist wichtig, daß der Klient Erfolg hat, denn dieser Erfolg regt das Fortschreiten zur nächsten, komplexeren Aufgabe an.

Man sollte nicht vergessen, daß die eigentliche „Aufgabe" die Umstellung ist und daß eine Aktivität nur dazu da ist, Anpassung oder Umstellung zu fördern. Der Therapeut darf also nicht den Mut verlieren, wenn er einem Klienten beibringen konnte, in sein Haus hinein- und herauszukommen, dieser dann aber keine Lust hat, mit Klettern in den Bergen zu beginnen.

Das Ziel des Anpassungsprozesses ist die Umstellung mittels Mustern, die für den Klienten so normal wie möglich sind.

Kombiniert ein Therapeut sein Wissen um Kerrs Stadien der Umstellung (s. S. 331) mit der Kenntnis der Merkmale des Anpassungsprozesses, gibt ihm das einen realitätsbezogenen Rahmen für Befunderhebung und Behandlung. Er kann das Stadium der Umstellung einschätzen und sich bei der Behandlung auf die Merkmale des Anpassungsprozesses beziehen. Dadurch wird ein Weiterkommen in Richtung auf psychische Akzeptanz der Behinderung erleichtert und physische Verbesserungen gefördert. Der Therapeut hat z. B. folgende Möglichkeiten:

- Er kann aufgrund seines Wissens über die übliche Abfolge der Stadien den Eintritt einer Person aus dem Stadium des Klagens in das nächste Stadium der Abwehr ermutigen und unterstützen, indem er eine Situation herstellt, die dem Ziel des Abwehrstadiums entspricht: sich von den Hindernissen der Behinderung nicht unterkriegen zu lassen.
- Er kann sein Wissen über den Anpassungsprozeß dazu benutzen, therapeutische Aktivitäten so zu strukturieren, daß sie eine aktive Reaktion zur Überwindung der Behinderung anbahnen.
- Er kann die Umwelt einsetzen, um die Reaktion subkortikal so zu organisieren, daß sie selbstverstärkend ist.

BEISPIEL Der Klient wünscht vielleicht, seine Gattin anzurufen, und der Therapeut arbeitet gerade daran, kortikal die Kraft von dessen oberer Extremität und seine Rollstuhlmobilität zu vergrößern. Dann kann er dem Klienten sagen, das einzige zugängliche Telefon befinde sich am oberen Ende einer steilen Rampe und der Klient müsse sich dorthin schieben, wenn er ungestört telefonieren wolle. Er kann auch hinzufügen, daß Behinderten immer Hindernisse im Weg zu liegen scheinen, und daß der Klient Methoden herausfinden muß, wie er damit umgehen will.

Wenn der Klient mit der Aufgabe fertig wird, werden nicht nur die Ziele von Kraft und Rollstuhlmobilität erreicht sein, sondern vielleicht beginnt der Klient auch zu denken, daß er sich von den Wirkungen der Behinderung nicht unterkriegen lassen wird, und kommt so vom Stadium des Klagens zu dem der Abwehr. Dies wird natürlich nicht aufgrund einer einzigen Erfahrung passieren.

Bei einer Therapie, deren Konzept zu Umstellung und Anpassung ermutigt, wird der Klient schnellere Fortschritte machen und weniger traumatische Situationen erleben.

Aufmerksamkeit für psychische Umstellung in der Klinik

Das Problem für einen Therapeuten, der eine Person mit einer Behinderung behandelt, liegt darin, die Behinderung perspektivisch zu sehen, d.h. die ganze Person des Klienten in ihrer eigenen Welt und im Kontext der Gesellschaft sowie einer bestimmten Zeit. Hat er diese schwierige Aufgabe gelöst, muß er ein Programm entwickeln, das den Klienten und alle für ihn wichtigen Menschen in seinem Umfeld dazu anregt, sich um ein Leben mit größtmöglicher Qualität zu bemühen. Ein guter und geübter Therapeut evaluiert die physischen Fähigkeiten des Klienten, beläßt es aber nicht nur dabei. Auf irgendeiner Stufe wird es nötig, die subtileren, psychischen Aspekte der funktionellen Fähigkeiten des Klienten einzuschätzen. Dazu gehört auch das familiäre Netz des Klienten (*Unterstützungssystem*) und dessen Fähigkeit, sich auf die bevorstehende Veränderung der Lebensweise einzustellen.

Im verbleibenden Teil dieses Abschnitts werden dem Leser manche der Komponenten psychischer Veränderung vorgestellt, die vielleicht einzuschätzen wären. Es wird versucht, mögliche Wege zu zeigen, wie diese Komponenten als ein Aspekt der Therapie in Betracht gezogen werden können.

Gesellschaftliche und kulturelle Einflüsse

Von Kindheit an wächst man in unserer Gesellschaft mit falschen Vorstellungen über behinderte Personen auf (Baxter 1989; Braithwaite 1990; Harper u. Bhattarai 1989). Dazu gehört z.B. die Idee, eine physisch behinderte Person sei auch geistig zurückgeblieben, nicht geeignet, einen bestimmten Beruf auszuüben, abhängig, hilflos, asexuell, nicht liebenswert und elend. Fragt man ein Schulkind aus der ersten oder 2. Klasse, wie eine in ihrer Intelligenz beeinträchtigte Person geht, bekommt man als Antwort üblicherweise die Vorführung eines hemiplegischen Gangmusters und der entsprechenden Haltung, mit einem Arm in einer Flexionssynergie. Das Kind hat nicht nur gelernt, einen physisch Behinderten darzustellen, es hat sicher auch weitere falsche Vorstellungen darüber aufgenommen, wie eine behinderte Person handelt. Hatte die erst seit kurzem behinderte Person vor ihrer Verletzung ebenfalls solche Vorstellungen, ist es nur verständlich, daß sie dazu neigt, diese Rollenerwartungen zu erfüllen (Braithwaite 1990; Bhattarai 1989). So kann sie als Folge der „neuen" Rollenerwartungen einen radikalen Wechsel in der Wahrnehmung ihres Selbst erleben. Was noch schlimmer ist, vielleicht haben auch Familienangehörige und medizinisches Personal dieselben Erwartungen an die behinderte Person und verstärken damit ihre hilflose, abhängige Rolle (Gething 1992; Giles 1994; Hallet et al. 1994).

Der Klient und seine Familie sollten im therapeutischen Rahmen regelmäßig ermutigt werden, ihre falschen Vorstellungen über Behinderung in Frage zu stellen. Dadurch beginnen sie vielleicht, ihr Konzept von der Rolle der behinderten Person neu zu formulieren.

In dem Maße, wie dieser Prozeß voranschreitet, können Therapeuten und anderes medizinisches Personal dazu beitragen, daß die behinderte Person realistischere Erwartungen entwickelt.

Therapeuten können die Stunden ihrer Klienten so legen, daß diese dabei Leute antreffen, die sich in realistischer Weise auf ihre Behinderungen umgestellt haben.

Erfolgreich rehabilitierte Personen als Klinikpersonal (Rollenmodelle) können die falsche Vorstellung zerstreuen helfen, behinderte Menschen fänden keinen Job (Livneh 1986).

Dieser Prozeß der Anpassung an eine neue Behinderung läßt sich als kultureller Wechsel von einem Mehrheitsstatus (gesund) zu einem Minderheitsstatus (behindert) begreifen. Zum Teil ist er ein kultureller Anpassungsprozeß, den der Therapeut erleichtern kann (Braithwaite 1990; Brown 1991). Auch der kulturelle Hintergrund eines Menschen trägt dazu bei, wie er Behinderung wahrnimmt und behinderte Personen akzeptiert. Trombly (1989) bemerkt, daß sich Wahrnehmung und Ausdruck von Schmerz, physische Attraktivität, Bewertung von Körperteilen und Annehmbarkeit verschiedener Arten von Behinderungen kulturell beeinflussen lassen. Auch der ethnische Hintergrund kann die Intensität von Gefühlen gegenüber spezifischen Handicaps, das Vertrauen gegenüber dem Klinikpersonal (Trombly 1989) und die Akzeptanz therapeutischer Modalitäten beeinflussen (Belgrave 1991; Tharp 1991).

Ein guter Therapeut wird sensibel für die kulturellen Werte des Klienten sein und versuchen, dem Klienten die Therapie so akzeptabel wie möglich darzustellen.

In der mexikanischen Kultur ist es unhöflich, sofort die Arbeit mit einem Klienten zu beginnen; zuerst muß eine Beziehung hergestellt werden. Eine Möglichkeit dazu kann sein, miteinander zu essen. Also kann der Therapeut seine erste Begegnung mit einem mexikanischen Klienten vielleicht in eine Kaffeepause legen.

Von einem Klienten kann man wegen seiner Dysfunktion nicht erwarten, daß er sich auf den Therapeuten einstellen kann. Deshalb muß sich der Therapeut auf den Klienten einstellen, besonders in den frühen Stadien der Therapie.

In jeder sinnvoll gestalteten therapeutischen Situation ist es entscheidend, gegenseitig Vertrauen zu gewinnen (Krueger 1984).

Vertrauen schafft eine Umgebung, die Kommunikation, produktives Lernen und Informationsaustausch erleichtert (Mims u. Swenson 1980).

Vertrauen ist in allen Kulturen wichtig und wird dadurch gefördert, daß der Therapeut sensibel für die Bedürfnisse des Klienten ist. Diese Sensibilität ist gegenüber jedem Klienten nötig, aber sie zeigt sich auf viele verschiedene Arten, je nach Hintergrund und Bedürfnissen der individuellen Person in der Therapie. Ein Klient aus der einen Kultur empfindet es vielleicht als beleidigend, jemand anderem in die Augen zu schauen, während in einer anderen Kultur die Weigerung, jemandem in die Augen zu sehen, als ein Zeichen von Schwäche oder fehlender Aufrichtigkeit gilt (unsteter Blick) (Hall 1966).

Der Therapeut kann nicht jede Kultur oder Subkultur kennen, mit der er in Kontakt kommt, aber er muß auf jeden Fall versuchen, sensibel für den Hintergrund des Klienten zu sein.

Selbst wenn er die entsprechenden kulturellen Normen kennt, kann es sein, daß sein spezifischer Klient sich nicht daran orientiert; man muß also jeden Klienten in der therapeutischen Beziehung als individuelle Person behandeln. Aufgabe des Therapeuten ist es, auf die subtilen nonverbalen und verbalen Hinweise zu achten, die die Vertrauensebene der Beziehung angeben.

Vertrauen in der therapeutischen Beziehung entsteht oft durch physische Aktivitäten. Die Aufforderung an einen Klienten, einen Lagewechsel vom Stuhl zum Bett auszuführen, kann entweder Vertrauen schaffen oder die potentielle Beziehung zerstören. Vertraut der Klient dem Therapeuten gerade genügend, um dessen Anweisungen für einen Lagewechsel zu folgen, stürzt dann aber, dauert es vielleicht recht lange, bis das Vertrauensniveau wiederhergestellt ist, falls das überhaupt noch möglich ist.

Die Vertrauensbeziehung zwischen Therapeut und Klient ist sehr komplex und bezieht viele verschiedene Ebenen ein. Deshalb muß der Therapeut sowohl auf die Sicherheit des Klienten in der Beziehung als auch auf seine physische Sicherheit in der Klinik achten (Krueger 1984).

Glaubt der Klient, dem Therapeuten sei in ihrer Beziehung zueinander nicht zu trauen, dann traut er ihm vielleicht auch bezüglich der physischen Manipulation seines behinderten Körpers nicht. Wenn er selbst nicht weiß, wie er seinen geschädigten Körper noch einsetzen kann, d.h. dem Körper nicht traut, macht fehlendes Vertrauen in den Therapeuten diese Situation noch vielfach belastender (Krueger 1984). (Mehr über einige der neurologischen Komponenten dieser Interaktion findet man in Kap. 4).

Die Kultur des Klienten mag dem Therapeuten fremd sein, auch wenn er aus derselben geographischen Gegend kommt. Probleme des Klienten mit Armut, Arbeitslosigkeit und fehlenden Ausbildungsmöglichkeiten (Hammond 1977) können dazu führen, daß Therapeut und Klient schon vor Beginn der ersten Therapiestunde spüren, daß die Therapie unergiebig sein wird. Solche Vorurteile auf beiden Seiten treffen aber vielleicht gar nicht zu und müssen von beiden überprüft werden.

Kulturelle und religiöse Werte können auch dazu führen, daß der Klient glaubt, er müsse mit seiner Behinderung für vergangene Sünden bezahlen und die Behinderung werde überwunden sein, wenn er dafür gebüßt habe. Ein solcher Klient zeigt vielleicht keine Neigung, sich an der Therapie zu beteiligen oder sie sogar zu genießen. Ein guter Therapeut greift hier nicht die kulturellen oder religiösen Grundwerte des Klienten an, aber er erkennt sie in der therapeutischen Situation. Hat er den Eindruck, diese kulturell bedingten Probleme blockierten den therapeutischen Prozeß, kann er dem Klienten Gelegenheiten anbieten, seine kulturellen „Wahrheiten" zu überprüfen, was vielleicht hilft, Behinderung und Therapie in einem anderen Licht zu sehen. Er kann eine religiöse Beratung empfehlen, und die Klinik kann nachsorgende Unterstützung bieten, damit der Klient die Therapie nicht ansieht als ein Rückgängigmachen dessen, „was Gott getan hat", sondern als einen Weg, religiöse Stärke zu zeigen.

Der Umbau der kulturellen/religiösen (kognitiven) Strukturen einer Person ist ein sehr sensibles Gebiet, das man mit Sorgfalt und Respekt und mit der Hilfe anderer Berufsgruppen (Sozialarbeiter und religiöse und psychologische Berater) angehen sollte, falls es notwendig erscheint.

Das Klinikpersonal kann ermutigt werden, Gruppen einzurichten, in denen verbreitete Wertvorstellungen unter Klienten diskutiert und möglicherweise in Frage gestellt werden können (Braithwaite 1990; Kasowski 1994). Solche Gruppen bringen einen Klienten vielleicht dazu, Prioritäten besser zu verstehen, und helfen ihm, zu erkennen, welche Bedeutung die Therapie hat und wie notwendig es ist, den Umstellungsprozeß fortzusetzen. Sie lassen ihn vielleicht auch die Notwendigkeit von Unterstützungsgruppen nach der Entlassung erkennen. Der Therapeut kann vielleicht Informationen aus solchen Gruppentreffen nutzen, um die Art, wie er seine therapeutische Behandlung aufbaut und darstellt, besser anzupassen, so daß sie in bezug auf die Werte und Bedürfnisse des Klienten an Bedeutung gewinnen. Gruppen oder Übungen, die sich mit Werten beschäftigen, stellen ein weiteres mögliches Mittel dar, das der Therapeut für seine Beurteilung und das Verstehen des Klienten nutzen kann (Satir 1972; Simon et al. 1972).

Ein Klient kann um Werte, Rollen und Körperteile trauern. Dies gilt insbesondere für das Klagestadium der Umstellung. Der folgende Abschnitt betrachtet Arten des Trauerns und ergründet mögliche Verluste, auf die der Therapeut vielleicht nicht aufmerksam ist (Combs et al. 1971; Fuhrer et al. 1993; Giles 1994; Kasowski 1994; Nadig 1994).

Untersuchungen zu Verlust

Reaktionen auf Verlust wurden von Peretz (1970) untersucht. Die folgenden 9 Zustände nach einem Verlust werden beschrieben:

1. normale Trauer,
2. antizipatorische Trauer,
3. fehlende, aufgeschobene und blockierte Trauer,
4. chronische Trauer,
5. Depression,
6. Hypochondrie,
7. Entwicklung psychophysiologischer Reaktionen,
8. Ausagieren,
9. neurotische und psychotische Zustände.

Im Falle *normaler Trauer* wechselt die Person von Schock und Unverständnis zu Bestürzung und Weinen, auf die vielleicht Schuldgefühle, irrationaler Zorn und sogar depressive Symptome folgen können. Den Fortschritt des Klienten kann man anhand seiner allmählichen Rückkehr zu dem Funktionsniveau vor dem Verlust beurteilen. Bei *antizipatorischer Trauer* trauert eine Person um einen Verlust, der noch nicht eingetreten ist. Dies kann Trauer um einen Funktionsverlust oder Trauer um einen Rollenverlust sein, bevor dieser überhaupt belegt ist. Der Klient mit *fehlender, aufgeschobener und blockierter Trauer* verschiebt die Trauer vielleicht, bis die Krise vorbei ist, oder er versteckt sie, drückt sie nicht aus und erfährt daher nicht die nötige Unterstützung. Man hat festgestellt, daß solche Personen „Jahrestagsreaktionen" zeigen (sie erfahren den Verlust erneut zu einem späteren Zeitpunkt, z.B. dem Jahrestag des Unfalls oder der Diagnose der Behinderung). Bei *chronischer Trauer* befindet sich der Patient in einem Zustand anhaltenden Klagens und keine Veränderung des Lebensstils oder der Umstände wird toleriert. Traurigkeit, Spannung und düstere Stimmung charakterisieren eine Person in *depressivem Zustand*. Der Klient tut sich vielleicht selber leid und wird funktionsunfähig. Hier können Psychotherapie und Chemotherapie nötig werden. Der *hypochondrische Patient* kann Angst bezüglich einer (von der Behinderung verschiedenen) physischen Erkrankung ausdrücken, um zu vermeiden, sich mit der Behinderung auseinanderzusetzen. Üblicherweise gibt es für die so ausgedrückte Angst keine physische Ursache, aber Symptome kann es geben. Bei der Entwicklung *psychophysiologischer Reaktionen* kann Niedergeschlagenheit oder Verlust durch die Ausbildung eines somatischen Symptoms ausgedrückt werden, z.B. durch geschwächte Immunabwehr, Kolitis, Hypertonus, Ulcus duodeni und andere Krankheiten. Solche Krankheiten können so gravierend werden, daß sie den Tod der Person herbeiführen. Auf diesem Gebiet muß noch weiter erforscht werden. *Ausagieren* ist ein Versuch, den Schmerz des Verlustes nicht an sich herankommen zu lassen, indem man seine Aufmerksamkeit etwas anderem zuwendet. Das kann die Beteiligung an akzeptablen Aktivitäten wie Arbeit sein oder an unakzeptablen wie Drogenkonsum (-mißbrauch). *Neurotische und psychotische Zustände* können vielerlei Gestalt annehmen, je nach psychischer Prädisposition der Person.

Ein Wissen um diese Arten von Reaktionen auf Verlust, wie sie Peretz (1970) beschrieben hat, kann dem Therapeuten helfen, einen Klienten besser zu verstehen und seinen Behandlungsansatz auf die entsprechende Verlustreaktion einzustellen (Kübler-Ross 1969). Dieses Wissen um den Prozeß der

Trauer läßt sich auch für den Versuch verwenden, die Lebensqualität todkranker Patienten zu steigern.

Kognitives Alter und Verlust

Das *kognitive* Alter der Person, die einen Verlust erleidet, ist ein weiterer Aspekt, den Therapeuten u. U. nicht beachten. Harper u. Bhattarai (1989) und Krause u. Crewe (1991) haben gezeigt, daß das Alter der Person, die einen Verlust erleidet, deren Reaktionen beeinflußt. Wahrscheinlich läßt sich dieses Konzept verallgemeinern, so daß sich auch Funktionsverluste besser verstehen lassen (Asarnow et al. 1991; Furman 1970; Harper u. Bhattarai 1989; Schoenberg et al. 1970).

Ein Kind unter 5 Jahren sieht Verlust als ein vorübergehendes, reversibles Phänomen an. Zwischen 5 und 9 Jahren ist für ein Kind Tod oder Verlust üblicherweise zwar endgültig, aber fern. Das Kind denkt an die tote Person wie an jemanden, der auf eine lange Reise weggegangen ist, oder jemanden, der nicht mehr in der Nähe ist. Erst wenn ein Mensch älter als 9 Jahre ist, nimmt er Tod als etwas Bleibendes wahr. Dunton (1970) beschreibt den folgenden Fall:

Eine typische Familie mit 3 Kindern im Alter von 11, 9 und 4 1/2 Jahren verlor plötzlich ihren geliebten Hund. Als der Elfjährige von dem traurigen Vorfall erfuhr, sagte er zunächst nichts. Langsam füllten sich seine Augen mit Tränen, und er begann leise zu weinen. Als er seine Fassung wiedergewonnen hatte, sagte er: „So etwas Schreckliches – alles ist vorbei!" Der 9jährige hörte sich die Nachricht still an und sagte dann: „Er ist weit weggegangen. Wir müssen einen anderen haben." Der 4 1/2jährige schaute verwirrt und sagte mehrfach: „Was ist los? Warum weint ihr? Kommt, wir holen ihn."

Als Folge von Hirnschädigungen oder Schock können Erwachsene auf kognitiven Ebenen Rückschritte machen, genau wie Reflexentwicklung. Der Klient kann auf einer niedrigen kognitiven Ebene operieren und ist vielleicht nicht in der Lage, die Dauerhaftigkeit des erlittenen Verlusts zu verstehen. Behinderte Eltern und Ehegatten müssen mit den Reaktionen ihrer Kinder auf den Verlust, den die Eltern erlitten haben, so umgehen, daß für jedes Kind die kognitive Ebene angemessen ist (Fine 1991, 1993; Furman 1970; Harper u. Bhattarai 1989; Harvey 1992; Kasowski 1994). Wertklärungsgruppen können der Familie bei der Umstellung auf den Verlust helfen (Satir 1972; Simon et al. 1972). Schon allein die Tatsache, daß Familienmitglieder und der Therapeut sich bewußt sind, daß es kognitive Ebenen des Umgangs mit Verlust gibt, kann ihnen helfen, zu akzeptieren, wie andere mit dem Verlust umgehen (oder nicht umgehen) (Bukowski u. Hoza 1989; Cairns u. Baker 1993; Fine 1991, 1993).

Kinder im Vorschulalter glauben oft, daß die Behinderung eine Strafe ist und daß sie irgendetwas ganz Schlimmes getan haben müssen, um eine solche Strafe zu verdienen (Schalen et al. 1994). Daher ist es wichtig zu betonen, daß eine Behinderung keine Strafe ist, und daß Unfälle und Behinderungen auch guten Menschen zustoßen können. Auf diese Weise zerstreut der Therapeut auch die logisch folgende Vorstellung, die Therapie sei ebenfalls eine Strafe, weil ja der Klient bestraft werden müsse.

Verlust und Familie

Im folgenden wird das Unterstützungssystem des Klienten als seine Familie bezeichnet. Die Familie kann aus Ehegatten, Eltern, Kindern, Liebhabern (besonders bei homosexuellen und lesbischen Partnerschaften), Freunden, Arbeitgebern oder anderen Interessierten bestehen – kirchlichen Gruppen, Bürgerorganisationen oder Einzelpersonen. Die Menschen im Unterstützungssystem durchlaufen vielleicht dieselben Stadien der Reaktionen und Einstellungen auf den Verlust wie der Klient (Brooks 1991; Fine 1991; Flagg-Williams 1991; Harper u. Bhattarai 1989).

Bedürfnisse der Familie

Die Familie erfährt, zumindest zeitweilig, daß ein geliebtes Mitglied bei normalen Abläufen fehlt. Während der akuten Phase hat die Familie vielleicht keine konkreten Antworten auf grundlegende Fragen, z. B. nach dem Ausmaß der Verletzung, der Zeitdauer, bis die verletzte Person wieder in die Familie zurückkehren wird, oder möglicherweise, ob sie überhaupt überleben wird.

Während der akuten Phase befindet sich das *familiäre Netz* in einem Krisenzustand (Brooks 1991; Harvey 1992). Die Familienmitglieder müssen neue Rollen übernehmen, und die „Experten" können ihnen nicht einmal sagen, für wie lange. Gibt es Kinder, so verlangen sie wahrscheinlich mehr Aufmerksamkeit, um sich zu versichern, daß sie noch geliebt werden. Je nach Alter haben sie unterschiedliche Fähigkeiten, den Verlust zu verstehen (s. S. 340, 341, 342, „Untersuchung zu Verlust"). Jedes Familienmitglied kann auf den Verlust unterschiedlich reagieren, und jedes befindet sich vielleicht in einem anderen Stadium der Einstellung auf die Behinderung (s. S. 336, 337, „Umstellung"). Ein Familienmitglied mag sich im Schock befinden und die Behinderung leugnen, während ein anderes klagt und Hoffnungslosigkeit zum Ausdruck bringt. Man kann die Krise einer Familie durch eine schwere Verletzung gar nicht stark genug hervorheben (Brooks 1991; Fine 1991; Harper 1989; McKinley et al. 1983; Santoro u. Spiers 1994).

Rollenänderungen in der Familie können dramatisch sein (Fine 1993; Giles 1994; Hallett et al. 1994; Kasowski 1994; McKinley et al. 1983). Familienmitglieder, die nie am Steuer eines Autos gesessen haben, müssen nun vielleicht Autofahren lernen; jemand, der nie einen Kontoausgleich vorgenommen hat, ist jetzt u. U. für das Familienbudget verantwortlich; und diejenigen, die nie durchsetzungsfähig waren, müssen jetzt stark mit Versicherungen und medizinischen Einrichtungen verhandeln (Brooks 1991; Fine 1993; Sandowski 1993).

Die Familienmitglieder verspüren vielleicht Unmut gegenüber dem verletzten Angehörigen. Diese Haltung scheint ihnen gerechtfertigt, da sie ihn den ganzen Tag lang im Bett liegen sehen, während sie selbst neue Verantwortung zusätzlich zu ihren vorherigen Aufgaben übernehmen müssen. Das medizinische Personal versteht möglicherweise nicht immer die Belastung der Familienmitglieder und reagiert auf verbal oder nonverbal ausgedrückten Unmut gegenüber dem Klienten mit einer schützenden Haltung. Diese Parteinahme mit dem „Verletzten" kann die Familie von dem medizinischen Personal entfremden und treibt vielleicht sogar einen dauerhaften Keil zwischen die Familienmitglieder.

Elternbindung und das behinderte Kind

Der Prozeß der *elterlichen Bindung* ist kompliziert und wird immer noch untersucht (Coffman 1992; Klaus u. Kennell 1982). Dieser Prozeß kann schon lange beginnen, bevor ein Baby überhaupt gezeugt wird (Klaus u. Kennell 1982). Eltern denken oft daran, ein Kind zu haben, und planen und malen sich aus, wie es in Zukunft mit dem Kind sein wird. Nach der Empfängnis nimmt dieses Planen und Ausmalen zu. Während der Schwangerschaft wird der Fötus von der Mutter (Klaus u. Kennell 1982) und dem Vater als ein Individuum akzeptiert, und nach der Geburt intensiviert sich der Prozeß der Bindung sehr.

! **Die „sensible" Zeit der Elternbindung sind die ersten paar Minuten bis Stunden nach der Geburt.**

Während dieser Zeit sollten die Eltern engen physischen Kontakt mit dem Kind haben, um die Bindung, die später tiefer werden wird, fest herzustellen (Klaus u. Kennell 1982; Yellott 1991). Zu dieser Zeit gibt es zwischen Mutter und Kind eine fast symbiotische Beziehung: beider Verhalten ergänzt sich (z.B. Stillen stimuliert die Uteruskontraktion). Zu diesem Zeitpunkt ist es wichtig, daß das Kind in irgendeiner Form auf die Eltern reagiert, so daß eine Interaktion stattfindet. In den frühen Stadien der Bindung ermöglichen Sehen, Berühren, Sorge für das Kind und Interaktion mit ihm den Bindungsprozeß. Wird dieser Vorgang aus irgendeinem Grund gestört, z.B. wegen angeborener Mißbildungen oder Krankenhausbehandlungen bei Risikoneugeborenen, kann es später Probleme geben. Man hat festgestellt, daß das Syndrom des mißhandelten Kindes („battered-child syndrome") und schlechtes Gedeihen überdurchschnittlich häufig bei Kindern vorkommen, die zu früh geboren wurden oder in frühem Alter nur wenig oder gar keine Bindung entwickeln konnten (Klaus u. Kennell 1982). Klaus u. Kennell (1982) empfehlen als Elemente, die die Chancen einer elterlichen Bindung verbessern:

- Eingehen auf spezielle Bedürfnisse während Schwangerschaft und Geburt, um die Eltern zu unterstützen,
- Vorbereitung, Ausbildung und Unterstützung der Eltern,
- eine Freundin, die bei den Wehen und besonders bei der Geburt dabei ist und
- Privatheit und Kontakt mit dem Kind und miteinander zur Förderung der Bindung.

Erfahren die Eltern, daß ihr Kind mißgebildet oder behindert sein wird, ist das ein massiver Schock für die Familie. Die Eltern müssen einen Prozeß des Trauerns beginnen. Der Traum vom „normalen" Kind muß aufgegeben werden, und die Eltern müssen eine Phase des Verlustes oder „Todes" jenes Kindes durchleben, das sie erwartet hatten, bevor sie das neue Kind akzeptieren können. Eltern fühlen sich oft schuldig. Shellabarger u. Thompson (1993) erläutern, daß Eltern das Gefühl haben, die Mißbildung ihres Kind sei die Folge ihrer Unzulänglichkeit (Flagg-Williams 1991). Väter sind anfänglich am meisten bedrückt. Das behinderte Kind wird immer eine starke Auswirkung auf die Familie haben, manchmal eine katastrophale (Asarnow et al. 1991; Brooks 1991; Flagg-Williams 1991; Shellabarger u. Thompson 1993).

Eltern mit einem behinderten Kind müssen ermutigt werden, ihre Gefühle auszudrücken. Man muß sie lehren, mit den anstehenden Fragen umzugehen.

Techniken, um das zu erreichen, werden an späterer Stelle erörtert (Shellabarger u. Thompson 1993; Tedder 1991; Yellott 1991).

Kinder, die mit einem Verlust zurechtkommen müssen

Wird ein Elternteil verletzt, empfindet das junge Kind u. U. ein ungeheures Verlustgefühl. Die Sorge für das Kind kann zum Problem werden, besonders, wenn die Person verletzt ist, die sich vorwiegend um es gekümmert hat. Das Kind fühlt sich wahrscheinlich von dem verletzten Elternteil im Stich gelassen und verlangt die Aufmerksamkeit des anderen Elternteils. Dadurch erhöht sich die Belastung für alle Familienmitglieder (Fine 1993; Spanbock 1992).

Ist das Kind der Klient, hat sich sein Leben radikal verändert: jeder Aspekt seiner Welt ist anders geworden. Geliebte Dinge und Menschen helfen dem Kind, das Gefühl der Sicherheit wiederzugeben. Es ist von größter Wichtigkeit, dem Kind in sehr einfachen Begriffen zu erklären, was in der Therapie passiert, und ihm die Gelegenheit zu geben, verbal und nonverbal Gefühle auszudrücken (vielleicht im Spiel als einem Mittel der Kommunikation).

Die Krankenhausumgebung ist für alle Menschen bedrohlich, aber Kinder sind besonders anfällig für den Verlust ihrer Autonomie, für Gefühle der Isolation und den Verlust von Unabhängigkeit. Bentovim u. Nelson legen dar, daß für die emotionale Entwicklung des Kindes die Schwere der Behinderung eine weniger wichtige Variable ist als die Haltungen von Eltern und Familie (Asarnow et al. 1991; Brooks 1991; Harper u. Bhattarai 1989). Eltern müssen versuchen, sich der Unfähigkeit des Kindes bewußt zu sein, und die Dauerhaftigkeit (oder vorübergehende Dauer) des Funktionsverlustes zu verstehen (Asarnow et al. 1991; Furman 1970). Sie müssen dem Kind auch helfen, sich sicher zu fühlen, indem sie vertraute und geliebte Dinge in das Krankenhaus mitbringen. Ein Zeitplan für die verschiedenen Therapien sollte erstellt und eingehalten werden, um Regelmäßigkeit zu fördern. Das Kind sollte zum Spielen ermutigt werden, insbesondere zu Spielen, die ihm ermöglichen, Gefühle auszuleben und mit der neuen Situation umzugehen. Irgendwelche Verfahren oder Therapien sollten immer entspannt dargeboten werden (Spaß machen, falls möglich), so daß das Kind Zeit hat, sich so angenehm wie möglich in Gedanken und Gefühlen mit der Veränderung zu befassen (Bukowski u. Hoza 1989). Während dieser akuten Phase muß man die Eltern vielleicht oft daran erinnern, daß sie auch den nicht behinderten Kindern in der Familie Aufmerksamkeit zukommen lassen.

Heranwachsende, die mit Verlusten umgehen müssen

Alle Gefühle und Ängste, die andere Klienten ausdrücken, kennt der Heranwachsende auch. Er befindet sich in einem Kampf um Autonomie und Unabhängigkeit und hat diesbezüglich oft ambivalente Gefühle. Wird er plötzlich verletzt und muß damit zurechtkommen, behindert zu sein, kann das einen massiven Angriff auf seine Entwicklung bedeuten (Cairns u. Baker 1993).

Es scheint, als ob ein Heranwachsender anders als Menschen anderer Altersgruppen auf die Nachricht reagiert, daß er eine tödliche Krankheit hat. Oft fühlt er sich so, als habe er einen sehr schmerzhaften Prozeß (Initiation) durchlebt, der ihn bald zu den „Freuden und Rechten" des Erwachsenseins führen wird. Anders als Personen anderer Altersgruppen, die vielleicht das Gefühl haben, auf ihr Leben zurückblicken und Trost aus der Vergangenheit ziehen zu können (Solnit u. Green 1963), empfindet sich der Heranwachsende, wie es Solnit u. Green (1963) formulieren, als solle er sterben, bevor sein Leben erfüllt ist; und daher reagiert er vielleicht, als habe das Leben ihn betrogen. Dieses Muster kann auch bei einem Jugendlichen, der behindert wird, auftreten. Der Therapeut muß auf solche Gefühle sehr genau achten, um die Therapie auf die für den Klienten wirksamste Weise zu gestalten, so daß dieser Herausforderung und Erfüllung im Leben findet.

Reifung der Familie

Eine Familie durchläuft ebenfalls einen Reifungsprozeß. Ist die verletzte Person ein Kind in einer jungen Familie mit abhängigen Kindern zu Hause, ist eine Umstellung in die neue Lebenssituation nicht dasselbe Problem wie für eine Familie mit älteren Kindern. Im letzteren Fall sind Freiheit und Unabhängigkeit gerade wieder neu im Leben der Eltern erfahrbar, und vielleicht finden die Eltern es schwierig oder sogar unerträglich, zu einem eingeschränkten Leben zurückzukehren. Sie haben vielleicht das Gefühl, daß sie ihr Maß an Zeit schon eingesetzt haben und jetzt frei sein sollten. Unterbricht die Behinderung den Entwicklungsprozeß des Kindes, entstehen zukünftige Konflikte, denn die Eltern wünschen sich schließlich Ruhestand, Entspannung und Freiheit. Es kann sein, daß sich Eltern wegen dieser normalen Reaktion schuldig fühlen und sie zu unterdrücken versuchen.

Auch das Gegenteil kann eintreten. Die Eltern haben vielleicht das Gefühl, die Kinder hätten sie verlassen („leeres Nestsyndrom") und sind nur allzu bereit, ein „abhängiges" Familienmitglied wieder zu Hause willkommen zu heißen. Dies kann zu übermäßiger Abhängigkeit des Klienten oder Ärger über die Eltern führen. Alle diese Faktoren muß der Therapeut bedenken, wenn er dem Klienten und seiner Familie die Therapie vorstellt.

Der Therapeut kann ein größeres Verständnis des Klienten und seiner Familie entwickeln, wenn er sich der normalen menschlichen Entwicklungsmuster bewußt ist, wie sie von Sheehy (1976) und Lewis (1979) diskutiert werden. In diesen Mustern sind einige der wesentlichen Hürden erkennbar, die im Leben des Klienten genommen werden müssen.

Zurechtkommen mit dem Übergang

Im akuten Stadium der Verletzung eines Familienmitgliedes muß der Familie im Umgang mit der Krise geholfen werden:
1. Zuerst muß man der Familie ermöglichen, mit den emotionalen Auswirkungen dessen zurechtzukommen, was dem geliebten Menschen passiert ist.
2. Anschließend sollte man der Familie helfen, die Situation als eine Herausforderung anzusehen, an der man wachsen kann, wenn man sie bewältigt.
3. Innerhalb der Familieneinheit müssen Anpassungen vorgenommen werden, um die Situation zu überwinden.

Brammer u. Abrego (1981) haben grundlegende Bewältigungsfertigkeiten zusammengestellt und in 5 Ebenen unterteilt:
1. Auf der ersten Ebene wird sich die Person bestimmter Fähigkeiten zur Wahrnehmung des Übergangs und zur Reaktion darauf bewußt und mobilisiert sie. So versucht sie, mit der Situation umzugehen.
2. Auf der 2. Ebene mobilisiert sie die Fähigkeiten zur Einschätzung, Entwicklung und Nutzung äußerer Unterstützungssysteme.
3. Auf Ebene 3 kann die Person interne Unterstützungssysteme besitzen, entwickeln und nutzen (eine positive Selbsteinschätzung entwickeln und an der Situation wachsen).
4. In Ebene 4 muß sie Wege finden, um emotionales und physiologisches Leid zu verringern (Entspannung, Kontrollstimulation und verbaler Ausdruck der Gefühle).
5. In Ebene 5 muß sie Veränderungen planen und durchführen (Diskrepanzen analysieren, neue Optionen ins Auge fassen und entsprechende Pläne erfolgreich durchführen).

Anhand dieses Modells können Therapeut und Familie einschätzen, auf welcher Stufe der Bewältigung die Familie sich befindet. Eine Weiterbewegung zur nächsten Ebene des Zurechtkommens mit diesem Übergang im Leben kann dann von Therapeut und Klinikpersonal gefördert werden. Die genannten Ebenen werden wiederum in bestimmte Fertigkeiten und Teilfertigkeiten unterteilt, so daß der Therapeut seine Einschätzungen weiter abstufen kann.

! Einer der schädlichsten Aspekte der Unterbringung im Krankenhaus ist für alle Beteiligten die Tatsache, daß das Krankenhauspersonal sich auf die Fähigkeitsstörungen einer Person und nicht auf ihre Stärken konzentriert (Gage 1992; Kettl et al. 1991). Dadurch kann eine Situation herbeigeführt werden, in der Klient, Familie und Klinikpersonal nur die Behinderung und nicht die potentiellen Fähigkeiten des Klienten sehen.

Wie es gelingen kann, zu vermeiden, nur auf die Behinderung zu schauen, wird im folgenden weiter untersucht werden. Waren die Beziehungen in der Familie vor der Verletzung positiv und ist der Klient kognitiv nicht beeinträchtigt, sollte man sich auf die Stärken dieser Beziehung konzentrieren und auf die individuellen Stärken des Klienten und der Familie (Rose 1984). Im anfänglichen, akuten Stadium der Umstellung mag ein Eingreifen in einer Krisensituation der Familie helfen, ihre Stärken einzusetzen und zugleich mit der Situation umzugehen.

Um adäquat mit der Krise umzugehen, sollte die Familie:
1. Hilfe bekommen, sich auf die Krise zu konzentrieren, die durch die Behinderung entstanden ist:
   - die Situation erkennen, wodurch Problemlösungen angeregt werden,
   - Unsicherheiten über eigenes Genügen, Schuld und Selbstbeschuldigung erkennen und damit umgehen,
   - Trauerarbeit erkennen und damit umgehen,
   - antizipatorische Sorge erkennen und damit umgehen.
2. Grundlegende Informationen und Ausbildung bezüglich der Krisensituation angeboten bekommen.
3. Hilfe bekommen, um zwecks Unterstützung eine Brücke zu Ressourcen des Krankenhauses und der Gemeinde zu schlagen, und sich über die Ressourcen der Familie klarwerden.
4. Hilfe bekommen, um sich zu erinnern, wie sie in der Vergangenheit erfolgreich Krisen bewältigt hat, und um einige jener Strategien in der vorliegenden Situation einzusetzen.

! Wenn der Therapeut während der Krise mit der Familie als eine Einheit arbeitet, wird das zur Stärkung der Familie beitragen und positivere Einstellungen gegenüber dem Klienten erleichtern, was wiederum die Einstellungen oder Gefühle des Klienten zu seiner Verletzung und seinem Krankenhausaufenthalt verbessern kann (Hallett et al. 1994; Kasowski 1994; Koscuilek et al. 1993).

Ermutigt man in dieser Situation das Funktionieren der Familie als Einheit, wird sich der Klient weniger regressiv verhalten. Ermutigt man hingegen die Familie, ohne den Klienten zu funktionieren, schadet das vielleicht mehr, als es nützt (Cairns u. Baker 1993; Flagg-Williams 1991).

Aufmerksamkeit für sexuelle Fragen

Sexualität ist normalerweise einer der letzten Bereiche, in denen Befunde erhoben werden, aber sie wird als ein Bereich von großer Bedeutung für Familienmitglieder und den Klienten erwähnt. Zu Sexualität gehört mehr als der bloße Sexualakt, sie umfaßt Merkmale (Boyle 1993; Cole u. Cole 1993a,b; Corbett et al. 1987; Goldstein u. Runyon 1993; Grossenbacher 1985; Rogers u. Figone 1979; Sandowski 1993; Sigler u. Mackelprang 1993; Zani 1991) wie:

- sexuelle Attraktivität,
- sexuelle Identifikation,
- sexuelles Vertrauen und
- sexuelle Bestätigung.

Anhand dieses Bereichs lassen sich über eine Umstellung auf die Behinderung, über Erfolg bei beruflicher Schulung und über eheliche Befriedigung Voraussagen machen, wenn die Frau behindert ist (Sigler u. Mackelprang 1993).

> ▶ *Sexualität* (*Sinnlichkeit*) steht stellvertretend dafür, wie eine Person mit ihrer Welt umgeht.

Empfindet sich der Klient als sexuelles, sinnliches und liebenswertes menschliches Wesen ungenügend, besteht wenig Aussicht, daß er sich ausreichend motiviert fühlt, andere Lebenswege einzuschlagen (Romeo et al. 1993; Sigler u. Mackelprang 1993). Dieser Funktionsbereich muß mit großer Sensibilität für die Gefühle des Individuums eingeschätzt werden (Cole 1991; Lefebvre 1991; Romeo et al 1993).

Der Rahmen zur Einschätzung der Sexualität ist bei verschiedenen Therapeuten verschieden. Manche Therapeuten sehen Sexualität als eine Aktivität des täglichen Lebens an und nehmen sie in die entsprechende Befunderhebung mit hinein. Andere haben das Gefühl, der Klient brauche Informationen über die Mechanik des Körpers, um den Sexualakt vollziehen zu können; also werden Befunde über Stellungen und reflexinhibierende Muster erhoben. Wieder andere sehen Sexualität als motivierende Kraft bei der Arbeit am Bewegungsausmaß und der Muskelkontrolle. Eine weitere Diskussion dieser Belange folgt im Abschnitt über Erwachsenensexualität (s. S. 352, 353, 354, 355).

Entwicklung der Sinnlichkeit (Sexualität)

Berührungssinn (Mims u. Swenson 1980) und die Fähigkeit, angenehme von unangenehmen taktilen Empfindungen zu unterscheiden, beginnen sich schon vor der Geburt zu entwickeln. Erfreuliche Gefühle sind angenehm, und es wird versucht, sie zu verlängern; ein Baby schreit z.B., wenn mit dem Stillen aufgehört wird. Wird aus dieser Interaktion nicht regelmäßig Befriedigung gewonnen, kann sich ein Gefühl von Angst entwickeln, und das Kind kann sich von der Interaktion mit anderen zurückziehen und Mißtrauen entwickeln (Mims u. Swenson 1980). Erlebt es in seinen ersten drei Lebensjahren Freude an der Interaktion mit anderen, wird die Verfügbarkeit von wärmender Nähe und Nahrung in Vertrauen (daß alle seine Bedürfnisse von der Person, die sich um es kümmert, erfüllt werden) und in Liebenswertheit (Bindung) übersetzt. An dieser Stelle entsteht ein Sinn für Intimität (Cole 1993 a; Kroll u. Klein 1992; Mims u. Swenson 1980; Smith 1993).

! Ego und Sinnlichkeit werden in dem Maße verfeinert, wie das Kind die Fähigkeit entwickelt, sich selbst zu stimulieren und zu befriedigen.

Im Alter von 5 Jahren ermöglicht die Fähigkeit zur Erforschung der Welt mittels Händen und Mund sowie anderer Körperteile, daß die Person kommunizieren, sich selbst befriedigen und ein Gefühl von Kompetenz entwickeln kann (Smith 1993; White 1971).

Dieses Gefühl der Kompetenz leitet sich daraus her, den Körper wirksam so zu brauchen, daß er sich gut fühlt und Aufgaben bewerkstelligen kann. Im Alter von 8 Jahren werden Körperteile und körperliche Vorgänge normalerweise benannt, und das Kind nimmt den Körper als gut wahr. Zu dieser Zeit sind Intimität zwischen dem Selbst und anderen Personen ebenso wie bestimmte Rollen weiter verfeinert. Während der Pubertät ändert sich der Körper, und die sexuelle Spannung erhöht sich (Goldberg 1981; Mims u. Swenson 1980). Selbstakzeptanz beruht auf der Wahrnehmung der Person davon, wie wirksam sie die vorangehenden Aufgaben bewältigt hat.

Dies ist eine sehr stark vereinfachte Darstellung der ersten 20 Lebensjahre, aber die Rolle von Sinnlichkeit und Sinnesempfindung kann gar nicht genug betont werden, vor allem nicht gegenüber jenen Berufsgruppen, die ständig physisch mit Klienten in einer Wechselbeziehung stehen. Das Eingreifen des Therapeuten, wenn der Klient in einem abhängigen Zustand ist oder sich so fühlt, kann eine direkte Auswirkung darauf haben, wie sich der Klient in Zukunft fühlen wird.

Kindliche Sinnlichkeit

Das Kind muß lernen, Freude an seinem Körper zu haben. Der Therapeut sollte dem Klienten helfen, zwischen einer therapeutischen Berührung und dem Vergnügen einer sinnlichen Berührung wie Kitzeln oder Schmusen zu unterscheiden. Es ist wichtig, daß Klienten zwischen diesen beiden unterscheiden können, so daß sie nicht ihren Körper gegen Berührung „abschalten".

BEISPIEL

Eine zerebral gelähmte Frau sagte in einem Interview, daß Therapie entweder schmerzhaft war oder so klinisch, daß sie sich während der Therapie von den Gefühlen ihres Körpers trennte. In ihrem späteren Leben wurde dies zum Problem, als sie heiratete. Sie sagte, es habe 7 Ehejahre gebraucht, bis sie das Gefühl, von ihrem Mann berührt zu werden, genießen konnte. Sie sagte auch, es sei für sie eine revolutionäre Vorstellung, daß man einen Vibrator benutzen könne, um sich Vergnügen zu verschaffen.

Die Therapiestunde sollte dem Klienten auch helfen, einen Sinn dafür zu entwickeln, daß sein Körper ihm gehört (Andrews u. Veronen 1993; Cole 1993 b; Krueger 1984; Mims u. Swenson 1980). Dieser Aspekt wird oft vernachlässigt, wenn man mit Kindern arbeitet (Andrews u. Veronen 1993; Goldberg 1981; Smith 1993). Der Therapeut fragt oft nicht, ob er einen Klienten berühren darf, und legt damit nahe, daß der Klient nicht das Recht hat zu kontrollieren, ob andere ihn berühren. Ein Therapeut möchte aber bestimmt nicht vermitteln, besonders bei Kindern, daß jeder das Recht hat, den Körper des Klienten zu handhaben und zu berühren. Belästigung von Kindern wird in diesem Land inzwischen ansatzweise als Problem erkannt, und möglicherweise ist ihr ein Drittel der weiblichen und männlichen Bevölkerung zum Opfer gefallen (Andrews u. Veronen 1993). Man kann sich kaum ein wahrscheinlicheres Opfer vorstellen als eine Person, die (unbeabsichtigt) gelehrt wurde, sie habe nicht das Recht, zu einer Berührung „nein" zu sagen, und die sich gegen unerwünschte Annäherungen physisch nicht wehren und in manchen Fällen nicht einmal mitteilen kann, daß sie mißbraucht wurde. Die Wirkung davon sieht man bei Erwachsenen.

Als eine Klientin gefragt wurde, warum der Tonus in ihren unteren Extremitäten stieg, wenn sie berührt wurde, antwortete sie, sie sei von ihrem Vater im Namen von Therapie sexuell mißbraucht worden, und Therapie und sexueller Mißbrauch seien für sie synonym.

Kein Wunder, daß sie sich geweigert hatte, wieder in die Therapie zu kommen!

Ein Weg, wie man Klienten helfen kann, ihren Körper zu „besitzen" (außer, daß man vor einer Berührung um Erlaubnis fragt), besteht darin, Körperteile und körperliche Vorgänge zu benennen und dabei die richtigen Begriffe zu verwenden (im Unterschied zu Kleinkindersprache), was ihnen ermöglicht, angemessen über ihren Körper zu kommunizieren oder sich darauf zu beziehen (Andrews u. Veronen 1993; Fitz-Gerald u. Fitz-Gerald 1987; Mims u. Swenson 1980; Smith 1993). Diese sollte man dann tun, wenn sich bei der Therapie die Gelegenheit dazu bietet, oder man kann es durch den Gebrauch anatomisch genauer Puzzles oder Puppen während der Therepiestunden fördern.

Ein Ziel der Therapie kann sein, den Klienten die Vorstellung entwickeln zu lassen, daß sein Körper (im Falle angeborener Behinderung) oder sein „neuer Körper" (im Falle erworbener Behinderung) akzeptierbar und gut ist (Goldberg 1981; Krueger 1984), und ihm so zu einer positiveren Einstellung zu seinem Körper und zur Therapie zu verhelfen. Diese Einstellung kann man fördern, indem man auf einen bestimmten positiven Aspekt des Körpers des Klienten hinweist und dies immer wieder erwähnt. Das können die Haare sein, die Augen oder ein Lächeln, aber jedenfalls ein Aspekt des Klienten, den auch andere sehen und kommentieren können. Auch ein Reden darüber, wie gut sich der Körper anfühlt, wenn er entspannt ist, oder wie gut sich die Sonne auf der Haut anfühlt, hilft dem Klienten zu erkennen, daß der Körper eine positive Quelle von Vergnügen sein kann.

Etwas, das dem kindlichen Klienten ebenfalls in seinem späteren Leben zu schaffen machen kann, ist die Vorstellung, Behinderte seien asexuell und hätten nie sexuelle Bedürfnisse oder Partner (Kroll u. Klein 1992; Sandowski 1993). Auch wenn es vielleicht nicht passend ist, sich in der Therapie mit einem Kind direkt auf diese Vorstellung zu beziehen, kann der Therapeut z. B. erwähnen, er kenne jemanden mit der gleichen Behinderung wie sein Klient, der verheiratet sei und Kinder habe. So teilt er mit, daß es möglich ist, daß das Kind in Zukunft seine „normale" Geschlechtsrolle leben kann. Ohne diese Möglichkeit vor Augen denkt das Kind vielleicht, es bestehe keine Aussicht, daß alle die Filme, Bücher und Fernsehprogramme, in denen es um Interaktionen normaler Erwachsener geht, etwas mit Behinderten zu tun haben, eine Überzeugung, die zu schlechter Sozialisierung und weiterer Entfremdung führt (Cole u. Cole 1993 a; Kroll u. Klein 1992; Sandowski 1993).

Erwachsenensexualität

Hilfsmittel können der wahrgenommenen eigenen Sexualität schaden. Es kann schwer sein, sich selbst als sexuell anziehend zu sehen, wenn man Prothesen oder einen Katheter hat. Aber indem der Klient darüber diskutiert, kann er ein paar Ideen entwickeln, wie sich schwierige Situationen bewältigen lassen, wenn sie auftauchen (Cole u. Cole 1993 a; Haseltine et al. 1993; Kroll u. Klein 1992; Neistadt u. Freda 1987; Sandowski 1993). Bespricht man Stellungen, die Schmerzen und Spastizität verringern oder es dem Klienten ermöglichen, auf angenehmere Weise sexuelle Beziehungen zu haben, hilft ihm das, mit Problemen umzugehen, bevor sie auftauchen (Boyle 1993; Charlifue et al. 1992; Kroll u. Klein 1992; Krueger 1984; Mims u. Swenson 1980; Sandowski 1993). Da Sexualhygiene als eine Aktivität des täglichen Lebens angesehen werden kann, kann sie in den Bereich der Therapie hineingehören.

Der Klient empfindet vielleicht seine sexuelle Identität durch die neuerworbene Behinderung als bedroht und versucht, sich seiner Sexualität durch Witze, Flirten oder sogar Annäherungsversuche an den Therapeuten zu versichern. In diesen Fällen geht es dem Klienten oft um die Bestätigung, daß er immer noch ein sexuelles und sinnliches menschliches Wesen ist. Es ist wichtig, daß der Therapeut die Situation erkennt, denn von seiner Antwort hängt viel ab (Boyle 1993; Goldstein u. Runyon 1993; McComas et al. 1993; Sandowski 1993; Stockard 1991). Weist der Therapeut den Klienten zurück oder macht ihn sogar lächerlich, mag es lange dauern, bis der Klient auch nur wieder daran denkt, eine Bestärkung seiner persönlichen Attraktivität zu suchen. Er kann z. B. meinen, die Zurückweisung durch den Therapeuten, der doch mit Behinderten vertraut ist, lasse wenig Aussicht, daß irgendjemand, der nicht mit Behinderten vertraut ist, den Klienten als liebenswert akzeptieren könnte (Griffith u. Lemberg 1993). Der Therapeut sollte über solche Aufforderungen nicht überrascht sein und professionell mit der Situation umgehen. Er sollte sich auch klar sein, daß etwa 10% der Bevölkerung homosexuell sind, und deshalb auch auf Annäherungen von Klienten desselben Geschlechts gefaßt sein. Stattdessen muß er sich erinnern, daß die Therapie nicht der Ort ist, die sexuelle Orientierung des Klienten ändern zu wollen, und auch nicht der Ort, sich beleidigt zu fühlen. Entsprechend muß er mit dem Klienten so professionell umgehen wie mit allen anderen. Alle seine Interaktionen sollten darauf gerichtet sein, Umstände zu schaffen, die ein Stärkerwerden und eine bessere Umstellung des Klienten fördern (Sandowski 1993).

Die Reaktion des Therapeuten auf sexuelle Annäherungen muß ausgeglichen sein und Verständnis für die möglichen Gründe des Verhaltens zeigen. Der Klient kann durch seine Verletzung kognitiv betroffen und sich der Unangemessenheit mancher Formen sexuellen Verhaltens nicht einmal bewußt sein. Vielleicht versucht er auch, andere zu kontrollieren, indem er Verhaltensweisen ausagiert. Er kann auch vor der Verletzung bereits sexuell aggressiv gewesen sein.

Der Therapeut darf nie zulassen, daß er sexuell belästigt wird.

Fühlt er sich belästigt, muß er die Situation in den Griff bekommen und einen Weg finden, das Verhalten des Klienten zu stoppen. Dies erreicht man normalerweise, indem man das Thema anspricht. Reagiert man auf unangemessenes Verhalten nicht oder erlaubt seine Fortsetzung, kann dies sowohl für den Klienten als auch für das Personal unangenehme Folgen haben (McComas et al. 1993; Stockard 1991).

Nowinski u. Ayers (1981) stellten fest, daß Sexualität für die meisten Menschen mit physischen Behinderungen von großem Interesse ist. Wie es Bogle und Shaul formulierten, ist es schwierig, sich selbst als liebenswert und umarmenswert zu sehen, wenn man von harten, kalten und normalerweise unansehnlichen Prothesen umgeben ist (Bogle u. Shaul 1981; Cole u. Cole 1993a; Haseltine et al. 1993; Neistadt u. Freda 1987; Sandowski 1993). Der Therapeut kann dem Klienten helfen, die Bewußtseinsstadien zu durchlaufen, bis er sich wieder selbst schätzen und die positiven Gefühle entwickeln kann, er sei immer noch ein sinnliches, sexuelles Wesen, das man umarmen möchte. Dieser Prozeß kann in folgenden alltäglichen Interaktionen ablaufen:

- Man kann die Familie ermutigen, den Klienten zu umarmen, vielleicht muß der Therapeut hier sogar manchmal ein Rollenmodell bieten (Daniels 1981).
- Der Therapeut kann dem Klienten und der Familie direkt Fragen beantworten oder indirekt Lesestoff bereitstellen.

Hierzu eignen sich Bücher wie Enabling Romance (Kroll u. Klein 1992), Reproductive Issues for Persons with Physical Disabilities (Haseltine et al. 1993), Sexuality and the Person with Traumatic Brain Injury: A Guide for Families (Griffith u. Lemberg 1993), Who Cares? (Cornelius et al. 1982), Sexuality and Physical Disability (Bullard u. Knight 1981), Sexual Options for Paraplegics and Quadriplegics (Mooney et al. 1975) oder der Hite Report über weibliche und männliche Sexualität (Hite 1981). Auf diese Weise können der Klient und die für ihn wichtigen anderen Menschen erfahren, daß es Möglichkeiten gibt, Intimität auszudrücken, und daß dieser Teil des Lebens nicht vorüber ist.

Da der Therapeut den Klienten direkt behandelt, wozu es gehört, dessen Körper zu berühren, zu bewegen und zu handhaben, ist er häufig auch eine natürliche Person, von der der Klient Auskunft zu bekommen versucht. Kommt diese natürliche Neugier nicht zum Vorschein, kann der Therapeut Gelegenheiten schaffen. Er kann z. B. bei einer Untersuchung motorischer Fertigkeiten den Klienten fragen, ob es irgendwelche Probleme in solchen Bereichen wie sexuellen Stellungen gibt. Das Thema muß dann vom Therapeuten nicht weiter verfolgt werden, aber wenn der Klient bereit ist, sich damit zu befassen, erinnert er sich wahrscheinlich, daß der Therapeut es zur Sprache gebracht hat und jemand sein könnte, an den er sich wenden kann (Gender 1992).

Andere Wege, sexuelle Informationen anzubieten, bestehen darin, auf der Station des Klienten Literatur auszulegen, so daß Interessierte dem Thema privat nachgehen können, Gruppendiskussionen zu arrangieren (mit interessierten Klienten, Menschen, die für sie von Bedeutung sind, oder mit wem auch immer, den Klient und Therapeut gern versammeln würden), oder Literatur im Wartezimmer der Abteilung auszulegen.

Es ist wichtig, daß der Therapeut sich bei manchen Aspekten der Sexualität klar darüber ist, ob sie durch eine Behinderung betroffen sein werden oder nicht. Folgende Aspekte sollten berücksichtigt werden:

- Fruchtbarkeit bei Frauen ist selten betroffen (Verduyn 1993).
- Bei Männer kann eine Dysfunktion des Penis und der Hoden und/oder der Fruchtbarkeit auftreten (Aloni et al. 1993; Andersson 1994; Cole u. Cole 1993 b; Haseltine et al. 1993; Kroll u. Klein 1992; Resources 1993).
- Hilfsmittel, die eine sexuelle Selbstbefriedigung (Masturbation) des Klienten oder ihm wichtiger anderer Personen ermöglichen, können angepaßt werden.
- Klienten, die zu Infektionen neigen (Griffith u. Lemberg 1993; Kroll u. Klein 1992), besonders in und um die Genitalien, sollten über sicheren Sex aufgeklärt werden, da sich ansonsten Krankheiten übertragen lassen.
- Man sollte die Empfindungen überprüfen und sexuelle Aktivitäten modifizieren (oder der Klient sollte auf das Problem aufmerksam gemacht werden), um Zusammenbrüche und medizinische Komplikationen zu vermeiden. Vielleicht braucht es modifizierte Stellungen, um eine bessere Erhaltung der Energie, besseren Schutz der Gelenke, bessere Steuerung der Bewegungen, die Unversehrtheit von Muskeln und Haut und angenehme Empfindungen zu ermöglichen. Vielleicht haben Klienten Fragen über Modifizierungen, die für den Gebrauch empfängnisverhütender Mittel nötig sind oder ihn kontraindizieren (Aloni et al. 1992; Boyle 1993; Cole u. Cole 1993 b; Goldstein u. Runyon 1993; Haseltine 1993; Kroll u. Klein 1992; Lemon 1993; Neistadt u. Freda 1987; Verduyn 1993).
- Komplikationen können aufgrund von Schwangerschaften entstehen, wodurch Funktion und Mobilität einer Klientin betroffen sein können.
- Die Geburt bedeutet vielleicht, mit einigen speziellen Situationen umgehen zu müssen. Nach der Geburt braucht der behinderte Elternteil u. U. Modifizierungen seines Rollstuhls oder Beratungen, um seiner Rolle als Vater oder Mutter optimal gerecht werden zu können.

Alle diese Möglichkeiten weisen darauf hin, daß sexuelle Fragen in der Behandlung aller behinderten Personen eine Rolle spielen (Haseltine et al. 1993; Kroll u. Klein 1992; Resources 1993; Verduyn 1993). Der Therapeut kommt an diese Bedürfnisse oder funktionellen Aspekte heran, wenn er die sexuelle Geschichte des Klienten aufnimmt (Aloni 1993; Cole 1991; Cole u. Cole 1993 b; Lefebvre 1991; Romeo et al. 1993; Sandrowski 1993). Klienten haben wiederholt um stärkere Aufmerksamkeit für sexuelle Belange gebeten (Aloni 1993; Boyle 1993; Grossenbacher 1985; Haseltine et al. 1993; Kroll u. Klein 1992; Lemon 1993; Sandrowski 1993).

Es geht hier *nicht* um Sexualberatung oder -therapie, und der Therapeut sollte nicht versuchen, mit tiefen psychosexuellen Themen umzugehen. Er sollte informiert sein und Informationen anbieten, die mit seinem Fachgebiet in Zusammenhang stehen, insbesondere, weil anderes medizinisches Personal vielleicht nicht das Wissen hat, um die Komponenten mancher entsprechender Aktivitäten korrekt zu analysieren (Grossenbacher 1985; Haseltine 1993; Kroll u. Klein 1992).

Alle klinischen Problembereiche, die eingeschätzt und beurteilt werden müssen und die bisher erwähnt wurden, werden in den folgenden Abschnitten in ihrem Bezug zur Behandlungsplanung im klinischen Rahmen untersucht.

6.2 Behandlungsvariablen in ihrem Bezug zur Therapie

Dieser Abschnitt untersucht Fragen, die der Therapeut und das Klinikpersonal kennen sollten, um eine therapeutische Umgebung zu schaffen, die psychische Umstellung und Selbständigkeit des behinderten Klienten erleichtert. Die physischen Umstände und die Haltung, die eine Behandlungseinrichtung ausstrahlt, spielen bei der Art, wie der Klient die gebotenen Dienstleitungen wahrnimmt, eine wesentliche Rolle.

Erinnern Sie sich an die Zeit, bevor Sie im medizinischen Bereich tätig wurden? Denken Sie daran, wie ehrfurchteinflößend die Menschen in weißen Kitteln waren, wie seltsam es im Krankenhaus roch, wie beschäftigt alle zu sein schienen und wie verwirrend die medizinische Geheimsprache war. Damals schien alles überwältigend, und für Neulinge ist es das immer noch, besonders für neu aufgenommene Patienten und deren Familien. Üblicherweise erscheint das Krankenhaus als unpersönlich (Heiskill u. Pasnau 1991), steril, eintönig und verwirrend; und jeglicher Status, den man sich außerhalb des Krankenhauses erworben hat, bedeutet innerhalb des Krankenhauses nicht mehr viel.

Der Therapeut muß diese Umstände in Betracht ziehen, wenn er mit dem Klienten umgeht. Die Umgebung läßt sich auf verschiedene Weise ändern:
- Das therapeutische Personal kann Straßenkleidung tragen,
- die Abteilung oder das Krankenhaus können mit Bildern oder lebhaften Farben dekoriert werden,
- man kann den Klienten erlauben, einige persönliche Dinge mitzubringen.

Oft mag es sein, daß das Wesen des therapeutischen Prozesses den Therapeuten dazu führt, nur die Behinderung und nicht die Person zu sehen, was sich z.B. darin zeigt, daß Klienten nicht mit ihren Namen, sondern mit ihrer Behinderung bezeichnet werden. Eine solche Stereotypisierung der Behinderung kann den Therapeuten dazu verleiten, sich auf die fehlende Fähigkeit zu konzentrieren anstatt auf die Stärken des Klienten. Die wirkliche Gefahr liegt darin, daß auch der Klient und seine Familie beginnen, nur auf die Behinderung zu schauen, und den Eindruck haben, ihre familiäre Beziehung sei nun auf immer verändert. Ob diese Wahrnehmung zutreffend ist, muß vielleicht als Teil des Umstellungsprozesses beurteilt werden.

BEISPIEL

Die Frau eines Paraplegikers sagte in plötzlicher Erkenntnis: „Ich habe ihn nicht wegen seiner Beine geheiratet – so viel ändert sich jetzt gar nicht."

Sehr oft wird der Behinderung so viel Aufmerksamkeit gewidmet, daß sich das Blickfeld verengt. Ein Weg, eine bessere Perspektive zu bekommen, besteht darin, das größere Bild zu betrachten. Stellen Sie sich folgende Fragen:
1. Wer wird diese Person heiraten und warum?
2. Was sind ihre guten Seiten?
3. Was wird diese Person unternehmen, ihren Lebensunterhalt zu bestreiten?
4. Was wird sie zu ihrer Freude unternehmen?
5. Wie wird sie anderen Freude bereiten?

Nachdem der Therapeut auf diese Weise manche Stärken des Klienten erkennt, kann er sie in seiner Therapie ausnutzen.

! Der Therapeut kann dem Klienten helfen, persönliche Stärken zu erkennen und Selbstvertrauen aufzubauen.

Oft berichten Klienten, man habe ihnen in der Therapie nie Komplimente gemacht und ihnen nie rückgemeldet, daß ihre Körper begehrenswert seien (Bogle u. Shaul 1981) oder daß sie Dinge richtig machten (Capell u. Capell 1981; Griffith u. Lemberg 1993; Haseltine 1993; Romeo et al. 1993). Ein logischer Schluß des Klienten ist dann: „Wenn der Therapeut, der doch immerzu mit Behinderten zu tun hat, an mir nicht Begehrenswertes findet, kann ja nichts Gutes an mir sein."

! Durch positive aufrichtige Bemerkungen zu Klient und Familie können Therapeuten fehlende Motivation für die Behandlung herstellen (Capell u. Capell 1981; Koscuilek et al. 1993).

Der letzte und möglicherweise wichtigste Aspekt bei der Schaffung einer Umgebung, die ein Wachsen des Klienten an der Situation und seine Umstellung fördert, ist ein Personal, das gut auf seine Aufgabe eingestellt und sich seiner eigenen persönlichen Bedürfnisse bewußt ist. Wie der Klient Fähigkeiten des Zurechtkommens braucht, muß auch das Personal fähig sein, mit den Belastungen durch emotionale und physische Schmerzen des Klienten und seiner Familie fertigzuwerden. Der Therapeut muß auch mit seinen eigenen persönlichen Reaktionen auf die manchmal schwierigen Situationen, in denen sich andere befinden, umgehen können (Fisher 1991; Koscuilek 1993). Solchen Situationen ausgesetzt zu sein, veranlaßt einen Menschen mit medizinischem Beruf oft, sich selbst zu hinterfragen, und führt möglicherweise zu emotionalem Aufruhr in ihm selbst und in seinen persönlichen Beziehungen. Diese emotionale Energie muß in positiver Weise gewendet werden, damit sie nicht zu Chaos innerhalb des Personals führt und sich negativ auf den Klienten auswirkt.

Um das möglicherweise aufwühlende Wesen solcher emotionaler Energie zu verringern, sollten sich Angehörige von Gesundheitsberufen ihrer eigenen Arten der Bewältigung bewußt werden, und man sollte ihnen ermöglichen, ihre Reaktionen auf besonders bedrückende Klientenschicksale in einer positiven Unterstützungsgruppe zum Ausdruck zu bringen. In Gruppentreffen kann mit mancher unvermeidlichen Spannung umgegangen werden, besonders, wenn es ein respektiertes Gruppenmitglied gibt, das in Gruppenarbeit erfahren ist. Dabei handelt es sich nicht um eine Psychotherapiesitzung, sondern eher um eine Gelegenheit, die Realität zu prüfen und Spannung zu beseitigen, bevor sie sich fälschlicherweise gegen andere Mitglieder des Personals richtet. Bei solchen Treffen kann man sich die vier im vorigen Abschnitt erwähnten Elemente des Eingreifens in einer Krisensituation zunutze machen, ebenso können Informationen von Combs et al. (1971; Koscuilek 1993; McLaughin u. Erdman 1992) angewendet werden. Andere Gelegenheiten, bei denen sich solche Belastung verringern läßt, sind Supervisionen oder Kaffeepausen, solange sie förderlich sind.

Solche Treffen kann das Personal nutzen, um seine Reaktionen auf Belastungen besser zu verstehen und Einblick in seine Bewältigungsstrategien zu gewinnen (Cohen u. Sarter 1992; Fisher 1991; Giles 1994; Koscuilek 1993; McLaughin u. Erdman 1992). Idealerweise läßt sich mit derartigem Wissen Streß verringern und verhindern, daß das Personal irgendwann „ausgebrannt" ist. Außerdem kann dann das Personal den Klienten und ihren Familien helfen, erfolgreicher mit Belastungen umzugehen (Cairns u. Baker 1993; Cohen u. Sarter 1992; Fisher 1991; McLaughin u. Erdman 1992).

Das Verhalten des Rehabilitationspersonals ist einer der entscheidenden motivierenden Faktoren bei der Rehabilitation (Flagg-Williams 1991; Kasowski 1994; Kerr 1977). Deshalb ist es wichtig, daß es unterstützend handelt.

Rogers u. Figone (1979) haben mehrere Vorschläge entwickelt, die ein Therapeut beim Versuch, eine unterstützende Umgebung einzurichten, nutzen kann:
1. Es ist hilfreich, ein Mitglied des Rehabilitationsteams zu haben, das die Beziehung zu dem Klienten hält und die Kontinuität der Pflege gewährleistet.
2. Interessiertes Schweigen wird am meisten geschätzt, obwohl manchmal ein Anstoß nötig ist.
3. Das Personal sollte spüren, wann es nötig ist, eine Information zu wiederholen, und sie dann in freundlicher Form noch einmal darlegen.

4. Hilfsmittel, die mühsam zu handhaben und schwer zu reparieren sind, sollten nach der Entlassung nicht benutzt werden müssen.
5. Dem Klienten sollte Verantwortung übertragen werden, damit er spürt, daß er die Therapie in gewissem Maße steuern kann:
   - man sollte ihm ermöglichen, sich im Team seinen eigenen Fürsprecher zu suchen,
   - man sollte ihm bei Aktivitäten eine Wahl lassen (z.B. ihn bestimmen lassen, welche Übung zuerst durchgeführt wird),
   - man sollte vermeiden, ihm als Klient einen niedrigeren Status zuzuschreiben. Mit der Zeit beginnt er sich sonst selbst, so zu begreifen (empfindet sich als Menschen 2. Klasse).
6. Psychologische Unterstützung sollte jemandem aus dem Personal übertragen werden, der keine beratende Funktion hat – persönliche Angelegenheiten sollten mit Teammitgliedern diskutiert werden können, zu denen der Klient eine Beziehung entwickelt hat (Brooks 1991; Koscuilek et al. 1993; Sandrowski 1993).
7. Eine Bereitschaft, den Klienten etwas auszuprobieren und dabei auch scheitern zu lassen, ist hilfreicher, als ihn zu kontrollieren.

6.3 Konzipierung von Befunderhebung und Behandlung

Befunderhebung

Die eine Komponente, die sich durch alle 7 Punkte von Rogers u. Figone (1979) zieht, ist die Notwendigkeit, daß der Therapeut mit dem Klienten in einer therapeutischen Beziehung steht, also weiß, „woher der Klient kommt". Das heißt, er muß sich des psychosozialen Bezugsrahmens des Klienten bewußt und dafür sensibel sein (Brooks 1991; Koscuilek et al. 1993).

Ein Therapeut, der seine eigenen Überzeugungen, Bezugspunkte und Vorurteile kennt, kann beurteilen, ob ein Befund oder ein Behandlungsablauf die Bedürfnisse und Werte des Klienten widerspiegelt oder die des Therapeuten. In der ersten Hälfte dieses Kapitels wurden mehrere Kriterien zur Befunderhebung diskutiert, die sich zu folgenden 3 Hauptkomponenten zusammenfassen lassen:
1. *Vor der Verletzung*:
   - Werte und Vorurteile (Wertsysteme, Kultur und vorgefaßte Urteile) des Klienten und seiner Familienmitglieder vor der Verletzung,
   - entwicklungspsychologisches Stadium des Klienten und seiner Familienmitglieder,
   - kognitives Niveau des Klienten und seiner Familienmitglieder,
   - Fähigkeit des Klienten und seiner Familienmitglieder, mit Krisensituationen umzugehen.

2. *Zu beurteilende Komponenten, die zu einer Umstellung führen*:
   - Prozeß von Verlust und Trauer des Klienten und seiner Familienmitglieder,
   - Umstellungsprozeß des Klienten und seiner Familienmitglieder,
   - Übergangsstadien für den Klienten und seine Familienmitglieder,
   - Rollenänderungen für den Klienten und seine Familienmitglieder,
   - alterskognitives Niveau des Klienten und seiner Familienmitglieder (Asarnow et al. 1991; Brooks 1991; Cairns u. Baker 1993; Koscuilek et al. 1993).
   - sexuelle Umstellung des Klienten und seines Ehegatten.
3. *Techniken, mit denen sich Umstellung und Unabhängigkeit herbeiführen lassen*:
   - Strategien zum Eingreifen bei einer Krisensituation,
   - den Klienten und seine Familie die Kontrolle übernehmen lassen,
   - verbaler und nonverbaler Ausdruck von Gefühlen,
   - Problemlösen,
   - Rollenspiel,
   - Lob,
   - Ausbildung,
   - Unterstützungsgruppen.

Um einen Behandlungsablauf festzulegen, werden Befunde erhoben über:
- die psychische Umstellung des Klienten und seiner Familie,
- die berufliche Geschichte und Rolle des Klienten,
- die Haltungen und Überzeugungen von Klient und Familie vor der Verletzung.

Dieser Ablauf muß Schritte in Richtung auf einen Wechsel der Stadien und möglicherweise einen Wechsel der Einstellungen beinhalten. Da solche Wechsel ein Lernen von Klient und Familie erfordern, muß eine Umgebung hergestellt werden, die diese Wechsel so gut wie möglich begünstigt (Fuhrer et al. 1993; Hallett et al. 1994; Revenson u. Felton 1989).

> ▶ *Therapie* kann als eine Form von Ausbildung verstanden werden, in der der Klient und seine Familie unterrichtet werden, wie der Klient seinen Körper gebrauchen sollte.

Der Ausbildungsvorgang beschränkt sich jedoch nicht nur auf die physischen Aspekte der Therapie. Es wird dem Klienten auch beigebracht, wie er seinen Körper betrachten und über ihn und seine Behinderung denken kann. Vermittelt das Klinikpersonal ihm und seiner Familie ohne Worte, daß es ihn zu Entscheidungen und zu Selbständigkeit für nicht in der Lage hält, empfindet sich der Klient daraufhin möglicherweise wirklich als abhängig und entscheidungsunfähig. Giles (1994) und auch andere (Baker 1992; Giles 1994; Lemon 1993; Livneh u. Antonak 1990; Nadig 1994; Sandrowski 1993) meinen, daß es eine umgekehrte Beziehung zwischen Selbständigkeit und Leid gebe. Leid verursacht weitere Angst und verringert das Lernpotential eines Klienten. Es gibt jedoch Wege, wie der Therapeut Selbständigkeit des Klienten und seiner Familie fördern kann.

Behandlung

Problemlösungsprozeß – Unabhängigkeit

Die Familieneinheit einschließlich des Klienten sollte ermutigt werden, über die Versorgung des Klienten und Entscheidungen, die ihn betreffen, so weit wie möglich die aktive Kontrolle zu übernehmen. Dies läßt sich in jeder Phase des Rehabilitationsprozesses einrichten.

! **Eine Familienkonferenz zusammen mit dem Reha-Personal sollte Klient und Familie in allen Stadien von Planung und Behandlung bis und mit hin zu seiner Entlassung einbeziehen.**

Die Familie und der Klient sollten im voraus benachrichtigt werden, so daß sie Fragen vorbereiten können, auf die sie eine Antwort wünschen, oder Probleme, die sie ansprechen wollen. Rogers u. Figone (1979) berichten, daß Besprechungen mit Familienmitgliedern unter Ausschluß des Klienten Mißtrauen erzeugen (Brooks 1991; Giles 1994; Nadig 1994). Daher kann man den Klienten, wenn er dazu in der Lage ist, die Familie darüber unterrichten lassen, was im Krankenhaus und im Rahmen der Rehabilitation abläuft. Umgekehrt erleichtert und verkürzt eine Beteiligung der Familie den Rehabilitationsprozeß und die Wiedereingliederung in die Gemeinschaft (Asarnow et al. 1991; Belgrave 1991; Nadig 1994; Schulz 1994; Schwartzberg 1994; Sigler u. Mackelprang 1993). Die Familie kann auch mittels Publikationen wie *Physician's Desk Reference* (1994) über Nebenwirkungen und Interaktionen einer Medikation unterrichtet werden. Später, im Verlauf des Rehabilitationsprozesses, kann man Klient und Familie ermutigen, Transportmöglichkeiten zu organisieren, Wohnmöglichkeiten zu suchen und zu bewerten und Pflegepersonen ausfindig zu machen. Dies alles ermöglicht dem Klienten und der Familie, die Umstände stärker zu steuern und sich somit unabhängig zu fühlen.

Im Rahmen einer Einzeltherapie lassen sich Veranwortung und Selbständigkeit des Klienten durch Wahlmöglichkeiten fördern. Entscheiden zu können über die Reihenfolge der Behandlungsaktivitäten (beispielsweise, auf welche Seite zuerst rollen) kann der Person ein Gefühl eigenen Wertes geben, welches weiterwachsen kann. Auf diese Weise sollten Klient und Familie überzeugt werden, daß sie stark sind und Rechte haben, die beachtet werden müssen. So kommt der Klient aus der Rolle des Opfers heraus und beginnt, Verantwortung zu übernehmen und zu handeln. Er beantragt z.B. die Übernahme weiterer Krankenkosten oder eine 2. Konsultation vor einer wichtigen medizinischen Entscheidung. Beginnen Klient und Familie zu realisieren, daß sie nicht Opfer des medizinischen Systems sein müssen, und finden sie Wege, innerhalb seiner Einrichtungen steuernd einzugreifen (Balcazar et al. 1990; Brooks 1991; French 1992; Nadig 1994; Vickery u. Fries 1976), können sie die Rolle des Opfers besser ablegen.

In manchen Reha-Zentren, z. B. in der Occupational Therapy Clinic an der San-José-Universität, wird dem Klienten sogar die Kunst der Selbstverteidigung beigebracht, um sicher zu gehen, daß er nie wieder in die Opferrolle (Abhängigkeit) zurückfallen muß. Man muß allerdings beachten, daß ein solches Wissen von Klient und Familie auch in einer Weise benutzt werden kann, mit der der Therapeut nicht immer einverstanden ist. In solchen Momenten hilft es dem Therapeuten vielleicht, eine philosophische Haltung einzunehmen und die Situation so zu sehen, daß der Klient sich immerhin in eine positive Richtung bewegt, indem er vom Opfer zum Anwalt im Rehabilitationsprozeß wird.

Die Schritte beim Eingreifen in eine Krisensituation, die im vorigen Abschnitt erwähnt wurden, lassen sich nutzen, um der Familie ihre Bedürfnisse in der Krisensituation verstehen und analysieren zu helfen. Hat die Familie einmal begriffen, daß sie sich in einer Krise befindet, kann sie auch Strategien entwickeln, mit denen sich gegenwärtige und zukünftige Probleme überwinden lassen.

Problemlösen

Problemlösen ist ein weiteres Element, das der Therapeut einsetzen kann, um Klient und Familie zu Unabhängigkeit und Kontrolle zu verhelfen (Baker 1992; Balcazar et al. 1990; Bogle u. Shaul 1981; Brooks 1991; Kasowski 1994; Nadig 1994; Sigler u. Mackelprang 1993). Anstatt einen Klienten die routinemäßige Durchführung einer bestimmten Aufgabe zu lehren, sollte der Therapeut Klient und Familie ermutigen, den *Vorgang zu durchdenken*, von der Problemstellung bis zur Lösung und Bewältigung der Aufgabe. Um eine solche Aktivitätsanalyse durchführen zu können, muß der Klient die wesentlichen, der Aktivität zugrundeliegenden Prinzipien kennen (Rogers u. Figone 1979) und kann dann die Verantwortung übertragen bekommen, seine Familie zu unterrichten. Ein Beispiel dafür ist der Transfer von Rollstuhl zu Toilette.

Der Klient lernt, wie er vom Rollstuhl auf die Toilette kommen kann. Läßt der Therapeut den Klienten einfach die Schritte dieser Aufgabe auswendig lernen, ist der Klient oder jemand aus seiner Familie nicht unbedingt in der Lage, dieses Verfahren auf einen Transfer in ein Auto zu verallgemeinern. Lernt aber der Klient die Prinzipien von geeigneter Körpermechanik, Arbeitsvereinfachung und Bewegung kennen, kann er oder jemand aus seiner Familie diese Informationen möglicherweise auf nahezu alle Situationen verallgemeinern und später, wenn der Therapeut nicht zur Verfügung steht, Probleme lösen (Baker 1992).

Rogers u. Figone (1979) bemerken, der Therapeut soll den Klienten und seine Familie bei solchen Versuchen so selbständig und verantwortlich wie möglich sein lassen, selbst wenn sie dabei Fehler machten. Sie sollten Dinge auf ihre Art ausprobieren können, auch wenn sie dabei beim ersten Mal scheiterten.

Bilder oder Dias eines Restaurants, Kinos oder öffentlichen Gebäudes kann man zur Erleichterung von Diskussion und Problemlösung einsetzen, wenn die Familie mögliche architektonische Barrieren in der Umgebung analysiert. Dies gibt den Familienmitgliedern, wenn sie in Zukunft einem Problem oder einer Barriere begegnen, die Möglichkeit, diese zu überwinden, anstatt ihnen hilflos gegenüberzustehen.

Rollenspiel in Kombination mit Unterstützungsgruppen kann auch eingesetzt werden, um potentiell schmerzhafte Situationen zu entschärfen und selbständig zu handeln. Während sich der Klient noch in der sicheren Umgebung des Reha-Rahmens befindet, kann man für ihn und seine Familie Vorfälle simulieren, an denen Problemlösen unter Supervision geübt werden kann. Man kann sie fragen, was sie tun werden, wenn ein Fremder (vielleicht ein Kind) auf den Klienten zugeht und ihn fragt, warum er im Rollstuhl sitzt oder behindert ist, oder was sie tun werden, wenn ein Kellner ein Familienmitglied nach der Bestellung des behinderten Klienten fragt. Solche Situationen sind für alle Beteiligten potentiell verheerend. Setzt man aber im voraus Rollenspiel und Unterstützungsgruppen ein, um allen Familienmitgliedern einschließlich des Klienten zu helfen, sie in befriedigender Weise zu handhaben und sich der Situation gewachsen zu fühlen, ist es weniger wahrscheinlich, daß die Familie durch einen ähnlichen Vorfall traumatisiert wird. Als Ergebnis wird die Familie sich nicht so leicht von sozialen Situationen überwältigen lassen und in der Lage sein, sich viel freier und zufriedenstellender auf das Leben in der Gesellschaft vorzubereiten (Trombly 1989).

Während des therapeutischen Prozesses müssen Klient und Familie häufig gelobt und ihren Fortschritten Anerkennung gezollt werden. Es mag ja sein, daß der Therapeut diese Fortschritte in die Wege geleitet hat, aber Klient und Familie sind diejenigen, die Bestärkung brauchen. Durch befriedigende Erfahrungen schließt sich die Familie zusammen, um die Behinderung zu überwinden. Sie muß wissen, daß sie in der Welt überleben kann, ohne daß dauernd medizinisches Personal ihre Probleme lösen muß.

Der Klient und seine Familie brauchen Strategien und Ressourcen, die es ihnen erlauben, außerhalb des medizinischen Rahmens unabhängig zu sein.

Bei der Arbeit mit Eltern behinderter Kinder wird ein anderer Weg gewählt (Finnie 1978). Die Eltern sollten über normalen und anomalen Verlauf von Wachstum und Entwicklung unterrichtet werden, wozu physisches, kognitives und emotionales Wachstum gehören, so daß die Familie über die verschiedenen Stufen ihres Kindes eine gewisse Perspektive und objektive Vorstellungen hat (Asarnow et al. 1991; Baxter 1989; Harper u. Bhattarai 1989; Kasowski 1994; Smith 1993). So können die Eltern die Bedürfnisse behinderter und nichtbehinderter Kinder in der Familie besser verstehen. Auf der Basis dieses Wissens werden Eltern und Kinder nicht infolge unrealistischer Erwartungen oder irrealer Ansprüche frustriert sein. Die Ausbildung der Eltern könnte in höheren Schulen am Ort, im Krankenhaus oder sogar in einer Elterngruppe stattfinden.

Unterstützungssysteme

Therapiegruppen können helfen, um:
- Motivation zu erhöhen,
- Unterstützung zu bieten,
- soziale Fähigkeiten zu steigern,
- Hoffnung zu geben und
- dem Klienten und seiner Familie wahrnehmen zu helfen, daß sie nicht die einzige Familie mit einem behinderten Mitglied sind.

Klient und Familie können sich so leichter eine Reihe richtiger Wahrnehmungen über die behinderte Person verschaffen; dies gibt ihnen größere Selbständigkeit (Brooks 1991; Kasowski 1994; Krause u. Crewe 1990). Problemlösen kann gefördert und Wertsysteme können geklärt werden.

Klienten- und/oder Familienunterstützungsgruppen lassen sich einsetzen, um Druck abzubauen, dessen sich der Klient andernfalls vielleicht im Rahmen der Therapie entledigen muß. Livneh u. Antonak (1990) stellten fest, daß Familienbeteiligung auf einer Station für chronisch Kranke dem Klienten und der Familie half, ihre Situation zu verbessern. Schwartzberg (1994), Schulz (1994) und andere (Balcazar et al. 1990; Flagg-Williams 1991; French 1992; Fuhrer et al. 1993) haben über große Erfolge beim Einsatz von Unterstützungsgruppen für Personen mit Hirnschädigung berichtet. Unterstützungsgruppen lassen sich auch einsetzen, um den Klienten zu informieren, welche Möglichkeiten vorhanden sind, seine Behinderung auszugleichen. Dadurch erhöht sich seine Unabhängigkeit (Balcazar et al. 1990; Flagg-Williams 1991; Miller 1992; Nadig 1994; Schulz 1994; Schwartzberg 1994). Wade (1993) fand, daß unabhängiges physisches Funktionieren und das Wissen über den eigenen Zustand beim Durchlaufen der Phasen des Rehabilitationsprozesses äußerst wichtig waren. Boreing u. Adler (1982) haben einen Führer für Unterstützungsgruppen verfaßt, der insbesondere von Laien, welche solche Gruppen eingerichtet haben, als sehr hilfreich befunden wurde (Kasowski 1994; Miller 1992; Schulz 1994; Schwartzber 1994; Wade 1993).

Herstellung eines Gefühls des eigenen Wertes und eines genauen Körperbildes

Selbstwertgefühl setzt sich aus vielen Aspekten zusammen, z.B.:
- dem Körperbild,
- der Sexualität und
- der Fähigkeit, anderen zu helfen und auf die Umgebung einzuwirken.

Das Körperbild wiederum setzt sich zusammen aus vergangenen und gegenwärtigen Erfahrungen und aus der Art, wie die betreffende Person jene Erfahrungen wahrgenommen hat. Da das Körperbild auf Erfahrungen beruht, verändert es sich dauernd. Das Körperbild eines Erwachsenen ist wesentlich verschieden von dem Körperbild, das er als Kind hatte, und wird sich zweifellos mit dem Prozeß des Alterns wieder ändern.

Eine seit kurzem behinderte Person hat ganz plötzlich einen völlig anderen Körper und muß die Empfindungen und Fähigkeiten dieses Körpers erst einschätzen, um eine neues Körperbild zu entwickeln.

Da der Therapeut mindestens teilweise dafür verantwortlich ist, äußere Erfahrungen zu ermöglichen, aus denen der Klient etwas über seinen neuen Körper lernen kann, sollte er sich dessen bewußt sein. Im Falle einer akuten Verletzung hat der Klient einen neuen Körper, von dem er lernen muß. Unterweist der Therapeut den Klienten darin, wie er diesen neuen Körper gebrauchen und seine Veränderungen akzeptieren kann, wird er positive Gefühle fördern (Aloni et al. 1993; Braithwaite 1990; Flagg-Williams 1991; Kettl et al. 1991; Krause u. Crewe 1991; Kroll u. Klein 1992; Romeo et al. 1993; Sandrowski 1993).

Da wir im „normalen" Leben Veränderungen in unserem Körper nur langsam beobachten – heute finden wir z.B. ein graues Haar, aber wir betrachten jahrelang den Vorgang, wie unser Haar ganz weiß wird – genießen wir den Luxus, uns nur langsam an das „neue Ich" anpassen zu müssen. Bei einer Behinderung verläuft dieser Prozeß üblicherweise nicht ganz so langsam und „natürlich". Der plötzliche Funktionsverlust erzeugt eine Leere, die nur durch neue Erfahrungen und neue Rollenmodelle gefüllt werden kann.

Der Verlust des Gebrauchs von Körperteilen kann einen Menschen dazu bringen, seinen Körper als einen „Feind" zu betrachten, den man zu funktionieren zwingen oder der für seine Unfähigkeit Entschädigung bieten muß. In allen Fällen ist der Körper der Grund für die Behinderung und die Ursache aller Probleme. Braucht der Klient Hilfsmittel, kann dies ein Gefühl der Entfremdung bewirken und die Empfindung, daß er wegen der Härte dieser „hardware" nicht mehr als liebenswert wahrgenommen wird. Die Leute vermeiden es tendenziell, jemanden in einem Rollstuhl oder mit einem Stützkorsett zu umarmen, einmal wegen der physischen Barriere und zum zweiten wegen der wahrgenommenen Zerbrechlichkeit der Person (Mims u. Swenson 1980). Bestimmt wird die behinderte Person nicht als weich und kuschelig wahrgenommen (Braithwaite 1990; Bullard u. Knight 1981; Kroll u. Klein 1992; Mims u. Swenson 1980). Sich selbst als nicht liebenswert wahrzunehmen und sich nur so mühevoll bewegen zu können, erschöpft die Energie der Behinderten für soziale Kontakte. Sicher ist es eine große Herausforderung für die behinderte Person, Hilfsmittel und den dysfunktionalen Körper so zu akzeptieren, daß sie sich sexuell anziehend und sinnlich fühlen kann.

Einen chronisch behinderten Klienten versucht der Therapeut zu lehren, sein bisher akzeptiertes Körperbild gegen eines zu wechseln, das ein normaleres Funktionieren ermöglichen und fördern würde. Insofern hat er 2 Rollen:

1. Er muß einer chronisch behinderten Person, z.B. einer Person mit zerebraler Lähmung oder Parkinson-Krankheit, ihr Bild ihres behinderten Körpers wegnehmen.
2. Die weitere Rolle ist genau umgekehrt: einer neuerdings behinderten Person muß er ein funktionelles Bild ihres behinderten Körpers beibringen.

Die Techniken sind vielleicht die gleichen, aber in beiden Fällen muß der Klient sehr viele Veränderungen durchlaufen. Die chronisch kranke Person hat ihr Leben auf die Vorstellung gegründet, ihre Behinderung sei der Grund für so vieles, was sie nicht kann. Kann der Therapeut das Niveau ihrer Fähigkeiten ändern, muß sie auch die Erwartungen an sich selbst ändern. Auch die neuerdings behinderte Person muß ihre Erwartungen ändern, aber sie hat wenig Vorstellungen davon, was realistischerweise von diesem neuen Körper zu erwarten ist.

Rollenspiele können zu Hilfe genommen werden, um den Erwartungen des Klienten eine Form zu geben.

Stellt sich der Klient nicht auf seinen neuen Körper ein und ändert sein Körperbild und die Erwartungen an sich selbst nicht, wird sein Leben ärmer werden. Pedretti (1995) bemerkt, daß der Klient mit geringer Selbstachtung oft sein ganzes Leben in jeder Hinsicht, und nicht nur auf dem Gebiet der Dysfunktion, abwertet (Belgrave 1991; Haseltine et al. 1993; Kroll u. Klein 1992; Neistadt u. Freda 1987; Revenson u. Felton 1989).

Ein Weg, wie der Klient beginnen kann, diesen neuen Körper zu ergründen, liegt darin, ihn nach Empfindungen und Leistungen zu erforschen:

- Gibt es einen Weg, die Beine zu bewegen, indem man Reflexe benutzt?
- Kann eine bestimmte Beinstellung beim Herumdrehen im Liegen helfen oder Spasmen verringern?
- Der männliche Klient mit Rückenmarksverletzung berührt vielleicht den ganzen Körper, um zu sehen, wie dieser reagiert (Cole u. Cole 1993 a):
  - Was, wenn überhaupt irgendetwas, kann eine Erektion stimulieren?

Durch „Erforschung" des eigenen Körpers macht sich der Klient auf den Weg zu einer informierten Bewertung seiner Fähigkeiten.

Die Rolle des Therapeuten besteht darin, beim Klienten eine ausgedehntere realistische Wahrnehmung des Funktionierens von dessen Körper zu fördern. Übungen können entwickelt werden, die die körperliche Erforschung durch die Person selbst und vielleicht durch eine andere Person von Bedeutung ermutigen. Denn wenn das intime Wissen über den neuen Körper nicht so vollständig ist wie vor der Verletzung, wird es schwieriger, zu funktionieren und ein angemessenes Körperbild zu erstellen (Boyle 1993). Bücher über Körpermassage oder Übungen ähnlich denen, die man in *Your Child's Sensory World* findet (Liepmann 1973), lassen sich für ein entsprechendes Programm verwenden. Wachsende Vertrautheit mit dem neuen Körper führt, zusammen mit den Erfolgen, die der Klient im klinischen Rahmen erfährt, zu einem zutreffenderen Körperbild und trägt zu seinem Gefühl des eigenen Wertes bei.

Wie an früherer Stelle in diesem Kapitel erwähnt, haben Sexualität und Sinnlichkeit eine enorme Auswirkung darauf, wie sich die Person bezüglich eigenem Genügen und eigenem Wert fühlt (Cole u. Cole 1993 a; Neistadt u. Freda 1987; Spanbock 1992). In der Gesellschaft bewertet man einander oft nach äußerer Erscheinung und Sinnlichkeit (oder sexueller Attraktivität) und meidet vielleicht jene Menschen, an denen man Ungenügen wahrnimmt (Bogle u. Shaul 1981; Kroll u. Klein 1992). Sinnlichkeit und Sexualität gehören zum Hauptsächlichsten, wodurch Menschen ihr intimes Wesen ausdrücken, und in der westlichen Gesellschaft ist der Ausdruck physischer Intimität eng mit Liebe verbunden. So fühlt sich ein Klient, der meint, Sinnlichkeit oder Sexualität nicht ausdrücken zu können, vielleicht unfähig, zu lieben oder geliebt zu werden. Da Liebe und Akzeptanz primäre Antriebskräfte im menschlichen Leben sind (Maze 1993), ist die Unfähigkeit, das Selbst als liebesfähig wahrzunehmen, etwas Verheerendes.

Der letzte Aspekt des Selbstwertgefühls, der hier erwähnt werden soll, wird im Gesundheitswesen oft übersehen: es ist das Bedürfnis, anderen zu helfen (Geis 1972). Oft entdecken Menschen, daß sie einen Wert haben, indem sie geben. Ihr Selbstwertgefühl steigt dadurch, daß sie sehen, wie andere sich an ihrer Gegenwart oder ihrem Angebot freuen und einen Nutzen davon haben. Es braucht vielleicht Situationen, in denen der Wert des Klienten von anderen geschätzt wird. Solange ein Klient nicht für andere etwas beitragen kann, befindet er sich in einer relativ abhängigen Rolle, in der alle anderen ihm etwas geben, ohne daß er etwas zurückgeben kann. Unabhängigkeit erreichen und sich dann auf andere beziehen – mit therapeutischer Hilfe, falls nötig – erleichtert dem Klienten eine schnellere Integration in die Gesellschaft.

Der Therapeut sollte jede Gelegenheit ergreifen, dem Klienten zu ermöglichen, seinen eigenen Wert gegenüber anderen dadurch auszudrücken, daß er ihnen hilft.

Der erwachsene Klient mit Hirnschädigung

Der erwachsene Klient mit Hirnschädigung und die Bedürfnisse seiner Familie werden hier noch gesondert kurz untersucht, da eine Hirnschädigung das kognitive und das emotionale System des Klienten beeinflußt. Erleidet eine Person eine Hirnverletzung und wird in das Krankenhaus gebracht, dann ist emotionale Unterstützung der Familie (einschließlich des Klienten) das erste Bedürfnis, dem unmittelbar entsprochen werden muß. Pearson (1982) meint, nicht die Funktion der Unterstützung, sondern die emotionale Schwingung der Unterstützung sei das Wichtigste. Der Therapeut sollte versuchen, Wärme und eine fürsorgliche Haltung zu vermitteln, insbesondere während der ersten Kontakte mit der Familie. Zu den typischen Beschwerden über jene akute Phase der Verletzung gehören Klagen über unpersönliche Routineabläufe im Krankenhaus und fehlende definitive Informationen über den Zustand des Patienten (Haseltine et al. 1993; Kasowski 1994; Neistadt u. Freda 1987). Unglücklicherweise sind definitive Informationen in diesen sehr frühen Stadien in den meisten Fällen nicht zu geben.

Später muß die Familie mit den physischen Veränderungen des Körpers des Klienten umgehen. Für die Familie vielleicht noch verletzender sind die psychischen, kognitiven und sozialen Veränderungen des Klienten (Asarnow et al. 1991; Berrol 1981; Braithwaite 1990; Brooks 1991; Flagg-Williams 1991;

French 1992). Menschen mit zerebrovaskulärem Insult sind, wie man festgestellt hat, niedergeschlagener als orthopädische Patienten. Auch Libido (Berrol 1981; Kaitz 1993) und emotionale Systeme sind hier betroffen (Griffith u. Lemberg 1993; Haseltine et al. 93; Neistadt u. Freda 1987). Außerdem hat man nachgewiesen, daß Menschen, die einen zerebrovaskulären Insult überleben und deren Funktionen vollständig wiederhergestellt werden können, wegen mangelnder sozialer und emotionaler Fähigkeiten nicht zu einem normalen Leben zurückkehren (Belgrave 1991; Fleming u. Mass 1994; Lewis 1979). Familien mit Mitgliedern, die einen zerebrovaskulären Insult erlitten haben, berichten auch, daß soziale Reintegration die schwierigste Phase der Rehabilitation ist. Den Mangel an sozial angemessenem Verhalten beklagen Menschen, die mit chronisch Hirnverletzten zu tun haben, als am störendsten (Griffith u. Lemberg 1993). Zur Änderung dieses Syndroms können Therapeuten vielleicht beitragen, indem sie angemessenes Verhalten fördern und Therapiesituationen einrichten, in denen sie dem Klienten Interaktionsfertigkeiten beibringen. Eine als „strukturierte Lerntherapie" (Davis 1975; Goldstein et al. 1976; Griffith u. Lemberg 1993) bezeichnete Technik wurde bei Schizophrenen eingesetzt, und obwohl sie noch nicht von genügend Therapeuten benutzt wurde, als daß sich ihre Wirksamkeit vollständig beurteilen ließe, scheint sie doch ein vielversprechender Ansatz zu sein.

Für den Erwachsenen mit Hirnschädigung müssen bessere Nachsorgeeinrichtungen gefordert werden (Brooks 1991; Burton u. Volpe 1993; Flagg-Williams 1991; Kasowski 1994). Vielleicht ist es für den Klienten und seine Familie unmöglich, wegen Unterstützung und Nachsorge regelmäßig in die Klinik zu kommen. Aber man kann periodische telefonische Gespräche festlegen oder Briefe oder Tonbänder hin- und herschicken. Je häufiger Videorecorder verfügbar werden, kann man sich auch vorstellen, daß Nachsorge eines Tages über Videobänder laufen wird, die von Klienten aus ländlichen Gegenden eingeschickt werden. Unterstützungsgruppen werden immer öfter eingesetzt, um eine Einstellung von Klient und Familie auf die Behinderung und eine Anpassung daran ebenso zu erleichtern wie die Rückkehr in die Gemeinschaft (Balcazar et al. 1990; Belgrave 1991; Braithwaite 1990; Burton u. Volpe 1993; Flagg-Williams 1991; Fuhrer 1993; Kasowski 1994; Koscuilek et al 1993; Miller 1992; Nadig 1994; Schulz 1994; Schwartzberg 1994).

Ein klinisches Beispiel: die Umsetzung von Befunden und Techniken in die Praxis

Joan, eine verheiratete, 30jährige Frau hat eine Rückenmarksverletzung auf der Höhe T2 erlitten. In den 8 Jahren zuvor hatte sie als Programmiererin gearbeitet, abgesehen von einem kurzen Mutterschaftsurlaub zur Geburt ihrer Tochter, die heute 6 Jahre alt ist. Joan war immer körperlich sehr aktiv und sagte oft, sie bedaure ihren körperbehinderten Nachbarn, daß er nicht Radfahren, aktiv sein oder sich am Draußensein freuen könne. Joans 33jähriger Mann versucht, Joan regelmäßig zu besuchen und sich um ihre Tochter zu kümmern, eine für ihn ganz neue Rolle.

Der Therapeut hat bezüglich Joans Entwicklungsstadium, dem Stadium ihrer Umstellung, soziokultureller Einflüsse und der Umstellungsreaktionen der Familie verschiedene Aspekte beurteilt:

- Die *beiden erwachsenen Familienmitglieder* befinden sich wahrscheinlich in jenem Stadium, das Sheehy (Bogle u. Shaul 1981) als „catch-30" bezeichnet, einer Phase, in der eine Person ihr Leben und ihre Beziehungen neu überdenkt.
- *Joan* „weiß" bereits, daß physisch Behinderte kein physisch aktives Leben genießen können, und empfindet es auch so, als ob alles, wofür sie in ihrer beruflichen Karriere gearbeitet hat, verloren ist. Sie scheint sich im Klagestadium des Umstellungsprozesses zu befinden.
- *Ihre Tochter und ihr Mann* müssen sich auf radikal veränderte Rollen umstellen.
- Kognitiv wird Joans junge *Tochter* die Dauerhaftigkeit der Behinderung noch nicht verstehen und neigt vielleicht dazu, ihre Empfindungen zu dem ganzen Drunter-und-Drüber auszuagieren.
- Das Stadium der Umstellung auf Joans Behinderung, in dem sich der *Ehemann* befindet, muß noch eingeschätzt werden.

Der Therapeut ist sich klargeworden, daß er mit Joan noch mehr an Transfers arbeiten muß, möchte aber gern den Anpassungprozeß nutzen, um Joans Umstellung voranzutreiben. Er hat eine Behandlungsstunde ausgedacht, die folgende Ziele hat:

- den Übergang zum Abwehrstadium der Umstellung zu fördern,
- Joans Vorurteile gegen Behinderte abzubauen,
- sie zum Problemlösen zu ermutigen,
- ihr Empfinden des eigenen Werts zu stärken,
- ihr durch die Interaktion mit Kindern zu beweisen, daß sie sich um ihre Tochter kümmern kann,
- ihre Konzentration von ihrer Behinderung weg und auf ihre Fähigkeiten hin zu lenken.

Dazu hat er einen (paraplegischen) Rekreationstherapeuten gebeten, mit ihm gemeinsam eine Behandlungsstunde im Park gegenüber dem Krankenhaus zu planen. Der Rekreationstherapeut arbeitet auf der pädiatrischen Station, und so wird beschlossen, daß die Kinder mit Spina bifida auf den Spielplatz kommen und dort Fangen von Baum zu Baum spielen sollen.

Damit ist die Szene eingerichtet. Man wird Joan bitten, auf die Kinder zu achten. Im Rahmen des Anpassungsprozesses wird der Therapeut Joan Transfers in der Umgebung beibringen. Dies wird subkortikal ablaufen, denn kortikal wird Joan auf die Kinder und auf das Spiel selbst achten müssen. Sie wird dabei aktiv auf ihre persönliche Umwelt einwirken, und wenn alles gut geht, steigert es ihr Selbstwertgefühl, daß sie den Kindern helfen kann, und bestärkt sie. Den Rekreationstherapeuten hat der Therapeut in dieser Stunde als Rollenmodell eingesetzt, um Joans Vorurteile auszuräumen, daß Behinderte draußen nicht aktiv sein können, und auch, um ihr zu zeigen, daß sie trotz ihrer Behinderung immer noch Mutter sein kann. Vielleicht kann der Therapeut auch Joans Wissen über Interaktionen mit Kindern vom Rollstuhl aus vergrößern, indem er ihr ein paar Tips gibt und Joan dann den Transfer ein paar Treppenstufen hinauf machen läßt, um eines der Kinder zu erreichen.

Wollen wir das Bild weiter ausspinnen, können wir uns ausmalen, wie der Therapeut Joan einem Kind vorstellt, das an Computern interessiert ist und das bei einem Programmierproblem Hilfe braucht (dies setzt Joans berufliche Kenntnisse ein, steigert ihr Selbstwertgefühl und hilft ihr, sich auf ihre Fähigkeiten anstatt auf ihre Unfähigkeiten zu konzentrieren). Auf dem Weg zurück zur Abteilung könnte der Therapeut mit Joan darüber reden, wie die Familie mit der Krise umgeht, in die sie geraten ist, und ihr helfen, sich zu vergegenwärtigen, wie die Familie in der Vergangenheit andere Krisensituationen überstanden hat und wie sich diese damals erfolgreichen Strategien in der jetzigen Situation einsetzen lassen. Er kann Unterstützungsgruppen als Ressource erwähnen. Die Stunde kann damit enden, daß Joan die nächste Therapiestunde plant und so beginnt, ihr Leben wieder in die Hand zu nehmen.

Literatur

Aloni R et al.: Noninvasive treatment for erectile dysfunction in the neurogenically disabled population, J Sex Marital Ther 18(3):243, 1992

Aloni R et al.: Sexual function in male patients after stroke: a follow-up study, Sexuality and Disability 11(2):121–128, 1993

Andersson KE: Pharmacology of erection: agents which initiate and terminate erection, Sexuality and Disability 12(1):53–72, 1994

Andrews AB, Veronen LJ: Sexual assault and people with disabilities. J Soc Work Hum Sexuality 8(2):137–159, 1993

Asarnow RF, Satz P, Light R: Behavior problems and adaptive functioning in children with mild and severe closed head injury, J Pediatr Psychol 16(5):543–555, 1991

Baker EJ: Physicians desk reference, ed 48 Oradell NJ, 1994, Medical Economics Books

Baker LL: Problem solving techniques in adjustment services. Vacational Evaluation and Work Adjustment Bulletin 25(3):75–76, 1992

Balcazar FE et al.: Empowering people with physical disabilities through advocacy skills training, Am J Community Psychol 18(2):281–296, 1990

Baxter C: Investigating stigma as stress in social interactions of parents, J Ment Defic Res 33(6):446–455, 1989

Belgrave FZ: Psychosocial prediction of adjustment to disability in African Americans, J Rehabil 57:37–40, 1991

Berrol S: Issues of sexuality in head injured adults in sexuality and physical disability. In Bullard DG and Knight DE, editors: Sexuality and physical disability, St Louis, 1981. Mosby

Bogle JE, Shaul SL: Body image and the woman with a disability. In Bullard DG and Knight DE, editors: Sexuality and physical disability, St Louis, 1981, Mosby

Boreing ML, Adler LM: Facilitating support groups: an instructional guide – Educational Monograph No 3, San Francisco, 1982, Dept of Psychiatry, Pacific Medical Center

Boyle PS: Training in sexuality and disability: preparing social workers to provide services to individuals with disabilities, J Soc Work Hum Sexuality 8(2):45–62, 1993

Braithwaite DO: From majority to minority: an analysis of cultural change from ablebodied to disabled, Int J Intercultural Relations 14:465–483, 1990

Brammer LM, Abrego PJ: Intervention strategies for coping with transitions, Counsel Psychol 9(2):19, 1981

Brooks DN: The head-injured family, J Clin Exp Neuropsychol, 13:155–188, 1991

Brown SE: Creating a disability mythology, Int J Rehabil Res 15(3):227–233, 1991

Bukowski WM, Hoza B: Popularity and friendship: issues in theory, measurement, and outcomes. In Berndt T and Ladd G, editors: Contributions of peer relationships of children's development, New York, 1989, Wiley

Bullard DG, Knight DE: Sexuality and physical disability, St Louis, 1981, Mosby

Burton L, Volpe B: Sex differences in the emotional status of traumatically brain-injured patienis, J Neurol Rehabil 2:151–157, 1993

Cairns D, Baker J: Adjustment to spinal cord injury: a review of coping styles contributing to the process, J Rehabil 59(4):30–33. 1993

Capell B, Capell J: Being parents of children who are disabled. In Bullard DG and Knight DE: Sexuality and physical disability, St Louis, 1981, Mosby

Charlifue SW et al.: Sexual issues of women with spinal cord injuries, Paraplegia 30(3):192–199, 1992

Coffman S: Parent and infant attachment: review of nursing research 1981–1990, Pediatr Nurse 18(4):421–425, 1992

Cohen MZ, Sarter B: Love and work: oncology nurses' view of the meaning of their work, Oncology Nursing Form 19(10): 1481–1486, 1992

Cole TM: Gathering a sex history from a physically disabled adult, Sexuality and Disability 9(1):29–37, 1991

Cole SS, Cole TM: Sexuality, disability, and reproductive issues for persons with disabilities. In Haseltine FP, Cole SS, Gray DB. editors: Reproductive issues for persons with physical disabilities, Baltimore, 1993 a, Paul Brookes

Cole SS, Cole TM: Sexuality, disability, and reproductive issues through the life span, Sexuality and Disability 11(3): 189–205, 1993 b

Combs AW et al.: Helping relationships, Boston, 1971, Allyn & Bacon, Inc

Corbett KS, Klein S, Bregante JL: The role of sexuality and sex equity in the education of disabled women, Peabody J Educ 64(4):198–211, 1987

Cornelius DA et al.: Who cares?, Baltimore, 1982, University Park Press

Daniels SM: Critical issues in sexuality and disability. In Bullard DG and Knight SE editors: Sexuality and physical disability, St Louis, 1981, Mosby

Davis RE: Family of physically disabled children: family reactions and deductive reasoning, NY State J Med 75:1039, 1975

Dunton RD: The child's concept of death. In Schoenberg B and others: Loss and grief: psychological management in medical practice. New York, 1970, Columbia University Press

Fine SB: Resilience and human adaptability: who rise above adversity? 1990 Eleanor Clark Slagle Lecture. Am J Occup Ther, 45:493–503, 1991

Fine S: Interaction between psychosocial variables and cognitive function. In Royeen CB, editor: American Occupational Therapy Association self-study series on cognitive rehabilitation, Rockville, MD, 1993, American Occupational Therapy Association

Finnie NR: Handling the young cerebral palsied child at home, ed 2, New York, 1974, EP Dutton, Inc

Fisher M: Can grief be turned into growth? Staff grief in palliative care, Prof Nurse 7(3):178–182, 1991

Fitz-Gerald M, Fitz-Gerald DR: Involvement in sex education, Volta-Review 89(5):96-110, 1987

Flagg-Williams JB: Perspectives on working with parents of handicapped children Psychol Schools 28:238–246, 1991

Fleming JM, Mass F: Prognosis of rehabilitation outcome in head injury using the disability rating scale, Atch Phys Med Rehabil 75(2):159–162, 1994

French S: Researching disability: the way forward, Disability Rehabilitation 14(4):183–186, 1992

Fuhrer MJ et al.: Depressive symptomatology in persons with spinal cord injury who reside in the community, Arch Phys Med 74(3):255–260, 1993

Furman RA: The child's reaction to death in the family. In Schoenberg B and others: Loss and grief, New York, 1970, Columbia University Press

Group for the Advancement of Psychiatry (GAP), Caring for people with physical improvements: the journey back. Washington, DC, 1993, American Psychiatric Press

Gage M: The appraisal model of coping: an assessment and intervention model for occupational therapy, Am J Occup Ther 46:353–362, 1992

Gardner B: Ways of copying: adolescents with spinal cord injury compared with able-bodied adolescents, San Jose, Calif, 1993, San Jose State University

Geis HJ: The problem of personal worth in the physically disabled patient, Rehabil Lit 33(2):34, 1972

Gender AR: An overview of the nurse's role in dealing with sexuality, Sexuality and Disability 10(2):71–70,1992

Gething L: Judgements by health professionals of personal characteristics of people with visible physical disability, Soc Sci Med 34(7):809–815, 1992

Gile GM: Illness behavior after severe brain injury: two case studies, Am J Occup Ther 48(3):247–255, 1994

Goldberg RT: Toward an understanding of the rehabilitation of the disabled adolescent, Rehabil Lit 42(3–4):66, 1981

Goldstein AP et al.: Skill training for community living. New York, 1976, Pergamon Press Inc

Goldstein H, Runyon C: An occupational therapy education module to increase sensitivity about geriatric sexuality, Phys Occup Ther Geriatr 11(2):57, 1993

Griffith ER, Lemberg S: Sexuality and the person with traumatic brain injury: a guide for families, Philadelphia, 1993, FA Davis

Grossenbacher NL: The trauma of spinal cord injury on the adolescent. Occup Ther Health Care 2(3):79–90, 1985

Hall ET: The hidden dimension, Garden City, NJ, 1966, Doubleday Anchor Book

Hallett JD et al.: Role change after traumatic brain injury in adults. Am J Occup Ther 48(3):241–246, 1994

Hammond DC: Cross-cultural rehabilitation. In Stubbins J, editor: Social and physiological aspects of disability, Baltimore, 1977, University Park Press

Harper DC, Bhattarai PK: Children's attitudes toward disabilities in Nepal, Dev Med Child Neurol 31(351:1989

Harvey RM: The relationship of values to adjustment in illness: a model for nursing practice. J Adv Nurs 17(4):467–472, 1992

Haseltine FP, Cole SS, Gray DB: Reproductive issues for persons with physical disabilities, Baltimore, 1993, Paul H Brookes

Heiskill LE, Pasnau RD: Psychological reaction to hospitalization and illness in the emergency dept. Emerg Med Clin North Am 9(1):207–218, 1991

Hite S: The Hite report on female sexuality, New York, 1976, Dell Publishing

Hite S: The Hite report on male sexuality, New York, 1981, Random House

Humphry R, Gonzalez S, Taylor E: Family involvement in practice: issues and attitudes, Am J Occup Ther 47:587–593, 1993

Kaitz S: Strategies to prevent caregiver fatigue Headlines May/June: 18–19, 1993

Kasowski JC: Family recovery: an insider's view, Am J Occup Ther 48(3):257–258, 1994

Kerr N: Understanding the process of adjustment to disability, J Rehabil 27(6):16, 1961

Kerr N: Understanding the process of adjustment to disability. In Stubbins J, editor: Social and psychological aspects of disability, Baltimore. 1977, University Park Press

Kerr N: Staff expectations for disabled persons. In Stubbins J, editor: Social and psychological aspects of disability, Baltimore, 1977, University Park Press

Kettl P et al.: Female sexuality after spinal cord injury. Sexuality and Disability 9(4):287–295, 1991

King LJ: Toward a science of adaptive responses, Am J Occup Ther 32(7):429, 1978

Klaus MH, Kennell JR: Maternal-infant bonding, ed 2, St Louis, 1982, Mosby

Koscuilek JF, McCublin MA, McCublin HI: A theoretical framework for family adaptation to head injury, J Rehabil 59(3):1993

Krause JS, Crewe NM: Long-terrn prediction of self-reported problems following spinal cord injury. Paraplegia 28:186–202, 1990

Krause JS, Crewe NM: Chronological age, time since injury, and time of measurement: effect on adjustment after spinal cord injury, Arch Phys Med Rehabil 72:91–100, 1991

Kroll K, Klein EL: Enabling romance. New York, 1992, Harmony Books

Krueger DW: Rehabilitation psychology, Rockville, Md, 1984, Aspen Systems Corp

Kübler-Ross E: On death and dying, New York, 1969, Macmillan

Lefebvre KA: Sexual assessment planning. J Head Trauma Rehabil 5(2):25–30, 1991

Lemon MA: Sexual counseling and spinal cord injury, Sexuality and Disability 11(1):73–97, 1993

Lewis SC: The mature years, Thorofare, NJ, 1979, Charles B Slack

Liepmann L: Your child's sensory world, New York, 1973, Dial Press

Livneh H: A unified approach to existing models of adaption to disability, J Appl Rehabil Counsel 17(2):6, 1986

Livneh H, Antonak RF: Reactions to disability: an empirical investigation of their nature and structure, J Appl Rehabil Couns 21(4): 13–20, 1990

Maslow A: Motivation and personality ed 2. New York, 1970, Harper & Row

Maze JR: The complementarity of object-relations and instinct theory. Int J Psychoanalysis, 74(3):459–470, 1993

McComas J et al.: Experiences of students and practicing physical therapists with inappropriate patient sexual behavior, Phys Ther 73(11):762–769, 1993

McCubbin MA, McCubbin HI: Family stress theory and assessment: the resiliency model of family stress, adjustment, and adaptation. In McCubbin HI and Thompson AI, editors. Family assessment inventories for research and practice, Madison, 1991, University of Wisconsin

McKinley W, Brooks D, Band M: Post-concussional symptoms, financial compensation. and outcome of severe blunt head injury, J Neurol Neurosurg Psychiatry 46:1084–1091, 1983

McLaughlin AM, Erdman J: Rehabilitation staff stress as it relates to patient acuity and diagnosis, Brain Inj 6(1):59–64, 1992

Miller L: When the best help is self-help, or everything you always wanted to know about brain injury support groups, Cogn Rehabil 10(6):14–17, 1992

Mims FR, Swenson M: Sexuality: a nursing perspective, New York, 1980, McGraw-Hill

Mooney TO et al.: Sexual options for paraplegics and quadriplegics, Boston, 1975, Little, Brown

Nadig PW: Vacuum constriction devices in patients with neurogenic impotence, Sexuality and Disability 12(1):99–106, 1994

Neistadt ME, Freda M: Choices: a guide to sex counseling with physically disabled adults, Malabar, Fla., 1987, Krieger

Nowinski JK, Ayers T: Sexuality and major medical conditions. In Bullard DG and Knight SE, editors: Sexuality and physical disability, St Louis. 1981, Mosby

Parker IG, Asher SR: Peer relations and later personal adjustment: are low accepted children at risk? Psychol Bull 102:357–389, 1987

Pearson R: Support: exploration of a basic dimension of informal help and counseling, Personnel Guidance J 61(2):83, 1982

Pedretti LW: Occupational therapy: practice skills for physical dysfunction, ed 4. St Louis, 1995, Mosby

Peretz D: Reaction to loss. In Schoenberg B and others, editors: Loss and grief, New York, 1970, Culumbia University Press

Resources FRl: Resources for people with disabilities and chronic conditions, ed 2. Lexington, Resources for Rehabilitation, 1993

Revenson TA, Felton BJ: Disability and coping as predictors of psychological adjustment to rheumatoid arthritis, J Consult Clin Psychol 57(3):344–348, 1989

Rodrigue RR: Psychological crises of the ill and handicapped, Emotional First Aid 2(1):44, 1985

Rogers ID, Figone JJ: Psychosocial parameters in treating the person with quadriplegia, Am J Occup Ther 33(7):432, 1979

Romeo AJ, Wanlass R, Arenas S: A profile of psychosexual functioning in males following spinal cord injury, Sexuality and Disability 1(11):269–276, 1993

Rose MR: The concepts of coping and vulnerability as applied to children with chronic conditions, Issues Compr Pediatr Nurs 7(4–5):177, 1984

Sandowski C: Responding to the sexual concerns of persons with disabilities. J Soc Work Hum Sexual 8(2):29–43, 1993

Santoro J, Spiers M: Social cognitive factors in brain injury associated personality change, Brain Inj 8(3):256–276, 1994

Satir V: Peoplemaking, Palo Alto, 1972, Science & Behavior Books

Schalen W et al.: Psychosocial outcome 5–8 years after severe traumatic brain lesions and the impact of rehabilitation services, Brain Inj 8(1):49–64, 1994

Schoenberg B et al.: Loss and grief New York, 1970, Columbia University Press

Schulz CH: Helping factors in a peer-developed support group for persons with a head injury Part 2 survivor interview perspective, Am J Occup Ther 48(4):305–309, 1994

Schwartzberg SL: Helping factors in a peer-developed support group for persons with a head injury Part 1 participant observer perspective, Am J Occup Ther 48(4):297–304, 1994

Sheehy G: Passages, New York, 1976, EP Dutton

Shellabarger SG, Thompson TL: The clinical times: meeting parental communication needs throughout the NICU experience, Neonatal Netw 12(2):39–45, 1993

Sigler G, Mackeiprang RW: Cognitive impairments: psychosocial and sexual implications and strategies for social work intervention, J Soc Work Hum Sexual 8(2):89–106, 1993

Simon SB et al.: Values clarification, New York, 1972, Hart Publishing Co

Smith M: Pediatric sexuality: promoting normal sexual development in children, Nurse Practitioner 18(8):37–44, 1993

Solnit AJ, Green M: The pediatric management of the dying child. In Solnit A and Provence S, editors: Modern perspectives in child development, New York, 1963, International Universities Press

Spanbock P: Children and siblings of head injury survivors: a need to be understood, J Cogn Rehabil 10(4):8–9, 1992

Stockard S: Caring for the sexually aggressive patient: you don't have to blush and bear it, Nursing 21(11):72–73, 1991

Tedder TL: Using the Brazelton Neonatal Assessment Scale to facilitate the parent-infant relationship in a primary care setting, Nurse Practioner 16(3):26–36, 1991

Tharp RG: Cultural diversity and treatment of children, J Consult Clin Psychol 59(6):799–812, 1991

Trombly CA: Occupational therapy for physical dysfunction, ed 2. Baltimore, 1989, Williams & Wilkins

Vander Kalk CJ: Client credibility and caping styles, Rehabil Psychol 36(1):51–62, 1991

Vickery DM, Fries JF: Take care of yourself: a consumers guide to medical care, Reading, Mass, 1976, Addison-Wesley

Verduyn WR: Spinal cord injured women, pregnancy, and delivery, Sexuality and Disability 11(3):29–43, 1993

Wade OT: Is stroke rehabilitation worthwhile? Curr Opin Neurol Neurosurg 6(1):78–82, 1993

White W: The urge towards competence. Am J Occup Ther 26:(6)271, 1971

Yellatt G: Promoting parent-infant banding, Pnof Nurs 6(9):519–520, 1991

Zani B: Male and female patterns in the discovery af sexuality during adolescence, J Adolesc 14:163–178, 1991

Glossar

- *Abdrehtransfer.* Der Bewegungsübergang, der mit einer Drehung des Körpers im Raum verbunden ist, von einer Oberfläche, auf der der Patient sitzt zu einer anderen; z. B. vom Bettrand auf den Rollstuhl.
- *Activities of daily living (ADL).* Aktivitäten des täglichen Lebens.
- *Adaptive Reaktion.* Anpassungsreaktion infolge ZNS-Schädigung.
- *Akkumulativ.* Sich häufend, wachsend, zusammenhäufend.
- *Aktivitätsniveau.* Beschäftigungsgrad.
- *Akzeptanz.* Annahmebereitschaft.
- *Amnesie.* Dauernder oder vorübergehender Gedächtnisverlust.
- *Antizipation.* Vorwegnahme, Vorgriff.
- *Anoxie.* Extremer Sauerstoffmangel.
- *Apathisch.* Teilnahmslos.
- *Assoziation.* Verknüpfung (Gedankenverknüpfung), Zusammenschluß, Verbindung.
- *Assoziativ.* Durch Verknüpfung von Vorstellungen bewirkt.
- *Ausagieren.* Durch das Verhalten Gedanken, Gefühle, Spannungen, um sich Erleichterung zu schaffen, zum Ausdruck bringen.
- *Balance.* Gleichgewicht.
- *Ballistische Bewegung.* Sehr rasche Bewegung wie bei einem Aufschlag beim Tennis oder bei einem Boxerschlag, die eine reziproke Organisation der agonistischen und antagonistischen Muskeln erfordert.
- *Deklaratives Lernen.* Lernen durch Erklären; es findet ein bewußtes Lernen statt; Ereignisse, Sachverhalte werden so gelernt.
- *Demenz.* Erworbener Schwachsinn. Er kann einige oder alle intellektuellen Funktionen einer vollkommen wachen Person betreffen. Ist die Ursache dafür behandelbar, kann der Patient die verlorenen intellektuellen Fähigkeiten zurückgewinnen oder es kann einer weiteren Verschlechterung der intellektuellen Funktionen vorgebeugt werden.
- *Diskriminativ.* Unterscheidend, charakteristisch, einen Unterschied beobachtend oder machend.
- *Dysfunktion.* Funktionsstörung.
- *Effizienz – effizient.* Wirksamkeit, Nützlichkeit – wirksam, nützlich.
- *Evaluieren.* Beurteilen, bewerten.
- *Extrinsisch – intrinsisch.* Extrinsisch: äußere(r)(s), äußerlich, von außen – intrinsisch: innere(r)(s), innerlich, von innen.
- *Fazilitieren.* Bahnen.

- *Feedforward – feedback.* Im ZNS bedeutet eine feedforward-Kontrolle ein Voraussehen von Umständen, die die Bewegungskontrolle beeinflussen; benutzt für automatisierte und schnelle Bewegungen; feedback ist eine Kontrolle, die aus Rückmeldungen *vor und nach* der Bewegung besteht.
- *Generator.* Erzeuger von Bewegung, Bewegungsmustern, Bewegungsprogrammen.
- *Gewichttragendes Muster.* Muster in Belastung, in Stützfunktion; nichtgewichttragendes Muster ein Muster in Entlastung, in der freien Bewegung.
- *H-Reflex.* Monosynaptischer Reflex, der durch direkte, perkutane elektrische Stimulation des afferenten Nerven hervorgerufen wird.
- *Habilitation.* Eingliederung, im Unterschied zu Rehabilitation (Wiedereingliederung), da primäres Geschehen.
- *Hierarchisches Modell.* Ist eine Modellvorstellung, die von einer stufenartigen Gliederung der Bewegungskontrolle ausgeht. Der Kortex befindet sich darin auf der höchste Stufe, das Rückenmark auf der niedrigsten.
- *Hologramm.* Ist ein Bild, das durch Überlagerung von Lichtbündeln, die auf eine Photoplatte treffen, in Form einer Interferenzfigur entsteht. Ein Hologramm wird mittels einer Holographie, die das Bild eines Gegenstands in seiner dreidimensionalen Struktur speichert und räumlich wiedergibt, erstellt.
- *Homöostasis.* Gleichgewicht von Funktionen.
- *Hypoxie.* Sauerstoffmangel.
- *Impulsivität.* Das Handeln aus plötzlichen Einfällen heraus, aus plötzlichen Einfällen heraus handelndes Wesen.
- *Inhärent.* Körpereigen, innewohnend, eigen.
- *Inhibieren.* Hemmen, verhindern.
- *Input.* Reiz, Reizeingabe, Reizaufnahme.
- *Instabilität.* Unsicherheit, Unbeständigkeit.
- *Integration.* Herstellung oder Wiederherstellung eines Ganzen, Einordnung eines Glieds in ein Ganzes; das geschlossene Zusammenwirken verschiedener psychischer Prozesse; die Eingliederung von Einzelpersonen und Gruppen in eine mehr oder weniger einheitliche Gesellschaft.
- *Integrität.* Ganzheit, Vollständigkeit.
- *Interaktion.* Wechselwirkung, wechselweise Handlung, wechselweises Vorgehen (von miteinander in Beziehung stehenden Personen).
- *Intuition.* Eingebung, unmittelbares Erkennen, Erfassen von Vorgängen, Zusammenhängen ohne wissenschaftliche Erkenntnis.
- *Klientenprofil.* Eigenart, klare Haltung eines Klienten.
- *Klinisches Problemlösen.* Enthält mindestens 5 Teilbereiche: Ein Problem erkennen, Auswählen von Verfahren zur Befunderhebung, Festlegen der Ziele, Planen der Behandlung, Einbeziehen psychosozialer Aspekte. Es beruht auf dem konzeptuellen Modell das auf den 3 folgenden Prinzipien aufbaut: der Verhaltensanalyse, der Kontrolle des ZNS (Neuroanatomie und Neurophysiologie) und der Lerntheorie (Lernumgebung).
- *Kognition.* Erkenntnis.
- *Kongnitiv.* Auf Erkenntnis beruhend.
- *Konsens.* Genehmigung, Bewilligung, Zustimmung.

- *Konstrukt.* Gedankliche Konstruktion als Hilfsmittel zur Beschreibung von Erscheinungen, die nur aus Daten erschlossen werden können.
- *Kontinuum.* Etwas lückenlos Zusammenhängendes.
- *Kontusion.* Quetschung.
- *Kutan.* Haut-.
- *Lethargie.* Schläfrigkeit, aus der man nur sehr schwer erwacht, geistige Teilnahmlosigkeit.
- *Linear.* Linienförmig.
- *Modalität.* Art und Weise (des Seins oder Geschehens).
- *Modulatorisch.* Regulierend, anpassend.
- *Neurotransmission.* Übertragung von Information im ZNS.
- *Output.* Motorisches Reaktionsmuster.
- *Paradigma.* Musterbeispiel.
- *Perseveration.* Beharren oder Wiederkehr von Geschehenem, Gehörtem im Bewußtsein, beharrliches Wiederholen.
- *Perzeption.* Wahrnehmung.
- *Phänomene* Mit den Sinnen wahrnehmbare Erscheinung.
- *Plastizität.* In bezug auf das ZNS bedeutet dies seine Fähigkeit sich anzupassen, sich wieder aufzubauen und zu reorganisieren.
- *Oszillation.* Schwingung.
- *Postural.* Haltung-.
- *Potenzierung.* Steigerung, Erhöhung.
- *Propriozeptiv.* Sind Rezeptoren, die auf Reize reagieren, die von Muskelspindeln oder von Golgi-Sehnenorganen stammen.
- *Prozedurales Lernen.* Lernen durch Erfahrung; ein in einem Prozeß inbegriffenes Lernen, das Individuum ist sich nicht unbedingt bewußt, daß es etwas lernt. Fertigkeiten, Gewohnheiten werden sich so angeeignet.
- *Inneres Milieu.* Innerer Umgebung, innere Lebensverhältnisse.
- *Rate.* Maß, Verhältnis, Anteil, Grad.
- *Regressiv.* Rückläufig, rückgängig, rückwirkend, sich zurückbildend, zurückgreifend.
- *Relevanz.* Wichtigkeit, Erheblichkeit.
- *Relevant.* Von Belang, erheblich, wichtig.
- *Repräsentation.* Bildliche Darstellung, Vorstellung im übertragenen Sinn.
- *Ressourcen.* Hilfsquelle, Geldquelle, Mittel, Zuflucht, Zeitvertrieb.
- *Rigid.* Starr, fest.
- *Rooting Reflex.* Ist ein normaler Reflex beim Kind bis zum Alter von 4 Monaten; er besteht in einer Kopfdrehung zu der Seite auf welcher die Wange leicht streichend berührt wird.
- *Sequentiell.* Aufeinanderfolgend.
- *Situativer Kontext.* Durch eine Situation bedingter Zusammenhang, auf einer bestimmten Situation beruhender Zusammenhang.
- *Step Konferenz II.* Ist eine Sammlung von Vorträgen zum Thema: Contemporary Managment of Motor Control Problems (Zeitgemäßer Umgang mit Problemen, die die motorische Kontrolle betreffen). Die Veröffentlichung dieses Buches wurde von der Foundation for Physical Therapy APTA's Neurology Section and Section on Pediatrics unterstützt.

- *Systemisches Modell, Systemtheorie.* Ist eine Modellvorstellung, in welchem verschiedene gleichwertige Zentren bei der Bewegungskontrolle einwirken.
- *Tetanie – tetanisch.* Starrkrampf – starrkrampfartig.
- *Transfer.* Lagewechsel des Körpers, Veränderung der Ausgangsstellung des Körpers.
- *Transformation.* Umwandlung, Umformung.
- *Transmitter.* Überträgerstoff.
- *Visualisierung.* Bildliche Vorstellung (einer Haltung, einer Bewegung usw.).
- *Visuell-analytisches Problemlösen.* Stellt eine Strategie (Vorgehen) für das klinische Problemlösen dar. Über Beobachtung werden entscheidende Eigenschaften, Verhaltensweisen erfaßt, die ein abgestimmtes therapeutisches Vorgehen zur Lösung von Problemen ermöglichen. Dieses visuell-analytische Denken erfolgt nonverbal. Es erfaßt sowohl gleichzeitig wie nacheinander ablaufende Prozesse. Seine Umsetzung in Sprache ist schwierig.

T

U

V